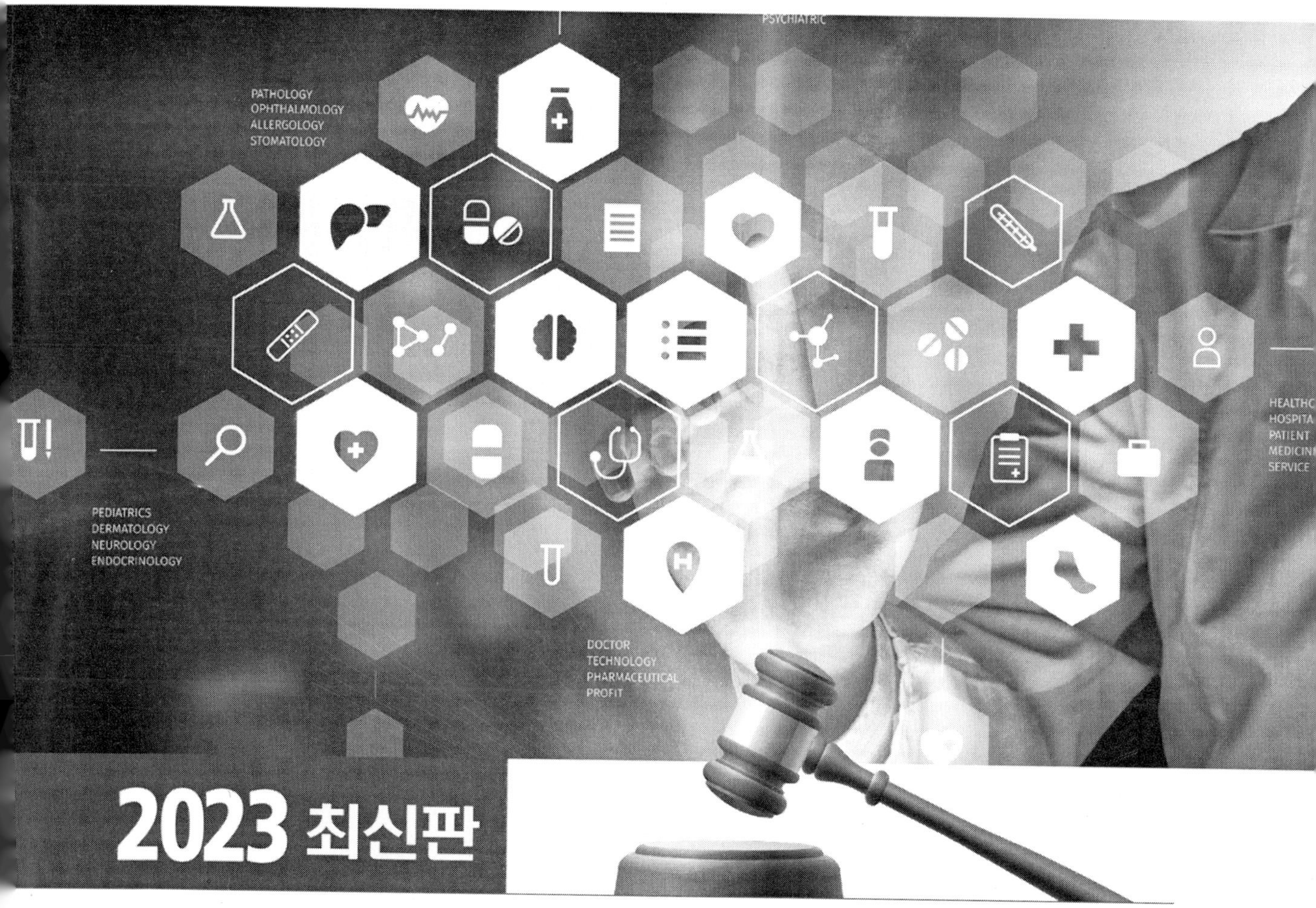

2023 최신판

보건의료법규 제10판

HEALTH CARE LAW

박윤형 · 이백휴 편저

계축문화사

머리말 Preface

보건의료법규는 의료인, 의료기사 등 모든 보건의료면허 국가시험의 독립된 기본 과목이다. 법은 보건의료인으로 살아가면서 계속 부딪쳐야 하는 필수적인 내용이기 때문이다. 법을 몰라서 못 지켰다는 것으로 면책이 안 되기 때문에 중요한 내용을 아는 것은 의료인의 의무이다. 그러나 의료인으로 생활하면서 법을 공부하거나 가까이 하기는 쉽지 않다. 따라서 학교에서 국가고시를 준비하면서 배운 법 지식으로 기본을 갖추고 필요한 경우 찾아볼 수 있는 실력을 갖추어야 한다. 현재 보건의료법규 과목은 다른 과목에 비해 교육자와 학생의 열정이나, 교과서의 구성, 종류, 교수의 사전 준비와 연구 등에서도 가장 뒤떨어져 있는 것이 아닌가 한다.

학생들은 마지못해 하는 과목으로 알고 국가고시 직전에 시험대비로 나온 참고서적에서 기출문제를 중심으로 준비를 하고 있다. 이는 다른 과목에 비해 체계적으로 정립이 안 되어 있고, 법률 문장이 일상적이지 않아서 쉽게 이해하기 어려우며, 법・시행령・시행규칙・고시・훈령 등으로 복잡한 체계 속에서 완전한 내용을 알기가 쉽지 않기 때문이다. 또한 학생들이 어느 측면에서 어디까지 알아야 할지에 대한 지침이 없고, 법・시행령・시행규칙을 함께 정리하여 읽기 쉽게 쓴 교과서조차 거의 없다는 점 때문이다.

그동안 정부에서 법을 다룬 경험을 믿고, 의과대학에서 강의하던 필자도 직접 다루지 않던 분야의 법을 가르칠 때 사전에 공부하고 노력은 하지만, 제대로 못 가르친 게 아닌지 하고 항상 미안한 마음을 가지곤 한다.

법규를 제대로 교육하려면 일상에서 부딪치는 문제에 법규가 적용되는 방법을 중심으로 교육방법을 바꾸어야 한다. 즉 법규를 의료행위 중 발생하는 문제와 해결방법으로 바꾸고 국가고시도 바뀌어야 한다. 그러나 그렇게 변경하려면 갈 길이 너무나 먼 것도 사실이다.

이 책은 우선 의료인과 의료기사, 보건교육사, 보건의료정보관리사, 안경사, 응급구조사 등의 국가고시에 출제되는 법을 대상으로 법·시행령·시행규칙을 하나로 모으고, 법률조문 형식이 아닌 교과서 형식으로 꾸며 보았다. 문장은 대부분 법률조문의 뜻을 유지하되 필요한 부분은 알기 쉽게 고쳤다. 시행령과 시행규칙 중 절차, 문서형식 등은 제외하고 필요한 내용만 법률과 같이 정리하였다.

시중에 너무 많은 '보건의료법규'책이 있는데도 특별한 내용도 없이 하나를 더하는 것이 아닌가 하는 자책감이 들기도 하지만, 일단 법을 조금 알기 쉽게 정리하였다는 것에 위안을 갖는다.

이 책이 국가고시를 준비하는 학생에게 도움이 되었으면 하며, 면허취득 후에도 곁에 두고 필요한 사항을 알아볼 때 도움이 되었으면 하는 마음이다. 이 책을 출판할 수 있도록 해주신 계축문화사의 주일영 사장님, 교정을 보아주시고 정리해 주신 이종언 편집부장님께 감사드린다. 2014년에 초판을 발간한 이후 이백휴 박사와 함께 판례와 유권해석 등을 계속 추가하고 문제 중심 사례를 발굴하여 개정판을 내어 벌써 제10판이 되었다. 제10판에서는 2022년에 개정된 내용을 수록하였다. 앞으로도 계속 필요한 부분을 보완하고 개정된 사항을 보강하여 개정판을 내는 등 더 나은 책이 될 수 있도록 노력할 것을 약속한다.

2023. 2.

저자 **박 윤 형**

차 례 Contents

제1부 의료법

제1장 | 의료법의 개요 23

1. 의료법의 변천과 구조 / 23
2. 의료법의 목적 / 24

제2장 | 의료인 25

1. 서언 / 25
2. 의료인의 종류와 업무범위 / 25
3. 면허와 자격요건 / 30
4. 무면허 의료행위 금지 / 33
5. 의료인등의 의무 / 40
6. 영리목적 환자 유인행위 등 금지 / 63
7. 의료인 및 의료행위 보호 / 66
8. 의료인단체 / 67
9. 전문의 / 69

제3장 | 의료기관 72

1. 의료기관의 종류 / 72
2. 의료기관 개설 / 75
3. 의료기관 개설사항 변경, 휴업, 폐업 / 86
4. 의료행위 장소 / 89
5. 시설 · 인력 · 운영 기준 / 91
6. 의료기관 명칭 및 진료과목 표시 / 99
7. 기타 / 102

제4장 | 신의료기술 평가 106

제5장 | 의료광고 107

1. 의료광고의 주체 및 광고 금지 대상 / 107

2. 의료광고 방법 제한 / 113
3. 의료광고 심의 / 114

제6장 | 감 독 ······ 118

1. 일반적 감독사항 / 118
2. 행정처분 / 123

제7장 | 기타 사항 ······ 132

1. 기타 / 132

제8장 | 벌칙 및 과태료 ······ 134

1. 벌칙 / 134
2. 과태료 / 136

제2부 응급의료에 관한 법률

제1장 | 응급의료법의 개요 ······ 141

1. 의의 및 목적 / 141
2. 응급의료법의 변천과 구조 / 142
3. 응급환자와 응급의료 관련 용어의 뜻 / 142

제2장 | 국민과 응급의료종사자의 권리와 의무 ······ 145

1. 국민의 권리와 의무 / 145
2. 응급의료종사자의 권리와 의무 / 147

제3장 | 응급의료기관등 ······ 155

1. 응급의료기관의 종류 및 업무 / 155
2. 응급의료지원센터 / 157
3. 응급의료기관의 운영 / 158

제4장 | 국가 및 지방자치단체의 책임 ······ 162

1. 서언 / 162
2. 책임의 주체 및 내용 / 162

제5장 | 재 정 ······ 169

1. 응급의료기금 / 169
2. 응급의료비 미수금 대지급제도 / 170

제6장 | 응급환자 이송 등 ······ 174

1. 구급차 운용 / 174
2. 이송업 / 178
3. 대규모 행사에서의 응급의료 인력 등 확보 의무 / 179

제7장 | 감 독 ······ 180

1. 일반적 내용 / 180
2. 행정처분 / 181

제8장 | 벌칙 등 ······ 186

1. 벌칙 / 186
2. 과태료 / 187

제3부 감염병의 예방 및 관리에 관한 법률

제1장 | 감염병예방법의 개요 ······ 191

1. 의의 및 목적 / 191
2. 감염병예방법의 변천과 구조 / 191
3. 감염병의 분류와 종류 / 192
4. 국가 및 지방자치단체 등의 책무 / 196

제2장 | 기본계획 및 사업 ······ 198

1. 감염병 예방 및 관리 계획의 수립 / 198
2. 감염병 관리사업 지원기구와 감염병병원 지정 운영 / 198
3. 감염병 연구개발 지원 등 / 199
4. 감염병관리위원회 / 200

제3장 | 감염병 관리 ······ 201

1. 신고 및 보고 / 201
2. 감염병 감시 및 감염관리 조치사항 / 203
3. 감염 전파의 차단 조치 / 207
4. 고위험병원체 / 216

제4장 | 감염병 예방 ······ 219

1. 예방접종 / 219

2. 예방조치 / 223
3. 예방 인력 및 기구 / 227

제5장 | **경비 등** ······ 230
1. 경비 / 230
2. 기타 사항 / 236

제6장 | **벌칙 등** ······ 239
1. 벌칙 / 239
2. 과태료 / 241

제4부 후천성면역결핍증 예방법

제1장 | **후천성면역결핍증 예방법의 개요** ······ 245
1. 목적과 용어의 정의 / 245
2. 국가·지방자치단체 및 국민의 의무 / 246

제2장 | **신고 및 보고** ······ 247
1. 신고와 보고 / 247
2. 비밀누설금지 / 248

제3장 | **검 진** ······ 249
1. 검진 / 249
2. 역학조사 / 251
3. 증표제시 및 증명서 발급 / 251
4. 혈액·장기·조직 등의 검사 / 251

제4장 | **감염인의 보호·지원** ······ 253
1. 감염인에 대한 보호·지원 조치 / 253
2. 감염인에 대한 제한 조치 / 254

제5장 | **보 칙** ······ 255
1. 부양가족의 보호 / 255
2. 협조의무 / 255
3. 비용부담 / 255
4. 권한의 위임·위탁 / 256

제6장 | 벌 칙 ······ 257
1. 벌칙 내용 / 257

제5부 검역법

제1장 | 검역법의 개요 ······ 261
1. 목적 및 용어의 정의 / 261
2. 검역법의 변천과 구조 / 262
3. 국가의 책무와 국민의 권리와 의무 / 263
4. 검역관리 기본계획의 수립 · 시행 등 / 263

제2장 | 검역조사 ······ 264
1. 검역조사 대상 / 264
2. 검역 절차 / 265
3. 검역조치 / 268
4. 국제공인예방접종 / 272
5. 검역정보시스템의 구축 · 운영 / 272
6. 증명서 발급 / 273

제3장 | 자료제출 요청 등 ······ 275
1. 승객예약자료의 요청 / 275
2. 관계 기관의 협조 / 275
3. 안내 · 교육 / 276
4. 검역소 / 276

제4장 | 검역공무원 ······ 277
1. 검역공무원 / 277
2. 검역선 / 277
3. 제복 / 277

제5장 | 보 칙 ······ 278
1. 수수료의 징수 / 278
2. 질병관리조직의 설치 · 운영 및 권한 위임 / 278
3. 비밀누설 금지 / 278

제6장 | **벌칙 등** ······ 279

1. 벌칙 / 279

제6부 국민건강증진법

제1장 | **국민건강증진법의 개요** ······ 283

1. 목적 및 용어의 정의 / 283
2. 국민건강증진법의 변천과 구조 / 284
3. 국가·지방자치단체 및 국민의 책임 / 285

제2장 | **국민건강의 관리** ······ 287

1. 건강생활지원 등 / 287
2. 광고의 금지 등 / 288
3. 절주 / 289
4. 금연 / 290
5. 보건교육 / 295
6. 영양개선 / 298
7. 신체활동장려사업 / 299
8. 구강건강사업 / 299
9. 건강증진사업 / 300
10. 시·도 건강증진사업지원단 / 300
11. 검진 / 300
12. 건강생활실천협의회 / 301

제3장 | **국민건강증진기금** ······ 302

1. 국민건강증진기금 설치 / 302
2. 국민건강증진부담금 / 302

제4장 | **보 칙** ······ 305

1. 비용의 보조 / 305
2. 지도·훈련 / 305
3. 보고·검사 / 305
4. 권한의 위임·위탁 / 306
5. 수수료 / 306

제5장 | 벌 칙 ······ 307

1. 벌칙 / 307

제7부 지역보건법

제1장 | 지역보건법의 개요 ······ 311

1. 목적 및 변천 / 311
2. 총칙 / 312
3. 지역보건의료계획 수립 · 시행 / 313

제2장 | 지역보건의료기관의 설치 · 운영 ······ 316

1. 보건소 / 316
2. 보건지소 및 건강생활지원센터 / 320
3. 지역보건의료기관의 조직과 운영 / 321

제3장 | 지역보건의료서비스의 실시 ······ 322

1. 지역보건의료서비스 신청 / 322
2. 정보의 파기 / 323
3. 건강검진 등의 신고 / 323

제4장 | 보 칙 ······ 325

1. 비용의 보조 등 / 325
2. 보고 / 325
3. 권한의 위임 등 / 326

제5장 | 벌 칙 ······ 327

1. 벌칙 / 327

제8부 혈액관리법

제1장 | 혈액관리법의 개요 ······ 331

1. 목적 및 용어의 정의 / 331
2. 혈액매매의 금지 및 헌혈기부문화 조성 등 / 332

3. 헌혈자 보호와 의무 / 333
4. 혈액관리기본계획의 수립 / 333
5. 헌혈추진협의회의 구성 / 334
6. 원료혈장 수급 관리 등 / 334
7. 헌혈자에 대한 예우 및 지원 / 334

제2장 | 혈액관리 335

1. 헌혈자 관리 / 335
2. 혈액 관리 / 340
3. 기록의 작성 등 / 346

제3장 | 감 독 348

1. 검사 / 348
2. 행정처분 / 348
3. 혈액원 및 의료기관의 혈액수급정보 제출 / 349

제4장 | 보 칙 350

1. 권한의 위임 · 위탁 / 350
2. 헌혈증서의 발급 및 수혈비용의 보상 / 351
3. 헌혈환급예치금 및 헌혈환급적립금 / 351
4. 군 의료기관에 대한 특례 / 351
5. 적용의 배제 / 352

제5장 | 벌 칙 353

1. 벌칙 / 353

제9부 마약류 관리에 관한 법률

제1장 | 마약류관리법의 개요 357

1. 목적 및 용어의 정의 / 357
2. 마약류 범죄에 대한 법적 규제 / 361
3. 일반행위 금지 / 363

제2장 | 마약류취급자 365

1. 마약류취급자의 종류 및 의무 / 365
2. 마약류취급자의 허가 · 지정 / 369

제3장 | 마약류의 관리 ······ 372
1. 마약류 취급 금지 / 372
2. 마약류 취급 등의 제한 / 373
3. 기타 관리사항 / 375

제4장 | 마약류 중독자 ······ 381
1. 마약 사용의 금지 / 381
2. 마약류 중독자의 치료보호 / 381
3. 형벌과 수강명령 등의 병과 / 382

제5장 | 감독과 단속 ······ 383
1. 일반적 감독사항 / 383
2. 행정처분 / 384

제6장 | 보 칙 ······ 387

제7장 | 벌 칙 ······ 389
1. 벌칙 / 389
2. 과태료 / 394

제10부 국민건강보험법

제1장 | 국민건강보험법의 개요 ······ 399
1. 의의 및 목적 / 399
2. 국민건강보험법의 변천과 구조 / 399
3. 국민건강보험종합계획 / 400
4. 건강보험정책심의위원회 / 401

제2장 | 가입자 ······ 403
1. 국민건강보험의 적용대상 / 403
2. 자격취득 및 변동 / 404
3. 건강보험증 / 406

제3장 | 국민건강보험공단 ······ 407
1. 성격 및 주요업무 / 407
2. 설립 및 해산 / 408

3. 임직원 / 408
4. 재정운영위원회 / 409
5. 회계 등 / 410
제4장 | 보험급여 411
1. 요양급여 등 기준 / 411
2. 요양기관 / 429
제5장 | 건강보험심사평가원 431
1. 설립 및 법인격 / 431
2. 운영 / 431
3. 임원 / 432
4. 진료심사평가위원회 / 432
제6장 | 보험료 434
1. 보험료 징수 / 434
2. 보험료 산정 / 434
3. 보험료의 부담 및 납부의무 / 436
4. 보험료 납부 등 / 437
5. 보험료의 면제와 경감 / 437
제7장 | 이의신청 및 심판청구 등 439
1. 이의신청 / 439
2. 심판청구 등 / 439
3. 행정소송 / 440
제8장 | 보 칙 441
1. 일반적인 감독사항 / 441
2. 행정처분 등 / 442
3. 위임 및 위탁 / 446
4. 기타 사항 / 446
제9장 | 벌 칙 451
1. 벌칙 / 451
2. 과태료 / 452

제11부 연명의료결정법

제1장 | 연명의료결정법의 개요 ········ 455
1. 배경 및 목적 / 455
2. 기본내용 / 456
제2장 | 연명의료 중단 등 결정의 관리체계 ········ 459
1. 국립연명의료관리기관 / 459
2. 연명의료계획서의 작성·등록 등 / 460
3. 사전연명의료의향서 / 461
4. 의료기관윤리위원회의 설치 및 운영 등 / 463
제3장 | 연명의료 중단 등 결정의 이행 ········ 465
제4장 | 호스피스·완화의료 ········ 470
1. 호스피스사업 / 470
2. 호스피스센터 / 471
3. 호스피스전문기관 / 472
4. 호스피스의 신청 / 473
5. 의료인의 설명의무 / 473
제5장 | 보 칙 ········ 474
1. 민감정보 및 고유식별정보의 처리 / 474
2. 기록 열람 등 / 474
3. 보고·조사 등 / 474
4. 청문 / 475
5. 금지사항 / 475
6. 연명의료 결정 등 비용의 부담 / 476
제6장 | 벌 칙 ········ 477
1. 벌칙 / 477
2. 과태료 / 477

제12부 보건의료기본법

제1장 | 보건의료기본법의 개요 481

1. 의의 / 481
2. 목적과 이념 / 481
3. 보건의료기본법의 변천과 구조 / 482
4. 보건의료기본법상 용어의 정의 / 482
5. 국가 등의 책임 / 483
6. 환자 및 보건의료인의 권리 / 484

제2장 | 보건의료에 관한 국민의 권리와 의무 485

1. 국민의 권리 / 485
2. 국민의 의무 / 487

제3장 | 보건의료발전계획의 수립 · 시행 488

1. 보건의료발전계획 / 488
2. 보건의료정책심의위원회 / 489

제4장 | 보건의료자원의 관리 등 491

1. 보건의료자원 관리 / 491
2. 공공 · 민간 보건의료기관의 역할분담 등 / 491
3. 보건의료 지식 및 기술 / 492

제5장 | 보건의료의 제공과 이용 493

1. 보건의료의 제공 및 이용체계 / 493
2. 평생국민건강관리체계 / 493
3. 주요질병관리체계 / 496

제6장 | 보건의료의 육성 · 발전 등 498

1. 보건의료 시범사업 및 보건의료사업 서비스 평가 / 498
2. 취약계층 등에 대한 보건의료서비스 제공 / 498
3. 분쟁 조정 / 498
4. 건강위해원인자의 비용 부담 / 499
5. 보건의료 관련 산업의 진흥 / 499
6. 한방의료의 육성 · 발전 / 499

7. 국제협력 / 499

제7장 | 보건의료 통계 · 정보 관리 500

1. 보건의료 통계 · 정보 관리시책 등 / 500
2. 보건의료 실태조사 / 500

제13부 의료기사 등에 관한 법률

제1장 | 의료기사법의 개요 505

1. 의의 및 목적 / 505
2. 의료기사법의 변천과 구조 / 505

제2장 | 의료기사의 종류 및 면허 506

1. 의료기사의 종별 및 업무범위 / 506
2. 의료기사 등의 면허 / 511

제3장 | 의료기사 등의 의무 513

1. 무면허자의 업무금지 등 / 513
2. 비밀누설의 금지 / 513
3. 실태 등의 신고 / 513

제4장 | 치과기공소와 안경업소의 개설 운영 등 514

1. 치과기공소의 개설등록 및 준수사항 / 514
2. 안경업소의 개설 및 운영 / 514
3. 기타 사항 / 516

제5장 | 감 독 518

1. 보고와 검사 등 / 518
2. 행정처분 / 518

제6장 | 벌 칙 523

1. 벌칙 / 523
2. 과태료 / 524

제14부 암관리법

제1장 | 암관리법의 개요 527

1. 의의 및 목적 / 527
2. 암관리법의 변천과 구조 / 527
3. 국가 등의 의무 / 527
4. 암 예방의 날 및 교육・홍보 사업 / 528

제2장 | 암관리 529

1. 암관리종합계획 수립 등 / 529
2. 암연구사업 등 / 530
3. 중앙암등록본부, 지역암등록본부 및 지역암센터 / 537

제3장 | 국립암센터 540

1. 설립 등 / 540
2. 관리・운영 등 / 541

제4장 | 보 칙 542

1. 비용지원 / 542
2. 지도・감독 / 542
3. 청문 / 543
4. 개인정보의 목적 외 사용금지 / 543

제5장 | 벌 칙 544

1. 벌칙 / 544

제15부 학교보건법

제1장 | 학교보건법의 개요 547

1. 의의 및 목적 / 547
2. 학교보건법의 변천과 구조 / 547

3. 국가와 지방자치단체의 의무 / 548
4. 학생건강증진 기본계획의 수립 · 시행 / 548

제2장 | 학교의 관리 운영 ······ 550
1. 학생건강증진계획 / 550
2. 학교 보건에 관한 학교장의 책무 / 550

제3장 | 보건관리 및 안전관리 ······ 552
1. 보건관리 / 552
2. 안전관리 / 553
3. 학교보건 관리 기구 등 / 553
4. 건강진단 / 555
5. 감염증 예방 / 556

제4장 | 보 칙 ······ 559
1. 비용 지원 / 559
2. 비밀누설금지 등 / 559

제5장 | 벌 칙 ······ 560
1. 벌칙 / 560

찾아보기 ······ 561

제1부

의료법

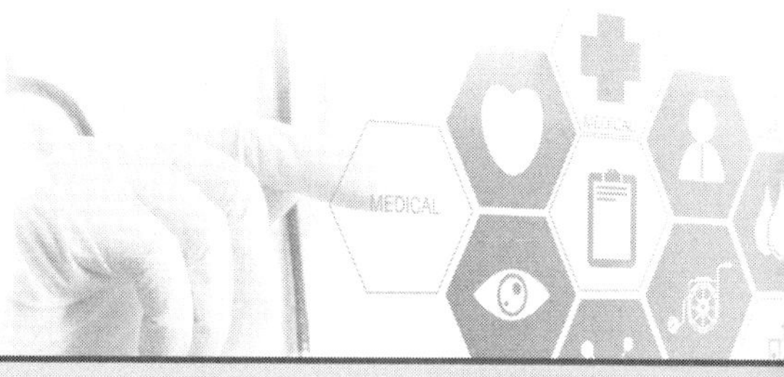

제1장 의료법의 개요

제2장 의료인

제3장 의료기관

제4장 신의료기술 평가

제5장 의료광고

제6장 감 독

제7장 기타 사항

제8장 벌칙 및 과태료

제 1 장

의료법의 개요

1. 의료법의 변천과 구조

서양의학이 우리나라에 들어오기 시작하면서 우리나라의 의료제도는 개편되기 시작하였다. 독립협회는 1898년 서양의학을 배울 수 있는 의학교 설립을 학부대신에게 건의하였고 이를 수용하여 1899년 '의학교 규칙'이 제정 공포되고 의학생을 선발하기 시작하였다. 의학교 규칙에 따라 의학교 졸업시험을 합격하고 졸업한 학생에게 '의술개업인허장'을 주도록 하여 최초로 근대적인 의사면허제도가 시작되었다. 1900년에는 '의사규칙(醫士規則)이 제정되어 국가시험에 통과한 자에 대하여 의술개업인허장을 부여하도록 하였다. 일제강점기에는 의료관련 법적 문제에 대하여 일본의 법령이 시행되었다. 1913년에 「조선의료령(조선총독부령 제100호)」이 공포되어 서양의학을 전공한 의사(醫師)와 한의사인 의생(醫生)으로 구분하였다. 1945년 해방 후 1948. 7. 17. 「대한민국헌법」이 제정되고 1951. 9. 25. 「국민의료법(법률 제221호)」이 제정되었다.[1] 이후 1962. 3. 20. 법률의 제명을 「의료법(법률 제1035호)」으로 변경한 이후 수차례의 개정을 거쳐 현재의 「의료법」에 이르고 있다. 현행 「의료법」은 제1장(총칙), 제2장(의료인), 제3장(의료기관), 제4장(신의료기술평가), 제5장(의료광고), 제6장(감독), 제7장(분쟁의 조정), 제8장(보칙), 제9장(벌칙)으로 구성되어 있다.

---

1) 이 법에서는 의료업자를 의사·치과의사, 한의사 및 보건원·조산원·간호원의 3종으로 구분하고, 의료기관으로 병원·의원·한의원·의무실·요양소 및 산실을 두도록 하였다. 나아가 부칙에서 「조선의료령(1944. 8. 21. 제령제31호)」과 기타 본법에 저촉되는 모든 법령은 전부 폐지하도록 하였다.

2. 의료법의 목적

모든 법률의 목적 규정은 해당 법률 각 조문의 규정·해석 기준이 된다. 다시 말해 목적 규정과 상충하거나 무관한 조문은 그 조문의 타당성 여부를 떠나 해당 법률에 적합하지 않는 것이 된다. 따라서 「의료법」 목적 규정에 부합하게 의료법을 해석·적용하고 의료정책을 수립할 필요가 있다. 「의료법」은 "**모든 국민이 수준 높은 의료 혜택을 받을 수 있도록 국민의료에 필요한 사항을 규정함**으로써 국민의 건강을 보호하고 증진하는 데에 목적이 있다(제1조)." 고 규정하였다.

제 2 장

의료인

1. 서언

의료행위는 인체에 대한 침습을 수반하고 사람의 생명・신체 및 공중위생에 위해를 발생시킬 위험이 있기 때문에 국가는 특별한 자격과 조건을 가진 사람(의료인)에 한하여 면허를 부여하고 있다. 이와 같이 의료행위를 할 수 있는 '의료인'의 종류와 업무범위, 자격과 면허, 권리의무, 행위제한 등에 대하여 제1장 총칙(제2조)과 제2장 의료인(제4조부터 제32조)에서 규정하고 있다. 참고로 「의료법」에서는 의료인 외에 예외적으로 의료행위를 할 수 있는 의료관계인에 대하여 제8장(제77조부터 제82조)에서 규정하고 있다.

2. 의료인의 종류와 업무범위

의료법은 **의료인으로 "의사, 치과의사, 한의사, 조산사, 간호사"**로 정하고 있으며[2], 의료인은 각 종별에 따라 각각의 임무를 수행하여 국민보건향상을 이루고 국민의 건강한 생활 확보에 이바지할 사명을 가진다.

1) 의사

의사는 의료와 보건지도를 임무로 한다(제2조제2항제1호)라고 명시되어 있으나 구체적으로 '의료'와 '보건지도'가 무엇인지는 명확한 규정이 없다. '의료'가 의료행위를 전제로 하는 것이라 해도 「의료법」에서는 의료행위를 "의료인이 하는 의료・조산・간호 등 의료기술의 시행"

2) 따라서 약사, 간호조무사, 의료기사, 응급구조사 등은 의료인이 아니다.

(법 제12조제1항)이라는 기술 외에 구체적인 내용을 규정하고 있지 않다. 따라서 의료행위의 구체적 의미는 판례나 행정해석을 통하여 확인할 수밖에 없다.

그간 의료행위의 구체적 내용을 법률에 규정하기 위한 노력이 있었으나[3] 결실을 맺지 못한 채 판례를 통해 그 의미를 판단하고 있다. 즉, 대법원은 일관되게 "의료행위라 함은 의학적 전문지식을 기초로 하는 경험과 기능으로 진찰, 검안, 처방, 투약 또는 외과적 시술을 시행하여 하는 질병의 예방 또는 치료행위 및 그 밖에 의료인이 행하지 아니하면 보건위생상 위해가 생길 우려가 있는 행위를 의미한다."라고 판시해 왔다. 즉 '의학적 전문지식'의 기반하에 '진찰, 검안, 처방, 투약, 외과적 시술'의 행위로, 주로 '질병의 예방 또는 치료'를 위해서 하는 행위에다 미용성형 등 질병의 예방이나 치료가 목적이 아닌 행위라도 '의료인이 하지 아니하면 보건위생상 위해가 생길 우려가 있는 행위'를 포함하고 있다. 한편 '진찰'이라 함은 "환자의 용태를 듣고 관찰하여 병상 및 병명을 규명 판단하는 것으로서 그 진단방법으로는 문진, 시진, 청진, 타진 촉진 기타 각종의 과학적 방법을 써서 검사하는 등 여러 가지가 있다(2005도4102)"고 판시하고 있다.[4] '의료행위'의 개념과 구체적 내용은 무면허의료행위(제27조제1항) 판단을 위한 선결문제로써 중요한 의미가 있다.

2) 치과의사

치과의사는 치과 의료와 구강 보건지도를 임무로 한다(제2조제2항제2호). 치과의료행위란 "의료행위 중에서 치과 의료기술에 의한 질병의 예방이나 치료행위"를 지칭한다(2003헌바15, 2005헌바9(병합)).

3) 한의사

한의사는 한방 의료와 한방 보건지도를 임무로 한다(제2조제2항제3호). 한방의료행위란 "우

3) 2006년 정부의 의료법 전부개정법률안에서는 "제0조(의료행위) 이 법에서 의료행위란 의료인이 관련 전문지식을 근거로 건강증진·예방·치료 또는 재활 등을 위하여 행하는 통상의 행위와 의료인이 하지 않으면 건강상 위해가 생길 우려가 있는 그 밖의 행위를 말한다."라고 하였다.

4) 대법원은 과거에는 "곰보수술, 눈쌍꺼풀, 콧날세우기 등 미용성형수술은 질병의 예방 또는 치료행위가 아니므로 오직 일반의사에게만 허용되는 본조 소정의 의료행위라고 단정할 수 없다(72도342)."고 하였으나, 이후 "코높이기 수술인 미용성형수술이 마취약을 주입하고 코밑을 절개하며 연골을 삽입하여 봉합하는 등의 의료기술의 시행방법으로서 행하여지고 또 코의 절개과정이나 연골의 삽입, 봉합과정에서 미균이 침입할 위험성을 내포하고 있는 것이어서 이러한 코높이기 수술의 방법 및 행위의 태양을 함께 감안하면 외과분야에 있어서 의료행위를 이미 발생한 상처 등에 대한 외과적 처치만에 국한할 것이 아니라 코높이기 성형수술행위도 질병의 치료행위의 범주에 넣어 의료행위가 되는 것으로 해석함에 타당하다(74도1114)."고 입장을 변경하였다.

리의 옛 선조들로부터 전통적으로 내려오는 한의학(경락과 경혈에 자극의 대상을 둠)을 기초로 한 질병의 예방이나 치료행위"를 하는 것을 말한다(93헌바65). 침술행위는 경우에 따라서 생리상 또는 보건위생상 위험이 있을 수 있는 행위로 한의사의 한방의료행위에 해당한다(98도2481). 그리고 한방보건지도라 함은 "한약재의 효능에 대한 계몽, 건강증진, 심신단련을 위한 도인(導引)·안교(按橋)에 대한 지도계몽, 소아의 제반 허약증 및 만성질환에 대한 식이요법 및 한방요법의 계몽, 체질에 따른 질병의 예방법, 부인과의 특수처리(산후 생화탕 1~2첩 ~~복용운동~~ 전개, 임신태교, 전통쑥찜 등), 전통 민간요법의 한의학적인 지도, 보약에 관한 지도"를 말한다(86.12.4, 의제 01254-26664).

4) 조산사

조산사는 조산(助産)과 임산부 및 신생아에 대한 보건과 양호지도를 임무로 한다(제2조제2항제4호). 여기에서 '조산(助産)'이란 임부 등이 정상 분만하는 경우에 안전하게 분만할 수 있도록 도와주는 행위를 말한다.[5] 따라서 임신 종료시점이 아닌 분만 이전에 행하는 초음파검사 등을 조산의 범주에 포함시키지 않는다. 초음파 검사 기기를 사용하여 "임신의 진단, 유산의 확인, 포상기태의 진단, 태반위치 및 다태 임신확인, 기형아 진단, 태반 잔류물 확인 등 기본적인 구조나 형태의 이상 여부를 확인, 재태 연령의 측정, 복잡한 기형의 진단, 태아의 안녕평가" 및 "초음파검사 이후 환자에 대한 일정 내용의 설명·고지" 등은 의사의 의료행위로 조산사의 조산행위의 범위를 넘어서는 행위이다.[6] 이러한 의미에서 조산사는 임부의 질을 절개하거나 이상분만의 진단, 질염 치료나 임신중절 수술을 할 수 없다.

---

5) 조산사가 조산원을 개설하여 할 수 있는 의료행위인 '조산'이란 임부가 정상분만하는 경우에 안전하게 분만할 수 있도록 도와주는 것을 뜻하므로, 이상분만으로 인하여 임부·해산부에게 이상현상이 생겼을 때 그 원인을 진단하고 이에 대처하는 조치(약물투여를 포함)를 강구하는 것은 그러한 의료행위를 임무로 하는 산부인과의사 등 다른 의료인의 임무범위에 속하는 것으로서 조산사에게 면허된 의료행위인 '조산'에 포함되지 않는다. 따라서 조산사가 그와 같은 면허 범위 외의 의료행위를 하였다면, 그 행위가 조산원 지도의사의 구체적인 지시에 따른 것이었다거나 또는 임부·해산부 등에 대한 응급처치가 절실함에도 지도의사와 연락을 할 수 없고 그 지시를 기다리거나 산부인과 의원으로 옮길 시간적 여유도 없어 조산사의 독자적인 판단에 의하여 응급처치를 할 수밖에 없었다는 등의 특별한 사정이 없는 한, 원칙적으로 무면허의료행위에 해당한다(2005도9670).

6) **조산사가 자신이 근무하는 산부인과를 찾아온 환자들을 상대로 진찰·환부소독·처방전발행 등의 행위를 한 것은 진료의 보조행위가 아닌 진료행위 자체로서 의사의 지시가 있었더라도 무면허의료행위에 해당한다**(2006도2306).

5) 간호사

간호사는 "① 환자의 간호요구에 대한 관찰, 자료수집, 간호판단 및 요양을 위한 간호, ② 의사, 치과의사, 한의사의 지도하에 시행하는 진료의 보조, ③ 간호 요구자에 대한 교육・상담 및 건강증진을 위한 활동의 기획과 수행, 그 밖의 대통령령으로 정하는 보건활동[7], ④ 간호조무사(제80조에 근거)가 수행하는 업무보조에 대한 지도"를 임무로 한다.

그동안 의사 등의 지도하에 시행하는 '진료보조'의 구체적 내용 또는 범위에 대하여 문제가 되었다.[8] 법원은 '보조행위인지 여부는 보조행위의 유형에 따라 일률적으로 결정할 수는 없고 구체적인 경우에 있어서 그 행위의 객관적인 특성상 위험이 따르거나 부작용 혹은 후유증이 있을 수 있는지, 당시의 환자 상태가 어떠한지, 간호사의 자질과 숙련도는 어느 정도인지 등의 여러 사정을 참작하여 개별적으로 결정하여야 한다(2001도3667)'고 판시하였다. 구체적으로 주사행위, 드레싱, 수술준비, 투약행위, 채혈행위[9], 석고붕대 제거행위,[10] 알레르기 피부반응검사, 청력검사, 진찰・시술 중의 순수한 조력행위 등은 할 수 있다고 보고 있으나, 의사만이 할 수 있는 진료행위 자체를 지시・위임하는 것은 허용되지 않는다(2006도2306). 그리고 간호사의 진료보조 행위 시 의사는 모든 행위 하나하나마다 항상 의사가 현장에 입회하여 일일이 지도・감독하여야 한다고 할 수 없으며 일반적인 지도・감독을 하는 것으로 족한 경우도 있다. 따라서 의사가 진료실・의료기관내에 있음으로 그 의료종사자는 의사의 지도・감독 하에 있다고 볼 수 있고, 의료기관 내에서 의료인 간의 내선전화 등을 통한 지시나 보고는 적법한 수단으로 볼 수 있다(보건복지부 2007. 7. 24. 의료정책팀 인터넷 민

7) 시행령 제2조(간호사의 보건활동)
   1. 「농어촌 등 보건의료를 위한 특별조치법」 제19조에 따라 보건진료 전담공무원으로서 하는 보건활동
   2. 「모자보건법」 제10조제1항에 따른 모자보건전문가가 행하는 모자보건 및 가족계획 활동
   3. 「결핵예방법」 제18조에 따른 보건활동
   4. 그 밖의 법령에 따라 간호사의 보건활동으로 정한 업무

8) 만약 진료보조행위를 벗어나거나 지도・감독이 제대로 이루어지지 않은 경우 해당 간호사의 행위는 무면허의료행위가 되며 이 경우 해당 의사는 간호사의 무면허의료행위에 대한 교사 또는 방조의 책임을 질 수 있다.

9) 의료기관의 진료과정에서 검사를 위한 채혈은 의사의 지도를 받아 임상병리사가 수행해야 하는 업무로 볼 수 있으나, 성분분류를 위한 성분채혈은 성분채집기를 이용하여 필요한 성분만을 채혈하여 의약품의 원료 및 환자에게 수혈하는 혈액으로서 혈액의 채혈을 담당하는 임상병리사 또는 진료의 보조 업무를 담당하고 있는 간호사 또는 간호조무사 모두 가능하다(보건복지부 2005.6.15. 보건의료정책과－2178).

10) 간호조무사가 의사의 지도・감독 하에 직접 골절환자를 상대로 석고부목고정하는 행위는 무면허의료행위에 해당하나(보건복지부 2008.1.28. 의료정책팀－283), 전동커터기를 이용하여 석고붕대(캐스트) 제거작업을 수행한 것을 무면허 의료행위로 보기는 어려울 것이다(보건복지부 2008.8.25. 의료제도과－2513).

원회신).[11)]

한편, 2015년 12월 「의료법」 개정을 통해 '간호 · 간병통합서비스[12)]'를 도입했다(제4조의2). '간호 · 간병통합서비스'란 보건복지부령으로 정하는 입원 환자[13)]를 대상으로 보호자 등이 상주하지 아니하고 간호사와 간호조무사 및 그 밖에 간병지원인력(간호 · 간병통합서비스 제공인력)에 의하여 포괄적으로 제공되는 입원서비스를 말한다. 병원 급 의료기관(간호 · 간병통합서비스 제공기관)은 간호 · 간병통합서비스를 제공할 수 있도록 노력해야 하며 필요한 인력, 시설, 운영 등의 기준을 준수하여야 한다. 「공공보건의료에 관한 법률」 제2조제3호에 따른 공공보건의료기관 중 병원 급 의료기관(군병원과 치료감호기관 제외)은 간호 · 간병통합서비스를 제공하여야 하며, 이 경우 국가 및 지방자치단체는 필요한 비용의 전부 또는 일부를 지원할 수 있다. 간호 · 간병통합서비스 제공기관은 보호자 등의 입원실 내 상주를 제한하고 환자 병문안에 관한 기준을 마련하는 등 안전관리를 위하여 노력하여야 하며, 간호 · 간병통합서비스 제공인력의 근무환경 및 처우 개선을 위하여 필요한 지원을 하여야 한다. 한편, 국가 및 지방자치단체는 간호 · 간병통합서비스의 제공 · 확대, 간호 · 간병통합서비스 제공인력의 원활한 수급 및 근무환경 개선을 위하여 필요한 시책을 수립하고 그에 따른 지원을 하여야 한다.

---

11) 간호사가 '진료의 보조'를 하는 경우 행위 하나하나마다 항상 의사가 현장에 참여하여 지도 · 감독하여야 하는 것은 아니고, 경우에 따라서는 의사가 진료의 보조행위 현장에 참여할 필요 없이 일반적인 지도 · 감독을 하는 것으로 충분한 경우도 있으나, 이는 어디까지나 의사가 주도하여 의료행위를 실시하면서 그 의료행위의 성질과 위험성 등을 고려하여 그 중 일부를 간호사로 하여금 보조하도록 지시 또는 위임할 수 있다는 것을 의미하는 것에 그친다. 이와 달리 의사가 간호사에게 의료행위의 실시를 개별적으로 지시하거나 위임한 적이 없음에도 간호사가 주도하여 전반적인 의료행위의 실시 여부를 결정하고 간호사에 의한 의료행위의 실시과정에 의사가 지시 · 관여하지 아니한 경우라면, 이는 의료법 제27조 제1항이 금지하는 무면허의료행위에 해당한다고 보아야 한다. 그리고 의사가 이러한 방식으로 의료행위가 실시되는 데 간호사와 함께 공모하여 그 공동의사에 의한 기능적 행위지배가 있었다면, 의사도 무면허의료행위의 공동정범으로서의 죄책을 진다(2010도5964).

12) 그동안 '포괄간호서비스'라는 명칭을 사용해 왔으나, 포괄간호가 추구하는 'comprehensive nursing care'는 종합보건의료 활동을 지칭하다는 점에서 '포괄'간호서비스의 단어 선택은 부적절하고, 간호와 간병이 함께 이뤄지는 병동에서 환자 등 국민에게 정확한 의미의 보건의료서비스의 이해를 도모한다는 측면에서 간호 · 간병통합서비스라는 명칭으로 대체하기로 했다.

13) ① 환자에 대한 진료 성격이나 질병 특성상 보호자 등의 간병을 제한할 필요가 있는 입원 환자, ② 환자의 생활 여건이나 경제 상황 등에 비추어 보호자 등의 간병이 현저히 곤란하다고 인정되는 입원 환자, ③ 그 밖에 환자에 대한 의료관리상 의사 · 치과의사 또는 한의사가 간호 · 간병통합서비스가 필요하다고 인정하는 입원 환자

3. 면허와 자격요건

1) 면허시험 지원 요건

(1) 의사, 치과의사, 한의사

① 교육부 장관으로부터 인정받은 기관(인정기관 : 한국의학교육평가원 등)의 인증을 받은 의학・치의학・한의학을 전공하는 대학・전문대학원을 졸업하고 의학사(치과의학사, 한의학사) 학위 또는 의학 석사학위(치의학석사, 한의학석사)를 받은 자

② 인정기관 인증을 받은 의학・치의학・한의학을 전공하는 대학・전문대학원을 6개월 이내에 졸업하고 해당 학위를 받을 것으로 예정된 자는 자격을 가진 자로 본다. 다만, 그 졸업예정시기에 졸업하고 해당 학위를 받아야 면허를 받을 수 있다.

③ 외국의 ①나 ②에 해당하는 학교(보건복지부장관이 정하여 고시하는 인정기준에 해당하는 학교를 말한다)를 졸업하고 외국의 의사・치과의사 또는 한의사 면허를 받은 자로서 예비시험에 합격한 자

(2) 조산사

① 간호사 면허를 가지고 보건복지부장관이 인정하는 의료기관에서 1년간 조산 수습과정을 마친 자

② 외국의 조산사 면허(보건복지부장관이 정하여 고시하는 인정기준에 해당하는 면허를 말한다)를 받은 자

(3) 간호사

① 인정기관(한국간호교육평가원)의 인증을 받은 간호대학 또는 전문대학(구제전문학교, 간호학교 포함)을 졸업하거나 졸업예정인 자

② 외국의 간호대학 또는 전문대학에 해당하는 학교(보건복지부장관이 정하여 고시하는 인정기준에 해당하는 학교를 말한다)를 졸업하고 외국의 간호사 면허를 받은 자

2) 국가시험 및 예비시험 합격

의료인이 되기 위해서는 해당 의료인 국가시험에 합격해야 한다. 외국 의사, 치과의사, 한의사 등 면허를 가진 자는 예비시험을 먼저 합격해야 한다. 다만 외국의 모든 의과대학을 인정하는 것이 아니라 보건복지부장관이 인정하는 일부 대학에 한하여 이를 인정하고 있다(98두11007). 즉 졸업한 대학의 학제, 교과과정, 학사관리 등 우리나라 해당 대학 수준과 비교하여 동등하거나 그 이상인지를 종합적으로 심사・평가한 결과 보건복지부장관이 인정여부를 결정하고, 예비시험 합격자에 한하여 국가시험 응시자격을 부여한다.[14]

3) 보건복지부장관으로부터 면허 교부

의료인으로서 의료행위를 하기 위해서는 **보건복지부장관**으로부터 면허를 교부받아야 한다. 국가시험 합격 후 면허증 교부 전 수련병원에서 의료행위를 한 경우 무면허의료행위로 평가될 수 있다. 만약 졸업하기 전이라면 의학생의 실습으로 보고 지도교수의 지도하에 진료행위를 할 수 있다.

4) 응시자격 제한

의료인 결격사유에 해당하는 자는 국가시험 등에 응시할 수 없다(제8조). 그리고 부정한 방법으로 국가시험 등에 응시한 자나 국가시험 등에 관하여 부정행위를 한 자는 그 수험을 정지시키거나 합격을 무효로 한다. 보건복지부장관은 수험이 정지되거나 합격이 무효가 된 사람에 대하여 처분의 사유와 위반 정도 등을 고려하여 그 다음에 치러지는 국가시험 등의 응시를 3회의 범위에서 제한할 수 있다(제10조).

5) 면허조건과 등록

보건복지부장관은 보건의료 시책에 필요하다고 인정하는 경우 의료인 면허를 내줄 때 3년 이내의 기간을 정하여 특정 지역이나 특정 업무에 종사할 것을 면허의 조건으로 붙일 수 있다. 이러한 면허조건을 이행하지 않은 경우 면허를 취소할 수 있다.[15] 한편 보건복지부장관

---

14) 이에 대한 인정기준 및 절차에 관한 업무는 '한국보건의료인국가시험원'에서 담당한다.

15) "특정지역"이라 함은 보건복지부장관이 정하는 보건의료취약지를 말하고, "특정업무"라 함은 국・공립의 보건의료기관의 업무와 국・공・사립의 보건의학연구기관의 기초의학분야에 속하는 업무를 말한다. 이 규정에 의하여 특정지역 또는 특정업무에 종사하는 의료인에게는 예산의 범위안에서 수당을 지급하도록 규정하고 있다(시행령 제10조).

은 의료인에게 면허를 내줄 때에는 그 면허에 관한 사항을 등록대장에 등록하고 면허증을 내주어야 하며, 이때 등록대장은 의료인의 종별로 따로 작성・비치하여야 한다(제11조).

6) 결격사유

다음 어느 하나에 해당하는 자는 의료인 면허를 받을 수 없으며(제8조), 의료인 면허를 받은 후 어느 하나에 해당한 경우에는 그 면허를 취소하여야 한다(제65조).[16]

① 「정신건강증진 및 정신질환자 복지서비스 지원에 관한 법률」 따른 정신질환자[정신병(기질적 정신병을 포함함)・인격장애・알코올 및 약물중독 기타 비정신병적 정신장애를 가진 자]. 다만, 전문의가 의료인으로서 적합하다고 인정하는 사람은 그러하지 아니하다.[17]

② 마약・대마・향정신성의약품 중독자

③ 피성년후견인・피한정후견인[18]

④ 이 법 또는 「형법」 제233조(허위진단서등의 작성), 제234조(위조사문서등의 행사), 제269조(낙태), 제270조(의사등의 낙태, 부동의낙태), 제317조제1항(업무상비밀누설) 및 제347조(사기: 허위로 진료비를 청구하여 환자나 진료비를 지급하는 기관이나 단체를 속인 경우만을 말함), 「보건범죄단속에 관한 특별조치법」, 「지역보건법」, 「후천성면역결핍증 예방법」, 「응급의료에 관한 법률」, 「농어촌 등 보건의료를 위한 특별 조치법」, 「시체해부 및 보존에 관한 법률」, 「혈액관리법」, 「마약류관리에 관한 법률」, 「약사법」, 「모자보건법」을 위반하여 금고 이상의 형을 선고받고 그 형이 끝나지 아니하거나 면제되지 아니한 자(집행이 종료되지 아니하였거나 집행을 받지 아니하기로 확정되지 아니한 자)

---

16) 정신지체자, 농아자, 맹자 등의 경우 의료인이 될 수 있다. 주의할 점은 2007. 4. 11. 의료법 개정으로 "파산선고를 받고 복권되지 아니한 자"가 삭제되어 의료인이 파산선고를 받더라도 의료행위를 계속 할 수 있게 되었다.

17) 종전에는 무조건 정신질환자를 결격사유 대상으로 규정하였으나, 2007. 10. 17. 법 개정에 의하여 그 증세가 가벼운 정신질환자로서 전문의가 의료인의 업무를 수행할 능력이 있다고 인정하는 경우에는 의료인이 될 수 있도록 하였다.

18) 성년후견제도(成年後見制度)는 질병, 장애, 노령, 그 밖의 사유로 인한 정신적 제약으로 사무를 처리할 능력이 지속적으로 결여된 성인에 대하여 가정법원의 결정 또는 후견계약으로 선임된 후견인이 재산관리 및 일상생활에 관한 폭넓은 보호와 지원을 제공하기 위한 제도를 말한다. 성년후견은 사무처리 능력이 지속적으로 결여되는 경우로 대부분의 조력을, 한정후견은 사무처리 능력이 부족한 경우로 일부분에 대해 조력을 받을 경우를 말한다. 2011년 2월 종전 금치산 및 한정치산제도를 폐지하고 성년후견제를 도입하는 민법 개정안이 국회를 통과해 2013년 7월 1일부터 시행되고 있다. 의료법을 비롯한 각종 법률상 '결격사유'에 기존의 금치산・한정치산제도를 폐지하고 본 제도로 대체하였다. 즉 의료인 중 성년후견 대상이 된 경우 결격사유에 해당하여 면허취소 사유에 해당하게 된다.

여기에서 '금고 이상의 형'이란 「형법」 제41조에서 '사형, 징역, 금고'를 말한다. 특히 '벌금'은 '금고'에 비하여 경한 형으로 보기 때문에 벌금형을 선고받더라도 결격사유에 해당하지는 않는다. 한편 실형을 선고받은 경우뿐만 아니라 '집행유예[19]'를 선고받은 경우도 결격사유에 포함되나, 선고유예 또는 기소유예 받은 경우에는 그러하지 아니한다. 주의할 점은 「형법」 모든 규정이 아닌 '제233조(허위진단서등의 작성), 제234조(위조사문서등의 행사), 제269조(낙태), 제270조(의사등의 낙태, 부동의낙태), 제317조(업무상비밀누설), 제347조(사기)'를 위반한 경우에 한하여 결격사유에 해당한다. 따라서 형법 제268조(업무상과실) 등 교통사고로 타인을 다치게 하거나 사망하게 하였더라도 형법에 따른 처벌 외에 별도로 의료인 면허에 영향을 주지는 않는다.[20]

4. 무면허 의료행위 금지

1) 의의

의료인 면허제도에 따라 의료인만이 의료행위를 할 수 있으며, 비 의료인에 의한 의료행위는 무면허의료행위로 처벌받는다(제27조제1항 전단).[21] 설령 비 의료인이 의료인과 같은 수준의 전문지식이나 시술능력을 갖추었더라도 의료행위를 할 수 있는 면허・자격이 없는 한 의료인의 지시유무를 불문하고 의료행위의 일부도 할 수 없다(2003도2903).[22] 보수 등 금전을 받지 않았더라도 무면허의료행위에 해당한다(84도2271). 의료인이라도 자신의 면허 범위

---

19) 집행유예는 징역 또는 금고의 형을 선고할 경우에 그 정상을 참작하여 단지 형의 집행을 유예할 뿐이므로 금고이상의 형의 집행유예 선고를 받은 경우에는 금고이상의 "형"을 받은 경우에 해당하고, 또한 그 유예기간 중에 있다면 집행을 받지 아니하기로 확정되지 아니한 자에 해당한다 할 것이므로 결국 집행유예의 선고를 받고 그 유예기간 중에 있는 자는 "금고이상의 형을 받고 그 형의 집행이 종료되지 아니하거나 집행을 받지 아니하기로 확정되지 아니한 자"에 포함되는 것으로 보아야 하며 의료인 결격사유에 해당한다(보건복지부 1997.7.2. 의정 65507-1020).

20) 종전에는 "금고 이상의 형의 선고를 받고 그 형의 집행이 종료되지 아니하거나 집행을 받지 아니하기로 확정되지 아니한 자"로 규정하였으나, 2000. 1. 12. 법 개정으로 의료법 또는 의료 관련 법령을 위반하여 금고 이상의 형의 선고를 받은 경우로 그 범위를 축소시켰다.

21) 5년 이하의 징역 또는 2천만원 이하의 벌금(제27조 및 제87조), 자격정지 및 업무정지 3월, 한편 「보건범죄단속에 관한 특별조치법」에서는 "「의료법」 제27조의 규정을 위반하여 영리를 목적으로 의사가 아닌 자가 의료행위를, 치과의사가 아닌 자가 치과의료행위를, 한의사가 아닌 자가 한방의료행위를 업으로 한 자는 무기 또는 2년 이상의 징역에 처한다. 이 경우에는 100만원 이상 1천만원 이하의 벌금을 병과한다(제5조)."고 하여 가중처벌하고 있다.

22) 의료인이 아니면 의사・치과의사・한의사・조산사 또는 간호사 명칭이나 이와 비슷한 명칭을 사용하지 못한다(제27조제2항).

를 넘어선 경우 동일하게 무면허의료행위로 처벌받는다. '의료인이 행하지 아니하면 보건위생상 위해가 생길 우려'는 추상적 위험으로도 충분하므로, 구체적으로 환자에게 위험이 발생하지 아니하였다고 해서 보건위생상의 위해가 없다고 할 수는 없다(2017도19422). 누구든지 의료인이 아닌 자에게 의료행위를 하게 하거나 의료인에게 면허 사항 외의 의료행위를 하게 하여서는 아니 된다(제27조제5항).

2) 의료인 면허가 없는 비 의료인의 의료행위 금지

비 의료인이 의료행위를 한 경우는 물론 의료인이 면허자격정지 또는 면허취소 기간 중에 의료행위를 한 경우에도 무면허 의료행위에 해당한다. 의료행위의 범주에 해당하지 않는 행위라면 당연히 무면허 의료행위 여부가 문제되지 않는다. 무면허 의료행위로 인정한 대표적인 사례는 다음과 같다.

(1) 약사의 진단행위

약사는 의약품을 조제할 수 있다 하여도 진단행위나 치료행위 등은 할 수 없으므로 의사가 아닌 약사가 스스로 또는 그 종업원을 통하여, 환자의 증세에 대하여 문진을 한 후 감기로 진단하고 각종 의약품을 혼합하여 조제하는 등의 행위를 한 일련의 행위는 무면허 의료행위에 해당한다(2001다27449).

(2) 피부관리사의 피부 박피술, 문신

의사면허가 없는 피부관리사가 환자들을 상대로 산화알루미늄 성분의 연마제가 든 크리스탈 필링기를 사용하여 얼굴의 각질을 제거하여 주는 피부 박피술을 시행한 행위는 인체의 생리구조에 대한 전문지식이 없는 사람이 이를 행할 때에는 사람의 생명, 신체나 공중위생상 위해를 발생시킬 우려가 있는 것이므로, 이는 단순한 미용술이 아니라 의료행위에 해당한다(2003도2903).

(3) 카이로프랙틱(Chiropractic)

카이로프랙틱(한의학에서는 추나요법 또는 투이나요법이라고도 함)은 단순한 피로회복을 위하여 시술하는데 그치는 것이 아니라, 신체에 대하여 상당한 물리적인 충격을 가하는 방법으로 어떤 질병의 치료행위에까지 이른 것으로서 그 부작용을 우려하지 않을 수 없어 의료인이

행하지 아니하면 보건위생상의 위해가 생길 우려가 있는 의료행위에 해당한다(2007도2461).

(4) 안마, 지압, 부항, 쑥뜸, 수지침

안마나 지압이 의료행위에 해당하는지에 대해서는 그것이 단순한 피로회복을 위하여 시술하는데 그치는 것이 아니라, 신체에 대하여 상당한 물리적인 충격을 가하는 방법으로 어떤 질병의 치료행위에까지 이른다면 이는 보건위생상 위해가 생길 우려가 있는 행위, 즉 의료행위에 해당한다고 보아야 할 것이다(2002도807).[23]

3) 의료인이 다른 의료인 영역의 의료행위를 한 경우(면허범위 외의 의료행위)

넓은 의미의 의료행위는 행위주체에 따라 의사에 의한 좁은 의미의 의료행위, 치과의사에 의한 치과 의료행위, 한의사에 의한 한방 의료행위, 조산사에 의한 조산행위, 간호사에 의한 간호행위로 나눌 수 있다. 이러한 구분은 의료인이더라도「의료법」제2조에서 규정한 각각의 업무 외의 행위를 한 경우 동일하게 무면허의료행위로 처벌받게 된다는 점에서 의미가 있다(제27조제1항 후단). 최근 의료영역에서는 각 직역별 영역 침범 및 분쟁이 계속되고 있다. 먼저 의사와 치과의사간 불소도포 시술, 필러수술, 돌출입 수술, 양악수술, 코골이수술 등과 관련하여 분쟁이 발생하고 있다. 다음으로 의사와 한의사간 한의약육성법 개정, 한의사의 의료기사 지도권[24] 및 CT(Computer Tomography)[25], IPL(Intensive Pulsed Light), IMS (Intramuscular Stimulation Therapy)[26], 태반·보톡스 주사, 약침 등 의료기기 사용과

---

23) 실제 일상생활에서 비 의료인에 의하여 봉사활동, 취미활동 등의 차원에서 수지침 등의 행위를 하고 있다. 이 경우 구체적 행위 자체가 보건위생상 위해가 생길 우려가 없거나(의료행위로 인정되지 않아 구성요건 해당성 조각), 설령 의료행위로 인정되더라도 사회상규에 위배되지 않는다면(위법성조각) 무면허의료행위를 이유로 처벌받지 않는다. '의료행위'로 인정되는 행위에 대하여 비 의료인이나 면허된 이외의 의료인이 행하였더라도 의료법상 무면허의료행위 규정에 의하여 반드시 처벌받는 것은 아니다. 구체적 행위가 무면허의료행위 구성요건에 해당하더라도 위법성이 조각될 수도 있고 그렇지 않을 수도 있어 결과적으로 큰 차이가 발생할 수 있다.

24) 의료기사 면허가 있더라도 의사나 치과의사의 지도를 받지 않고 의료행위를 하는 것은 허용될 수 없으므로 이런 행위는 의료법상 무면허의료행위에 해당한다. 의료기사가 한의사의 지도 아래 진료나 의화학적 검사를 한 경우 그 한의사는 의료기사를 지도할 권한이 없기 때문에 의료기사의 행위 역시 무면허의료행위에 해당한다(2010도2534).

25) 한의사가 방사선사로 하여금 CT기기로 촬영하게 하고 이를 이용하여 방사선진단행위를 한 것은 '한방의료행위'에 포함된다고 보기 어려워 면허된 이외의 의료행위를 한 때에 해당한다(2005누1758). 한의사는 진단용방사선발생장치 등을 사용하여 의료행위를 할 수 없으며, 다만 의원·병원·종합병원 등 의료기관에 방사선진단 등을 의뢰하여 그 진단결과를 통보받아 이를 한방진료에 활용하는 것은 가능하다(보건복지부 2005.12.2. 의료정책팀-4702).

26) 2007두18710호, 2011누16928 등 참고

관련된 분쟁이 있다.[27] 나아가 의사와 조산사간 조산사의 초음파 기기 사용 검진, 산전 진찰(2006도2306), 단독 출산 등과 관련된 갈등이 있다. 마지막으로 의사와 간호사간 간호사법 제정 요구, 간호사의 단독개설 요구, 간호진단 등 영역 확대 요구, 간호사에 의한 단독적 의료행위(2005도5579) 등과 관련된 갈등이 있다.

이와 같이 「의료법」이 의사, 치과의사 및 한의사가 각자 면허를 받아 그 면허된 것 이외의 의료행위를 할 수 없도록 규정한 취지는, 각 의료인의 고유한 담당 영역을 정하여 전문화를 꾀하고 독자적인 발전을 촉진함으로써 국민이 보다 나은 의료 혜택을 누리게 하는 한편, 의사, 치과의사 및 한의사가 각자의 영역에서 체계적인 교육을 받고 국가로부터 관련 의료에 관한 전문지식과 기술을 검증받은 범위를 벗어난 의료행위를 할 경우 사람의 생명・신체나 일반 공중위생에 발생할 수 있는 위험을 방지함으로써 궁극적으로 국민의 건강을 보호하고 증진하기 위한 데 있다(2011도16649). 의사나 치과의사의 의료행위가 '면허된 것 이외의 의료행위'에 해당하는지는 구체적 사안에 따라 의사와 치과의사의 면허를 구분한 의료법의 입법 목적, 해당 의료행위에 관련된 법령의 규정 및 취지, 해당 의료행위의 기초가 되는 학문적 원리, 해당 의료행위의 경위・목적・태양, 의과대학 등의 교육과정이나 국가시험 등을 통하여 해당 의료행위의 전문성을 확보할 수 있는지 등을 종합적으로 고려하여 사회통념에 비추어 합리적으로 판단하여야 한다(2011도16649). 의사와 치과의사간 의료행위 범위와 관련 최근 중요한 판례가 있었다. 즉, 대법원은 "치과의사인 피고인이 보톡스 시술법을 이용하여 환자의 눈가와 미간의 주름 치료를 함으로써 면허된 것 이외의 의료행위를 하였다고 하여 의료법 위반으로 기소된 사안에서, 환자의 안면부인 눈가와 미간에 보톡스를 시술한 피고인의 행위가 치과의사에게 면허된 것 이외의 의료행위라고 볼 수 없고, 시술이 미용 목적이라 하여 달리 볼 것은 아니다(2013도850 전원합의체 판결)"고 판시하였다.

27) 2022. 12. 22. 대법원은 의료행위의 가변성, 과학기술의 발전, 교육과정・국가시험의 변화, 의료소비자의 합리적 선택가능성 등을 감안하여, 한의사의 진단용 의료기기 사용에 대한 무면허 의료행위 해당 여부에 관하여 '새로운 판단기준'을 제시하며 종전 입장을 변경했다. 구체적으로 ① 관련 법령에 한의사의 해당 의료기기 사용을 금지하는 규정이 있는지, ② 해당 진단용 의료기기의 특성과 그 사용에 필요한 기본적・전문적 지식과 기술 수준에 비추어 한의사가 진단의 보조수단으로 사용하게 되면 의료행위에 통상적으로 수반되는 수준을 넘어서는 보건위생상 위해가 생길 우려가 있는지, ③ 전체 의료행위의 경위・목적・태양에 비추어 한의사가 그 진단용 의료기기를 사용하는 것이 한의학적 의료행위의 원리에 입각하여 이를 적용 내지 응용하는 행위와 무관한 것임이 명백한지 등을 종합적으로 고려하여 사회통념에 따라 합리적으로 판단하여야 한다고 밝혔다. 새로운 판단기준에 따를 때, 한의사가 초음파 진단기기를 한의학적 진단의 보조수단으로 사용한 행위는 형사처벌 대상인 의료법 제27조 제1항 본문의 한의사의 '면허된 것 이외의 의료행위'에 해당하지 않는다고 판단했다. 다만 주의할 점은 한의사가 '피부질환 치료를 위한 광선조사기(IPL)의 사용'하는 것은 여전히 허용되지 않는다.

4) 의료인 면허가 없어도 의료행위를 할 수 있는 경우

(1) 외국의 의료인 면허를 가진 자로서 "① 외국과의 교육 또는 기술협력에 따른 교환교수의 업무, ② 교육 연구 사업을 위한 업무, ③ 국제의료봉사단의 의료봉사 업무"를 수행하기 위하여 국내에 체류하는 자는 그 업무를 수행하기 위하여 필요한 범위에서 보건복지부장관의 승인을 받아 의료행위를 할 수 있다(시행규칙 제18조).

(2) 의과대학, 치과대학, 한의과대학, 의학전문대학원, 치의학전문대학원, 한의학전문대학원, 종합병원 또는 외국 의료원조기관은 **의료봉사 또는 연구 및 시범사업을 위하여** 일정한 의료행위를 할 수 있다. 이 경우 "① 국민에 대한 의료봉사활동을 위한 의료행위, ② 전시・사변이나 그 밖에 이에 준하는 국가비상사태 시에 국가나 지방자치단체의 요청에 따라 행하는 의료행위, ③ 일정한 기간의 연구 또는 시범 사업을 위한 의료행위"를 할 수 있다(시행규칙 제19조제1항).

(3) 의학・치과의학・한방의학 또는 간호학을 **전공하는 학교의 학생은 "① 전공 분야와 관련되는 실습을 하기 위하여 지도교수의 지도・감독을 받아** 행하는 의료행위, ② 국민에 대한 의료봉사활동으로서 의료인의 지도・감독을 받아 행하는 의료행위, ③ 전시・사변이나 그 밖에 이에 준하는 국가비상사태 시에 국가나 지방자치단체의 요청에 따라 의료인의 지도・감독을 받아 행하는 의료행위"를 할 수 있다(시행규칙 제19조제2항).

5) 한지 의료인, 의료기사, 간호조무사, 의료유사업자, 안마사

의료인 중 한지 의료인 면허가 있으며 '의료 관계인'도 일부 위임된 의료행위를 할 수 있다. 「의료법」상 의료관계인에는 간호조무사(제80조), 의료유사업자(제81조), 안마사(제82조) 등이 있으며, 이들은 무면허의료행위를 금지하는 제27조제1항 규정에도 불구하고 의료행위를 할 수 있다.

(1) 한지 의료인

「의료법」 시행 전 면허를 받은 한지의사(限地 醫師) 등은 허가받은 지역에서 의료업무에 종사할 수 있으며 이 경우 의료인으로 본다(제79조). 한지 의사로서 허가받은 지역에서 10년 이상 의료 업무에 종사한 경력이 있는 자 또는 의료법 시행 당시 의료 업무에 종사하고 있는 자 중 경력이 5년 이상인 자에게 의사 등의 면허를 줄 수 있다. 한편 한지의사 등이 허가받은 지역 밖에서 의료행위를 한 경우 보건복지부장관은 그 면허를 취소할 수 있다.

(2) 의료기사[28]

의료기사제도는 의료인만이 할 수 있는 의료행위 중에서 그 행위로 인하여 사람의 생명이나 신체 또는 공중위생에 위해를 발생시킬 우려가 적은 특정 부분에 관하여, 인체에 가해지는 그 특정 분야의 의료행위가 가져올 수 있는 위험성 등에 대하여 지식과 경험을 획득하여 그 분야의 의료행위로 인한 인체의 반응을 확인하고 이상 유무를 판단하며 상황에 대처할 수 있는 능력을 가졌다고 인정되는 자에게 면허를 부여하고, 그들로 하여금 그 특정 분야의 의료행위를 의사의 지도하에서 제한적으로 행할 수 있도록 허용한 것이다(2002도2014). 다만 의료기사제도의 취지가 의사가 의료행위의 하나로 의료기사의 업무를 행하는 것 자체를 배제하는 것은 아니므로(2009도794), 의사는 면허받은 범위 내에서 환자의 진료에 필요한 모든 의료행위를 할 수 있다. 의료기사에는 임상병리사, 방사선사, 물리치료사, 작업치료사, 치과기공사, 치과위생사가 있으며, 의료기사는 **의사 또는 치과의사의 지도**를 받아 규정된 업무를 행한다. 따라서 의료기사의 의료기관 단독개설은 허용되지 않으며 헌법재판소도 이 규정에 대하여 합헌 결정을 하였다(94헌마129, 95헌마121). 한편 한의사는 의료기사 지도권이 없으므로 한방병원・의원에서 물리치료사 등 의료기사를 고용할 수 없다(보건복지부 2003.2.25 보건의료정책과 인터넷민원회신).[29]

(3) 간호조무사

간호조무사는 간호사를 보조하여 간호사의 업무를 수행할 수 있다. 간호조무사는 의원급 의료기관에 한하여 의사, 치과의사, 한의사의 지도하에 환자의 요양을 위한 간호 및 진료의 보조를 수행할 수 있다. 주로 외래환자만을 진료하는 의원의 경우 간호사 정원의 100/100 이내에서 간호조무사로 대체[30]할 수 있으며, 실질적으로 간호조무사는 간호사 업무의 상당 부분을 할 수 있다. 예를 들면 일반적인 주사행위, 드레싱, 수술준비, 투약행위, 분만유도행위인 내진, 청력검사, 단순한 채혈, 알레르기 피부반응 검사 등은 할 수 있다(보건복지부 2007.7.24. 의료정책팀 인터넷 민원회신 등). 간호조무사는 진료보조를 할 수 있으므로 의사의 지도・감독 하에서만 이러한 행위를 할 수 있다.[31]

---

28) 이에 대하여 자세한 내용은 제12부 「의료기사 등에 관한 법률」을 참고하기 바란다.

29) 만약 의료인이 의료기사가 아닌 자로 하여금 의료기사의 업무를 하게 하거나 의료기사에게 그 업무의 범위를 일탈하게 한 때에는 "자격정지 15일"에 처하도록 하고 있다. 실제 의료기관에서 의사의 지시하에 간호조무사, 사무장 등이 의료기사의 업무를 하게 하였다는 이유로 행정처분을 부과받는 경우가 상당히 많다.

30) 간호조무사 정원에 관한 고시(보건복지부 1990.3.23. 제90-26호).

한편 간호조무사가 되려는 사람은 "① 특성화고등학교의 간호 관련 학과를 졸업한 사람, ② 고등학교 졸업자 또는 같은 수준의 학력이 있다고 인정되는 사람(고등학교 졸업학력 인정자)으로서 보건복지부령으로 정하는 국・공립 간호조무사양성소의 교육을 이수한 사람, ③ 고등학교 졸업학력 인정자로서 평생교육법령에 따른 평생교육시설에서 고등학교 교과 과정에 상응하는 교육과정 중 간호 관련 학과를 졸업한 사람, ④ 고등학교 졸업학력 인정자로서 간호조무사 양성학원의 간호조무사 교습과정을 이수한 사람, ⑤ 고등학교 졸업학력 인정자로서 외국의 간호조무사 교육과정(보건복지부장관이 정하여 고시하는 인정기준에 해당하는 교육과정)을 이수하고 해당 국가의 간호조무사 자격을 취득한 사람, ⑥ 간호학을 전공하는 대학이나 전문대학을 졸업한 자로서, 교육과정을 이수하고 간호조무사 국가시험에 합격한 후 보건복지부장관의 자격인정을 받아야 한다.

간호조무사 교육훈련기관은 보건복지부장관의 지정・평가를 받아야 하며, 이 경우 보건복지부장관은 간호조무사 교육훈련기관의 지정을 위한 평가업무를 관계 전문기관에 위탁[32]할 수 있다. 보건복지부장관은 간호조무사 교육훈련기관이 거짓이나 그 밖의 부정한 방법으로 지정받는 등 사유에 해당하는 경우에는 그 지정을 취소할 수 있다. 한편, 간호조무사는 최초로 자격을 받은 후부터 3년마다 그 실태와 취업상황 등을 보건복지부장관에게 신고하여야 한다(제80조).

(4) 의료유사업자

의료법 시행 전 종전의 규정에 의하여 자격을 받아 각 시술소에서 시술행위를 해 왔던 '접골사, 침사, 구사(의료유사업자)'의 경우 의료인으로 볼 수 없으나, 그동안의 시술행위에 대한 신뢰보호를 위하여 의료유사행위를 할 수 있다(제81조).

---

31) 간호조무사가 간호보조업무에 종사하는 경우에는 간호사와 동일하게 간호기록부 비치・작성의무가 있다(97노212).

32) 시행령 제40조(간호조무사 교육훈련기관 지정을 위한 평가업무 위탁) ① 보건복지부장관은 법 제80조 제2항 후단에 따라 간호조무사 교육훈련기관의 지정을 위한 평가업무를 다음 각 호의 기관에 위탁할 수 있다.
1. 「공공기관의 운영에 관한 법률」 제4조에 따른 공공기관 중 그 설립 목적이 보건의료 또는 인력개발과 관련되는 공공기관
2. 위탁업무 수행에 필요한 조직・인력 및 전문성 등을 갖춘 전문기관으로서 보건복지부장관이 정하여 고시하는 기관

5. 의료인등의 의무

「의료법」은 면허제도의 특성상 이에 따른 의무사항을 중심으로 규정되어 있다. 따라서 이하에서는「의료법」상 의료인(의료기관장, 관계인등)에게 부여한 의무(금지·요구)사항을 중심으로 설명한다.

1) 진료거부금지의무 및 응급의료의무

(1) 진료거부금지의무

의료인 또는 의료기관 개설자는 진료나 조산 요청을 받으면 정당한 사유 없이 거부할 수 없다(제15조제1항). 만약 이를 위반하여 정당한 사유 없이 진료를 거부한 경우는 1년 이하의 징역 또는 500만 원이하의 벌금과 함께 면허자격정지 1개월의 처분을 받을 수 있다. '진료거부'란 의료기관 또는 의료인이 환자를 진료할 수 있는 필요한 시설과 인력 등을 갖추고 있는데도 불구하고 정당한 이유 없이 진료를 거부하거나 진료하지 않는 행위를 말한다(보건복지부 2007.2.15. 의료정책팀-675). '정당한 사유'는 사법적·행정적 판단에 따라 그 범위가 적용되고 있다.[33)]

'정당한 사유'는 의사가 부재 중 이거나 신병으로 인하여 진료를 할 수 없는 상황이거나, 환자가 의료인에 대하여 모욕죄, 명예훼손죄, 폭행죄, 업무방해죄에 해당할 수 있는 상황을 만들어 의료인이 정상적인 의료행위를 할 수 없는 경우를 말한다(보건복지부 의료정책팀-5167, 2006.12.28.). 그밖에 정당한 사유로 인정할 수 있는 경우로는 진료 예상대기시간을 알려주어 환자가 다른 의료기관으로 갈 수 있도록 한 경우(보건복지부 인터넷 민원회신, 2011.7.6.), 1차 시술을 받은 다른 의료기관에서 계속 진료하라고 권유한 경우(보건복지부 의료정책팀-4579, 2007.10.30.), 한밤중에 응급의료기관이 아닌 의료기관에 내원한 환자에게 인근의 종합병원에 안내한 경우(의료정책팀-2199, 2007.5.3.) 등이 있다.

---

33) 환자의 치료거부권도 문제된다. '보라매병원사건'에서 대법원은 "보호자가 의학적 권고에도 불구하고 치료를 요하는 환자의 퇴원을 간청하여 담당 전문의와 주치의가 치료중단 및 퇴원을 허용하는 조치를 취함으로써 환자를 사망에 이르게 한 행위에 대하여 담당 전문의와 주치의에게 환자의 사망이라는 결과 발생에 대한 정범의 고의는 인정되나 환자의 사망이라는 결과나 그에 이르는 사태의 핵심적 경과를 계획적으로 조종하거나 저지·촉진하는 등으로 지배하고 있었다고 보기는 어려워 작위에 의한 살인방조죄만 성립한다(2002도995)."고 하였다.

한편 의료기관 종사자와 다툼이 있는 환자를 거부하는 경우(의료정책팀-3246, 2006.8.14.), 어린아이가 진료 중 의사의 말을 따르지 않는다고 내쫒는 경우(의료정책팀-140, 2008.1.15.), 단순히 피곤하거나 개인적 감정으로 진료를 거부하는 경우(93노410판결), 연대보증을 하지 않아 진료를 거부하는 경우(의료자원팀 인터넷 민원회신 2007.3.6.), 진료비 청구가 곤란하고 의사의 지시를 무시한 환자가 심한 요통으로 내원하여 진료를 거부한 경우(의정 65507-675, 94.6.4) 등은 정당한 사유로 인정받지 못하고 진료거부로 법적 제재를 받았다.

관련하여 어린이에 대한 진료가 필요한데도 친권자가 진료를 거부한 경우 의사가 판단하여 필수적인 치료를 할 수 있으며(2010 카합 2341), 수혈을 거부하는 여호와의 증인 환자에게 나머지 진료를 다 했으면 사망 또는 합병증이 발생하더라고 진료거부는 아니다(의정 65507-1263, 1994.10.22.).

구체적 사례별로 살펴보면 다음과 같다.

① 정당한 사유로 보는 경우

㉠ 진료시설이나 진료과목 등이 없어 다른 의료기관으로 이송하는 경우(치료병상이 없거나 전신마취가 필요한 수술환자에 대하여 마취전문의 지원이 불가능한 경우)

㉡ 일단 진료한 환자의 상태를 보아 의사가 의학적인 판단에 따라 퇴원 또는 타의료기관 진료·전원을 권유하는 경우

㉢ 치료·수술이 불가능하고 감행하면 오히려 환자에게 불이익을 초래할 위험이 있다고 판단되는 경우

㉣ 의사의 부재(휴진 등) 또는 건강상 이유로 진료를 행할 수 없는 경우

㉤ 입원실(중환자실, 수술실 등)이 꽉 차서 입원치료가 불가능한 경우

㉥ 의료인에 대하여 모욕, 명예훼손, 폭행, 업무방해 등을 하여 의료인이 정상적으로 의료행위를 행할 수 없도록 하는 경우

② 정당한 사유가 아니라고 보는 경우(진료거부에 해당)

㉠ 진료비 청구가 곤란한 경우(연대보증을 하지 않은 경우)

㉡ 진료시간 외에 응급환자에 대한 진료를 거부하는 경우

㉢ 부속의료기관 주변에 의료기관이 없는 상황에서 응급환자에 대한 진료를 거부하는 경우

㉣ 단순히 피곤하거나 환자에 대한 개인적 감정이 있는 경우

(2) 응급의료의무

의료인은 응급환자에게 「응급의료에 관한 법률」에서 정하는 바에 따라 최선의 처치를 하여야 한다(제15조제2항). 응급의료종사자는 응급의료 거부금지, 응급환자에 대한 우선 응급의료, 응급의료 설명 및 동의, 응급의료중단금지, 응급환자 이송 등의 의무가 있다.[34] 이는 '응급환자의 생명과 건강을 보호하고 국민의료의 적정'을 기하기 위하여 의사의 진료행위에 대하여 공적인 책임을 부여한 것이다.

2) 진단서등 작성 관련 의무

(1) 직접 진찰하지 않은 환자의 진단서 등 교부 금지

의료업에 종사하고 직접 진찰하거나 검안한 **의사, 치과의사, 한의사**가 아니면 진단서・검안서・증명서・**처방전(전자처방전 포함)**[35]을 작성하여 환자 등[36]에게 교부(발송)하지 못한다(제17조 제1항, 제2항). 즉 의사 중 의료기관이나 보건기관에 근무하는 등 직접 의료관련 업무를 하는 경우(의료업)에 진단서를 발급할 수 있고, 직접 진찰한 사람에 한하여 진단서를 발급할 수 있다. 여기에서 '진단서(Medical Certificates)'란 의사가 진찰하거나 검사한 결과를

34) 여기에서 '응급의료'라 함은 응급환자의 발생부터 생명의 위험에서 회복되거나 심신상의 중대한 위해가 제거되기까지의 과정에서 응급환자를 위하여 행하여지는 상담・구조・이송・응급처치 및 진료 등의 조치를 말한다(응급의료에 관한 법률 제2조제2호). 이에 대하여 자세한 내용은 제2부 「응급의료에 관한 법률」을 참조하기 바란다.

35) 원칙적으로 환자가 의료기관에 내원하여 의료인이 직접 환자를 진찰한 후 처방전 발급이 가능하다. 그러나 보건복지부는 '환자가 의료기관에서 의사로부터 최초 진찰을 받고서 만성질환 등으로 동일 상병치료를 위해 반복적인 의약품 투약이 필요로 함에도 불구하고 만성질환자・노약자・영아・거동불편자・도서산간벽지인・기타 특수한 사유로 인하여 환자가 직접 의료기관을 내원하지 못해 보호자가 내원할 경우 처방전 교부가 가능하다. 다만, 재진환자라 할지라도 동일 상병이 아닌 다른 상병으로 처방할 경우에는 의사의 직접 진찰에 의한 처방전이 교부되어야 한다(보건복지부 2007.2.5. 의료자원팀-869).'고 해석하고 있다. 참고로 국민건강보험법 제42조제1항, 시행령 제24조제2항 및 보건복지부 고시 제2004-92호 「건강보험요양급여행위 및 그상대가치점수」에 의하여 환자가 직접 내원하지 아니하고 환자가족이 내원하여 진료담당의사와 상담한 후 약제 또는 처방전만을 수령・발급하는 경우에는 재진진찰료 소정점수의 50%를 산정하도록 하고 있어, 재진환자의 경우 보호자에게 대리 처방전을 교부할 수 있도록 하고 있다.

36) 원칙적으로 진단서등은 환자에게 교부하여야 하나 환자가 사망하거나 의식이 없는 경우에는 직계존속・비속, 배우자 또는 배우자의 직계존속을 말하며, 환자가 사망하거나 의식이 없는 경우로서 환자의 직계존속・비속, 배우자 및 배우자의 직계존속이 모두 없는 경우에는 형제자매에게 교부할 수 있다. 한편 검안서의 경우 형사소송법 제222조제1항에 따라 검시하는 지방검찰청검사에게 교부할 수 있다.

종합하여 생명이나 건강의 상태를 증명하기 위하여 작성한 의학적인 판단서를 말한다. 진단서 등은 의사 등이 진단한 결과에 관한 판단을 표시하는 것으로써 사람의 건강상태를 증명하고 민·형사책임을 판단하는 증거가 되는 등 중요한 기능을 담당하고 있다(96도1013). 진단서·검안서·증명서 또는 처방전은 의사가 환자를 직접 진찰하거나 검안한 결과를 바탕으로 의료인으로서의 판단을 표시하는 것으로서 사람의 건강상태 등을 증명하고 민·형사책임을 판단하는 증거가 되는 등 중요한 사회적 기능을 담당하고 있어 그 정확성과 신뢰성을 담보하기 위하여 직접 진찰·검안한 의사만이 이를 작성·교부할 수 있도록 했다. 따라서 의사가 직접 진찰하여야 할 환자를 진찰하지 않은 채 그 환자를 대상자로 표시하여 진단서·증명서 또는 처방전을 작성·교부하였다면 이 규정을 위반한 것으로 보아야 한다(2014도12608).

'직접진찰'에 대하여 헌법재판소는 '대면하여 진료를 한'으로 해석(2010헌바83)하였으나, 대법원은 이 조항은 진찰하지 않고 진단서를 발급하는 행위를 금지하는 규정이며 전화나 화상으로 진찰하고 진단서나 처방전을 발급한 경우 제3자가 중개하지 않고 직접 환자를 진찰하였다면 직접 진찰한 것으로 볼 수 있다고(2010도1388)고 하였다. 한편 '직접'이란 '스스로'를 의미하므로 전화 통화 등을 이용하여 비대면으로 이루어진 경우에도 의사가 스스로 진찰을 하였다면 직접 진찰을 한 것으로 볼 수는 있다. 현대 의학 측면에서 보아 신뢰할 만한 환자의 상태를 토대로 특정 진단이나 처방 등을 내릴 수 있을 정도의 행위가 있어야 '진찰'이 이루어졌다고 볼 수 있고, 그러한 행위가 전화 통화만으로 이루어지는 경우에는 최소한 그 이전에 의사가 환자를 대면하고 진찰하여 환자의 특성이나 상태 등에 대해 이미 알고 있다는 사정 등이 전제되어야 한다(2014도9607)고 하여 대면하여 진료한 초진이 없이 원격으로 행한 진료는 '직접' 진료한 경우로 볼 수 없다고 판단하였다.

원칙적으로 직접 진찰한 경우에 한하여 진단서를 발급하여야 하나 예외적으로 진료 중이던 환자가 **최종 진료 시부터 48시간 이내에 같은 질병으로 사망한 경우**에는 다시 진료하지 아니하더라도 진단서나 증명서를 내줄 수 있다. 그리고 환자 또는 사망자를 직접 진찰하거나 검안한 의사·치과의사·한의사가 부득이한 사유로 진단서·검안서·증명서를 내줄 수 없으면 **'같은 의료기관에 종사하는 다른 의사 등'**이 환자의 진료기록부 등에 따라 내줄 수 있다(제17조 제1항, 제2항 단서). 반면 환자를 진료하지 아니한 의료기관에서는 진단서등을 교부할 수 없다(의료정책팀-3247, 2006. 8. 14.).

(2) 진단서 기재사항

의사・치과의사・한의사가 발급하는 진단서에는 "① 환자의 성명, 주민등록번호 및 주소, ② 병명 및 질병분류기호, ③ 발병 연월일 및 진단 연월일, ④ 치료 내용 및 향후 치료에 대한 소견, ⑤ 입원・퇴원 연월일, ⑥ 의료기관의 명칭・주소, 진찰한 의사・치과의사 또는 한의사(부득이한 사유로 다른 의사 등이 발급하는 경우에는 발급한 의사 등을 말함)의 성명・면허자격・면허번호"를 적고 서명 날인하여야 한다(시행규칙 제9조제1항). 만약 질병의 원인이 상해(傷害)로 인한 것인 경우(상해진단서)에는 추가로 "① 상해의 원인 또는 추정되는 상해의 원인, ② 상해의 부위 및 정도, ③ 입원의 필요 여부, ④ 외과적 수술 여부, ⑤ 합병증의 발생 가능 여부, ⑥ 통상활동의 가능 여부, ⑦ 식사의 가능 여부, ⑧ 상해에 대한 소견, ⑨ 치료기간"을 기재해야 한다(시행규칙 제9조제2항). 진단서의 병명 기재는 「통계법」 제22조제1항 전단에 따라 고시된 한국 표준질병・사인 분류에 따르며(시행규칙 제9조제3항), 진단서에는 연도별로 그 종류에 따라 일련번호를 붙이고 진단서를 발급한 경우에는 그 부본(副本)을 갖추어 두어야 한다(시행규칙 제9조제4항).

(3) 진단서 등 교부의무

의사・치과의사・한의사는 자신이 진찰・검안한 자에 대하여 진단서・검안서・증명서 교부를 요구받은 때에는 정당한 사유 없이 거부하지 못한다(제17조제3항). 의사・한의사・조산사는 자신이 조산한 것에 대한 출생・사망・사산증명서 교부를 요구받은 때에는 정당한 사유 없이 거부하지 못한다(제17조제4항). 다만 '본인이 직접 또는 적법한 대리인이 요구하는 것이 아닌 경우(환자의 동의서가 없는 보험회사직원의 발급 요구 등), 범죄에 이용될 것이 명백한 경우, 환자에게 알리는 것이 환자에게 해로운 경우' 등 정당한 이유가 있는 경우에는 거부할 수 있다.

(4) 허위진단서 작성 금지의무

의사, 한의사, 치과의사 또는 조산사가 진단서, 검안서 또는 생사에 관한 증명서를 허위로 작성한 때에는 3년 이하의 징역이나 금고, 7년 이하의 자격정지 또는 3천만 원 이하의 벌금에 처한다(「형법」 제233조). 이와 같이 일정한 전문직에 종사하는 문서에 대한 신뢰도가 높고 허위청구 등의 문제를 방지하고자 '사문서의 위조'에 대하여 처벌하고 있다. 그러나 이 죄가 성립하기 위해서는 작성자가 자기의 신분에 대한 인식과 함께 진단서, 검안서, 생사에 관한 증명서를 작성한다는 사실과 기재내용이 허위라는 사실을 인식하여야 하고 진단서등의 내용이 객관적 사실과 일치하지 않아야 한다. 의사가 환자의 부탁으로 상해가 아니라고 생각하면서 상해진단서를 발급하였으나 X선 필름의 정밀분석 결과 상해를 입었음이 판명된 경우, 의사가 최초진단서 작성 시 그 내용에 허위라는 주관적 인식을 가지고 있었더라도 그 내용이 객관적으로 진실에 부합하는 경우에는 허위진단서작성죄가 성립하지 않는다.[37] 예를 들면 의사가 환자가 상해를 받은 날에 진료하지는 않았으나 진단서 작성 일에 환자를 직접 진찰하고 그 결과에 따라 환자가 말하는 상해 일자와 그 날에 근거한 향후치료기간을 기재한 진단서를 교부한 것은 허위진단서 작성이라고 볼 수 없다(96도1013).

3) 처방전 작성·교부 관련 의무

(1) 처방전

의료업에 종사하고 직접 진찰한 의사, 치과의사 또는 한의사가 아니면 처방전[의사나 치과의사가 「전자서명법」에 따른 전자서명이 기재된 전자문서 형태로 작성한 처방전을 포함한다]을 작성하여 환자에게 교부하거나 발송(전자처방전에 한정한다)하지 못하며, 의사, 치과의사 또는 한의사에게 직접 진찰을 받은 환자가 아니면 누구든지 그 의사, 치과의사 또는 한의사가 작성한 처방전을 수령하지 못한다. 다만 의사, 치과의사 또는 한의사는 "① 환자의 의식이 없는 경우, ② 환자의 거동이 현저히 곤란하고 동일한 상병(傷病)에 대하여 장기간 동일한 처방이 이루어지는 경우"로서 해당 환자 및 의약품에 대한 안전성을 인정하는 경우에는 환자의 직계존속·비속, 배우자 및 배우자의 직계존속, 형제자매 또는 「노인복지법」에 따른 노인의료복지시설에서 근무하는 사람 등 "대리수령자"에게 처방전을 교부하거나 발송할 수 있으며 대리수령자는 환자를 대리하여 그 처방전을 수령할 수 있다(제17조의2).

---

37) 형법 제233조의 허위진단서작성죄에 있어서 진단서라 함은 의사가 진찰의 결과에 관한 판단을 표시하여 사람의 건강상태를 증명하기 위하여 작성하는 문서를 말하는 것이므로, 비록 그 문서의 명칭이 소견서로 되어 있더라도 그 내용이 의사가 진찰한 결과 알게 된 병명이나 상처의 부위, 정도 또는 치료기간 등의 건강상태를 증명하기 위하여 작성된 것이라면 위 진단서에 해당되는 것이다. 허위진단서작성죄에 있어서 허위의 기재는 사실에 관한 것이건 판단에 관한 것이건 불문하는 것이나, 본죄는 원래 허위의 증명을 금지하려는 것이므로 그 내용이 허위라는 의사의 주관적 인식이 필요함은 물론, 실질상 진실에 반하는 기재일 것이 필요하다(대법원 89도2083).

(2) 처방전 작성 · 교부의무

의사 · 치과의사[38]가 환자에게 의약품을 투여할 필요가 있다고 판단하는 경우 환자에게 처방전을 작성 및 교부하여야 한다(제18조제1항). 따라서 의사가 약품도매상으로부터 직접 약품을 구입하여 처방전 발행 없이 직접 약을 조제 · 투약하는 행위는 원칙적으로 금지된다. 의사 · 치과의사는 환자에게 처방전을 교부하는 경우 일정한 서식에 의하여 처방전을 작성하여야 한다. 그리고 처방전의 서명 · 날인은 처방전을 직접 작성한 의사가 하여야 하며 병원명의의 공용날인은 인정되지 않는다(2003.2.3. 보건복지부 보건의료정책과 인터넷민원회신).

한편 의사나 치과의사는 환자에게 처방전을 발급하는 경우에는 처방전에 "① 환자의 성명 및 주민등록번호, ② 의료기관의 명칭, 전화번호 및 팩스번호, ③ 질병분류기호, ④ 의료인의 성명 · 면허종류 및 번호, ⑤ 처방 의약품의 명칭(일반명칭, 제품명이나 대한민국약전에서 정한 명칭을 말함) · 분량 · 용법 및 용량, ⑥ 처방전 발급 연월일 및 사용기간, ⑦ 의약품 조제시 참고 사항, ⑧ 건강보험 가입자 또는 피부양자가 요양급여 비용의 일부를 부담하는 행위 · 약제 및 치료재료에 대하여 보건복지부장관이 정하여 고시하는 본인부담 구분기호, ⑨ 수급자가 의료급여 비용의 전부 또는 일부를 부담하는 행위 · 약제 및 치료재료에 대하여 보건복지부장관이 정하여 고시하는 본인부담 구분기호"를 적은 후 서명(「전자서명법」에 따른 공인전자서명을 포함함)하거나 도장을 찍어야 한다. 다만 환자가 질병분류기호를 기재하지 않도록 요구한 경우에는 적지 아니한다(시행규칙 제12조제1항). 한편 의사 · 치과의사는 환자에게 처방전 2부를 교부하여야 한다. 다만, 환자가 그 처방전을 추가로 발급하여 줄 것을 요구하는 경우에는 환자가 원하는 약국으로 팩스 · 컴퓨터통신 등을 이용하여 송부할 수 있다(시행규칙 제12조제2항). 그리고 의사나 치과의사는 환자를 치료하기 위하여 필요하다고 인정되면 다음 내원일(內院日)에 사용할 의약품에 대하여 미리 처방전을 발급할 수 있다(시행규칙 제12조제3항).

의사 · 치과의사가 처방전을 발행하지 않고 직접 투약할 수 있는 사례

의사 · 치과의사는 다음의 경우 일정 약품을 자신이 직접 조제 투약할 수 있다(「약사법」 제23조제4항). 다만, 이 경우 의사 · 치과의사에 의하여 직접 조제가 이루어져야 하며 간호사 등에 의한 조제가 허용되지 않음을 주의할 필요가 있다. 의사가 입원환자의 진료기록지에 의약품의 종류와 용량을 적어 처방을 하면 간호조무사들이 위 의사의 특별

38) 참고로 한방의 경우 의약분업이 되지 않아 한의사는 처방전 작성 · 교부의무를 지지 않는다.

한 지시나 감독 없이 진료기록지의 내용에 따라 원무과 접수실 옆 약품진열장에서 종류별로 용기에 들어 있는 약을 꺼내어 배합·밀봉하는 등의 행위를 하는 것은 의사가 의약품을 직접 조제한 것으로 볼 수 없다(2006도4418).[39]

① 응급환자 및 정신분열증 또는 조울증 등으로 자신 또는 타인을 해칠 우려가 있는 정신질환자에 대하여 조제하는 경우

② 입원환자, 제1군감염병환자 및 사회복지시설에 입소한 자에 대하여 조제하는 경우

③ 주사제를 주사하는 경우

④ 감염병 예방접종약·진단용 의약품 등 보건복지부령으로 정하는 의약품을 투여하는 경우

⑤ 보건소 및 보건지소의 의사·치과의사가 그 업무(보건소와 보건복지부장관이 지정하는 보건지소의 지역 주민에 대한 외래 진료 업무는 제외함)로서 환자에 대하여 조제하는 경우

⑥ 상이등급 1급부터 3급까지에 해당하는 자, 고엽제에 의한 고도장애인, 1급·2급 장애인 및 이에 준하는 장애인, 파킨슨병 환자 또는 한센병 환자에 대하여 조제하는 경우

⑦ 장기이식을 받은 자에 대하여 이에 관련된 치료를 하거나 후천성 면역결핍증 환자에 대하여 해당 질병을 치료하기 위하여 조제하는 경우

(3) 개인정보 탐지, 누출, 변조, 훼손 금지의무

누구든지 정당한 사유 없이 전자처방전에 저장된 개인정보를 탐지하거나 누출·변조·훼손하여서는 아니 된다(제18조제3항).

(4) 의심처방 문의 응대의무

약사·한약사는 처방전에 기재된 사항에 대하여 의심되는 경우 처방전을 발행한 의사 등에게 의심스러운 점을 확인한 후 조제해야 한다.[40] 즉 의사, 치과의사는 약사 등의 의심처방문

---

39) 참고로 약사는 의사·치과의사가 처방전에 적은 의약품을 성분·함량 및 제형이 같은 다른 의약품으로 대체하여 조제하려는 경우에는 미리 그 처방전을 발행한 의사·치과의사의 동의를 받아야 한다. 다만 일정한 경우 그 처방전을 발행한 의사·치과의사의 사전 동의 없이 대체조제를 할 수 있다(약사법 제27조 제1항, 제2항).

40) 약사법 제26조(처방의 변경·수정) ② 약사 또는 한약사는 처방전에 표시된 의약품의 명칭·분량·용법 및 용량 등이 다음 각 호의 어느 하나로 의심되는 경우 처방전을 발행한 의사·치과의사·한의사

의에 '즉시' 응하여야 한다. 다만 '① 응급환자를 진료 중인 경우, ② 환자를 수술 또는 처치 중인 경우, ③ 그 밖에 약사의 문의에 응할 수 없는 정당한 사유가 있는 경우'에는 그 사유가 종료된 즉시 약사·한약사의 문의에 응하여야 한다(제18조제4항).

5) 의약품정보 확인 의무

2015. 12. 29. 의료법 개정을 통해 DUR(Drug Utilization Review) 시스템 구축에 관한 규정이 신설되었다. 즉, 의사 및 치과의사는 처방전을 작성하거나 「약사법」에 따라 의약품을 자신이 직접 조제하는 경우에는 '의약품정보'를 미리 확인하여야 한다. 구체적으로 ① 환자에게 처방 또는 투여되고 있는 의약품과 동일한 성분의 의약품인지 여부, ② 식품의약품안전처장이 병용금기, 특정연령대 금기 또는 임부금기 등으로 고시한 성분이 포함되는지 여부, ③ 그 밖에 회수 또는 폐기 등의 대상이 되는 의약품인지 여부, 안전성 속보 또는 안전성 서한을 전파한 의약품인지 여부, 보건복지부장관 또는 식품의약품안전처장이 의약품의 안전한 사용을 위하여 그 확인이 필요하다고 공고한 의약품인지 여부를 확인해야 한다. 다만 의사 및 치과의사는 급박한 응급의료상황 등 의약품정보를 확인할 수 없는 정당한 사유가 있을 때에는 이를 확인하지 아니할 수 있다.

그간 의약품 오남용 및 부작용 문제를 방지하기 위하여 의약품 처방 및 조제에 있어서 병용금기 등[41] 의약품 안전에 관한 정보를 시스템을 통해 실시간으로 제공하여 부적절한 의약품 사용을 사전에 방지하고자 DUR 시스템 구축 및 운영 근거 마련의 필요성이 제기되었다. 심의과정에서 규정체계, 확인 의무 및 대상, 위반 시 제재 등과 관련하여 논란이 있었으나, 의사·약사가 처방·조제 시 의약품 정보를 확인하도록 하고 필요 시 정보시스템을 활용하도록 하고, 과태료 규정은 삭제하는 것으로 조정되었다. 참고로 DUR 수가 신설 등 보상기전 필요, 자율적 운영 필요 등을 이유로 DUR 법제화에 반대하는 의견도 있었다.

또는 수의사에게 전화 및 모사전송을 이용하거나 전화 및 전자우편을 이용하여 의심스러운 점을 확인한 후가 아니면 조제를 하여서는 아니 된다.

1. 식품의약품안전처장이 의약품의 안정성·유효성 문제로 의약품 품목 허가 또는 신고를 취소한 의약품이 기재된 경우
2. 의약품의 제품명 또는 성분명을 확인할 수 없는 경우
3. 「국민건강보험법」 제39조제2항에 따라 보건복지부령으로 정하는 요양급여기준에 따라 보건복지부장관이 병용금기 또는 특정 연령대 금기 성분으로 고시한 의약품이 기재된 경우

41) 의약품의 처방·조제 및 판매에 있어서 병용·특정연령·임부금기, 중복처방 여부 등 그 사용상 안전을 확인하는 절차

6) 정보 누설 금지의무

의료인이나 의료기관 종사자는 이 법이나 다른 법령에 특별히 규정된 경우 외에는 의료·조산 또는 간호업무나 진단서·검안서·증명서 작성·교부 업무(제17조), 처방전 작성·교부 업무(제18조), 진료기록 열람·사본 교부 업무(제21조), 진료기록부등 보존 업무(제22조제2항) 및 전자의무기록 작성·보관·관리 업무(제23조)를 하면서 알게 된 다른 사람의 정보를 누설하거나 발표하지 못한다. 그리고 의료기관 인증에 관한 업무(제58조 제2항)에 종사하는 자 또는 종사하였던 자는 그 업무를 하면서 알게 된 정보를 다른 사람에게 누설하거나 부당한 목적으로 사용하여서는 아니 된다(제19조).

환자의 동의[42] 없이 다른 의료기관이나 약국에 처방내용을 알려주는 경우, 가해자나 보험회사에 진단내용을 알려주는 경우 등이 있다. 보건복지부는 '의료기관에서 환자의 진료내역이나 질환명이 아닌 단순한 내원일과 진료여부, 진료비액수 정도라 하여 이유 없이 누설하여서는 아니 된다(보건복지부 2006. 12. 4. 의료정책팀 인터넷민원회신).'고 해석하였다.

7) 태아 성 감별 행위 등 금지의무

현행「의료법」제20조는 "① 의료인은 태아 성 감별을 목적으로 임부를 진찰하거나 검사하여서는 아니 되며, 같은 목적을 위한 다른 사람의 행위를 도와서도 아니 된다. ② 의료인은 임신 32주 이전에 태아나 임부를 진찰하거나 검사하면서 알게 된 태아의 성(性)을 임부, 임부의 가족, 그 밖의 다른 사람이 알게 하여서는 아니 된다."고 규정하고 있다. 이는 의료인의 특정 의료행위를 제한하는 유일한 규정이다. 헌법재판소는 2008. 7. 31. 태아성별 고지 금지의무(제2항)에 한하여 '의료인의 직업의 자유와 태아 부모의 태아성별 정보에 대한 접근을 방해받지 않을 권리'를 침해한다는 이유로 헌법불합치결정을 하였으며, 2009. 12. 31. 의료법(법률 제9906호)이 개정되었다.

일반적으로 '태아의 생명 보호'와 '적정한 남녀성비 유도'를 이 규정의 입법목적으로 인정하고 있다. 그러나 현실적으로 태아의 성별 확인을 통하여 낙태의 결과를 초래하는 사례는 거의 없으며, 우리나라의 경우 이미 정상성비 수준에 이르렀으며 남아선호사상도 상당부분 개선되었다. 태아 성감별 행위는 낙태행위의 사전행위임에도 불구하고 보다 엄격하게 규정·해석되고 있다는 점에서 문제가 있다.

---

42) 참고로 이 규정은 친고죄에 해당한다. 친고죄는 피해자의 고소가 있어야 공소를 제기할 수 있는 범죄를 말한다. 의료법에서는 이외에 환자기록열람(제21조제1항), 의료지도원등 비밀누설(제69조) 규정이 있다.

8) 진료기록부 작성 및 보존의무

(1) 진료기록부등 작성의무

의료인은 각각 진료기록부, 조산기록부, 간호기록부, 그 밖의 진료에 관한 기록("진료기록부등")을 갖추어 두고 환자의 주된 증상, 진단 및 치료 내용 등 보건복지부령으로 정하는 의료행위에 관한 사항과 의견을 상세히 기록하고 서명하여야 한다(제22조제1항). 즉 의료행위를 한[43] 의사, 치과의사, 한의사는 진료기록부를, 조산사는 조산기록부를, 간호사 및 간호조무사(97노212)는 간호기록부를 작성할 의무가 있다.[44] 이와 같이 의료인에게 의료행위와 그 소견을 기록하도록 한 취지는, 의료행위를 담당하는 이들로 하여금 환자의 상태와 치료의 경과에 관한 정보를 빠뜨리지 않고 정확하게 기록하여 이를 그 이후 계속되는 환자치료에 이용하도록 함과 아울러 다른 의료관련 종사자들에게도 그 정보를 제공하여 환자로 하여금 적정한 의료를 제공받을 수 있도록 하고, 의료행위가 종료된 이후에는 그 의료행위의 적정성을 판단하는 자료로 사용할 수 있도록 하고자 함이다(2000헌마604). '상세히 기록해야 한다'의 자의적 해석을 막기 위해 2013년에 의료법을 개정하여 보건복지부령이 정하는 기재사항으로 명시하였다.

① 기재사항

진료기록부에는 ㉠ 진료를 받은 사람의 주소・성명・연락처・주민등록번호 등 인적사항, ㉡ 주된 증상(의사가 필요하다고 인정하면 주된 증상과 관련한 병력(病歷)・가족력(家族歷)을 추가로 기록할 수 있다.), ㉢ 진단결과 또는 진단명, ㉣ 진료경과(외래환자는 재진환자로서 증상・상태, 치료내용이 변동되어 의사가 그 변동을 기록할 필요가 있다고 인정하는 환자만 해당한다), ㉤ 치료 내용(주사・투약・처치 등), ㉥ 진료 일시(日時)를 기재하여야 한다.

조산기록부에는 ㉠ 조산을 받은 자의 주소・성명・연락처・주민등록번호 등 인적사항, ㉡ 생・사산별(生・死産別) 분만 횟수, ㉢ 임신 후의 경과와 그에 대한 소견, ㉣ 임신 중

43) 진료기록부 작성의무는 구체적인 의료행위에 있어서 그 환자를 담당하여 진료를 행하거나 처치를 지시하는 등으로 당해 의료행위를 직접 행한 의사에 한하고, 아무런 진료행위가 없었던 경우에는 비록 주치의라고 할지라도 그의 근무시간 이후 다른 당직의에 의하여 행하여진 의료행위에 대하여 까지 진료기록부에 기록할 의무를 부담하는 것은 아니다(97도2156).

44) 따라서 의사에게 간호기록부 작성의무가 있음을 전제로 하여 간호기록미기재죄를 인정할 수 없다(2005헌마646).

의사에 의한 건강진단의 유무(결핵・성병에 관한 검사를 포함한다), ⓜ 분만 장소 및 분만 연월일시분(年月日時分), ⓗ 분만의 경과 및 그 처치, ⓢ 산아(産兒) 수와 그 성별 및 생・사의 구별, ⓞ 산아와 태아부속물에 대한 소견, ⓙ 산후의 의사의 건강진단 유무를 기재하여야 한다.

간호기록부에는 ㉠ 간호를 받는 사람의 성명, ㉡ 체온・맥박・호흡・혈압에 관한 사항, ㉢ 투약에 관한 사항, ㉣ 섭취 및 배설물에 관한 사항, ㉤ 처치와 간호에 관한 사항, ㉥ 간호 일시(日時)를 기재하여야 한다.

각각의 기록은 한글과 한자로 적되 질환명, 검사명, 약제명 등 의학용어는 외국어로 적을 수 있다(시행규칙 제14조).

② 작성방법 및 정도

「의료법」상 진료기록부등 작성방법에 대한 구체적인 규정은 없다. 따라서 문제중심의무기록 작성방법, 단기의무기록 작성방법, 기타 방법 중에서 재량에 따라 효과적이라고 판단하는 방법으로 진료기록부를 작성할 수 있을 것이지만, 어떠한 방법에 의하여 진료기록부를 작성하든지 의료행위에 관한 사항과 소견은 반드시 상세히 기록하여야 한다(97도2124). 재진환자의 주소・병력・가족력을 미기재하거나 건강검진자의 병력・가족력 등을 진료기록부에 미기재한 경우 등은「의료법」 위반에 해당하지 아니한다는 입장이다.

③ 의학용어 및 서식 등에 관한 표준

보건복지부장관은 의료인이 진료기록부등에 기록하는 질병명, 검사명, 약제명 등 의학용어와 진료기록부등의 서식 및 세부내용에 관한 표준을 마련하여 고시하고 의료인 또는 의료기관 개설자에게 그 준수를 권고할 수 있다(제22조제4항).

(2) 진료기록부등 서명의무

의료인은 진료기록부를 기록하고 '서명'을 하여야 한다(제22조제1항). 서명은 그 문서의 법적 효력을 부여하는 중요한 요소이다. 서명을 간과하여 행정처분(경고)을 받는 사례가 적지 않다는 점을 주의할 필요가 있다.

의료인에게 서명을 강제하는 이유는 진료기록부가 직접 진료를 행한 의료인에 의해 작성되었다는 점과 어느 의료인이 언제 어떠한 기재사항을 기록한 것인지 등 책임소재를 명확하게 함으로써 진료기록부의 진실성을 담보하기 위한 것이다(2008헌마593).

(3) 진료기록부등 보존의무

의료인이나 의료기관 개설자는 진료기록부등[제23조제1항에 따른 전자의무기록(電子醫務記錄)을 포함하며, 추가기재・수정된 경우 추가기재・수정된 진료기록부등 및 추가기재・수정 전의 원본을 모두 포함한다]을 일정기간 보존하여야 한다(제22조제2항).[45] 즉 환자 명부(5년), 진료기록부(10년), 처방전(2년), 수술기록(10년), 검사소견기록(5년), 방사선사진 및 그 소견서(5년), 간호기록부(5년), 조산기록부(5년), 진단서 등의 부본(진단서・사망진단서・시체검안서 등 따로 구분하여 보존)(3년)은 각각 일정 기간 보존하여야 한다. 이 기록은 마이크로필름이나 광디스크 등에 원본대로 수록하여 보존할 수 있으며, 이 경우 필름촬영책임자가 필름의 표지에 촬영 일시와 본인의 성명을 적고 서명 또는 날인하여야 한다. 보존기간이 끝난 의무기록은 폐기하거나 보존할 수 있다.

(4) 진료기록부등 조작금지의무

진료기록부는 의사의 환자에 대한 진단・치료・처방 등에 관한 종합적인 의료기록으로서 의료분쟁이 발생하는 경우 증거자료로 사용된다. 따라서 진료기록부를 거짓으로 작성하거나 고의로 사실과 다르게 추가로 기재하거나 수정하는 행위를 금지하고 이를 위반한 경우 처벌규정을 도입하였다(제22조제3항). 의료진이 진료기록부를 사후에 가필 정정한 행위는 합리적인 이유를 제시하지 못하는 한 증명방해 행위에 해당하여 불이익을 받게 된다. 그러나 이로 인해 잘못 없음을 의사가 입증해야 하는 입증책임이 전환되거나 상대방 주장사실이 입증되는 것은 아니다(2007다55866).

(5) 전자의무기록

한편 의료인이나 의료기관 개설자는 진료기록부등을 「전자서명법」에 따른 전자서명이 기재된 전자문서로 작성・보관할 수 있다(제23조). 전자문서로 작성하기 위해서는 ① 전자의무기

45) 의료분쟁이 발생한 경우 진료기록부등에 수정이 이루어졌는지 여부가 중요한 쟁점이 될 수 있고, 의료행위의 변화 과정을 살펴보기 위해서는 원본과 추가기재 또는 수정이 이루어진 수정본 모두 중요한 자료로서 보존되어야 함에도 불구하고 현행법상 그 내용이 명확하지 않다는 문제를 개선하기 위하여 의료인등이 진료기록부등(전자의무기록을 포함)에 추가기재・수정을 한 경우 진료기록부등 원본과 추가기재・수정을 한 수정본을 함께 보존하도록 명시했다.

록의 생성과 전자서명을 검증할 수 있는 장비, ② 전자서명이 있은 후 전자의무기록의 변경 여부를 확인할 수 있는 장비, ③ 네트워크에 연결되지 아니하는 백업저장시스템을 갖추어야 한다. ④ 기타 전자의무기록 보안 시설과 장비 등(시행규칙 제16조). 이러한 장비를 갖추지 못한다면 전자의무기록으로 인정될 수 없다. 따라서 개인 컴퓨터를 이용한 진료기록 프로그램을 사용할 경우 작성된 진료기록을 인쇄하여 서명한 후 정해진 기간까지 보존하여야 한다.

그리고 누구든지 정당한 사유 없이 전자의무기록에 저장된 개인정보를 탐지하거나 누출・변조 또는 훼손하여서는 아니 된다. 의료인이나 의료기관 개설자는 전자의무기록에 추가기재・수정을 한 경우 보건복지부령으로 정하는 바에 따라 접속기록을 별도로 보관하여야 한다(제23조).

9) 기록열람 및 사본교부 의무

(1) 환자 자신의 기록 열람 등 요청에 대한 거부 금지

환자는 의료인, 의료기관의 장 및 의료기관 종사자에게 본인에 관한 기록(추가기재・수정된 경우 추가기재・수정된 기록 및 추가기재・수정 전의 원본을 모두 포함한다)의 전부 또는 일부에 대하여 열람 또는 그 사본의 발급 등 내용의 확인을 요청할 수 있다. 이 경우 의료인, 의료기관의 장 및 의료기관 종사자는 정당한 사유가 없으면 이를 거부하여서는 아니 된다(제21조제1항). 의료인이나 의료기관 종사자는 환자 본인이 자신의 기록에 대하여 열람・사본교부를 요구하는 경우 열람을 허용하거나 사본을 교부해야 한다. 환자가 본인에 관한 진료기록 등을 열람하거나 그 사본의 발급을 원하는 경우에는 주민등록증 등 본인임을 확인할 수 있는 신분증을 의료기관 개설자에게 제시하여야 한다(시행규칙 제13조의3제4항).

(2) 환자 이외의 자의 기록 열람 등 금지

반면 의료인, 의료기관의 장 및 의료기관 종사자는 환자가 아닌 다른 사람에게 환자에 관한 기록[46]을 열람하게 하거나 그 사본을 내주는 등 내용을 확인할 수 있게 하여서는 아니 된다(제21조제2항). 따라서 환자 본인이 열람에 동의하지 않을 경우 그 배우자도 원칙적으로 열람 등을 할 수 없다.

46) 진료기록부, 조산기록부, 간호기록부, 처방전, 방사선사진, 소견서, 진단서, 수술기록, 경과기록, 응급기록, 입퇴원 기록 및 요약, 과거병력 및 신체검사기록, 마취기록, 중환자실기록 및 기타 의사의 지시에 따라 행하여진 치료 관련 기록 등이 있다.

(3) 환자 이외의 자의 예외적 기록 열람 등 허용

한편 환자 이외의 자에게도 예외적으로 그 기록을 열람하게 하거나 그 사본을 교부하는 등 그 내용을 확인할 수 있게 하여야 한다. 이는 어디까지나 예외조항으로 제한적으로 해석하여야 하며, 의사・치과의사 또는 한의사가 환자의 진료를 위하여 불가피하다고 인정한 경우에는 열람을 허용하지 않을 수도 있다(제21조제3항).

① 환자의 배우자, 직계 존속・비속, 배우자의 직계 존속

환자의 배우자, 직계 존속・비속, 형제・자매(환자의 배우자 및 직계 존속・비속, 배우자의 직계존속이 모두 없는 경우에 한정한다) 또는 배우자의 직계 존속이 환자 본인의 동의서와 친족관계임을 나타내는 증명서 등을 첨부하는 경우로, 이 경우 의료기관 개설자에게 제출하여야 할 서류는 다음과 같다(시행규칙 제13조의3제1항).

㉠ 기록 열람이나 사본 발급을 요청하는 자의 신분증(주민등록증, 여권, 운전면허증 그 밖에 공공기관에서 발행한 본인임을 확인할 수 있는 신분증을 말함) 사본

㉡ 가족관계증명서, 주민등록표 등본 등 친족관계임을 확인할 수 있는 서류

㉢ 환자가 자필 서명한 **동의서**. 다만, 환자가 만 14세 미만의 미성년자인 경우에는 제외한다.

㉣ 환자의 신분증 사본. 다만, 환자가 만 17세 미만으로 「주민등록법」 제24조제1항에 따른 주민등록증이 발급되지 아니한 경우에는 제외한다.

② 환자가 지정하는 대리인

환자가 지정하는 대리인이 의료기관 개설자에게 다음과 같은 서류를 제출할 경우로(시행규칙 제13조의3제2항), 환자가 보험회사 직원을 대리인으로 지정하는 경우가 여기에 해당한다. 현실적으로 이와 관련하여 분쟁이 많이 발생하고 있는데 환자 또는 보험회사 직원 입장에서의 포괄적 대리권을 부여하는 것은 바람직하지 않다.

㉠ 기록열람이나 사본발급을 요청하는 자의 신분증 사본

㉡ 환자가 자필 서명한 **동의서와 위임장**. 이 경우 환자가 만 14세 미만의 미성년자인 경우에는 환자의 법정대리인이 작성하여야 하며, 가족관계증명서 등 법정대리인임을 확인할 수 있는 서류를 첨부하여야 한다.

㉢ 환자의 신분증 사본. 다만, 환자가 만 17세 미만으로 「주민등록법」 제24조제1항에 따른 주민등록증이 발급되지 아니한 자는 제외한다.

③ 환자가 사망하거나 의식불명인 경우

환자가 사망하거나 의식이 없는 등 환자의 동의를 받을 수 없어 환자의 배우자, 직계 존속・비속, 형제・자매(환자의 배우자 및 직계 존속・비속, 배우자의 직계존속이 모두 없는 경우에 한정한다) 또는 배우자의 직계 존속이 친족관계임을 나타내는 증명서 등을 첨부하는 등 요건을 갖추어 요청한 경우가 있다. 이와 같이 환자의 동의를 받을 수 없는 경우 기록 열람・사본 발급 요청 시 구비서류는 다음 표와 같다(시행규칙 제13조의3제3항).

구분	구비서류
환자가 사망한 경우	1. 기록 열람이나 사본 발급을 요청하는 자의 신분증 사본 2. 가족관계증명서, 주민등록표 등본 등 친족관계를 확인할 수 있는 서류 3. 가족관계증명서, 제적등본, 사망진단서 등 사망사실을 확인할 수 있는 서류
환자가 의식불명 또는 의식불명은 아니지만 중증의 질환・부상으로 자필서명을 할 수 없는 경우	1. 기록 열람이나 사본 발급을 요청하는 자의 신분증 사본 2. 가족관계증명서, 주민등록표 등본 등 친족관계를 확인할 수 있는 서류 3. 환자가 의식불명 또는 중증의 질환・부상으로 자필서명을 할 수 없음을 확인할 수 있는 진단서
환자가 행방불명인 경우	1. 기록 열람이나 사본 발급을 요청하는 자의 신분증 사본 2. 가족관계증명서, 주민등록표 등본 등 친족관계를 확인할 수 있는 서류 3. 주민등록표 등본, 법원의 실종선고 결정문 사본 등 행방불명 사실을 확인할 수 있는 서류
환자가 의사무능력자인 경우	1. 기록 열람이나 사본 발급을 요청하는 자의 신분증 사본 2. 가족관계증명서, 주민등록표 등본 등 친족관계를 확인할 수 있는 서류 3. 법원의 금치산 선고 결정문 사본 또는 의사무능력자임을 증명하는 정신과 전문의의 진단서

④ 진료비 지급과 진료내용에 대한 법적 확인이 필요한 경우

㉠ 건강보험 급여비용 심사・지급・대상여부 확인・사후관리 및 요양급여의 적정성 평가・가감지급 등을 위하여 국민건강보험공단 또는 건강보험심사평가원에 제공하는 경우[47)]

㉡ 의료급여 수급권자 확인, 급여비용의 심사・지급, 사후관리 등 의료급여 업무를 위하여 보장기관(시・군・구), 국민건강보험공단, 건강보험심사평가원에 제공하는 경우

47) 보건복지부장관은 요양기관에 대하여 요양・약제의 지급등 보험급여에 관한 보고 또는 서류제출을 명하거나 소속공무원으로 하여금 관계인에게 질문을 하게 하거나 관계서류를 검사하게 할 수 있으며(국민건강보험법 제84조제2항), 요양기관이 이를 위반한 경우 보건복지부장관은 1년의 범위 안에서 요양기관의 업무정지(동법 제85조제1항제2호) 및 1천만원 이하의 벌금에 처할 수 있다(동법 제95조).

ⓒ 「형사소송법」에 따른 압수, 수색에 의한 경우

ⓒ-1. 「군사법원법」에 따른 압수, 수색, 검증에 의한 경우

ⓓ 법원에서 문서제출을 명한 경우

ⓔ 근로복지공단이 보험급여를 받는 근로자를 진료한 산재보험 의료기관(의사를 포함함)에 대하여 그 근로자의 진료에 관한 보고 또는 서류 등 제출을 요구하거나 조사하는 경우

ⓕ 의료기관으로부터 자동차보험진료수가를 청구 받은 보험회사 등이 그 의료기관에 대하여 관계 진료기록의 열람을 청구한 경우

ⓖ 지방병무청장이 병역판정검사와 관련하여 질병 또는 심신장애의 확인을 위하여 필요하다고 인정하여 의료기관의 장에게 징병검사대상자의 진료기록·치료 관련 기록의 제출을 요구한 경우

ⓗ 학교안전공제회가 공제급여의 지급 여부를 결정하기 위하여 필요하다고 인정하여 요양기관에 대하여 관계 진료기록의 열람 또는 필요한 자료의 제출을 요청하는 경우

ⓘ 의료기관의 장이 고엽제 환자의 진료기록 및 임상소견서를 보훈병원장에게 보내는 경우

ⓙ 한국의료분쟁조정중재원의 감정위원 또는 조사관이 열람 복사하는 경우 또는 감정부가 요청하는 경우

ⓚ 국민연금공단이 부양가족연금, 장애연금 및 유족연금 급여의 지급심사와 관련하여 가입자 또는 가입자였던 자를 진료한 의료기관에 해당 진료에 관한 사항의 열람 또는 사본 교부를 요청하는 경우

ⓛ 인사혁신처장이 퇴직유족급여 및 비공무상장해급여, 공무원연금공단이 퇴직유족급여 및 비공무상장해급여, 요양급여, 재활급여, 장해급여, 간병급여 및 재해유족급여와 관련하여 공무원 또는 공무원이었던 사람을 진료한 의료기관에 해당 진료에 관한 사항의 열람 또는 사본 교부를 요청하는 경우

ⓜ 사립학교교직원연금공단이 요양급여, 장해급여 및 재해유족급여의 지급심사와 관련하여 교직원 또는 교직원이었던 자를 진료한 의료기관에 해당 진료에 관한 사항의 열람 또는 사본 교부를 요청하는 경우

ⓝ 공공기관의 장이 장애 정도에 관한 심사와 관련하여 장애인 등록을 신청한 사람 및 장애인으로 등록한 사람을 진료한 의료기관에 해당 진료에 관한 사항의 열람 또는 사본 교부를 요청하는 경우

㉮ 질병관리청장, 시·도지사 또는 시장·군수·구청장이 감염병의 역학조사 및 예방접종에 관한 역학조사를 위하여 필요하다고 인정하여 의료기관의 장에게 감염병환자등의 진료기록 및 예방접종을 받은 사람의 예방접종 후 이상반응에 관한 진료기록의 제출을 요청하는 경우

㉯ 보훈심사위원회가 보훈심사와 관련하여 보훈심사대상자를 진료한 의료기관에 해당 진료에 관한 사항의 열람 또는 사본 교부를 요청하는 경우

㉰ 한국보훈복지의료공단이 국가유공자등에 대한 진료기록 등을 요청하는 경우

(4) 진료기록 사실 확인

진료기록을 보관하고 있는 의료기관이나 진료기록이 이관된 보건소에 근무하는 의사·치과의사 또는 한의사는 자신이 직접 진료하지 아니한 환자의 과거 진료 내용의 확인 요청을 받은 경우에는 진료기록을 근거로 하여 사실을 확인하여 줄 수 있다(제21조제4항). 의료인, 의료기관의 장 및 의료기관 종사자는 「전자서명법」에 따른 전자서명이 기재된 전자문서를 제공하는 방법으로 환자 또는 환자가 아닌 다른 사람에게 기록의 내용을 확인하게 할 수 있다(제21조제5항).

(5) 진료기록 송부 등

의료인 또는 의료기관의 장은 다른 의료인 또는 의료기관의 장으로부터 진료기록의 내용 확인이나 진료기록의 사본 및 환자의 진료경과에 대한 소견 등을 송부 또는 전송할 것을 요청받은 경우 해당 환자나 환자 보호자의 동의를 받아 그 요청에 응하여야 한다. 다만, 해당 환자의 의식이 없거나 응급환자인 경우 또는 환자의 보호자가 없어 동의를 받을 수 없는 경우에는 환자나 환자 보호자의 동의 없이 송부 또는 전송할 수 있다. 의료인 또는 의료기관의 장이 응급환자를 다른 의료기관에 이송하는 경우에는 지체 없이 내원 당시 작성된 진료기록의 사본 등을 이송하여야 한다.

보건복지부장관은 진료기록의 사본 및 진료경과에 대한 소견 등의 전송 업무를 지원하기 위하여 전자정보시스템(진료기록 전송지원시스템)을 구축·운영할 수 있으며, 진료기록전송지원시스템의 구축·운영을 관계 전문기관에 위탁할 수 있다. 업무를 위탁받은 전문기관은 "① 진료기록전송지원시스템이 보유한 정보의 누출, 변조, 훼손 등을 방지하기 위하여 접근권한자의 지정, 방화벽의 설치, 암호화 소프트웨어의 활용, 접속기록 보관 등 안전성 확보에

필요한 기술적·관리적 조치를 할 것, ② 진료기록전송지원시스템 운영 업무를 다른 기관에 재 위탁하지 아니할 것, ③ 진료기록전송지원시스템이 보유한 정보를 제3자에게 임의로 제공하거나 유출하지 아니할 것" 등의 사항을 준수하여야 한다.

보건복지부장관은 의료인 또는 의료기관의 장에게 환자나 환자 보호자의 동의에 관한 자료 등 진료기록 전송지원시스템의 구축·운영에 필요한 자료의 제출을 요구하고 제출받은 목적의 범위에서 보유·이용할 수 있다. 이 경우 자료 제출을 요구받은 자는 정당한 사유가 없으면 이에 따라야 한다.

한편, 누구든지 정당한 사유 없이 진료기록전송지원시스템에 저장된 정보를 누출·변조 또는 훼손하여서는 아니 된다. 그리고 진료기록전송지원시스템의 구축·운영에 관하여 이 법에서 규정된 것을 제외하고는「개인정보 보호법」에 따른다(제21조의2).

(6) 전자의무기록 표준화

보건복지부장관은 전자의무기록이 효율적이고 통일적으로 관리·활용될 수 있도록 기록의 작성, 관리 및 보존에 필요한 전산정보처리시스템(전자의무기록시스템), 시설, 장비 및 기록 서식 등에 관한 표준을 정하여 고시하고 전자의무기록시스템을 제조·공급하는 자, 의료인 또는 의료기관 개설자에게 그 준수를 권고할 수 있다.

보건복지부장관은 전자의무기록시스템이 표준, 전자의무기록시스템 간 호환성, 정보 보안 등 대통령령으로 정하는 인증 기준에 적합한 경우에는 인증을 할 수 있으며, 인증을 받은 자는 인증의 내용을 표시할 수 있다. 이 경우 인증을 받지 아니한 자는 인증의 표시 또는 이와 유사한 표시를 하여서는 아니 된다. ① 거짓이나 그 밖의 부정한 방법으로 인증을 받은 경우, ② ①에 따른 인증 기준에 미달하게 된 경우에는 인증을 취소할 수 있다. 다만, ①의 경우에는 인증을 취소하여야 한다.

한편, 보건복지부장관은 전자의무기록시스템의 기술 개발 및 활용을 촉진하기 위한 사업을 할 수 있다(제23조의2).

(7) 기타 진료기록 등 발급 관련 주요내용

① 진단서와 소견서

'진단서'는 의사가 진찰하거나 검사한 결과를 종합하여 생명이나 건강의 상태를 증명하기 위하여 작성한 의학적인 판단서이며, '소견서'는 환자를 다른 의료인이 진료에 참고할 수 있도록 진료의사의 진료소견을 기술한 것이다. 다만 진단서와 달리 소견서는 법적 양식이 아니지만 진단서와 같은 효력을 가질 수 있다(보건복지부 2006.4.7. 의료정책팀 인터넷민원회신).

② 발급비용

의료법상 진단서 등 각종 증명서 발급 시 수수료에 대한 규정을 두고 있지 않으므로 이에 대한 발급비용은 각 의료기관에서 자율적으로 징수하면 된다. 따라서 동일한 증명서에 대하여 각 의료기관마다 다를 수 있다(보건복지부 2007.9.6. 의료정책팀 인터넷민원회신). 환자측에서 진단서 발급비용을 지불하지 않기 위하여 소견서를 요청하는 경우가 많은데 진단서와 동일한 내용이라면 그 명칭이 어떠하든지 그 발급비용을 청구할 수 있다. 한편 의료인의 검진이 추가로 필요하지 않는 경우에는 발급수수료만 징수하면 되나, 추가 검진이 필요한 경우에는 발급수수료 외에 진찰료 등을 별도로 징수할 수 있다(보건복지부 2005. 6.7. 의료정책팀 인터넷민원회신).

10) 부당한 경제적 이익 등의 취득 금지 의무

의료인, 의료기관 개설자(법인의 대표자, 이사, 그 밖에 이에 종사하는 자를 포함한다) 및 의료기관 종사자는 의약품공급자(제약회사 등)로부터 의약품 채택·처방유도·거래유지 등 판매촉진[48]을 목적으로 제공되는 금전, 물품, 편익, 노무, 향응, 그 밖의 경제적 이익(경제적 이익 등)을 받거나 의료기관으로 하여금 받게 하여서는 아니 된다. 다만, 견본품 제공, 학술대회 지원, 임상시험 지원, 제품설명회, 대금결제조건에 따른 비용할인, 시판 후 조사 등의 행위(견본품 제공등의 행위)의 경우는 허용된다(보건복지부령으로 정하는 범위 : 별표 2의 3). 의료인, 의료기관 개설자 및 의료기관 종사자는 의료기기제조업자, 의료기기 수입업자, 의료기기 판매업자 또는 임대업자로부터 의료기기 채택·사용유도·거래유지 등 판매촉진을 목적으로 제공되는 경제적 이익 등을 받거나 의료기관으로 하여금 받게 하여서는 아니 된다. 다만, 견본품 제공 등의 행위는 허용된다.[49]

48) 판매촉진 목적이 있는지는 단순히 경제적 이익을 제공하는 사람의 주관적인 의사 이외에도 제공자와 수령자의 관계, 주고받은 경제적 가치의 크기와 종류, 금품 등을 주고받은 경위와 시기 등 여러 사정을 종합하여 판단하여야 하고, 실제로 대상 의약품이 채택되거나 처방이 증가될 것을 요건으로 하는 것은 아니다(2017도10476).

한편 부당한 경제적 이익 등의 취득 금지 규정을 위반하여 경제적 이익 등을 취득한 자는 3년 이하의 징역 또는 3천만 원 이하의 벌금에 처하고 취득한 경제적 이득 등은 몰수하며, 이를 몰수할 수 없을 때에는 이에 상당하는 가액을 추징하도록 하였다(제88조의2). 부당한 경제적 이익 등의 취득 금지 규정을 위반한 의료인에 대하여 1년의 범위에서 면허자격을 정지할 수 있도록 하였다(제66조제1항제9호).

11) 진료정보 침해사고의 통지

의료인 또는 의료기관 개설자는 전자의무기록에 대한 전자적 침해행위로 진료정보가 유출되거나 의료기관의 업무가 교란·마비되는 등 "진료정보 침해사고"가 발생한 때에는 보건복지부장관에게 즉시 그 사실을 통지하여야 한다. 보건복지부장관은 진료정보 침해사고의 통지를 받거나 진료정보 침해사고가 발생한 사실을 알게 되면 이를 관계 행정기관에 통보하여야 한다(제23조의3).

보건복지부장관은 진료정보 침해사고의 예방 및 대응을 위하여 "① 진료정보 침해사고에 관한 정보의 수집·전파, ② 진료정보 침해사고의 예보·경보, ③ 진료정보 침해사고에 대한 긴급조치, ④ 전자의무기록에 대한 전자적 침해행위의 탐지·분석, ⑤ 그 밖에 진료정보 침해사고 예방 및 대응을 위하여 대통령령으로 정하는 사항"의 업무를 수행한다. 보건복지부장관은 위 업무의 전부 또는 일부를 전문기관에 위탁할 수 있다(제23조의4).

12) 설명의무

의사·치과의사 또는 한의사는 사람의 생명 또는 신체에 중대한 위해를 발생하게 할 우려가 있는 수술, 수혈, 전신마취(수술 등)를 하는 경우 환자(환자가 의사결정능력이 없는 경우 환자의 법정대리인을 말함)에게 설명하고 서면(전자문서를 포함함)으로 그 동의를 받도록 하였다. 구체적으로 ① 환자에게 발생하거나 발생 가능한 증상의 진단명, ② 수술 등의 필요성,

49) 참고로 의약품을 판매하는 측에 대한 벌칙 조항에 대해서는 약사법에서 규정하고 있다. 즉 약사법 제47조제2항에 의하면, "의약품의 품목허가를 받은 자, 수입자 및 의약품 도매상은 의약품 채택·처방유도 등 판매촉진을 목적으로 약사·한약사(해당 약국 종사자를 포함함)·의료인·의료기관 개설자(법인의 대표자나 이사, 그 밖에 이에 종사하는 자를 포함함) 또는 의료기관 종사자에게 금전, 물품, 편익, 노무, 향응, 그 밖의 경제적 이익을 제공하여서는 아니 된다. 다만, 견본품 제공, 학술대회 지원, 임상시험 지원, 제품설명회, 대금결제조건에 따른 비용할인, 시판 후 조사 등의 행위로서 보건복지부령으로 정하는 범위 안의 경제적 이익등인 경우에는 그러하지 아니하다"고 규정하고 있다. 그리고 동법 제94조의2에서는 이 규정을 위반한 자에 대하여 "2년 이하의 징역 또는 3천만원 이하의 벌금"에 처한다고 규정하고 있다.

방법 및 내용, ③ 환자에게 설명을 하는 의사, 치과의사 또는 한의사 및 수술 등에 참여하는 주된 의사, 치과의사 또는 한의사의 성명, ④ 수술 등에 따라 전형적으로 발생이 예상되는 후유증 또는 부작용, ⑤ 수술 등 전후 환자가 준수하여야 할 사항을 설명하여야 한다. 다만, 설명 및 동의 절차로 인하여 수술 등이 지체되면 환자의 생명이 위험하여지거나 심신상의 중대한 장애를 가져오는 경우에는 그러하지 아니하다. 환자는 의사, 치과의사 또는 한의사에게 동의서 사본의 발급을 요청할 수 있다. 이 경우 요청을 받은 의사, 치과의사 또는 한의사는 정당한 사유가 없으면 이를 거부하여서는 아니 된다. 위 설명을 하고 동의를 받은 사항 중 수술 등의 방법 및 내용, 수술 등에 참여한 주된 의사, 치과의사 또는 한의사가 변경된 경우에는 변경 사유와 내용을 환자에게 서면으로 알려야 하며, 이를 위반한 자는 300만 원 이하의 과태료를 부과하도록 하였다(제24조의2, 제92조제1항제1호의2 및 제1호의3).

13) 기타 의무

(1) 최선의 의료서비스 제공 노력 의무

의료인과 의료기관의 장은 환자에게 최선의 의료서비스를 제공하기 위하여 노력할 의무이며, 구체적으로 ① 의료의 질 향상 의무, ② 의료관련감염(의료기관 내에서 환자, 환자의 보호자, 의료인 또는 의료기관 종사자 등에게 발생하는 감염)예방 의무, ③ 의료기술 발전시킬 의무 등이 있다(제4조).

(2) 다른 의료인 명의 개설 금지 및 면허증 대여 금지

의료인은 다른 의료인 또는 의료법인 등의 명의로 의료기관을 개설하거나 운영할 수 없다(제4조제2항).

(3) 환자의 권리 의무 게시의무

의료기관의 장은 「보건의료기본법」에 따른 환자의 권리 등 보건복지부령으로 정하는 환자의 권리와 의무[50]를 환자가 쉽게 볼 수 있도록 의료기관 내 접수창구나 대기실 등 환자 또는

---

50) 시행규칙 제1조의3 제1항 별표1 환자의 권리와 의무
  1. 환자의 권리
    가. 진료 받을 권리 : 환자는 자신의 건강보호와 증진을 위하여 적절한 보건의료서비스를 받을 권리를 갖고, 성별·나이·종교·신분 및 경제적 사정 등을 이유로 건강에 관한 권리를 침해받지 아니하며, 의료인은 정당한 사유 없이 진료를 거부하지 못한다.

환자의 보호자가 쉽게 볼 수 있는 장소에 게시하여야 한다(제4조제3항).

(4) 명찰표시 의무

의료기관의 장은 환자와 보호자가 의료행위를 하는 사람의 신분을 알 수 있도록 의료인, 국내에서 승인받아 의료행위를 하는 외국의료인 면허자, 의학 등을 전공하는 학생 간호조무사 및 의료기사에게 의료기관 내에서 명찰을 달도록 지시・감독하여야 한다. 다만, 응급의료상황, 수술실 내인 경우, 의료행위를 하지 아니할 때, 그 밖에 격리병실, 무균치료실 등에서는 명찰을 달지 아니하도록 할 수 있다(제4조제5항).

(5) 일회용 주사 의료용품 재사용 금지

의료인은 일회용 의료기기(한 번 사용할 목적으로 제작되거나 한 번의 의료행위에서 한 환자에게 사용하여야 하는 의료기기)를 한 번 사용한 후 다시 사용하여서는 아니 된다(제4조제6항).

(6) 세탁물처리

의료기관에서 나오는 세탁물은 **의료인・의료기관 또는 특별자치시장・특별자치도지사・시장・군수・구청장에게 신고한 자**(세탁물처리업자)**가 아니면** 처리할 수 없다(제16조). 의료기관은 세탁물 처리시설에서 자체 처리하거나, 처리업자에게 위탁 처리하는 방법으로 세탁물을 처리하여야 한다. 처리업자는 의료기관으로부터 위탁받은 세탁물을 재 위탁하여서는 아니 된다. 다만, 정전・단수・기계고장 등의 사유로 위탁받은 세탁물을 기한까지 처리할 수 없는 경우에는 시장・군수・구청장에게 신고한 후 다른 처리업자에게 재 위탁하여 처리할 수 있

나. 알권리 및 자기결정권 : 환자는 담당 의사・간호사 등으로부터 질병 상태, 치료 방법, 의학적 연구 대상 여부, 장기이식 여부, 부작용 등 예상 결과 및 진료비용에 관하여 충분한 설명을 듣고 자세히 물어볼 수 있으며, 이에 관한 동의 여부를 결정할 권리를 가진다.

다. 비밀을 보호받을 권리 : 환자는 진료와 관련된 신체상・건강상의 비밀과 사생활의 비밀을 침해받지 아니하며, 의료인과 의료기관은 환자의 동의를 받거나 범죄 수사 등 법률에서 정한 경우 외에는 비밀을 누설・발표하지 못한다.

라. 상담・조정을 신청할 권리 : 환자는 의료서비스 관련 분쟁이 발생한 경우, 한국의료분쟁조정중재 원 등에 상담 및 조정 신청을 할 수 있다.

2. 환자의 의무

가. 의료인에 대한 신뢰・존중 의무 ; 환자는 자신의 건강 관련 정보를 의료인에게 정확히 알리고, 의료인의 치료계획을 신뢰하고 존중하여야 한다.

나. 부정한 방법으로 진료를 받지 않을 의무 : 환자는 진료 전에 본인의 신분을 밝혀야 하고, 다른 사람의 명의로 진료를 받는 등 거짓이나 부정한 방법으로 진료를 받지 아니한다.

다. 의료기관의 개설자와 의료기관 세탁물처리업 신고를 한 자는 세탁물의 처리업무에 종사하는 사람에게 감염 예방에 관한 교육을 실시하고 그 결과를 기록하고 유지하여야 한다. 그리고 처리업자가 신고사항을 변경하거나 그 영업의 휴업(1개월 이상의 휴업)·폐업 또는 재개업을 하려는 경우에는 특별자치시장·특별자치도지사·시장·군수·구청장에게 신고하여야 한다. 의료기관과 처리업자는 오염세탁물을 증기소독, 끓는물 소독 또는 약물소독 방법으로 소독한 후 세탁하여야 한다(「의료기관세탁물 관리규칙」 제4조).

(7) 요양방법 지도의무

의료인은 환자나 환자의 보호자에게 요양방법이나 그 밖에 건강관리에 필요한 사항을 지도하여야 한다(제24조).

(8) 실태와 취업상황 신고의무

의료인은 최초로 면허를 받은 후부터 3년마다 그 실태와 취업상황 등을 보건복지부장관에게 신고하여야 한다(제25조제1항). 보건복지부장관은 이에 따른 신고 수리 업무를 관련 단체 등에 위탁할 수 있다. 한편 보건복지부장관은 보수교육을 이수하지 아니한 의료인에 대하여 이에 따른 신고를 반려할 수 있다(제25조제2항, 제3항).

(9) 변사체 신고의무

의사·치과의사·한의사·조산사는 사체를 검안하여 변사(變死)[51]한 것으로 의심되는 때에는 사체의 소재지를 관할하는 '경찰서장'에게 신고하여야 한다(제26조).

6. 영리목적 환자 유인행위 등 금지

누구든지 「국민건강보험법」이나 「의료급여법」에 따른 본인부담금을 면제하거나 할인하는 행위, 금품 등을 제공하거나 불특정 다수인에게 교통편의를 제공하는 행위 등 영리를 목적으로 환자를 의료기관이나 의료인에게 소개·알선·유인하는 행위 및 이를 사주하는 행위를 하여서는 아니 된다(제27조제3항). 이는 국민의 건강을 보호하고 증진하고자 하는 의료법의 목

51) 변사자라 함은 부자연한 사망으로서 그 사인이 분명하지 않은 자를 의미한다.

적을 실현하고 전국민 건강보장제도의 시행에 따른 재정건전화 및 공정한 의료질서 확립 등을 위하여 제정되었다. 한편 환자 유인행위 등은 의료인뿐만 아니라 모든 사람[52)]에게 금지되는 행위이다. 즉 의료기관(의료인・의료기관 종사자)은 물론 의료기관이 아닌 자(보건소 등)도 환자유인행위를 하여서는 아니 된다.

「의료법」 제27조제3항에서는 명시적으로 '영리의 목적[53)]'으로 환자유인행위를 금지하고 있다(목적범). 따라서 이를 이유로 형벌을 부과하기 위해서는 '영리의 목적'이 있어야 한다. 그런데 이와 관련하여 대법원은 "이 조항의 취지는 의료인이 아닌 자가 의료행위를 하는 것을 금지하려는 데 있으므로 그와 같은 행위를 함에 계속 반복할 의사가 인정된 이상 반드시 영리의 목적이나 영리행위를 구성요건으로 하는 것은 아니다(84도2271)."라고 판시하고 있다. 몇 가지 사례를 보자.

① 산부인과 의사가 개설한 인터넷 홈페이지의 상담게시판을 이용하여 낙태 관련 상담을 하면서 합법적인 인공임신중절수술이 허용되는 경우가 아님에도 낙태시술을 해 줄 수 있다고 약속하면서 자신의 병원을 방문하도록 권유하고 안내한 행위는 '유인'에 해당한다(2003도2780).

② 홈페이지 가입자가 방문자를 대상으로 퀴즈 이벤트를 실시하여 정답자 중 일부에게 경품을 배송해 주는 행위 또는 홈페이지 회원에 대하여 여행사 등 타업체의 할인상품을 소개하는 행위를 유인 등의 행위로 볼 수 없다(보건복지부 2008.3.10. 의료제도과−61).

③ 의료기관 또는 의료인이 자신에게 환자를 소개・알선 또는 유인한 자에게 법률상 의무 없이 사례비, 수고비, 세탁비, 청소비, 응급치료비 기타 어떠한 명목으로든 돈을 지급하면서 앞으로도 환자를 데리고 오면 돈을 지급하겠다는 태도를 취하였다면 일반인을 기준으로 볼 때 장차 돈을 받기 위하여 그 의료기관 또는 의료인에게 환자를 소개・알선 또는 유인할 것을 결의하게 하기에 충분하다고 할 것이므로 이와 같이 의료기관 또는 의료인이 돈을 지급하는 행위는 사주행위에 해당한다고 할 것이고, 그러한 사주행위가 현재 의료업계에서 널리 행해지고 있다거나 관행이라는 등의 이유로 정당화 될 수 없다

---

52) 의료법 제2장은 주로 의료인, 의료기관, 의료기관 종사자들의 의무에 관한 사항을 규정하고 있으나, 의료법 제27조제3항에서는 의료인을 비롯한 모든 자에 대한 환자 유인행위 등을 금지하는 규정을 두고 있다. 즉 누구든지 환자 유인행위 등을 하여서는 아니 된다.

53) '영리의 목적'은 널리 경제적인 이익을 취득할 목적을 말하는 것으로서 영리목적으로 환자를 유인하는 사람이 반드시 경제적인 이익의 귀속자나 경영의 주체와 일치하여야 할 필요는 없고, '불특정'은 행위 시에 상대방이 구체적으로 특정되어 있지 않다는 의미가 아니라 상대방이 특수한 관계로 한정된 범위에 속하는 사람이 아니라는 것을 의미한다(2017도7134).

(97도1126).

1) 금지행위(예시규정)

(1) 본인부담금 면제 · 할인행위[54]

면제 또는 할인행위를 금지하고 있는 '본인부담금'은 「국민건강보험법」에 의한 가입자 및 피부양자와 의료급여법에 의한 수급자가 급여비용의 일부를 부담하는 경우에 그 일부 부담부분을 의미한다. 환자에게 무료진료하면서 건강보험 급여를 청구하는 것은 환자유인행위이다(2007구합9440). 한편 「국민건강보험법」 및 「의료급여법」에 의한 급여대상이 아닌 진료에 대한 진료비로서 의료인이 스스로 그 금액을 자유롭게 정하고 환자 본인이 이를 전액 부담하도록 돼 있는 진료비까지 본인부담금에 해당한다고 해석하는 것은 형벌법규를 지나치게 확장해석하는 것으로서 죄형법정주의의 원칙에 어긋나 허용될 수 없다(2007도10542).

(2) 금품제공 및 교통편의 제공행위

금품 등을 제공하거나 불특정 다수인에게 교통편의를 제공하는 행위는 금지되나 이에 대한 구체적 내용은 각 사례별로 규정 취지에 맞게 판단할 수밖에 없다.

2) 예외적으로 허용되는 경우

다만 환자의 경제적 사정 등을 이유로 개별적으로 관할 시장 · 군수 · 구청장의 사전승인을 받은 행위는 가능하다. 이와 관련하여 「경제적 사정 등에 관한 지방자치단체장의 사전승인 기준」이 있다. 이 기준은 보건기관(보건소 · 보건지소 · 보건의료원 등)을 포함한 전 의료기관에 적용된다. 행위별 승인 기준은 다음과 같다(제27조제3항단서).

① 본인부담금 면제 · 할인대상 범위(대상)

㉠ 국민건강보험법에 의한 건강보험료 납부자 전체 중 납부금액이 하위 20% 범위내에 속하는 세대의 65세 이상 노인 또는 장애 1~3등급으로 등록된 장애인

㉡ 국가가 예산을 확보하여 지원하거나 관할 지방자치단체 조례의 규정에 의해 본인부

54) 본인부담금 감면행위는 의료법 제27조 제3항에 위반된 행위일 뿐만 아니라 국민건강보험법 제41조, 동법시행령 제21조 제1항 제3호에 위배되는 행위이다(2003구합24021).

담금을 면제 또는 할인 받는 자

② 교통편의 제공행위 범위

㉠ 동일 지역 안에 경쟁관계[55]에 있는 의료기관이 없고 의료기관 이용에 따른 대중교통편(버스, 열차)이 1일 8회(편도) 이하인 지역으로서, 해당 지역과 의료기관 사이를 운행하는 경우

㉡ 동일 지역 안에 경쟁관계에 있는 의료기관이 없고 의료기관과 제일 가까운 정류장사이에 대중교통편이 없는 지역으로서, 제일 가까운 정류장과 의료기관 사이를 운행하는 경우

㉢ 타인의 도움 없이는 의료기관을 이용할 수 없는 신체·정신상의 중대한 질병을 앓고 있는 자로서 관할 시장·군수·구청장이 인정하는 경우

참고로 2015. 12. 22. 「의료 해외진출 및 외국인환자 유치 지원에 관한 법률안」이 제정됨에 따라 '외국인환자 유치' 관련 규정은 「의료법」에서 삭제하였다. 이 법은 의료 해외진출과 외국인환자의 권익 및 의료 이용편의 증진을 지원하여 외국인이 안전하고 수준 높은 보건의료서비스를 받을 수 있도록 하고 국가 경제·사회 발전에 기여하는 것을 목적으로 하고 있다. 이 법에서는 의료 해외진출의 신고, 우회투자의 금지, 외국인환자 유치에 대한 등록, 외국인환자의 권익 보호, 과도한 수수료 등의 제한, 의료 해외진출 및 외국인환자 유치 지원 사업, 전문인력의 양성, 유치기관 평가 및 지정, 의료광고에 관한 특례, 외국인환자 사전·사후관리, 금융 및 세제 지원 등의 내용을 포함하고 있다.

7. 의료인 및 의료행위 보호

1) 의료기술 등에 대한 보호

누구든지 이 법이나 다른 법령에 따로 규정된 경우 외에는 의료인이 하는 의료·조산·간호 등 의료기술의 시행에 대하여 간섭하지 못한다(제12조제1항). 그리고 누구든지 의료기관

55) "경쟁관계에 있는 의료기관"이란 동일지역 안에 종별이 같은 의료기관이 2곳 이상 개설되어 경쟁관계에 있는 동일한 진료를 하고 있거나, 의료기관 종별은 다르지만 일부 진료과목이 동일하고 진료 특성상 상호 경쟁관계에 있다고 관할 시장, 군수, 구청장이 판단하는 경우임(보건복지부 2003.9.24. 인터넷민원회신, 보건의료정책과).

의 의료용 시설·기재·약품, 그 밖의 기물 등을 파괴·손상하거나 의료기관을 점거하여 진료를 방해 및 이를 교사·방조하여서는 아니 된다(제12조제2항). 만약 제12조제2항을 위반한 자에 대해서는 5년 이하의 징역 또는 5천만 원 이하의 벌금(제87조제1항)에 처하도록 하고 있다.

2) 의료인 등에 대한 폭행·협박 금지

누구든지 의료행위가 이루어지는 장소에서 의료행위를 행하는 의료인, 간호조무사 및 의료기사 또는 의료행위를 받는 사람을 폭행·협박하여서는 아니 된다(제12조제3항).

3) 의료기재 압류 금지 및 기구 등 우선공급

의료인의 의료 업무에 필요한 기구·약품, 그 밖의 재료는 압류하지 못한다(제13조). 그리고 의료인은 의료행위에 필요한 기구·약품, 그 밖의 시설 및 재료를 우선적으로 공급받을 권리가 있다. 나아가 이에 부수되는 물품, 노력, 교통수단에 대해서도 동일하다(제14조). 그러나 "의료기재의 압류금지", "기구 등의 우선공급"에 대하여 규정하고 있으면서도 이를 위반한 경우에 대한 처벌규정을 두고 있지 않다.

8. 의료인단체

1) 중앙회 설립 및 지부 설치

(1) 중앙회 설립

의료법상 각 의료인단체(가령 대한의사협회)를 설립하도록 규정하고 있으며, 중앙회가 설립된 때에는 의료인은 당연히 그 해당하는 중앙회 회원이 된다(제28조제1,3항). 각 의료인단체는 '법인'으로 하도록 하여 「민법」상 사단법인에 관한 규정을 준용하도록 하였다(제28조제2,4항). 중앙회를 설립하려면 대표자는 정관과 그 밖에 필요한 서류를 보건복지부장관에게 제출하여 설립 허가를 받아야 하며,[56] 중앙회가 정관을 변경하려면 보건복지부장관의 허가를 받아야 한다(제29조).

56) 필요한 서류(시행령 제12조), 정관 기재사항(시행령 제13조)에 대한 자세한 내용은 시행령 참조

(2) 지부 등 설치

의료인단체는 특별시, 광역시, 도, 특별자치도에 지부를 설치하여야 한다. 가령 서울특별시의사회는 이 규정에 의하여 대한의사협회의 지부에 해당한다. 한편 지부나 분회를 설치한 경우 그 지부나 분회의 책임자는 지체 없이 각 시・도지사 또는 사장・군수・구청장에게 신고하여야 한다(제28조제6항). 그리고 의료인단체는 각 시・군・구에 분회를 설치할 수 있다. 다만, 그 외의 지부나 외국에 의사회 지부를 설치하려면 보건복지부장관의 승인을 받아야 한다(제28조제5항).

2) 중앙회의 협조의무

(1) 협조의무

각 의료인단체는 보건복지부장관으로부터 의료와 국민보건 향상에 관한 협조요청을 받을 때에는 협조할 의무가 있다(제30조제1항).

(2) 보수교육 실시의무

중앙회는 회원의 자질 향상을 위하여 필요한 보수(補修)교육을 매년 1회 이상 실시하여야 하며, 의료인은 이에 따른 연간 8시간 이상의 보수교육을 받아야 한다(제30조 제2항, 제3항). 즉 의료기관에 종사하는 의료인은 매년 이에 따른 보수교육을 받아야 한다. 다만, ① 전공의, ② 의과대학・치과대학・한의과대학・간호대학의 대학원 재학생, ③ 면허증을 발급받은 신규 면허취득자, ④ 보건복지부장관이 보수교육을 받을 필요가 없다고 인정하는 사람은 보수교육을 면제한다(시행규칙 제20조). 그리고 ① 해당 연도에 6개월 이상 환자진료 업무에 종사하지 아니한 사람, ② 보건복지부장관이 보수교육을 받기가 곤란하다고 인정하는 사람(기초의학 교수 등)에 대하여는 해당 연도의 보수교육을 유예할 수 있다. 보수교육이 면제 또는 유예되는 사람은 해당 연도의 보수교육 실시 전에 보수교육 면제・유예 신청서에 보수교육 면제 또는 유예 대상자임을 증명할 수 있는 서류를 첨부하여 각 중앙회장에게 제출하여야 한다.

(3) 감독

보건복지부장관은 중앙회나 그 지부가 정관으로 정한 사업 외의 사업을 하거나 국민보건

향상에 장애가 되는 행위를 한 때 또는 보건복지부 장관의 요청을 받고 협조하지 아니한 경우에는 정관을 변경하거나 임원을 새로 뽑을 것을 명할 수 있다(제32조).

3) 공제사업

그동안 중앙회는 「의료법」 제31조에 근거하여 의료분쟁으로 회원에게 발생한 피해의 보상 등을 위하여 공제사업(共濟事業) 할 수 있었다. 그러나 2011. 4. 7. 「의료사고 피해구제 및 의료분쟁 조정 등에 관한 법률」이 제정되면서 의료배상공제조합의 설립 근거(제45조)가 마련됨에 따라 「의료법」에 규정된 공제사업에 해당하는 조문을 삭제하였다. 다만 종전의 「의료법」에 따라 공제사업의 신고를 한 자는 「의료사고 피해구제 및 의료분쟁 조정 등에 관한 법률」에 따른 인가를 받은 것으로 보되, 이 법 시행일부터 1년 이내에 이 법에 따른 요건을 갖추어 인가를 받도록 하였다(동법 부칙 제4조).

4) 윤리위원회

각 중앙회는 자격정지 처분 요구에 관한 사항 등을 심의·의결하기 위하여 윤리위원회를 둔다(제28조제7항, 제8항). 윤리위원회는 위원장 1명을 포함한 11명의 위원으로 구성된다. 위원구성은 의료인이 아닌 사람으로 법률, 보건, 언론, 소비자 권익 등에 관하여 경험과 학식이 풍부한 사람 4인 이상을 포함해야 하며 의료인은 경력이 10년 이상인 사람이어야 한다. 위원의 임기는 3년으로 한 번만 연임할 수 있다(시행령 제11조의2). 윤리위원회에서는 "① 자격정지 처분 요구에 관한 사항, ② 각 중앙회 소속 회원에 대한 자격심사 및 징계에 관한 사항, ③ 그 밖에 회원의 윤리 확립을 위해 필요한 사항으로서 각 중앙회의 정관으로 정하는 사항"을 심의·의결한다(시행령 제11조의3).

9. 전문의

의사로서 전문의의 자격인정을 받기 위해서는 "① 의사로서 「전문의의 수련 및 자격 인정 등에 관한 규정」에 의한 수련과정을 이수한 자, ② 의사로서 보건복지부장관이 인정하는 외국의 의료기관에서 소정의 인턴 및 레지던트과정을 이수한 자, ③ 「전문의의 수련 및 자격 인정 등에 관한 규정」 의사로서 보건복지부장관이 수련을 마친 자로 인정한 자"로서 전문의자격시험에 합격해야 한다. 전문의 자격을 인정받은 자가 아니면 전문 과목을 표시하지 못한다. 다만, 보건복지부장관은 의료체계를 효율적으로 운영하기 위하여 전문의 자격을 인정받은 치과의사와 한의사에 대하여 종합병원・치과병원・한방병원 중 보건복지부령으로 정하는 의료기관에 한하여 전문 과목을 표시하도록 할 수 있다. 즉 전문의는 진료과목 표시판에 진료과목 외에 '전문 과목'이라는 글자와 전문 과목의 명칭을 표시할 수 있다(「전문의의 수련 및 자격 인정 등에 관한 규정」 제20조).

1) 전문 과목

(1) 의사

내과, 신경과, 정신건강의학과, 외과, 정형외과, 신경외과, 심장혈관흉부외과, 성형외과, 마취통증의학과, 산부인과, 소아청소년과, 안과, 이비인후과, 피부과, 비뇨기과, 영상의학과, 방사선종양학과, 병리과, 진단검사의학과, 결핵과, 재활의학과, 예방의학과, 가정의학과, 응급의학과, 핵의학, 직업환경의학과(규정 제3조)

(2) 치과의사

구강악안면외과, 치과보철과, 치과교정과, 소아치과, 치주과, 치과보존과, 구강내과, 구강악안면방사선과, 구강병리과, 예방치과(치과의사전문의의 수련 및 자격 인정 등에 관한 규정 제3조)

(3) 한의사

한방내과, 한방부인과, 한방소아과, 한방신경정신과, 침구과, 한방안・이비인후・피부과, 한방재활의학과, 사상체질과(한의사전문의의 수련 및 자격 인정 등에 관한 규정 제3조)

2) 전문간호사

종전에 전문간호사가 행할 수 있는 업무 범위에 대한 별도의 규정이 없어 일반간호사와 동일한 업무만 수행할 수 있는지 전문 업무도 수행할 수 있는 것인지 불분명한 측면이 있으므로, 시행규칙에 위임되어 있던 전문간호사의 자격인정 요건을 법률에 명시하며, 전문간호사 자격을 인정받은 경우 해당 분야에서 간호 업무를 수행하도록 함으로써 전문간호사 자격 제도를 활성화하도록 2018년 법을 개정했다. 즉, 보건복지부장관은 간호사에게 간호사 면허 외에 전문간호사 자격을 인정할 수 있다(제78조). 전문간호사가 되려는 사람은 전문간호사 교육과정을 이수한 자, 보건복지부장관이 인정하는 외국의 해당 분야 전문간호사 자격이 있는 자로서 보건복지부장관이 실시하는 전문간호사 자격시험에 합격한 후 보건복지부장관의 자격 인정을 받아야 한다. 전문간호사는 자격을 인정받은 해당 분야에서 간호 업무를 수행하여야 한다. 전문간호사의 자격 구분, 자격 기준, 자격 시험, 자격증, 업무 범위, 그 밖에 필요한 사항은 보건복지부령으로 정한다.

제 3 장

의료기관

1. 의료기관의 종류

'의료기관'이란 의료인이 공중(公衆) 또는 특정 다수인을 위하여 의료・조산의 업을 하는 곳을 말한다(제3조제1항).

의료기관은 의료행위의 내용 및 시설(특히 병상 수) 의하여 구분되며, 의원급 의료기관(의원・치과의원・한의원), 조산원, 병원급 의료기관(일반병원・치과병원・한방병원・요양병원・정신병원・종합병원)으로 구분된다. 보건복지부장관은 보건의료정책에 필요하다고 인정하는 경우에는 의료기관의 종류별 표준 업무를 정하여 고시할 수 있다(제3조제3항).

1) 의원급 의료기관

의원급 의료기관은 의사, 치과의사, 한의사가 각각 의료를 행하는 곳으로 주로 외래환자를 대상으로 의료를 행할 목적으로 개설하는 의료기관을 말한다. 여기에는 의원, 치과의원, 한의원이 있다(제3조제2항 제1호).

2) 조산원

조산원은 조산사가 조산과 임산부 및 신생아를 대상으로 보건활동과 교육・상담을 하는 의료기관을 말한다(제3조제2항 제2호).

3) 병원급 의료기관

(1) 의의

병원급 의료기관은 의사, 치과의사 또는 한의사가 주로 입원환자를 대상으로 의료행위를 하는 의료기관을 말한다. 여기에는 병원, 치과병원, 한방병원, 요양병원[57], 정신병원·종합병원이 있으며(제3조제2항제3호), **30개 이상의 병상(병원·한방병원만 해당)** 또는 요양병상(요양병원만 해당하며 장기입원이 필요한 환자를 대상으로 의료행위를 하기 위하여 설치한 병상을 말함)을 갖추어야 한다(제3조의2).

(2) 전문병원

보건복지부장관은 병원급 의료기관 중에서 "① 특정 질환별·진료과목별 환자의 구성비율 등이 보건복지부령으로 정하는 기준에 해당하고, ② 보건복지부령으로 정하는 수 이상의 진료과목을 갖추고 각 진료과목마다 전속하는 전문의를 둘 것"을 요건으로 특정 진료과목이나 특정 질환 등에 대하여 난이도가 높은 의료행위를 하는 병원을 **전문병원**으로 지정할 수 있다(제3조의5). 전문병원 지정을 통해 특정 분야에 전문성을 지닌 의료기관을 국민들이 쉽게 알고 이용함으로써 양질의 의료서비스에 대한 접근성을 높이고, 대형병원에의 환자 쏠림을 완화하는 등 의료전달체계를 개선하는 한편 중소병원의 경쟁력을 향상시키기 위한 목적이 있다.[58]

참고로 제1기('11~'14)에 총 99개소의 전문병원을 시작으로, 제2기('15~'17)에는 111개소, 제3기('18~'20년)에는 총 107개소, 제4기('21~'23)에는 101개소를 선정했다. 제4기부터 제외된 재활의학과 분야를 감안한다면 제3기보다 4개 의료기관이 증가하였다. 보건복지부는 환자 구성비율, 의료질 평가 등 7개 지정기준*에 대해 건강보험심사평가원의 서류심사 및 현지조사, 전문병원심의위원회 심의를 거쳐 101개 병원을 최종 선정하였다.

---

57) 「장애인복지법」 제58조제1항제4호에 따른 의료재활시설로서 제3조의2의 요건을 갖춘 의료기관을 포함한다. 참고로 **요양병원의 경우 의사와 한의사가 의료행위를 한다.**

58) 참고로 전문병원에 관한 사항은 2011년 1월 31일부터 시행하고 있다.

〈 전문 분야별 전문병원 지정 현황 〉

구 분		기관 수		구 분		기관 수	
		3기	4기			3기	4기
계		107	101				
질환	관절	18	20	질환	한방중풍	–	1
	뇌혈관	3	4		한방척추	8	8
	대장항문	4	5	진료과목	산부인과	12	10
	수지접합	4	4		소아청소년과	–	2
	심장	1	1		신경과	1	–
	알코올	9	9		안과	9	10
	유방	1	1		외과	2	2
	척추	16	16		이비인후과	2	2
	화상	5	5		재활의학과	10	폐지
	주산기	1	1		한방부인과	1	–

* 주 : 보건복지부, 101개 병원, 제4기 1차년도('21~'23) 전문병원으로 지정, 2020. 12. 30.

4) 종합병원

(1) 허가요건

종합병원은 "① 100개 이상의 병상을 갖출 것, ② 100병상 이상 300병상 이하인 경우 : 내과 · 외과 · 소아청소년과 · 산부인과 중 3개 진료과목, 영상의학과, 마취통증의학과와 진단검사의학과 또는 병리과를 포함한 7개 이상의 진료과목을 갖추고 각 진료과목마다 전속하는 전문의를 둘 것, ③ 300병상을 초과하는 경우 : 내과, 외과, 소아청소년과, 산부인과, 영상의학과, 마취통증의학과, 진단검사의학과 또는 병리과, 정신건강의학과 및 치과를 포함한 9개 이상의 진료과목을 갖추고 각 진료과목마다 전속하는 전문의를 둘 것"의 요건을 갖추어야 한다. 한편 종합병원은 필수진료과목 외에 필요하면 추가로 진료과목을 설치 · 운영할 수 있다. 이 경우 필수진료과목 외의 진료과목에 대하여는 해당 의료기관에 전속하지 아니한 전문의를 둘 수 있다(제3조의3).

'전속전문의'는 해당 진료과목 전문의 자격증을 소지하고 해당 의료기관에 매일 일정한 시간에 출근하여 정해진 시간동안 근무하는 형태의 상시근무하며 정규급여를 받는 전문의를 말한다(의료정책팀-3712). 한편 치과는 종합병원 내 임대차 계약관계에 의해 치과과목이 설치되었고 당해 치과의사가 전속하는 경우는 필수 진료과목을 설치한 것으로 인정하고 있다.

(2) 상급종합병원

보건복지부장관은 종합병원 중에서 "① 20개 이상의 진료과목을 갖추고 각 진료과목마다 전속하는 전문의를 둘 것, ② 전문의 수련기관일 것, ③ 보건복지부령으로 정하는 인력·시설·장비 등을 갖출 것, ④ 질병군별(疾病群別) 환자구성 비율이 보건복지부령으로 정하는 기준에 해당할 것"을 요건으로 중증질환에 대하여 난이도가 높은 의료행위를 전문적으로 하는 종합병원을 **상급종합병원**으로 지정할 수 있다(제3조의4).

보건복지부는 서류심사와 현지조사, '상급종합병원평가협의회'의 협의를 거쳐 상급종합병원 42개소를 지정하였다. 구체적으로 전국 10개 권역별로 난이도 높은 중증질환 진료를 담당하도록 지정기준을 충족한 종합병원 중에서 3년마다 지정('18~'20년, 42개소)하고, 건강보험 수가 가산율 30% 적용(종합병원 25%, 병원 20%)한다.

2. 의료기관 개설

1) 개설권자

원칙적으로 다음에 해당하는 자만이 의료기관을 개설할 수 있으며(제한적 열거), 의료인은 어떠한 명목으로도 둘 이상의 의료기관을 개설·운영할 수 없다(제33조 제2항, 제8항).[59] 이는 의료기관 개설자격을 의료전문성을 가진 의료인이나 공적인 성격을 가진 자로 엄격히 제한함으로써 건전한 의료질서를 확립하고 영리 목적으로 의료기관을 개설하는 경우에 발생할지도 모르는 국민 건강상의 위험을 미리 방지하기 위한 것이다(2004도7245). 다만, 2 이상의 의료인 면허를 소지한 자(예: 의사, 한의사)가 의원급 의료기관을 개설하려는 경우에는 하나의 장소에 한하여 면허 종별에 따른 의료기관을 함께 개설할 수 있다(○○의원, ○○한의원).

59) 참고로 외국인은 의료법 제33조제2항의 규정에 불구하고 보건복지부장관의 허가를 받아 경제자유구역에 의료기관을 개설할 수 있다. 이렇게 개설된 의료기관은 국민건강보험법에 의한 요양기관으로 보지 아니한다(「경제자유구역의 지정 및 운영에 관한 법률」 제23조).

(1) 의사, 치과의사, 한의사, 조산사

원칙적으로 의료인(제2조)은 의료기관을 개설할 수 있으나, 간호사는 단독으로 의료행위를 할 수 없으므로 의료기관을 개설할 수 없다.[60] 한편 의사는 종합병원·병원·요양병원·의원을, 치과의사는 치과병원·치과의원을, 한의사는 한방병원·요양병원·한의원을, 조산사는 조산원만을 개설할 수 있다. 다만 조산원을 개설하는 자는 반드시 **지도의사**를 정하여야 한다(제33조제6항).

의료인은 어떠한 명목으로도 둘 이상의 의료기관을 개설·운영할 수 없다. 다만, 2 이상의 의료인 면허를 소지한 자가 의원급 의료기관을 개설하려는 경우에는 하나의 장소에 한하여 면허 종별에 따른 의료기관을 함께 개설할 수 있다(제33조 제8항).

(2) 의료법인

1973. 2. 16. 의료법(법률 제2533호) 개정을 통하여 의료법인 제도가 도입되었다. 의료법인을 설립하려는 자는 정관 및 그 밖의 서류를 갖추어 그 법인의 주된 사무소의 소재지를 관할하는 **시·도지사의 허가**[61]를 받아야 하며, 의료법인이 재산을 처분하거나 정관을 변경할 때에도 동일하게 시·도지사의 허가를 받아야 한다. 그리고 의료법인은 의료기관을 개설하는 경우 이에 필요한 시설이나 시설을 갖추는 데에 필요한 자금을 보유하여야 한다. 의료법인이 아니면 의료법인이나 이와 비슷한 명칭을 사용할 수 없다(제48조).

의료법인은 의료업을 목적으로 설립된 법인으로 의료법인의 주요 사업은 의료기관을 개설하여 의료 업무를 하는 것이다. 다만 이러한 의료업무 외에 "① 의료인과 의료관계자 양성이나 보수교육, ② 의료나 의학에 관한 조사 연구, ③ 노인의료복지시설의 설치·운영, ④ 장례식장의 설치·운영, ⑤ 부설주차장의 설치·운영, ⑥ 의료업 수행에 수반되는 의료정보시스템 개발·운영사업 중 ㉠ 전자의무기록(電子醫務記錄)을 작성·관리하기 위한 시스템의 개발·운영사업, ㉡ 전자처방전을 작성·관리하기 위한 시스템의 개발·운영사업, ㉢ 영상기록을 저장·전송하기 위한 시스템의 개발·운영사업, ⑦ 그 밖에 환자 또는 의료법인이 개설한 의

---

60) 즉 간호사는 의료인이지만 단독으로 의료기관을 개설할 수 없다. 따라서 '의료인은 의료기관을 개설할 수 있다'는 설명은 틀린 설명이다.

61) 시·도지사는 ① 관련 법령 충족 여부, ② 인근의 의료수요 및 의료자원 현황, 의료기관 분포, 규모 등의 적정여부에 대한 타당성 여부 등을 검토하여, 해당 법인이 의료기관을 운영할 수 있는 충분한 능력과 재정적 기초가 있는지 여부를 심사한 후 허가여부를 결정한다. 참고로 일반 의료법인에 대한 법인설립허가 등은 시·도지사가 담당하나, 국가로부터 공공차관을 지원받는 의료법인에 대한 업무는 보건복지부장관이 담당한다.

료기관 종사자 등의 편의를 위하여 ㉠ 휴게음식점영업, 일반음식점영업, 제과점영업, 위탁급식영업, ㉡ 소매업 중 편의점, 슈퍼마켓, 자동판매기영업, ㉢ 산후조리업, ㉣ 이용업 및 미용업, ㉤ 의료기기 임대·판매업(다만, 의료법인이 직접 영위하는 경우는 제외함), ㉥ 안경 조제·판매업, ㉦ 은행업, ㉧ 숙박업, 서점 등 시·도지사가 의료기관 이용의 편의를 위하여 필요하다고 공고하는 사업"을 부대사업으로 할 수 있다.[62] 이 경우 부대사업으로 얻은 수익에 관한 회계는 의료법인의 다른 회계와 구분하여 계산하여야 한다. 부대사업을 하려는 의료법인은 미리 의료기관의 소재지를 관할하는 시·도지사에게 신고하여야 하며, 신고사항을 변경하려는 경우에도 동일하게 신고하여야 한다(제49조). 이와 같이 의료법인이 각종 부대사업을 할 수 있지만 현행 의료법상 의료법인에 대하여「민법」중 재단법인에 관한 규정을 준용(제50조)하도록 함으로써 의료법인은 '비영리법인'에 해당한다.[63]

한편 보건복지부장관 또는 시·도지사는 의료법인이 "① 정관으로 정하지 아니한 사업을 한 때, ② 설립된 날부터 2년 안에 의료기관을 개설하지 아니한 때, ③ 의료법인이 개설한 의료기관이 개설허가를 취소당한 때, ④ 보건복지부장관 또는 시·도지사가 감독을 위하여 내린 명령을 위반한 때, ⑤ 부대사업 외의 사업을 한 때"에는 그 설립 허가를 취소할 수 있다(제51조).[64]

(3)「민법」또는 특별법에 따라 설립된 비영리법인

아산재단(아산병원), 삼성공익재단(삼성의료원), 사회복지법인 병원 등이 해당하며 의료생활협동조합도 해당된다. 최근 농협 등도 이 조항을 빌어 병원을 설립하려고 했으나 허가되지 않았다. 영리의료법인 설립에 대한 논의가 있으나 현행 의료법상 주식회사 등 상법에 의한 영리법인은 의료기관을 개설할 수 없다.

(4) 국가, 지방자치단체

62) 한편 ④, ⑤, ⑦의 부대사업을 하려는 의료법인은 타인에게 임대 또는 위탁하여 운영할 수 있다(제49조제2항).

63) 시행령 제20조(의료법인 등의 사명) 의료법인과 법 제33조제2항제4호에 따라 의료기관을 개설한 비영리법인은 의료업(법 제49조에 따라 의료법인이 하는 부대사업을 포함함)을 할 때 공중위생에 이바지하여야 하며, 영리를 추구하여서는 아니 된다.

64) 기타 의료법인에 대하여 자세한 내용은 시행규칙 제48조부터 제61조까지 참조

(5) 「공공기관의 운영에 관한 법률」에 따른 준 정부기관, 「지방의료원의 설립 및 운영에 관한 법률」에 따른 지방의료원, 「한국보훈복지의료공단법」에 따른 한국보훈복지의료공단

(6) 의료기관 개설 특례

영리법인인 회사(삼성전자, 현대중공업 등) 등은 **그 소속 직원, 종업원, 그 밖의 구성원(수용자 포함)이나 그 가족의 건강관리를 위하여 부속** 병원 또는 부속의원, 부속치과병원 또는 부속치과의원, 부속한방병원 또는 부속한의원, 부속조산원을 개설할 수 있다. 이때 개설 신고 허가 등 의무조항은 다른 의료기관과 동일하며, 일반 주민에 대한 진료는 할 수 없다. 다만 응급환자에 대한 응급처치는 하여야 한다.[65]

2) 개설신고・허가

(1) 개설신고

'의원, 치과의원, 한의원, 조산원'을 개설하려는 자는 일정한 절차에 따라 관할 **'시장, 군수, 구청장'**에게 **'개설신고**[66][67]'를 하여야 한다(제33조제3항)(부속 의료기관 중 의원급도 같다). 의원급 의료기관이 개설신고를 하려면 "① 의료기관 개설신고서, ② 개설하는 자가 법인인 경우에는 법인설립허가증 사본, 정관 및 사업계획서, ③ 개설하고자 하는 자가 의료인인 경우에는 면허증 사본, ④ 건물평면도 및 그 구조설명서, ⑤ 의료인 등 근무인원에 대한 확인이 필요한 경우에는 면허(자격)증 사본 1부, ⑥ 법 제36조제1호・제2호・제4호 및 제5호의 준수사항에 적합함을 증명하는 서류"를 첨부하여 제출하여야 한다(시행규칙 제25조). 아울러 관

65) 만약 서울대학병원이 서울대학 구내에 부속병원이 아닌 일반병원을 개설하면 일반 주민도 진료할 수 있으나 학생과 교직원을 진료할 때도 일반주민과 같이 진료비를 받아야 한다.

66) '허가'의 경우 행정청이 일정한 사항의 적법・타당 요건을 실질적으로 심사하여 수리여부를 결정할 수 있으나, '신고'의 경우 행위자가 일정한 사항을 행정청에 알리는 것으로 신고서를 행정청에 제출하면 행정청은 당연히 그 신고를 수리하여야 한다.

67) 의료법이 의료기관의 종류에 따라 허가제와 신고제를 구분하여 규정하고 있는 취지는, 신고 대상인 의원급 의료기관 개설의 경우 행정청이 법령에서 정하고 있는 요건 이외의 사유를 들어 신고 수리를 반려하는 것을 원칙적으로 배제함으로써 개설 주체가 신속하게 해당 의료기관을 개설할 수 있도록 하기 위함이다. 따라서 정신과의원을 개설하려는 자가 법령에 규정되어 있는 요건을 갖추어 개설신고를 한 때에, 행정청은 원칙적으로 이를 수리하여 신고필증을 교부하여야 하고, 법령에서 정한 요건 이외의 사유를 들어 의원급 의료기관 개설신고의 수리를 거부할 수는 없다(2018두44302).

할 세무서에 신고한 후 관할 건강보험심사평가원 본원 또는 지원으로 "① 개설 신고필(허가, 등록)증 사본, ② 사업자등록증 사본, ③ 요양급여비용 수령용 통장사본"을 첨부하여 요양기관현황통보서 작성하여 신고(인터넷, 서면)하면 요양기관기호가 부여된다. 의료기관 개설준비 완료 후 개설신고를 하지 않은 상태에서 의료업을 행하거나, 폐업신고를 하고 재 개업 전에 의료업을 행한 경우 "의료기관을 개설하지 아니하고 의료업을 행한 경우"에 해당하여 형벌(300만원 이하의 벌금) 및 행정처분(자격정지 3월)을 부과 받을 수 있음을 주의하여야 한다.

(2) 개설허가

종합병원 · 병원 · 치과병원 · 한방병원 · 요양병원 · 정신병원을 개설하려면 시 · 도 의료기관개설위원회의 심의를 거쳐 시 · 도지사의 허가를 받아야 한다(제33조제4항).[68] 개설하려는 의료기관이 "① 시설기준에 맞지 아니하는 경우, ② 보건복지부장관의 병상공급배치 기본시책과 시 · 도지사의 병상 수급 및 관리계획에 적합하지 아니한 경우" 시 · 도지사는 개설허가를 하지 않을 수 있다. 병원급 의료기관이 개설허가를 신청하려면 관할 시 · 도에 "① 신청서, ② 개설하는 자가 법인인 경우에는 법인설립허가증 사본, 정관 및 사업계획서, ③ 개설하고자 하는 자가 의료인인 경우에는 면허증 사본과 사업계획서, ④ 건물평면도 및 그 구조설명서, ⑤ 진료과목 및 진료과목별 시설 · 정원 등의 개요설명서"의 서류를 제출하여야 한다(시행규칙 제27조).[69]

3) 관련문제

(1) 사무장 병원(의료기관)

의료인이 아닌 자가 의료기관 개설에 소요되는 자금을 투자하여 시설을 갖추고 의료인을 고용하여 그 명의로 의료기관을 개설한 경우를 말한다.[70][71] 이와 관련하여 보건복지부는 의

68) 의료기관 개설 허가에 관한 사항을 심의하기 위하여 시 · 도지사 소속으로 의료기관개설위원회를 둔다. 의료기관개설위원회의 위원은 의사회 · 치과의사회 · 한의사회 · 조산사회 및 간호사회의 의료인으로서 경험이 풍부한 사람과 의료기관단체의 회원으로서 해당 지역 내 의료기관의 개설 · 운영 등에 관한 경험이 풍부한 사람으로 한다(제33조의2).

69) 병원은 건축법상 의료시설에서 개설해야 한다. 기존 건물을 활용하는 경우 건축물을 의료시설로 용도변경을 해야 한다. 용도변경은 변경하려는 용도의 건축기준에 맞게 하여야 하며, 시장 · 군수 · 구청장의 허가를 받거나 신고를 하여야 한다(건축법 제19조). 의원개설이 불가능한 근린생활시설에서 병원을 개설할 수는 없다.

70) 의사가 의료기관을 개설할 수 없는 자에게 고용되면서 그 당시에는 그러한 사정을 알지 못하였다가 후

사와 비 의료인이 자금을 나누어 투자하고 공동 운영하는 것은 해당 의사가 '의료기관 개설자가 될 수 없는 자에게 고용되어 의료행위를 한 때'로 보고 있다(보건복지부 2007.7.10. 의료정책팀-3066). 사무장 병원은 외견상 관계 법령을 충족하고 있다는 점에서 그 실질적 내용을 파악하기 어렵다. 특히 이러한 의료기관에서 허위청구, 환자유인행위 등 불법의료행위를 하는 경우가 많다는 점에서 이에 대한 적극적인 조치가 필요하다.

의료기관 개설을 한정적으로 허용한 조항(제33조제2항)은 의료인이나 의료법인 등이 아닌 자가 의료기관을 개설하여 운영하는 경우에 초래될 국민 보건위생상의 중대한 위험을 방지하기 위하여 제정된 이른바 강행법규에 속하는 것으로서 이에 위반하여 이루어진 약정은 무효이다(2003다2390,2406).[72] 의료인과 비 의료인이 의료기관을 공동으로 개설하였다면 공동정범에 해당하여 5년 이하의 징역 또는 5천만원 이하의 벌금(의료법 제87조제1항)의 형벌을 부과받게 된다.[73][74] 한편 의료기관 개설자가 될 수 없는 자에게 고용되어 의료행위를 한 의

에 알았으면서도 그 즉시 의료행위를 중단하거나 폐업신고 등을 하지 아니한 채 계속 의료행위를 하였다면 그때로부터 이 규정을 위반한 것이며 이는 단순한 불가벌적인 행위로 볼 수 없다(2004고단1622, 1856).

71) 금지되는 의료기관 개설행위는, 비의료인이 그 의료기관의 시설 및 인력의 충원·관리, 개설신고, 의료업의 시행, 필요한 자금의 조달, 그 운영성과의 귀속 등을 주도적인 입장에서 처리하는 것을 의미한다. 따라서 의료인의 자격이 없는 일반인이 필요한 자금을 투자하여 시설을 갖추고 유자격 의료인을 고용하여 그 명의로 의료기관 개설신고를 한 행위는 형식적으로만 적법한 의료기관의 개설로 가장한 것일 뿐 실질적으로는 의료인 아닌 자가 의료기관을 개설한 경우에 해당하고, 개설신고가 의료인 명의로 되었다거나 개설신고 명의인인 의료인이 직접 의료행위를 하였다 하여 달리 볼 수 없다. 한편 의료법에서는 의료기관의 최초 개설에 따른 신고절차 외에 개설자의 변경에 따른 명의변경 등의 절차에 관하여도 규정하고 있다. 이러한 제반 규정의 내용 및 의미와 의료법의 입법 취지, 형벌법규의 해석론 등에 비추어 볼 때, 비의료인이 이미 개설된 의료기관의 의료시설과 의료진을 인수하고 개설자의 명의변경 절차 등을 거쳐 그 운영을 지배·관리하는 등 종전 개설자의 의료기관 개설·운영행위와 단절되는 새로운 개설·운영행위를 한 것으로 볼 수 있는 경우에는 의료법 제30조 제2항에서 금지하는 비의료인의 의료기관 개설행위에 해당한다 할 것이다(2009도2629).

72) 의사나 의사 아닌 자가 각 그 재산을 출자하여 함께 의료기관을 개설하여 운영하고, 의료기관의 운영 및 손익 등이 의료인 아닌 자에게 귀속되도록 하는 내용의 동업약정은 강행법규인 의료법 제33조 제2항에 위배되어 무효이므로(2003다2390, 2406, 2010다67890), 의료기관 운영과 관련하여 얻은 이익이나 취득한 재산, 부담하게 된 채무 등은 모두 의사 개인에게 귀속된다고 할 것이다(2003두1493).

73) 의료인이나 의료법인이 아닌 자가 의료기관을 개설하여 운영하는 행위는 그 위법의 정도가 중하여 사회생활상 도저히 용인될 수 없는 정도로 반사회성을 띠고 있으므로 업무방해죄의 보호대상이 되는 '업무'에 해당하지 않는다(2001도2015).

74) 국민건강보험법 제42조 제1항 제1호는 요양급여를 실시할 수 있는 요양기관 중 하나인 의료기관을 '의료법에 따라 개설된 의료기관'으로 한정하고 있다. 따라서 의료법 제33조 제2항을 위반하여 적법하게 개설되지 아니한 의료기관에서 환자를 진료하는 등의 요양급여를 실시하였다면 해당 의료기관은 국민건강보험법상 요양급여비용을 청구할 수 있는 요양기관에 해당되지 아니하므로 요양급여비용을 적법하게 지급받을 자격이 없다. 따라서 비의료인이 개설한 의료기관이 마치 의료법에 의하여 적법하게 개설된 요양기관인 것처럼 국민건강보험공단에 요양급여비용의 지급을 청구하는 것은 국민건강보험공단으

료인에게는 500만원 이하의 벌금(의료법 제90조) 및 자격정지 3월(의료관계행정처분규칙 별표 제2호 개별기준 가목35))의 처분을 부과할 수 있다. 물론 의료인이 아닌 자에게는 행정처분을 부과할 수는 없다.

사무장 병원을 금지하는 취지는 의료기관 개설자격을 의료전문성을 가진 의료인이나 공적인 성격을 가진 자로 엄격히 제한함으로써 건전한 의료질서를 확립하고, 영리 목적으로 의료기관을 개설하는 경우에 발생할지도 모르는 국민 건강상의 위험을 미리 방지하고자 하는 데에 있다. 의료기관 개설행위는, 비의료인이 의료기관의 시설 및 인력의 충원·관리, 개설신고, 의료업의 시행, 필요한 자금의 조달, 운영성과의 귀속 등을 주도적인 입장에서 처리하는 것을 의미한다. 이와 같은 입법취지 및 금지되는 의료기관 개설행위의 의미에 비추어, 의료기관을 개설할 자격이 있는 의료인이 비영리법인 등 의료법에 따라 의료기관을 개설할 자격이 있는 자로부터 명의를 빌려 그 명의로 의료기관을 개설하더라도 그러한 행위만으로는 「의료법」 제33조 제2항에 위배된다고 볼 수 없다(2014도7217).

최근 의료생활협동조합 형태를 이용하거나 법인의 명의를 대여하여 사무장 병원을 개설하는 사례가 증가하고 있다. 이에 2015. 12. 29. 의료법 개정을 통해 의료법인·비영리법인의 의원급 의료기관 개설요건을 강화하여 불법 또는 무분별한 의료기관 개설을 방지하도록 하였다. 즉 의료법인 및 비영리법인(사회복지법인 등)이 의료기관을 개설하려면 그 법인의 정관에 개설하고자 하는 의료기관의 소재지를 기재하여 정관의 변경허가를 얻어야 한다. 이 경우 그 법인의 주무관청은 정관의 변경허가를 하기 전에 그 법인이 개설하고자 하는 의료기관이 소재하는 시·도지사 또는 시장·군수·구청장과 협의하여야 한다(제33조제9항). 의료기관을 개설·운영하는 의료법인 등은 다른 자에게 그 법인의 명의를 빌려주어서는 아니 된다(제33조제10항).

보건복지부장관은 의료기관을 개설할 수 없는 자가 개설·운영하는 의료기관의 실태를 파악하기 위하여 조사(실태조사)를 실시하고, 위법이 확정된 경우 그 결과를 공표하여야 한다. 이 경우 수사기관의 수사로 의료기관의 위법이 확정된 경우도 공표 대상에 포함한다. 보건복지부장관은 실태조사를 위하여 관계 중앙행정기관의 장, 지방자치단체의 장, 관련 기관·법인 또는 단체 등에 협조를 요청할 수 있다. 이 경우 요청을 받은 자는 특별한 사정이 없으면

로 하여금 요양급여비용 지급에 관한 의사결정에 착오를 일으키게 하는 것으로서 사기죄의 기망행위에 해당하고, 이러한 기망행위에 의하여 국민건강보험공단에서 요양급여비용을 지급받을 경우에는 사기죄가 성립한다. 이 경우 의료기관의 개설인인 비의료인이 개설 명의를 빌려준 의료인으로 하여금 환자들에게 요양급여를 제공하게 하였다 하여도 마찬가지이다(2014도11843).

이에 협조하여야 한다(제33조의3).

(2) 면허대여 및 의료인 명의대여 의료기관개설 금지

각종 면허제도와 마찬가지로 의료법에서도 '면허증 대여'를 금지하고 있다. 의료법상 면허증 대여는 다른 사람이 그 면허증을 이용하여 그 면허증의 명의자인 의사인 것처럼 행세하면서 의료행위를 하려는 것을 알면서도 면허증을 빌려 주는 것을 의미한다. 의사·치과의사 및 한의사, 조산사 및 간호사 면허를 받은 의료인은 받은 면허를 다른 사람에게 대여하여서는 아니 된다. 누구든지 의료인 면허를 대여 받아서는 아니 되며, 면허 대여를 알선하여서도 아니 된다(제4조의3). 또한 의료인은 다른 의료인 또는 의료법인 등의 명의로 의료기관을 개설하거나 운영할 수 없다(제4조제2항)고 규정하여 과거에 판례로 허용되었던 의료인의 명의를 빌려 개설하는 사례도 엄격히 금지하였다.

법원은 과거에 "의료기관을 개설할 자격이 있는 의료인이 개설자격이 있는 자의 명의를 빌려 그 명의로 의료기관을 개설하더라도 이는 의료기관을 개설할 자격이 없는 자가 의료기관을 개설하는 경우와는 다르다 할 것이어서 의료법 제33조 제2항 본문에 위반되는 행위로 볼 수 없다(2004도3875)"거나, "면허증 대여 후 대여자인 의료인 자신이 면허증을 대여 받은 자가 개설·운영하는 의료기관에서 의료행위를 할 의사로 그리하였고 실제로 이 의료기관에서 해당 의료인이 의료행위를 계속하여 왔으며, 무자격자가 의료행위를 한 바 없는 경우에는 면허증을 대여한 것으로는 볼 수 없다(2005도3468)"고 판시하였으나 2012년 2월 의료법이 개정되어 법에 의해 금지되었다.

(3) 이중개설금지

① 네트워크 의료기관 개설

원칙적으로 의료기관을 이중으로 개설할 수 없다. 이는 의료인 1인이 복수의 의료기관을 개설·운영할 경우 역량이 분산되어 최선의 진료가 사실상 어렵기 때문에 이를 방지하고 나아가 비 의료인에 의한 관리를 개설단계에서 사전에 방지하기 위함이다.[75] 이와 관련하

75) 자신의 명의로 의료기관을 개설하고 있는 의사가 다른 의사의 명의로 또 다른 의료기관을 개설하여 그 소속의 직원들을 직접 채용하여 급료를 지급하고 그 영업에 따라 발생하는 이익을 취하는 등 새로 개설한 의료기관의 경영에 직접 관여한 점만으로는 다른 의사의 면허증을 대여받아 실질적으로 별도의 의료기관을 개설한 것이라고 볼 수 없으나, 다른 의사의 명의로 개설된 의료기관에서 자신이 직접 의료행위를 하거나 무자격자를 고용하여 자신의 주관하에 의료행위를 하게 한 경우는 비록 그 개설명의

여 그동안 대법원은, 자신의 명의로 의료기관을 개설하고 있는 의사가 다른 의사의 명의로 또 다른 의료기관을 개설하여 해당 의료기관에서 의료행위를 하지 않은 채 경영에만 참여하는 것은 다른 의사의 면허증을 대여받아 실질적으로 별도의 의료기관을 개설한 것이라고 볼 수 없다고 하였다(2003도256 참조).[76] 이에 따라 의료인은 동일한 의료기관 명칭을 공유하여 다수의 네트워크 의료기관을 개설·운영할 수 있었다.

그러나 2012. 2. 1. 의료법 일부개정(법률 제11252호)을 통해 의료인 1인 1의료기관 개설 원칙을 강화하였다. 즉 의료인은 다른 의료인의 명의로 의료기관을 개설하거나 운영할 수 없도록 하였으며(제4조제2항), 어떠한 명목으로도 둘 이상의 의료기관을 개설·운영할 수 없도록 하였다(제33조제8항본문). 따라서 의료인은 다수의 네트워크 형태의 의료기관을 개설·운영할 수 없게 되었다. 이는 의료인 1인이 복수의 의료기관을 개설할 경우 역량이 분산되어 최선의 진료가 사실상 어렵기 때문에 이를 방지하고 비 의료인에 의한 관리를 개설단계에서 사전에 방지하기 위한 것이다.

② 복수면허 의료인의 의료기관 개설

복수면허 의료인의 의료기관 개설과 관련하여 헌법재판소는 2007. 12. 27. 재판관 7 : 2(1인 각하, 1인 한정위헌) 의견으로 의료법 제33조 제2항 단서의 “의료인은 하나의 의료기관만을 개설할 수 있으며” 부분은 헌법에 합치되지 아니한다는 헌법불합치 결정을 하였다. 즉 복수면허 의료인[77]에 대하여 하나의 면허에 따른 의료기관만을 개설할 수 있도록 하는 것은 직업의 자유와 평등권을 침해한다고 하여 그들이 각 면허에 따른 의료기관을 개설할 수 있다고 하였다(2004헌마1021). 헌법재판소의 헌법불합치결정 이후 의료법을 개정하여 2 이상의 의료인 면허를 소지한 자가 의원급 의료기관을 개설하려는 경우에는 하나의 장소에 한하여 면허 종별에 따른 의료기관을 함께 개설할 수 있도록 하였다(제33조제8항단서).

자인 다른 의사가 새로 개설한 의료기관에서 직접 일부 의료행위를 하였다고 하더라도 이미 자신의 명의로 의료기관을 개설한 위 의사로서는 중복하여 의료기관을 개설한 경우에 해당한다(2003도256).

76) 이미 자신의 명의로 의료기관을 개설·운영하면서 의료행위를 하고 있는 의사가 다른 의사가 개설·운영하고 있는 기존 의료기관을 인수하여 의료법 제33조 제5항 등에 따른 개설자 명의변경 신고 또는 허가를 받지 아니한 채 또는 다른 의사의 면허증을 대여받아 그 의사 명의로 개설자 명의변경 신고 또는 허가를 받아 종전 개설자를 배제하고 그 의료기관의 시설과 인력의 관리, 의료업의 시행, 필요한 자금의 조달, 그 운영성과의 귀속 등 의료기관의 운영을 실질적으로 지배·관리하는 등 종전 개설자의 의료기관 운영행위와 단절되는 새로운 운영행위를 한 것으로 볼 수 있는 경우에는 이미 자신의 명의로 의료기관을 개설·운영하고 있는 위 의사로서는 중복하여 의료기관을 운영한 경우에 해당한다(2016도11407).

77) 동 헌법불합치 결정의 효력은 모든 의료인이 아니라 복수면허자에 한정됨을 주의해야 한다.

③ 의료인의 복수의료기관 진료

한편 여기에서 '개설'에 '봉직'이 포함되는지 분명하지 않다. 이에 대해 보건복지부는 과거에는 의료인이 2 이상의 의료기관에서 근무하는 것에 대하여 부정적 입장이었다.[78] 그러나 최근 보건복지부는 "의료인(의사, 치과의사, 한의사)이 복수의 의료기관에서 근무하는 것을 허용하되, 다만 의료기관 개설자는 자신이 개설한 의료기관에서만 근무한다[79]"는 입장으로 변경하였다. 주의할 점은, 보건복지부의 이와 같은 유권해석 변경이 다른 법령에서 이중 근무를 금지하고 있는 사항에 대해서까지 허용한 것으로 볼 수 없다. 즉, 「전문의의 수련 및 자격 인정 등에 관한 규정」 제14조에서는 "전공의는 의료기관을 개설하거나 그 밖의 다른 직무를 겸하지 못한다."고 규정하고 있는데, 전공의는 여전히 2 이상의 의료기관에서 근무할 수 없다.

(4) 집단(공동) 개원

집단개원[80]은 동종 의료인이 동일한 장소에서 공동으로 자본을 출자하여 공동명의의 의료기관 1개소를 개설하는 경우를 말한다. 현재 집단개원은 당사자간의 계약에 의하여 이루어지고 있으며 보통 의료기관의 모든 수입과 지출을 공동으로 관리·운영하고, 시설·장비 및 인력도 공동으로 사용하며, 의료보험 요양급여의 청구도 의료기관 명의로 공동 청구하고 있다. 이러한 집단개원의 개설자는 의사·치과의사 또는 한의사가 동종 의료인 2인 이상이 되면, 개설자 대표 1인을 반드시 선정하여야 한다. 단 요양병원에 한하여 의사와 한의사 2인 이상이 공동개설자가 될 수 있다. 만약 공동으로 개설한 자가 개설한 의료기관에 장기간 근무하지 아니하고 의료행위를 하지 아니한 경우에는 해당 의료기관의 개설자로서의 임무를 수행하

78) 근무시간을 오전·오후 등으로 정해놓고 정기적·계속적으로 진료하거나 주 3일씩 미리 근무형태를 정해놓고 양쪽 의료기관을 번갈아 진료행위를 하는 것은 상기 입법취지를 벗어난 행위로서 의료법 위반에 해당될 수 있음(보건복지부 2005.7.28. 보건의료정책과 인터넷민원회신).

79) 보건복지부, 「신성장동력 확충을 위한 규제개혁」 추진관련 조치사항, 2009. 12. 한편 이와 관련하여 보건복지부는 "① 주 4일 이상 근무하면서 주 32시간 이상 해당 의료기관에서 근무하는 경우에만 의료인 정원으로 산정, ② 종합병원 필수진료과목, 수련병원 등에 의무적으로 고용해야 하는 전속 전문의의 경우, 2개 의료기관에서 '전속' 불인정, ③ 건강보험심사평가원에 사전 신고한 의사(한의사, 치과의사)가 타 의료기관에서 행한 의료행위에 대해서는 요양급여비용을 인정. 다만 건강보험 등의 수가 설정 시 근무시간 등이 반영된 의료인력(의사, 치과의사, 한의사)에 따른 수가 제도(진찰료 차등수가, 요양병원 정액수가제, 의료급여 정신과 정액수가 등) 계산에서는 제외"하는 등의 추가조치를 하였다.

80) 의료기관의 '집단개원'이라 함은 동종 의료인이 동일한 장소에서 공동으로 자본을 출자하여 공동명의의 의료기관을 개설·운영하는 것으로서 인건비 등 의료기관의 운영에 필요한 모든 경비를 공동으로 지출하고 시설과 장비도 공동으로 사용하며 의료보험의 진료비도 공동으로 청구하는 것을 말하며 다만, 입원실은 의원의 경우 29병상 이하, 병원은 30병상 이상을 갖추어야 함(94.12.6, 의정 65507-1467).

고 있다고 볼 수 없으므로「의료법」제33조제5항에 의한 의료기관 개설신고사항의 변경신고로 개설자 변경신고를 하여야 한다(보건복지부 2007.9.3. 의료정책팀-3802).

(5) 의료기관과 약국의 담합금지

의료기관과 약국의 담합행위를 금지하기 위하여「의료법」및「약사법」에서는 다음과 같이 각각 장소적, 경제적·기능적으로 독립하도록 규정하고 있다.

① 의료기관 개설 제한(「의료법」제33조제7항)

㉠ 약국의 시설 안이나 구내인 경우

㉡ 약국의 시설이나 부지 일부를 분할·변경 또는 개수하여 의료기관을 개설하는 경우

㉢ 약국과 전용 복도·계단·승강기 또는 구름다리 등의 통로가 설치되어 있거나 이런 것들을 설치하여 의료기관을 개설하는 경우

㉣「건축법」등 관계 법령에 따라 허가를 받지 아니하거나 신고를 하지 아니하고 건축 또는 증축·개축한 건축물에 의료기관을 개설하는 경우

② 의료기관과 약국의 담합금지(「약사법」제24조제2항)

㉠ 약국개설자가 특정 의료기관의 처방전을 소지한 자에 대하여 약제비의 일부 또는 전부를 면제해 주는 행위

㉡ 약국개설자 또는 의료기관개설자 가 직접 또는 제3자를 통하여 약국개설자 또는 의료기관개설자에게 처방전 알선의 대가로 금전·물품·편익·노무·향응 기타 경제상의 이익을 제공 요구 약속하거나 이를 받는 행위

㉢ 의료기관개설자가 처방전을 소지한 자에게 특정 약국에서 조제받도록 지시하거나 유도하는 행위

㉣ 의사 또는 치과의사가 의사회 분회 또는 치과의사회 분회가 약사회 분회에 제공한 처방의약품 목록에 포함되어 있는 의약품과 같은 성분의 다른 품목을 반복하여 처방하는 행위(그 처방전에 따라 의약품을 조제한 약사의 행위도 또한 같다)

㉤ 약국개설자와 의료기관 개설자 사이의 사전 약속에 따라 처방전에 의약품의 명칭 등을 기호나 암호로 적어 특정 약국에서만 조제할 수 있도록 하는 행위

㉥ 의료기관 개설자가 ㉣에 의한 처방의약품 목록 외의 의약품을 처방하여 특정 약국에서만 조제할 수 있도록 하는 행위

㉦ 약국개설자와 의료기관 개설자 사이에 의약품 구매사무, 의약품 조제업무 또는 요양급여비용 심사청구업무 등을 지원하거나 관리하는 행위

㉧ 의료기관 개설자가 처방전 소지자의 요구가 없음에도 불구하고 특정 약국에서 조제하도록 처방전을 팩스·컴퓨터통신 등을 이용하여 전송하는 행위

㉨ 의료기관 개설자가 사실상 그의 지휘·감독을 받는 약사로 하여금 약국을 개설하도록 하거나 약국을 개설한 약사를 지휘·감독하여 의료기관개설자가 그 약국을 사실상 운영하는 행위

3. 의료기관 개설사항 변경, 휴업, 폐업

1) 변경 신고·허가

(1) 변경 신고·허가

의료기관을 개설한 후 그 장소를 이전하거나 개설에 관한 신고·허가사항 중 일정한 중요사항을 변경하는 경우에는 **개설과 동일하게 신고·허가절차(의원급은 시장·군수·구청장에게 신고, 병원급은 시·도지사에게 허가)**를 거쳐야 한다(제33조제5항). 의료기관 변경신고의 주요사항으로는 “① 의료기관 개설자의 변경 사항, ② 의료기관 개설자가 입원, 해외 출장 등으로 다른 의사·치과의사·한의사 또는 조산사에게 진료하게 할 경우 그 기간 및 해당 의사 등의 인적 사항, ③ 의료기관의 진료과목의 변동 사항, ④ 진료과목 증감이나 입원실 등 주요 시설의 변경에 따른 시설 변동 내용, ⑤ 의료기관의 명칭 변경 사항, ⑥ 의료기관의 의료인 수” 등이 있다(시행규칙 제26조).

(2) 개설자 대신 진료하는 의사(대진의) 신고

의료기관에서 대진의를 고용한 경우 “그 기간 및 당해 의사 등의 인적사항”을 보건소에 신고하고, 요양기관현황변경통보서에 의한 변동 상황을 건강보험심사평가원(심평원)에 신고하여야 한다. 만약 보건소에 신고하지 않을 경우 100만원 이하의 과태료에 처할 수 있으며(제92조제3항), 요양기관현황통보서에 의한 변동 상황을 심평원에 신고하지 않을 경우 진료비 조정 등의 문제가 있을 수 있다. 대진의 신고와 관련하여 보건소 신고는 사전신고이며 심평

원 신고는 사후 신고임을 주의할 필요가 있다. 즉 보건소 신고는 고용기간과 관계없이 반드시 사전에 신고하여야 하며, 심평원 신고의 경우 변경이 있는 날로부터 15일 이내에 요양기관 변경사항통보서 및 변경 증명 서류를 제출해야 한다(「국민건강보험법」 시행규칙 제12조제4항).

대진의가 진료할 수 있는 기간은 최대 3개월이다.

2) 휴업, 폐업 신고 · 허가

(1) 휴업 신고 · 허가

의료기관 개설자(**의원급, 병원급 의료기관 모두**)는 의료업을 **폐업**하거나 **1개월 이상 휴업**(입원환자가 있는 경우에는 1개월 미만의 휴업도 포함함)하려면 **관할 시장 · 군수 · 구청장에게 신고하여야 한다**(제40조제1항). 따라서 의료기관을 1월 미만으로 휴업하는 경우 반드시 해당 행정관청에 신고해야 할 의무는 없으며 보통 환자에게 미리 통보하거나 안내문을 부착하면 된다. 다만 대진의를 1일 ~ 1월 미만으로 고용할 경우에도 반드시 해당 행정관청에 신고하여야 한다. 의료기관을 휴업하는 경우 관할 보건소에 휴업신고를 하고 휴업한 날로부터 15일 이내에 관할 건강보험심사평가원 본 · 지원으로 '휴업사실확인서(보건소발행) 사본'을 첨부하여 '요양기관변경신청서'를 작성하여 신고하여야 한다. 그리고 시장 · 군수 · 구청장은 매월 의료기관 폐업신고의 수리 상황을 그 다음달 15일까지 보건복지부장관에게 보고하여야 한다(시행규칙 제30조제2항). 한편 의원 · 치과의원 · 한의원 또는 조산원을 개설한 의료인이 부득이한 사유로 **3월을 초과하여 그 의료기관을 관리할 수 없는 경우 그 개설자는 폐업 또는 휴업 신고를 하여야 한다**(시행규칙 제30조제3항). 따라서 대진의사를 둘 수 있는 기간은 3월이며 이 기간을 초과하는 경우에는 당연히 휴업 또는 폐업신고를 하여야 한다. 의료기관에서 대진의를 고용할 경우 일반의, 타전문의에 상관없이 모두 근무 가능하다(보건복지부 2008.1.11. 의료정책팀 인터넷민원회신).

(2) 폐업신고

의료기관을 폐업(**의원급, 병원급 의료기관 모두**)할 경우 **관할 시장 · 군수 · 구청장에게 폐업 신고**[81]를 한 후, 폐업한 날로부터 15일 이내에 관할 건강보험심사평가원 본 · 지원으로 '폐업

81) 의료기관이 폐업 또는 휴업을 할 경우 '관할 시장 · 군수 · 구청장'에게 '신고'하도록 하고 있다. 주의할 점은 '개설'의 경우 의원급 의료기관은 관할 시장 · 군수 · 구청장에게 신고하도록 하고 있는 반면 병원급 의료기관은 시 · 도지사의 허가를 받도록 하고 있다.

사실 확인서(보건소발행) 사본'을 첨부하고 '요양기관변경신청서(첨부)'를 작성하여 신고하여야 한다. 폐업신고는 사후통보의 성격이 아니라 사전적인 신고의 의미가 있다. 다만 의료기관의 개설자가 사망하여 폐업신고서가 사망일 이후에 접수되었더라도 당해 의료기관은 개설자 사망일에 개설사유가 소멸되었으므로 폐업처리는 사망일자로 하여야 하며, 다른 의료인이 계속하여 그 의료기관을 운영하는 경우에도 폐업 및 개설일은 사망일자로 하여야 한다(보건복지부 1993.12.28. 의료정책과-65501-1711).

시장·군수·구청장은「감염병의 예방 및 관리에 관한 법률」에 따라 질병관리청장, 시·도지사 또는 시장·군수·구청장이 감염병의 역학조사 및 예방접종에 관한 역학조사를 실시하거나 의료인 또는 의료기관의 장이 질병관리청장 또는 시·도지사에게 역학조사 실시를 요청한 경우로서 그 역학조사를 위하여 필요하다고 판단하는 때에는 의료기관 폐업 신고를 수리하지 아니할 수 있다(제40조제3항).

(3) 진료기록부등의 이관

의료기관 개설자는 폐업 또는 휴업 신고를 할 때 기록·보존하고 있는 진료기록부등의 수량 및 목록을 확인하고 진료기록부등을 관할 보건소장에게 넘겨야 한다(제40조의2제1항). 다만 폐업 또는 휴업의 신고를 하는 의료기관의 개설자가 진료기록부등을 직접 보관하고자 하는 경우에는 진료기록보관계획서에 "① 진료기록부등의 종류별 수량 및 목록, ② 진료기록부등에 대한 체계적이고 안전한 보관계획에 관한 서류"를 첨부하여 '관할 보건소장'의 허가를 받아야 한다(시행규칙 제30조제4항).

(3) 후속조치

의료기관 개설자는 의료업을 폐업 또는 휴업하는 경우 보건복지부령으로 정하는 바에 따라 해당 의료기관에 입원 중인 환자를 다른 의료기관으로 옮길 수 있도록 하는 등 환자의 권익을 보호하기 위한 조치를 하여야 한다. 시장·군수·구청장은 폐업 또는 휴업 신고를 받은 경우 의료기관 개설자가 환자의 권익을 보호하기 위한 조치를 취하였는지 여부를 확인하는 등 대통령령으로 정하는 조치를 하여야 한다(제40조 제4항, 제5항).

4. 의료행위 장소

1) 개설한 의료기관내에서 진료원칙

의료인은 응급환자 등 일정한 사유가 아니면 의료기관을 개설하고 개설한 의료기관 내에서 의료업을 할 수 있다(제33조제1항). 의료법이 의료인에 대하여 의료기관 내에서 의료업을 영위하도록 한 것은 그렇지 않을 경우 의료의 질 저하와 적정 진료를 받을 환자의 권리 침해 등으로 인해 의료질서가 문란하게 되고 국민의 보건위생에 심각한 위험을 초래하게 되는 것을 사전에 방지하고자 하는 보건의료정책상의 필요성에 의한 것이다. 따라서 의료인이 전화 등을 통해 원격지에 있는 환자에게 행하는 의료행위는 특별한 사정이 없는 한 의료법 위반이며, '환자나 환자 보호자의 요청에 따라 진료하는 경우'에도 동일하게 불법이다(2010두26315). 따라서 유선이나 인터넷 등을 통해 문진을 실시하고 처방을 하는 것은 법위반에 해당될 수 있다(보건복지부 2003.1.29. 보건의료정책과 인터넷민원회신). 의료기관이 아닌 곳에서 환자에게 스스로 채혈하게 한 후 채혈한 혈액을 임상병리사가 현미경을 통하여 검사하는 등의 행위는 의료법에 위반된다(보건복지부 2006.11.6. 의료정책팀-4429).

2) 예외사항

(1) 「응급의료에 관한 법률」에 따른 응급환자를 진료하는 경우

현장 또는 구급차 내에서 진료하는 경우는 허용된다.

(2) 환자나 환자 보호자의 요청에 따라 진료하는 경우

의료법이 원칙적으로 의료인이 개설한 의료기관 내에서 의료업을 영위하도록 한 것은 의료행위가 의료기관 밖에서 행하여질 경우 의료의 질 저하와 적정 진료를 받을 환자의 권리 침해 등으로 인해 의료질서가 문란하게 되고, 국민의 보건위생에 심각한 위험을 초래하게 되는 것을 사전에 방지하고자 하는 보건의료정책상의 필요성에 의한 것인 점, 진료는 의료인이 아니면 할 수 없는 의료행위의 일종으로서 의료인은 의료행위를 할 때 사람의 생명・신체・건강을 관리하는 업무의 성질상 환자의 구체적인 증상이나 상황에 따라 위험을 방지하기 위하여 요구되는 최선의 조치를 취하여야 할 주의의무를 부담하고 있으므로, 환자나 환자 보호자의 요청을 받은 의료인으로서는 최선의 의료행위를 하기 위해서 해당 환자의 증상이나 상황 등을 미리 숙지하여 대비하고 환자의 진료에 필요한 기구, 장비 등을 구비한 다음 그 환자가 있는 장소를 방문하여 진료행위를 할 필요가 있는 점 등을 감안하여 볼 때, 「의료법」 제33조 제1항 제2호가 정한 '환자나 환자 보호자의 요청에 따라 진료하는 경우'란 특별한 사정이 없는 한 특정 환자에 대한 개별적이고 구체적인 요청에 응하여 이루어지는 진료를 의미한다고 해석하는 것이 타당하다. 그러나 요양기관인 병원을 운영하는 의료법인이, 소속 의사로 하여금 사회복지시설을 1주에 1, 2회 방문하여 환자들을 진료하도록 한 후 진찰료를 요양급여비용 등으로 청구하여 지급받은 행위는 「의료법」 제33조 제1항 등을 위반한 행위에 해당한다(2010두26315).

(3) 국가나 지방자치단체의 장이 공익상 필요하다고 인정하여 요청하는 경우

지역에 나가서 하는 진료봉사나 재해 시 의료지원 등이 해당된다.

(4) 가정간호를 하는 경우

가정간호는 의사나 한의사가 의료기관 외의 장소에서 계속적인 치료와 관리가 필요하다고 판단하여 가정전문간호사에게 치료나 관리를 의뢰한 자에 대하여만 실시하여야 한다. 이 경우 가정간호의 범위에는 간호, 검체의 채취 및 운반, 투약, 주사, 응급처치 등에 대한 교육 및 훈련, 상담, 다른 보건의료기관 등에 대한 건강관리에 관한 의뢰에 관한 사항이 해당된다. 이 중 검체의 채취 및 운반, 투약, 주사 또는 치료적 의료행위인 간호를 하는 경우에는 의사나 한의사의 진단과 처방에 따라야 한다. 의사 및 한의사 처방의 유효기간은 처방일로부터 90일까지로 한다. 가정간호를 실시하는 간호사는 「전문간호사 자격인정 등에 관한 규칙」에 따른 가정전문간호사이어야 한다. 가정간호를 실시하는 의료기관의 장은 가정전문간호사를 2명 이상 두어야 하며, 가정간호에 관한 기록을 5년간 보존하여야 한다(시행규칙 제24조).[82]

(5) 그 밖에 이 법 또는 다른 법령으로 특별히 정한 경우나 환자가 있는 현장에서 진료를 하여야 하는 부득이한 사유가 있는 경우

---

82) 이와 관련하여 의료기관 소속 간호(조무)사로 하여금 피보험자(보험가입자)의 자택 또는 사무실을 방문하게 하여 문진, 채혈 등의 행위를 하는 경우가 문제된다. 이러한 형태의 의료행위는 의사의 지도 없이 간호(조무)사가 단독적으로 의료행위를 하는 것이며(제2조제2항 및 제27조제1항), 소속된 의료기관 외에서 의료업을 하는 것이다(제33조 제1항). 즉 이 경우 위 의료법상 허용되는 가정간호에 해당한다고 보기 어렵다.

3) 원격의료

의료인은 컴퓨터・화상통신 등 정보통신기술을 활용하여 먼 곳에 있는 의료인에게 의료지식이나 기술을 지원하는 **원격의료**를 할 수 있다(제34조제1항). 주의할 점은 원격의료에 관한 규정은 환자와 의사 사이의 직접적인 화상 등의 원격진료를 허용한 것이 아니라 의사와 의사 사이의 상담진료에 관한 것이다. 즉 현행 의료법상 원격의료는 의료기관과 의료기관, 의료인과 의료인 사이만 인정되는 것으로서 원격지 의료인이 직접 환자에 대하여 진료하거나 처방전을 발행하는 것은 인정되지 않는다(보건복지부 2006.1.12. 의료정책팀-174 참조). 원격의료를 행하거나 이를 받고자 하는 자는 ① 원격진료실, ② 데이터 및 화상(畵像)을 전송・수신할 수 있는 단말기, 서버, 정보통신망 등의 장비"를 갖추어야 한다(시행규칙 제29조). 이 경우 원격지의사는 환자를 직접 대면하여 진료하는 경우와 같은 책임을 지나(제34조제3항), 원격지의사의 원격의료에 따라 의료행위를 한 의료인이 현지의사인 경우에는 그 의료행위에 대하여 원격지의사의 과실을 인정할 만한 명백한 근거가 없으면 환자에 대한 책임은 현지의사에게 있는 것으로 본다(제34조제4항).

5. 시설・인력・운영 기준

1) 준수사항

의료기관을 개설하는 자는 보건복지부령으로 정하는 바에 따라 의료기관의 종류에 따른 시설기준 및 규격에 관한 사항, 의료기관의 안전관리시설 기준에 관한 사항, 의료기관 및 요양병원의 운영 기준에 관한 사항, 고가의료장비의 설치・운영 기준에 관한 사항, 의료기관의 종류에 따른 의료인 등의 정원 기준에 관한 사항, 급식관리 기준에 관한 사항, 의료기관의 위생 관리에 관한 사항, 의료기관의 의약품 및 일회용 주사 의료용품의 사용에 관한 사항, 의료기관의 감염병환자등의 진료 기준에 관한 사항, 의료기관 내 수술실, 분만실, 중환자실 등 감염관리가 필요한 시설의 출입 기준에 관한 사항, 의료인 및 환자 안전을 위한 보안장비 설치 및 보안인력 배치 등에 관한 사항, 의료기관의 신체보호대 사용에 관한 사항을 지켜야 한다(제36조).

(1) 의료기관 종류에 따른 시설기준 및 규격

시행규칙 제34조에서는 "① 입원실, ② 중환자실, ③ 수술실, ④ 응급실, ⑤ 임상검사실,

⑥ 방사선 장치, ⑦ 회복실, ⑧ 물리치료실, ⑨ 한방요법실, ⑩ 병리해부실, ⑪ 조제실(탕전실), ⑫ 의무기록실, ⑬ 소독시설, ⑭ 급식시설, ⑮ 세탁물 처리시설, ⑯ 시체실, ⑰ 적출물 처리시설, ⑱ 자가발전시설, ⑲ 구급자동차, ⑳ 장례식장"에 대하여 자세히 규정하고 있다.

(2) 의료기관 안전관리시설기준

의료기관은 환자, 의료관계인, 그 밖의 의료기관 종사자의 안전을 위하여 "① 화재나 그 밖의 긴급한 상황에 대처하기 위하여 필요한 시설, ② 방충, 쥐막기, 세균오염 방지에 관한 시설, ③ 채광・환기에 관한 시설, ④ 전기・가스 등의 위해 방지에 관한 시설, ⑤ 방사선 위해 방지에 관한 시설, ⑥ 그 밖에 진료과목별로 안전관리를 위하여 필수적으로 갖추어야 할 시설"을 갖추어야 한다(시행규칙 제35조).

(3) 의료기관 운영기준

의료기관은 다음 운영기준을 지켜야 한다. ① 입원실의 정원을 초과하여 환자를 입원시키지 말 것, ② 입원실은 남・여별로 구별하여 운영할 것, ③ 입원실이 아닌 장소에 환자를 입원시키지 말 것, ④ 외래진료실에는 진료 중인 환자 외에 다른 환자를 대기시키지 말 것(시행규칙 제35조의2)

(4) 요양병원 운영기준

요양병원의 입원 대상은 "① 노인성 질환자(노인성 치매 환자 포함), ② 만성질환자, ③ 외과적 수술 후 또는 상해 후 회복기간에 있는 자"로서 주로 요양이 필요한 자로 한다. 단 감염성 질환자는 요양병원의 입원 대상으로 하지 아니하며, 정신질환자(노인성 치매환자 제외)는 정신병원외의 요양병원의 입원 대상으로 하지 아니한다. 각급 의료기관은 환자를 요양병원으로 옮긴 경우에는 환자 이송과 동시에 진료기록 사본 등을 그 요양병원에 송부하여야 한다. 요양병원 개설자는 요양환자의 상태가 악화되는 경우에 적절한 조치를 할 수 있도록 환자 후송 등에 관하여 다른 의료기관과 협약을 맺거나 자체 시설 및 인력 등을 확보하여야 한다(시행규칙 제36조).

(5) 의료기관 종류에 따른 의료인 등의 정원기준

의료기관은 의료기관의 종류에 따라 규정에서 정한 기준에 의한 의료인을 두어야 한다. 아울러 의료기관은 의료인 외에 다음의 기준에 따라 필요한 인원을 두어야 한다. ① 병원급 의료기관에는 **약사** 또는 한약사를 두어야 한다. ② 입원시설을 갖춘 종합병원·병원·치과병원·한방병원 또는 요양병원에는 1명 이상의 **영양사**를 둔다. ③ 의료기관에는 각 진료과목별로 필요한 수의 의료기사를 둔다. ④ **종합병원**에는 필요한 수의 **보건의료정보관리사(종전 의무기록사)**를 둔다. ⑤ 의료기관에는 필요한 수의 간호조무사를 둔다. ⑥ 종합병원에는 **사회복지사** 자격을 가진 자 중에서 환자의 갱생·재활과 사회복귀를 위한 상담 및 지도 업무를 담당하는 요원을 1명 이상 둔다. ⑦ 요양병원에는 시설 안전관리를 담당하는 당직근무자를 1명 이상 둔다. ⑧ 보건복지부장관은 간호사나 치과위생사의 인력 수급상 필요하다고 인정할 때에는 간호사 또는 치과위생사 정원의 일부를 간호조무사로 충당하게 할 수 있다(시행규칙 제38조).

연평균 1일 입원환자 40명, 외래환자 90명인 경우 의사, 간호사 정원은 다음과 같다. 먼저 의사의 경우 "〔40 ÷ 20〕+〔(90 ÷ 3) ÷ 20〕"로 총 3.5명이나 소수점을 올려 결국 4명이 필요하다. 다음으로 간호사의 경우 "〔40 ÷ 2.5〕+〔(90 ÷ 12) ÷ 2.5〕"로 총 19명이 필요하다.

구 분	종합병원	병 원	요양병원	의 원
의 사	연평균 1일 입원환자를 20명으로 나눈 수(이 경우 소수점은 올림). 외래환자 3명은 입원환자 1명으로 환산함	종합병원과 같음	연평균 1일 입원환자 40명마다 1명을 기준으로 함(한의사를 포함하여 환산함)	종합병원과 같음
간호사 83)	연평균 1일 입원환자를 2.5명으로 나눈 수(이 경우 소수점은 올림) 외래환자 12명은 입원환자 1명으로 환산함84)	종합병원과 같음	연평균 1일 입원환자 6명마다 1명을 기준으로 함(다만, 간호조무사는 간호사 정원의 3분의 2 범위 내에서 둘 수 있음)	종합병원과 같음
조산사	산부인과에 배정된 간호사 정원의 3분의 1 이상	종합병원과 같음(산부인과가 있는 경우에만 둠)		병원과 같음

83) 참고로 "① 입원환자 5인 이상을 수용하는 의원, 치과의원 및 한의원에 있어서는 간호사 정원의 100분의 50이내, ② 입원환자 5인 미만 또는 외래환자만을 진료하는 의원, 치과의원 및 한의원에 있어서는 간호사 정원의 100분의 100이내"에서 충당할 수 있다(간호조무사정원에 관한 고시).

84) 정신의료기관의 경우에는 "입원환자(외래환자 3인은 이를 입원환자 1인으로 본다) 13인당 1인을 두되, 그 단수에는 1인을 추가한다. 이 경우 간호사 정원의 2분의 1의 범위안에서 간호조무사를 간호사로 갈음할 수 있다(「정신건강증진 및 정신질환자 복지서비스 지원에 관한 법률」 시행규칙 제7조제2항 [별표 3])."고 하고 있다.

(6) 급식관리 기준에 관한 사항

입원시설을 갖춘 종합병원·병원·치과병원·한방병원 또는 요양병원은 환자의 식사를 위생적으로 관리·제공하여야 한다. 즉 영양관리위원회 설치, 일반식과 치료식 분리, 영양사가 관리, 의사가 의뢰한 환자의 영양상담 및 지도, 감염병 환자에 대한 급식관리, 급식종사자 연 1회 건강진단, 위생교육 등을 하여야 한다(시행규칙 제39조 및 별표 6).

(7) 의료기관의 위생관리 기준

의료기관을 개설하는 자는 ① 환자의 처치에 사용되는 기구 및 물품(1회용 기구 및 물품은 제외한다)은 보건복지부장관이 정하여 고시하는 방법에 따라 소독하여 사용할 것, ② 감염의 우려가 있는 환자가 입원하였던 입원실 및 그 옷·침구·식기 등은 완전히 소독하여 사용할 것, ③ 의료기관에서 업무를 수행하는 보건의료인에 대하여 손 위생에 대한 교육을 실시할 것의 위생관리 기준을 지켜야 한다(시행규칙 제39조의2).

(8) 의약품 및 일회용 의료기기의 사용 기준

의료기관을 개설하는 자는 ① 변질·오염·손상되었거나 유효기한·사용기한이 지난 의약품을 진열하거나 사용하지 말 것, ② 의약품 등의 안전에 관한 규칙에 따라 규격품으로 판매하도록 지정·고시된 한약을 조제하는 경우에는 의약품 등의 안전에 관한 규칙에 따른 품질관리에 관한 사항을 준수할 것(한의원 또는 한방병원만 해당한다), ③ 포장이 개봉되거나 손상된 일회용 주사 의료용품은 사용하지 말고 폐기할 것, ④ 일회용 주사기에 주입된 주사제는 지체 없이 환자에게 사용할 것, ⑤ 한 번 사용한 일회용 주사 의료용품은 다시 사용하지 말고 폐기할 것의 기준을 지켜야 한다(시행규칙 제39조의3).

(9) 감염병환자등의 진료 기준

입원치료 대상 환자 등을 진찰 또는 진단한 의료인이나 의료기관의 장은 환자를 입원시설에 입원시키고, 지체 없이 관할 보건소장에게 신고해야 한다. 신고를 받은 관할 보건소장은 입원치료 여부를 지체 없이 확인해야 한다. 입원치료 대상자의 입원치료 기간은 감염병환자 등으로 밝혀진 시점부터 증상 및 감염력이 소멸된 시점까지로 한다.

입원시설의 장 및 시설에 종사하는 의료인은 치료를 통하여 입원 해제가 가능한 사람에 대해 입원을 해제하고, 그 내용을 관할 보건소장에게 지체 없이 신고해야 하며, 관할 보건소장은 지체 없이 입원 해제 여부를 확인해야 한다.

증상은 소멸되었으나 감염력이 있는 회복기 병원체보유자의 경우에는 보건소장의 관리하에 지속적인 치료를 받도록 하고, 감염력이 소멸될 때까지 의료기관에 입원치료를 받거나 자가치료를 하도록 해야 한다.

(10) 감염관리가 필요한 시설의 출입 기준

의료기관을 개설하는 자는 수술실, 분만실, 중환자실에서 의료행위가 이루어지는 동안 환자, 의료행위를 하는 의료인·간호조무사·의료기사, 환자의 보호자 등 의료기관의 장이 출입이 필요하다고 인정하여 승인한 사람으로서 감염관리 등 출입에 필요한 안내를 받은 사람 외에는 수술실 등에 출입하는 사람이 없도록 관리해야 한다.

의료기관을 개설하는 자는 수술실 등에 출입하는 사람의 이름, 출입 목적, 입실·퇴실 일시, 연락처 및 출입 승인 사실(환자의 보호자만 해당) 등을 기록(전자기록을 포함한다)하여 관리하고 1년 동안 보존해야 한다. 다만, 환자의 경우 진료기록부, 조산기록부 및 간호기록부 등으로 해당 사실을 확인할 수 있으면 기록, 관리 및 보존을 생략할 수 있다. 의료기관을 개설하는 자는 수술실 등의 입구 등 눈에 띄기 쉬운 곳에 출입에 관한 구체적인 사항을 게시해야 한다(시행규칙 제39조의5).

(11) 의료기관의 의료관련감염 예방에 관한 사항

2) 공중보건의사 등 고용금지

의료기관 개설자는 「농어촌 등 보건의료를 위한 특별조치법」에 따른 배치기관 및 배치시설이나 파견근무기관 및 시설이 아니면 공중보건의사에게 의료행위를 하게 하거나, 당직의료인으로 두어서는 아니 된다. 의료기관 개설자는 「병역법」에 따라 군병원 또는 병무청장이 지정하는 병원에서 직무와 관련된 수련을 실시하는 경우가 아니면 병역판정검사전담의사에게 의료행위를 하게 하거나 당직의료인으로 두어서는 아니 된다(제36조의2).

공중보건의사는 응급치료 또는 감염병 관리 등의 경우를 제외하고는 지자체장 또는 배치기관 장의 허가 없이 근무지를 이탈할 수 없으며[85], 공중보건업무 외의 업무의 겸업이 금지되고, 위반 시 겸업에 종사한 일수의 최대 5배까지 연장하여 근무 명령을 받을 수 있다[86]. 그

85) 「농어촌 등 보건의료를 위한 특별조치법」 제8조(직장 이탈 금지)

런데 최근 5년간 근무지 무단이탈 및 겸업금지 위반 등으로 공중보건의사에 대한 복무기간 연장명령 처분 건수는 계속 증가하고 있으며, 겸업금지의무위반으로 행정처분이 내려진 경우는 전체 82건 중 69.5%에 해당하는 57건이었다. 이에 공중보건사의 배치기관이 아님에도 불구하고 이들을 고용한 의료기관을 처벌하는 근거를 마련하였다.

3) 특수의료장비 및 진단용 방사선 발생장치 설치·운영기준

의료기관은 보건의료 시책 상 적정한 설치와 활용이 필요하여 보건복지부장관이 정하여 고시하는 의료장비(특수의료장비)를 설치·운영하려면 장비를 운용할 영상의학과 전문의 자격증, 방사선사 면허증 사본, 공동활용 동의서 등을 첨부하여 시장·군수·구청장에게 등록하여야 하며, 설치인정기준에 맞게 설치·운영하여야 한다. 의료기관의 개설자나 관리자는 특수의료장비를 설치하면 보건복지부장관에게 정기적인 품질관리검사를 받아야 한다. 의료기관의 개설자나 관리자는 품질관리검사에서 부적합하다고 판정받은 특수의료장비를 사용하여서는 아니 된다. 보건복지부장관은 품질관리검사업무의 전부 또는 일부를 관계 전문기관에 위탁할 수 있다(제38조). 특수의료장비에는 '자기공명영상촬영장치, 전산화단층촬영장치, 유방촬영용장치'가 있다. 이에 대하여 자세한 내용은 「특수의료장비의 설치 및 운영에 관한 규칙」에서 규정하고 있다.

진단용 방사선 발생장치를 설치·운영하려는 의료기관은 '**시장·군수·구청장**'에게 신고하여야 하며, 안전관리기준에 맞도록 설치·운영하여야 한다. 의료기관 개설자나 관리자는 진단용 방사선 발생장치를 설치한 경우에는 안전관리책임자를 선임하고, 정기적으로 검사와 측정을 받아야 하며, 방사선 관계 종사자에 대한 피폭관리(被曝管理)를 하여야 한다. 안전관리책임자로 선임된 사람은 선임된 날부터 1년 이내에 질병관리청장이 지정하는 방사선 분야 관련 단체(안전관리책임자 교육기관)가 실시하는 안전관리책임자 교육을 받아야 하며, 주기적으로 보수교육을 받아야 한다(제37조). 진단용 방사선 발생장치에는 '진단용 엑스선 장치, 진단용 엑스선 발생기, 치과진단용 엑스선 발생장치, 전산화 단층 촬영장치(양전자방출 전산화 단층 촬영장치 포함), 유방촬영용 장치 등 방사선을 발생시켜 질병의 진단에 사용하는 기기'가 있다. 이에 대하여 자세한 내용은 「진단용 방사선 발생장치의 안전관리에 관한 규칙」에서 규정하고 있다.

86) 「농어촌 등 보건의료를 위한 특별조치법」 제9조(공중보건의사의 복무)

4) 수술실 CCTV 설치

의료기관에서 수술을 하는 과정에서 대리수술이나 부정 의료행위를 사전에 방지하고, 환자 안전을 강화하기 위해 환자의 요청이 있는 경우 수술실 CCTV 촬영을 의무화하도록 하였다. 이 규정은 하위법령 마련, 준비기간을 고려하여 2년의 유예기간을 두어 2023년 9월 25일부터 시행된다(제38조의2).

주요내용으로 수술실 내 CCTV 설치를 의무화하였다. 전신마취 등 환자의 의식이 없는 상태에서 수술을 시행하는 의료기관의 개설자는 수술실 내부에 폐쇄회로 텔레비전(CCTV)을 의무적으로 설치하도록 하고, 국가 및 지방자치단체는 폐쇄회로 텔레비전의 설치 등에 필요한 비용을 지원할 수 있도록 했다. 해킹방지를 위하여 네트워크 카메라가 아닌 폐쇄회로TV로 하였다. 전신마취 등 환자의 의식이 없는 상태에서 수술을 하는 경우 환자 또는 환자의 보호자가 요청하는 경우 의료기관의 장이나 의료인은 장면을 의무적으로 촬영하도록 하였다. 다만 수술이 지체되면 환자의 생명이 위험하여지거나 심신상의 중대한 장애를 가져오는 응급수술을 시행하는 경우, 또는 환자의 생명을 구하기 위하여 적극적 조치가 필요한 위험도 높은 수술을 시행하는 경우, 또는 수련병원에서 전공의 수련을 현저히 저해할 우려가 있는 경우 등 정당한 사유가 있을 때는 촬영을 거부할 수 있도록 하였다. 수술을 하는 장면을 촬영하는 경우 녹음 기능은 사용할 수 없다. 다만, 환자 및 해당 수술에 참여한 의료인 등 정보주체 모두의 동의를 받은 경우에는 녹음기능을 사용할 수 있다. 의료기관의 장은 폐쇄회로 텔레비전으로 촬영한 영상정보가 분실·도난·유출·변조 또는 훼손되지 아니하도록 보건복지부령으로 정하는 바에 따라 내부 관리계획의 수립, 저장장치와 네트워크의 분리, 접속기록 보관 및 관련 시설의 출입자 관리 방안 마련 등 안전성 확보에 필요한 기술적·관리적 및 물리적 조치를 하여야 한다. 의료기관의 장은 촬영한 영상정보를 30일 이상 보관하여야 한다.

의료기관의 장은 범죄의 수사와 공소의 제기 및 유지, 법원의 재판업무 수행을 위하여 관계 기관이 요청하는 경우, 한국의료분쟁조정중재원이 의료분쟁의 조정 또는 중재 절차 개시 이후 환자 또는 환자 보호자의 동의를 받아 요청하는 경우, 환자 및 수술에 참여한 의료인 등 정보 주체 모두의 동의를 받은 경우를 제외하고는 촬영한 영상정보를 열람(의료기관의 장이 스스로 열람하는 경우를 포함한다)하게 하거나 제공(사본의 발급을 포함한다)하여서는 아니 된다. 의료기관의 개설자는 보건복지부장관이 정하는 범위에서 촬영한 영상정보의 열람 등에 소요되는 비용을 열람 등을 요청한 자에게 청구할 수 있다.

누구든지 촬영한 영상정보를 탐지하거나 누출·변조 또는 훼손하여서는 아니 되며 누구든지 촬영한 영상정보를 이 법에서 정하는 목적 외의 용도로 사용하여서는 아니 된다.

5) 공동이용

의료인은 다른 의료기관의 장의 동의를 받아 그 의료기관의 시설·장비 및 인력 등을 이용하여 진료할 수 있다(제39조제1항). 수술실, 방사선실, 의무기록실, 대기실, 급식시설, 세탁처리시설 등을 공동으로 이용할 수 있으며, 물리치료실, 임상검사실은 요양급여비용 산정에 있어 건강보험법상 시설·인력·장비의 별도기준에 따라야 한다. 이 경우 요양기관은 공동이용기관임을 확인할 수 있는 서류를 관할 심평원 지원에 제출한 후 실제 환자를 진료한 요양기관에서 해당항목에 대한 요양급여비용을 청구할 수 있다. 또한 의료기관의 장은 그 의료기관의 환자를 진료하는 데에 필요하면 해당 의료기관에 소속되지 아니한 의료인에게 진료하도록 할 수 있다(제39조제2항). 이 과정에서 의료사고가 발생한 경우 원칙적으로 '진료한 의사'가 책임을 지나, 의료사고가 의료기관의 시설·장비·인력 등의 결함 때문에 발생했다면 '그것을 제공한 의료기관 개설자'가 책임을 져야 한다(제39조제3항).

6) 당직의료인

각종 병원은 입원환자 200인까지는 의사·치과의사·한의사의 경우에는 1인, 간호사의 경우에는 2인의 당직의료인을 두어야 한다.[87)88)] 다만 정신병원·재활병원·결핵병원 등은 입원환자의 진료에 지장이 없도록 당해 병원의 자체기준에 따라 배치할 수 있다(시행령 제18조). 현행 의료법은 '각종 병원'에 한하여 '당직의료인'을 두도록 규정하고 있으므로, '의원'에 입원환자가 있더라도 원칙적으로 당직의료인을 필요적으로 둘 의무는 없다(2005노704).[89)]

---

87) 입원환자 200인을 초과하는 200인마다 의사·치과의사·한의사의 경우에는 1인, 간호사의 경우에는 2인 추가(시행령 제18조).

88) 의료법 제41조는 각종 병원에 응급환자와 입원환자의 진료 등에 필요한 당직의료인을 두어야 한다고만 규정하고 있을 뿐, 각종 병원에 두어야 하는 당직의료인의 수와 자격에 아무런 제한을 두고 있지 않고 이를 하위 법령에 위임하고 있지도 않다. 그런데도 의료법 시행령 제18조 제1항(이하 '시행령 조항'이라 한다)은 "법 제41조에 따라 각종 병원에 두어야 하는 당직의료인의 수는 입원환자 200명까지는 의사·치과의사 또는 한의사의 경우에는 1명, 간호사의 경우에는 2명을 두되, 입원환자 200명을 초과하는 200명마다 의사·치과의사 또는 한의사의 경우에는 1명, 간호사의 경우에는 2명을 추가한 인원 수로 한다."라고 규정하고 있다. 의료법 제41조가 "환자의 진료 등에 필요한 당직의료인을 두어야 한다." 라고 규정하고 있을 뿐인데도 시행령 조항은 당직의료인의 수와 자격 등 배치기준을 규정하고 이를 위반하면 의료법 제90조에 의한 처벌의 대상이 되도록 함으로써 형사처벌의 대상을 신설 또는 확장하였다. 그러므로 시행령 조항은 위임입법의 한계를 벗어난 것으로서 무효이다(2015도16014).

89) 다만 응급의료에 관한 법률상 시장·군수·구청장은 관할 지역안의 주민에게 적정한 응급의료를 제공하기 위하여 의원 중에서도 지역응급의료기관을 지정할 수 있다(제31조)는 점에서, 의원급 의료기관도

6. 의료기관 명칭 및 진료과목 표시

1) 의료기관 명칭 표시

(1) 명칭표시 방법

의료기관은 종별에 따라 "종합병원・병원・치과병원・한방병원・요양병원・정신병원・의원・치과의원・한의원・조산원"이란 명칭만을 사용할 수 있다(제42조제1항). 다만 "① 종합병원이 그 명칭을 병원으로 표시하는 경우, ② 상급종합병원 또는 전문병원으로 지정받은 의료기관이 지정받은 기간 동안 그 명칭을 사용하는 경우, ③ 2 이상의 면허를 가진 자가 개설한 의원급 의료기관이 면허 종별에 따른 종별명칭을 함께 사용하는 경우, ④ 국가나 지방자치단체에서 개설하는 의료기관이 보건복지부장관이나 시・도지사와 협의하여 정한 명칭을 사용하는 경우, ⑤ 다른 법령으로 따로 정한 명칭을 사용하는 경우"에는 예외로 한다(제42조제1항단서).

의료기관은 종별에 따르는 명칭 위에 고유 명칭을 붙일 수 있다. 의료기관의 명칭은 한글로 표시하되, 보건복지부장관이 정하는 바에 따라 외국어를 함께 표시할 수 있다(엔 에이치 NH 의원, 한글-외국어 병행표기 세부사항, 의료기관정책과-3913,2012.8.21.).

의료기관의 명칭표시판에는 '의료기관의 명칭, 전화번호, 진료에 종사하는 의료인의 면허 종류 및 성명'만을 표시할 수 있으며, 인터넷 홈페이지주소 등은 표시할 수 없다(보건복지부 2007.1.31. 의료정책팀-409). 다만 장소가 좁거나 그 밖에 부득이한 사유가 있는 경우에는 진료과목을 함께 표시할 수 있다. 의료기관의 명칭표시판에 진료과목을 함께 표시하는 경우에는 진료과목을 표시하는 글자의 크기를 의료기관의 명칭을 표시하는 글자 크기의 2분의 1 이내로 하여야 한다.

(2) 고유 명칭 중 신체 질병명과 유사한 명칭 사용제한

고유명칭은 의료기관의 종별명칭과 혼동할 우려가 있거나 특정진료과목 또는 질병명과 유사한 명칭을 사용할 수 없다.[90] '척추센터', '디스크를 주사로 치료하는 병원', '척추관절병원'

응급환자에 대하여 상시 진료할 준비체계를 갖추기 위하여 공휴일과 야간에 당직응급의료종사자를 두도록 하고 있다(제32조).

90) "연세항운의원"의 경우 신체, 질병명과 유사한 "항문"과 유사하여 바람직하지 않다는 것으로 보입니다.

은 사용할 수 없다(의료기관정책과-2039, 2012.5.18.).

(3) 전문과목 표시

병원・의원・치과병원(수련치과병원에 한함)의 개설자가 전문의인 경우에는 그 의료기관의 고유 명칭과 의료기관의 종별명칭 사이에 인정받은 전문 과목을 삽입하여 표시할 수 있다.[91] 만약 개설자가 2인 이상인 공동개설인 경우 개설자가 모두 전문의라면 전문과목을 모두 표시할 수 있다. 물론 이 경우 전문 과목을 1개만 쓰는 것도 가능하다(보건복지부 2003.3.13. 보건의료정책과 인터넷민원회신).

(4) 부속의료기관 명칭표시

부속의료기관의 경우에는 의료기관의 종별에 따르는 명칭 위에 그 개설기관의 명칭과 '부속'이라는 문자를 붙여야 한다.

(5) 비의료기관의 의료기관 명칭사용 금지

의료기관이 아니면 의료기관의 명칭이나 이와 비슷한 명칭을 사용하지 못한다(제42조제3항). 즉 'Clinic(클리닉)'은 '진료소', '의원'을 나타내는 뜻이므로 의료기관이 아닌 일반업소 등에서 '클리닉'이란 단어를 사용할 경우 100만원 이하의 과태료 처분을 받을 수 있다(보건복지부 2008.1.18. 보건의료정책과 인터넷민원회신).

2) 진료과목 표시

(1) 표시 과목

의료기관이 진료과목을 표시할 경우 진료과목 표시판에 "진료과목"이라는 글자와 각 종별에 따라 '진료과목의 명칭'을 표시하여야 한다(제43조). 종합병원, 병원, 의원에서 표시할 수 있는 진료과목은 "내과, 신경과, 정신건강의학과, 외과, 정형외과, 신경외과, 심장혈관흉부외

따라서 글자표기를 정확히 "운"으로 표기할 경우에는 사용도 가능할 것으로 보이나 "운"으로 정확히 표기하지 아니하고 "문"자 비슷하게 표기할 시는 "항문"으로 인식되어 행정처분을 받을 수 있음을 알려드립니다(보건복지부 2006.3.23. 보건의료정책과 인터넷민원회신).

91) 전문의는 진료과목 표시판에 진료과목 외에 '전문과목'이라는 글자와 전문과목의 명칭을 표시할 수 있다(「전문의의 수련 및 자격 인정 등에 관한 규정」 제19조제2항).

과, 성형외과, 마취통증의학과, 산부인과, 소아청소년과, 안과, 이비인후과, 피부과, 비뇨기과, 영상의학과, 방사선종양학과, 병리과, 진단검사의학과, 재활의학과, 결핵과, 가정의학과, 핵의학과, 직업환경의학과 및 응급의학과, 예방의학과"가 있다. 참고로 진료과목으로 표시할 수 있는 과목수를 제한하고 있지 않으나, 당해 의료기관이 확보하고 있는 시설・장비・인력에 해당하는 과목에 한하여 표시할 수 있다(시행규칙 제41조).

(2) 전문의의 다른 진료과목 표시

내과 전문의인 홍길동은 '홍길동내과의원'이라는 의료기관 명칭에 진료과목으로 '피부과' 등을 표시하거나 '홍길동 의원' 진료과목 내과 피부과 로 표시할 수 있다. 반면 다른 전문과목인 '홍길동 피부과의원'으로 표시하거나 '홍길동 내과피부과의원'으로 표시할 수는 없다.

(3) 진료과목으로 세부 질병 명 사용 금지

진료과목으로 세부 질병 명(하지정맥류, 비만 등)을 표시할 수 없다. 고유 명칭은 의료기관의 종류 명칭과 동일한 크기로 하되, 의료기관의 종류 명칭과 혼동할 우려가 있거나 특정 진료과목 또는 질병명과 비슷한 명칭을 사용하지 못한다. 다만, 「보건의료기본법」에 따라 시범사업기관으로 지정된 의료기관은 고유 명칭에 특정 진료과목 또는 질병 명을 사용할 수 있다(시행규칙 제40조제1호).

(4) 협진

병원(의원은 아님)은 한의사・치과의사를, 한방병원은 의사・치과의사를, 치과병원은 의사・한의사를 각각 고용하여 진료과목을 추가로 설치・운영할 수 있도록 함으로써 의료기관 내에서 다른 종류의 의료인 사이에 협진이 가능하다(제43조). 이 경우 각 진료에 필요한 시설・장비를 갖추어야 한다. 이 경우 추가로 설치한 진료과목을 포함한 의료기관의 진료과목은 보건복지부령으로 정하는 바에 따라 표시하여야 한다. 다만, 치과의 진료과목은 종합병원과 보건복지부령으로 정하는 치과병원에 한하여 표시할 수 있다.

7. 기타

1) 비급여 진료비용[92] 등 고지 등

의료기관 개설자는 「국민건강보험법」에 따라 요양급여의 대상에서 제외되는 사항 또는 「의료급여법」에 따라 의료급여의 대상에서 제외되는 사항의 비용을 환자 또는 환자의 보호자가 쉽게 알 수 있도록 고지하고, 의료기관이 환자로부터 징수하는 제증명수수료의 비용을 게시하여야 한다. 즉 비급여 대상(행위, 약제, 치료재료) 및 가격을 적은 책자 등을 접수창구 등 환자 또는 환자의 보호자가 쉽게 볼 수 있는 장소에 비치(비급여 대상 항목을 묶어 1회 비용으로 총액 표기 가능)하고, 진료기록부 사본·진단서 등 제증명수수료의 비용을 접수창구 등 환자 및 환자의 보호자가 쉽게 볼 수 있는 장소에 게시하여야 한다. 그리고 인터넷 홈페이지를 운영하는 병원급 의료기관에 한하여 인터넷 홈페이지 상 비급여 진료비용 및 제증명수수료 비용을 표시하여야 한다. 의료기관 개설자는 고지·게시한 금액을 초과하여 비용을 징수할 수 없다(제45조). 참고로 비급여 진료비용 게시 및 제증명수수료 비치의무 신설과 함께 의료기관 개설 신고·허가시 '비급여 진료비용 가격을 적은 표'를 제출할 의무는 삭제되었다.

2) 비급여 진료비용 등의 보고 및 현황조사 등

의료기관의 장은 비급여 진료비용 및 제증명수수료(비급여 진료비용 등)의 항목, 기준, 금액 및 진료내역 등에 관한 사항을 보건복지부장관에게 보고하여야 한다. 보건복지부장관은 보고받은 내용을 바탕으로 모든 의료기관에 대한 비급여 진료비용 등의 항목, 기준, 금액 및 진료내역 등에 관한 현황을 조사·분석하여 그 결과를 공개할 수 있으며 병원급 의료기관에 대하여는 그 결과를 공개하여야 한다. 보건복지부장관은 비급여 진료비용 등의 현황에 대한 조사·분석을 위하여 필요하다고 인정하는 경우에는 의료기관의 장에게 관련 자료의 제출을 명할 수 있다. 이 경우 해당 의료기관의 장은 특별한 사유가 없으면 그 명령에 따라야 한다(제45조의2). 보건복지부장관은 비급여 진료비용 등의 현황조사·분석의 결과를 고려하여 제증명수수료의 항목 및 금액에 관한 기준을 정하여 고시하여야 한다(제45조의2).

---

92) 국민건강보험법, 의료급여법에서 처치·수술·진찰 등에 대하여 요양(의료)급여를 원칙으로 하면서 일상생활에 지장이 없는 질환 등의 경우 요양급여 대상에서 제외하고 있는데, 이와 같은 비급여 범주의 진료를 비급여진료라 한다(「국민건강보험법」 제41조, 의료급여법 제7조).

3) 선택진료

선택진료 자격을 갖춘 의사에 대해 추가비용을 받을 수 있도록 하는 선택진료제(특진제)를 2018년부터는 완전 폐지하기로 함에 따라 선택진료 비용을 징수할 수 있는 근거를 삭제하는 등 관련 규정을 개정했다.

환자나 환자의 보호자는 종합병원·병원·치과병원·한방병원·요양병원·정신병원의 특정한 의사·치과의사 또는 한의사를 선택하여 진료를 요청할 수 있다. 이 경우 의료기관의 장은 특별한 사유가 없으면 환자나 환자의 보호자가 요청한 의사·치과의사 또는 한의사가 진료하도록 하여야 한다. 이에 따라 진료의사를 선택하여 진료를 받는 환자나 환자의 보호자는 진료의사의 변경을 요청할 수 있다. 이 경우 의료기관의 장은 정당한 사유가 없으면 이에 응하여야 한다. 의료기관의 장은 환자 또는 환자의 보호자에게 진료의사 선택을 위한 정보를 제공하여야 한다. 의료기관의 장은 위에 따라 진료하게 한 경우에도 환자나 환자의 보호자로부터 추가비용을 받을 수 없다(제46조).

4) 의료관련감염 예방

병원급(병상이 100개 이상인 경우만 해당) 의료기관의 장은 의료관련감염 예방을 위하여 감염관리위원회와 감염관리실을 설치·운영하고 감염관리 업무를 수행하는 전담 인력을 두는 등 필요한 조치를 하여야 한다.[93] 의료기관의 장은 감염병의 예방을 위하여 해당 의료기관에 소속된 의료인 및 의료기관 종사자 및 보건의료인력을 양성하는 학교 및 기관의 학생으로서 해당 의료기관에서 실습하는 자에게 정기적으로 교육을 실시하여야 한다. 의료기관의 장은 감염병이 유행하는 경우 환자, 환자의 보호자, 의료인, 의료기관 종사자 및 경비원 등 해당 의료기관 내에서 업무를 수행하는 사람에게 감염병의 확산 방지를 위하여 필요한 정보를 제공하여야 한다.

질병관리청장은 의료관련감염의 발생·원인 등에 대한 의과학적인 감시를 위하여 의료관련감염 감시 시스템을 구축·운영할 수 있다. 의료기관은 이 시스템을 통하여 매월 의료관련감염 발생 사실을 등록할 수 있다. 질병관리청장은 이 시스템의 구축·운영 업무를 관계 전문기관에 위탁할 수 있다. 질병관리청장은 업무를 위탁한 전문기관에 대하여 그 업무에 관한 보고 또는 자료의 제출을 명할 수 있다.

---

93) 감염대책위원회의 설치 및 기능, 위원회 구성 및 운영 등에 대하여 자세한 내용은 시행규칙 제43조부터 제46조까지 참조

의료관련감염이 발생한 사실을 알게 된 의료기관의 장, 의료인, 의료기관 종사자 또는 환자 등은 질병관리청장에게 그 사실을 보고(자율보고)할 수 있다. 이 경우 질병관리청장은 자율 보고한 사람의 의사에 반하여 그 신분을 공개하여서는 아니 된다. 자율 보고한 사람이 해당 의료관련감염과 관련하여 관계 법령을 위반한 사실이 있는 경우에는 그에 따른 행정처분을 감경하거나 면제할 수 있다. 자율 보고가 된 의료관련감염에 관한 정보는 검증을 한 후에는 개인 식별이 가능한 부분을 삭제하여야 한다. 자율보고의 접수 및 분석 등의 업무에 종사하거나 종사하였던 사람은 직무상 알게 된 비밀을 다른 사람에게 누설하거나 직무 외의 목적으로 사용하여서는 아니 된다. 의료기관의 장은 해당 의료기관에 속한 자율 보고를 한 보고자에게 그 보고를 이유로 해고 또는 전보나 그 밖에 신분 또는 처우와 관련하여 불리한 조치를 할 수 없다.

한편 질병관리청장은 수집한 의료관련감염 관련 정보를 감염 예방·관리에 필요한 조치, 계획 수립, 조사·연구, 교육 등에 활용할 수 있다(제47조).

5) 입원환자의 전원

대형종합병원에서 4명의 신생아가 연쇄적으로 사망하는 사고가 발생했을 때 신생아 중환자실에 있던 신생아 중 2명의 신생아가 전원(轉院)에 대한 보호자의 동의를 받지 못하여 사고가 발생한 신생아실에서 16시간 동안 방치되는 일이 있었다. 당시 입원환자의 전원에 관한 규정이 없기 때문에 위 사고의 경우에도 일반적인 의료행위 시 보호자의 동의를 받는 절차에 따른 것이다. 이에 법을 개정하였다.

의료기관의 장은 천재지변, 감염병 의심 상황, 집단 사망사고의 발생 등 입원환자를 긴급히 전원(轉院)시키지 않으면 입원환자의 생명·건강에 중대한 위험이 발생할 수 있음에도 환자가 의사표시를 할 수 없는 상태에 있거나 보호자와 연락이 되지 않아 환자나 보호자의 동의를 받을 수 없는 경우에는 시장·군수·구청장에게 환자가 현재 입원 중인 의료기관과 전원 시키려는 의료기관의 명칭·주소·전화번호, 환자 또는 보호자의 성명·주민등록번호·주소·전화번호, 전원일자, 전원사유 등을 명시하여 승인을 받아 입원환자를 다른 의료기관으로 전원 시킬 수 있다. 의료기관의 장은 환자를 전원시키고 구두, 유선 또는 서면 등으로 환자의 보호자에게 지체 없이 알려야 한다(제47조의2).

6) 의료기관 단체

병원급 의료기관의 장은 의료기관의 건전한 발전과 국민보건 향상에 기여하기 위하여 전국 조직을 두는 단체를 설립할 수 있다. 이 경우 단체는 법인으로 한다(제52조).

대한병원협회가 여기에 해당한다.

7) 대한민국의학한림원

'대한민국의학한림원'은 의학의 발전 및 국민건강증진을 목적으로 의학 및 관련 전문분야 석학으로 구성된 사단법인이다. 의료인에 관련되는 의학 및 관계 전문분야(의학등)의 연구・진흥기반을 조성하고 우수한 보건의료인을 발굴・활용하기 위하여 대한민국의학한림원(한림원)을 두도록 했다. 한림원은 ① 의학 등의 연구진흥에 필요한 조사・연구 및 정책자문, ② 의학 등의 분야별 중장기 연구 기획 및 건의, ③ 의학 등의 국내외 교류협력사업, ④ 의학 등 및 국민건강과 관련된 사회문제에 관한 정책자문 및 홍보, ⑤ 보건의료인의 명예를 기리고 보전(保全)하는 사업, ⑥ 보건복지부장관이 의학 등의 발전을 위하여 지정 또는 위탁하는 사업을 한다.

제 4 장

신의료기술 평가

보건복지부장관은 국민건강을 보호하고 의료기술의 발전을 촉진하기 위하여 신의료기술평가위원회의 심의를 거쳐 신의료기술의 안전성·유효성 등에 관한 평가(신의료기술평가)를 하여야 한다(제53조).[94] 신의료기술평가의 대상은 안전성·유효성이 평가되지 아니한 의료기술로서 보건복지부장관이 평가가 필요하다고 인정한 의료기술 또는 신의료기술로 평가받은 의료기술의 사용목적, 사용대상 및 시술방법 등을 변경한 경우로서 보건복지부장관이 평가가 필요하다고 인정한 의료기술이다(「신의료기술 평가에 관한 규칙」 제2조).

보건복지부장관은 신의료기술평가에 관한 사항을 심의하기 위하여 보건복지부에 신의료기술 평가위원회(위원회)를 둔다. 위원회는 위원장 1명을 포함하여 20명 이내의 위원으로 구성한다. 위원은 의사회에서 추천하는 자(약 6인)·치과의사회(1인)·한의사회(2인)에서 각각 추천하는 자, 보건의료에 관한 학식이 풍부한 자(2인), 소비자단체에서 추천하는 자(1인), 변호사의 자격을 가진 자로서 보건의료와 관련된 업무에 5년 이상 종사한 경력이 있는 자(1인), 보건의료정책 관련 업무를 담당하고 있는 보건복지부 소속 5급 이상의 공무원(1인)으로 보건복지부장관이 위촉하거나 임명한다. 위원장과 위원의 임기는 3년으로 하되, 연임할 수 있다. 다만, 공무원의 경우에는 재임기간으로 한다(제55조).

위원회의 심의사항을 전문적으로 검토하기 위하여 위원회에 분야별 전문평가위원회를 둔다. 보건복지부장관은 신의료기술평가의 결과를 건강보험심사평가원장에게 알려야 한다. 이 경우 신의료기술평가의 결과는 공표할 수 있다.

위원회에서는 체계적 문헌고찰(Systematic Review)방법에 따라 기존의 치료방법과 비교하여 기술적 경제적 효과를 평가하고 전문가들로 소위원회를 구성하여 전문가의 합의(AGREE)한 결과를 바탕으로 신의료기술을 평가 인증하며 위원회에서 신의료기술로 인정받으면 국민건강보험법에 따라 비급여 진료행위, 또는 급여진료행위로 인정되어 환자로부터 진료비 징수가 가능하다.

---

94) 대부분의 사항이 '신의료기술에 관한 규칙'으로 위임되어 있고 운영은 한국보건의료연구원(NECA)에서 운영하고 있다.

제 5 장

의료광고

2005. 10. 27. 헌법재판소는 "특정의료기관이나 특정의료인의 기능·진료방법"에 관한 광고를 금지하는 구(舊) 의료법 제46조 제3항 위반 시 300만원 이하의 벌금에 처하도록 하는 내용이 표현의 자유 내지는 직업수행의 자유를 침해하는 것이라고 하여 위헌결정을 하였다(2003헌가3). 이에 2007. 1. 3. 의료광고 관련 의료법(법률 제8203호)이 개정되었고, 그 후 2015. 12. 23.에 의료광고 사전심의에 대한 헌법재판소의 위헌결정(2015헌바75)이 있었다. 즉 2015년 12월 23일 헌법재판소에서 사전심의를 받지 아니한 의료광고를 금지하고 이를 위반한 경우 처벌하는 의료법 조항은 모두 헌법에 위반된다는 결정을 선고하였다.[95] 그러나 2018년 3월에 독립된 자율심의기구에서 의료광고에 대한 사전 심의가 이루어질 수 있도록 제도를 개선하고, 지속적인 모니터링을 통해 불법 의료광고가 난립하는 것을 방지하며, 불법 의료광고에 대해서는 보건복지부장관 등이 위반행위의 중지, 정정광고 명령 등 필요한 조치를 취할 수 있도록 법을 개정했다.

1. 의료광고의 주체 및 광고 금지 대상

의료광고란 의료인등이 신문·잡지·음성·음향·영상·인터넷·인쇄물·간판, 그 밖의 방법에 의하여 의료행위, 의료기관 및 의료인등에 대한 정보를 소비자에게 나타내거나 알리는 행위를 말한다. 의료광고는 원칙적으로 **의료기관 개설자, 의료기관의 장 또는 의료인(의료인등)만 할 수 있다**(제56조제1항).

---

95) 헌법재판소는 "상업광고의 성격을 가지고 있는 의료광고도 헌법 제21조 제1항의 표현의 자유의 보호대상이 됨은 물론이고, 동조 제2항의 사전검열금지원칙도 당연히 적용되며, 각 의사협회와 같은 민간심의기구가 사전심의를 담당하는 경우에도 행정권의 개입 때문에 그 사전심의에 자율성이 보장되지 않는다면 행정기관의 사전검열에 해당한다"며 위헌 결정을 내렸다(2015헌바75).

종전에는 일정한 내용 외에는 원칙적으로 의료광고를 금지하였으나, 현행 의료법에 의하면 일정한 기준에 해당하는 의료광고만을 금지하고 그 외의 광고는 허용하도록 하였다. 여기에서 광고란 "불특정 다수인이 알 수 있는 방법으로 일정 사항을 고지하는 것"을 말한다. 따라서 의료기관내에서 환자의 편의를 위하여 '종합검진센타', '인공신장실', '골밀도검사센타' 등의 안내표시판을 설치하는 것은 의료에 관한 광고에 해당하지 않는다.

의료인등은 다음과 같은 의료광고를 하지 못한다(제56조제2항 및 시행령 제23조).[96]

1) 신의료기술평가를 받지 아니한 신의료기술에 관하여 광고하는 것

신의료기술평가를 받지 않은 의료기술은 광고할 수 없다. 통상적인 의학용어가 아닌 해당 의료기관이 독자적으로 만든 의학용어를 사용하여 술기·시술명을 표시할 수 없다. 다만, 관련 전문학회의 인정을 받은 경우에는 광고하는 것을 허용한다('골드 해피 리프트'에서 '골드 해피'는 불인정함). 신의료기술을 신청하여 절차가 진행 중인 경우나 특허출원과 같이 최종적으로 인증되지 아니한 것을 표시하는 것은 허용되지 않는다. 식약청의 허가범위외의 용도로 사용하는 재료, 의약품 등은 변경허가 등의 절차를 거친 이후에 사용할 수 있다.

2) 특정 의료기관·의료인의 기능 또는 진료 방법이 질병 치료에 반드시 효과가 있다고 표현하거나 환자의 치료경험담이나 6개월 이하의 임상경력을 광고하는 것

소비자를 현혹시킬 소지가 있는 최상급을 의미하는 단어는 객관적 근거가 인정되지 않는 한 허용되지 않는다. 확률적으로 0% 및 100%의 의미를 내포한 단어를 사용하여 '부작용없이', '통증없이', '완치', '가장 안전한' 등으로 표현하는 광고는 사용할 수 없다. 다만, 실제로 통증이 전혀 없거나, 부작용이 보고되지 않은 시술 및 치료방법은 신청자가 관련 논문이나 학술지, 관련 학회의 공인 근거 자료 등을 첨부한 경우에 한하여 심의위원회가 이를 판단하여 허용여부를 결정한다. '일주일이면 치료할 수 있다'처럼 치료기간을 단정적으로 명시한 문구는 사용할 수 없다. 다만, '통상적으로 일주일 정도 걸린다.'와 같이 완곡하게 표현하고 교과서적으로 인정된 치료기간에 대해서는 허용한다.

---

96) 한편 의료광고는 「방송법」 제2조제1호의 방송(텔레비전방송, 라디오방송, 데이터방송, 이동멀티미디어방송)이나 그 밖에 국민의 보건과 건전한 의료경쟁의 질서를 유지하기 위하여 제한할 필요가 있는 경우로서 대통령령으로 정하는 방법으로 하지 못한다(제56조제4항).

국내·외 연수 경력은 **6개월 이상의 경력**일 경우에만 기재할 수 있으며, 이를 확인할 수 있는 경우에만 기재를 허용한다. 의료와 무관한 자격증이나 의료와 무관한 학력기재는 허용하지 않으며 의료와 무관한 경력 등은 기재하지 못한다(예: 미스코리아심사위원, 바른생활운동협회의 이사 등). 외국의 의료인 면허 소지 기재는 가능하다. 전직·현직 구분을 명시하여야 하며, 전·현직을 판단할 수 없는 경력은 수정하여야 한다. 국제 학회 관련 내용을 게재하고자 하는 경우에는 국내 공인된 학회와 결연 관계가 있는 학회만 인정한다. 학술대회 등에서 발표한 내용일지라도 정식 학회에서 논문으로 발표된 내용일 경우에만 광고에 넣을 수 있으며, 일반적인 발표내용은 광고에 넣을 수 없다. 저서의 경우 자신의 전문분야와 관련이 있음이 확인된 저서에 대해서만 허용한다. TV, 잡지 등 출연 사실을 게재할 시에는 캡처 사진 외에 방송사, 프로그램명 등 해당프로그램의 내용 등 세부사항 기재는 하여서는 안된다.

3) 의료인, 의료기관, 의료서비스 및 의료 관련 각종 사항에 대하여 객관적인 사실과 다른 내용 등 거짓된 내용을 광고하는 것

'일년 내내 감기를 달고 살거나 면역력이 약해 늘 비실거리는 아이, 땀을 많이 흘리거나 아토피, 알레르기 질환이 있는 아이들에게 더 없이 좋은 보약입니다. 공신단은 성장과 발달이 더뎌서 또래보다 살이 무르거나 허약하거니 키가 작거나 얼굴에 윤기가 없는 아이들, 언어, 지능, 운동 등의 발달을 도와 주고 싶은 아이들에게 효과적인 명약입니다. 스킨케어 4종은 민감한 아이 피부를 위해 피부과학기술과 한방요법을 접목시켜 만든 천연화장품입니다. 로션, 크림, 샴푸, 바디클렌저로 구성, 천연한약재 추출물과 식물성 성분이 아이다운 피부를 되찾는 데 도움을 드립니다.'라는 내용을 기재한 인쇄물인 전단지를 배포하여 법률이 정한 광고의 범위를 벗어나 광고를 하였다(2005 노 2808).

4) 특정 의료기관 개설자, 의료기관의 장 또는 의료인이 수행하거나 광고하는 기능 또는 진료 방법이 다른 의료인 등의 것과 비교하여 우수하거나 효과가 있다는 내용으로 광고하는 것

의학·한의학 상호 비교의 예로, 칼 대지 않고 침으로 치료한다! (한의학), 무수히 많은 한의원을 돌아다녀 보았지만 소용없었다(의학), 이 분야에 대해 한방에서는 아직 많은 한계가 있다(의학), 의학에서 치료할 수 없던 것을 한의학치료를 받으면서 변화가 나타나기 시작했다(한의학) 등의 광고문건은 모두 규제 처벌 대상이다.

5) 다른 의료인 등을 비방할 목적으로 해당 의료인 등이 수행하거나 광고하는 기능 또는 진료 방법에 관하여 불리한 사실을 광고하는 것

특정 직역의 시술방법 등의 부작용을 부각시키면서, 자신의 직역의 시술방법 등이 우수하다고 표현해서는 안 되며, 의료기관 간 비 급여 진료비용을 비교하거나 자신의 의료기관의 비 급여 진료비용에 대해서는 적시할 수 없다(유인 · 알선 금지조항 관련). 광고주인 의료인 · 의료기관이 행하는 여러 시술방법 중 특정한 시술방법을 다른 시술방법과 비교하는 것은 할 수 있으나 타의료기관 · 의료인의 명칭을 언급하는 등 특정의료인 · 의료기관의 것과 비교한 내용은 허용되지 않는다. 특정진료과목에 대하여 전문의에게 진료 받는 것이 안전하며 비전문의에게 진료 받을 시 부작용 등 위험할 수 있다는 내용의 광고는 명백한 비방광고로 본다. 다만, '전문의와 상의하세요.' 등에 국한된 내용은 비방광고로 볼 수 없다.

6) 의료인이 환자를 수술하는 장면이나 환자의 환부(患部) 등을 촬영한 동영상 · 사진으로서 일반인에게 혐오감을 일으키는 것을 게재하여 광고하는 것

일반인에게 혐오감을 일으킬 수 있는 신체부위나 환부 사진은 기본적으로 금지된다. 광고하려는 의료기관에서 치료하지 않은 환자의 환부 사진을 싣는 경우 마치 그 의료기관의 치료 사례로 보여질 수 있으므로 이는 거짓광고로 간주한다. 따라서 실제 광고하려는 의료기관에서 치료한 환자의 사진만을 허용하는 것을 원칙으로 한다. 동일 네트워크 계열의 다른 의료기관에서 치료받은 환자의 사진을 사용하는 것은 불가능하다. 또한 네트워크 광고 내에 다수의 의료기관이 명시되어 있는 경우, 환자의 사진 게재 시 치료를 행한 의료기관을 명시하여야 한다. 환자를 치료한 전 · 후의 기간을 명시하여야 하며, 그 치료방법으로 인한 교과서적인 치료기간과 상당 시간의 차이가 있을 경우 통상적인 치료기간을 기재하도록 한다. 전후 사진은 동일한 조건하에 촬영된 것이어야 한다. 환자의 사진을 무단으로 게재하는 것은 환자의 사생활 및 초상권 침해이므로 사전에 환자의 동의를 받았음을 확인할 수 있는 경우에만 인정한다.

7) 의료인등의 의료행위나 진료 방법 등을 광고하면서 예견할 수 있는 환자의 안전에 심각한 위해(危害)를 끼칠 우려가 있는 부작용 등 중요 정보를 빠뜨리거나 글씨 크기를 작게 하는 등의 방법으로 눈에 잘 띄지 않게 광고하는 것

진료방법, 시술방법 등을 소개하는 광고에는 원칙적으로 부작용을 명시하도록 한다. 의료기술, 시술방법 등의 장점을 소개하면서 부작용이 발생할 경우 매우 심각한 결과를 초래할 수 있음에도 누락되었을 경우는 광고규정위반이 될 수 있다. 이 경우에는 부작용에 대해 병기하도록 하거나 그 의료기술 또는 시술방법에 대한 내용을 삭제하도록 한다. 부작용을 표시할 때 부작용에 대한 내용의 글자 크기만 다른 본문의 글자 크기에 비해 작아서는 안 된다.

8) 의료인, 의료기관, 의료서비스 및 의료 관련 각종 사항에 대하여 객관적인 사실을 과장하는 내용으로 광고하는 것

공인되지 않은 치료법, 시술명, 약제명 등은 모두 광고해서는 안된다. 예를 들면 한방의 경우 '~탕', '~산', '~환', '~제' 등의 약제는 문헌에 나타나 있거나, 공인된 관련 학회에서 인정한 명칭이 아니면 사용할 수 없다. 다만, 고전 문헌 등을 인용한 경우에도 현대 한의학의 관점에서 보았을 때 증명될 수 없는 것은 허용되지 않는다. 질병이나 질병의 치료에 대한 내용의 근거를 학술지에서 인용한 경우 해당 학술지는 공인받은 것이어야 한다.

9) 법적 근거가 없는 자격이나 명칭을 표방하는 내용을 광고하는 것

의료와 관계없는 인증마크 등이 의료인의 기능·진료방법에 대한 인증으로 오인될 수 있을 경우 사용을 불허한다(예: ISO 서비스인증 등), 의료기관 부속 연구소 등 부속기관에 대한 내용에 대해서는 근거를 확인하여 실적이 없거나 객관적으로 인정되지 않은 기관은 광고를 할 수 없다.

전문의 표시를 할 때는 전문과목과 함께 병기하여야 한다. 현행 법률상 인정되지 않은 분야의 전문의 명칭 및 세부전문의, 인정의의 명칭을 전문의라는 단어 앞에 붙여 사용할 수 없다(예: 소아정신과 전문의, 미국수면전문의).

10) 특정 의료기관·의료인의 기능 또는 진료 방법에 관한 기사나 전문가의 의견을 신문·인터넷신문 또는 정기간행물이나 방송에 싣거나 방송하면서 특정 의료기관·의료인의 연락처나 약도 등의 정보도 함께 싣거나 방송하여 광고하는 것

신문·잡지·기타간행물 및 인터넷신문에 기사(記事)나 전문가의 의견형태로 표현되는 광고는 할 수 없다. 여기에서 기사란 해당 언론사·출판사에 소속된 기자(記者)가 쓴 글로 정의한다. 기사가 아닌 단순히 텍스트 위주로 구성된 것은 의료광고물로 본다. 기사 중 의료인의 자문 등을 받았음을 표시할 때에는 기자 정보를 표시하는 위치에 자문 의료인의 전문과목 및 성명만을 표시할 수 있으며, 소속 의료기관을 표시할 수 없다. 의료인이 직접 쓴 건강강좌, 칼럼 등은 전화번호, 약도, 이메일, 홈페이지 주소 등 정보를 제공할 수 있는 내용을 게재하여서는 아니된다. 순수한 기사나 전문가의 의견은 의료광고가 아니므로 이 규정에 해당하지 않으나, 특정 의료인이나 의료기관의 약도, 전화번호, 의료기관 명칭 및 홈페이지 주소 등을 게재하였을 경우 의료광고에 해당되므로 불법 의료광고에 해당될 수 있다. 형식이 기사와 같은 텍스트 위주로 구성된 의료광고물에는 필수로 '광고' 문구를 표시해야 한다.

11) 심의 대상이 되는 의료광고를 심의를 받지 아니하고 광고하거나 심의 받은 내용과 다르게 광고하는 것

12) 외국인환자를 유치할 목적으로 환자를 의료기관이나 의료인에게 소개·알선·유인하는 행위 및 이를 사주하는 등 영리행위를 하기 위하여 국내광고 하는 것

13) 비급여 진료비용의 할인·면제 금액, 대상, 기간이나 범위 또는 할인·면제 이전의 비급여 진료비용에 대하여 허위 또는 불명확한 내용이나 정보 등을 게재하여 광고하는 것

14) 각종 상장·감사장 등을 이용하여 광고하는 것 또는 인증·보증·추천을 받았다는 내용을 사용하거나 이와 유사한 내용을 표현하여 광고하는 것

다만, ① 의료기관 인증을 표시한 광고, ② 중앙행정기관·특별지방행정기관 및 그 부속기관, 지방자치단체 또는 공공기관으로부터 받은 인증·보증을 표시한 광고, ③ 다

른 법령에 따라 받은 인증・보증을 표시한 광고, ④ 세계보건기구와 협력을 맺은 국제평가기구로부터 받은 인증을 표시한 광고와 국제의료질관리학회(The International Society for Quality in Health Care)로부터 인증을 받은 각국의 인증기구의 인증을 표시한 광고는 제외한다.

의료와 무관하거나 환자 유인의 소지가 있는 '00신문 선정 우수의료기관', '000방송국 탤런트 지정병원' 등의 문구는 기재할 수 없다. 다만, 의료와 관련하여 국제기구(예: 유니세프 등)나 정부로부터 인정받거나 지정받은 내용은 표시할 수 있다(예: 유니세프 지정 "아기에게 친근한 병원" 보건복지부 지정 "척추 전문병원"). 의료기관평가와 같이 정부의 공식적인 발표 외에 발표내용을 가공하여 임의적으로 변경하는 것은 허용되지 않는다(인정 예 : 2007년 보건복지부 의료기관 평가 결과 5개 항목에서 우수기관 지정, 불인정 예 : 2007년 보건복지부 의료기관 평가결과 1위). 의료와 관계없는 인증마크 등이 의료인의 기능・진료방법에 대한 인증으로 오인될 수 있을 경우 사용을 불허한다(예: ISO 서비스인증 등). 의료기관 부속 연구소 등 부속기관에 대한 내용에 대해서는 근거를 확인하여 실적이 없거나 객관적으로 인정되지 않은 기관은 광고를 할 수 없다.

15) 그 밖에 의료광고의 방법 또는 내용이 국민의 보건과 건전한 의료경쟁의 질서를 해치거나 소비자에게 피해를 줄 우려가 있는 것으로서 대통령령으로 정하는 내용의 광고

2. 의료광고 방법 제한

의료광고는 ① 텔레비전방송, 라디오방송, 데이터방송(인터넷 등 통신망을 통하여 제공하거나 매개하는 경우를 제외한다), 이동멀티미디어방송, ② 그 밖에 국민의 보건과 건전한 의료경쟁의 질서를 유지하기 위하여 제한할 필요가 있는 경우로서 대통령령으로 정하는 방법(의료인등 자신이 운영하는 인터넷 홈페이지에 의료광고를 하는 경우에 금지되는 의료광고의 세부적인 기준을 정하여 고시할 수 있다: 시행령 23조3항)으로 하지 못한다(제56조제3항). 보건복지부장관, 시장・군수・구청장은 의료광고 규정을 위반한 의료인등에 대하여 처분을 하려는 경우에는 지체 없이 그 내용을 공정거래위원회에 통보하여야 한다(제56조제5항).

3. 의료광고 심의

1) 의료광고 심의

(1) 심의대상 매체

의료인등이 아래 매체를 이용하여 의료광고를 하려는 경우 미리 의료광고가 규정에 위반되는지 여부에 관하여 의료광고 심의기관 또는 단체의 심의를 받아야 한다. 이에 따른 심의의 유효기간은 심의를 신청하여 승인을 받은 날부터 3년으로 하며, 유효기간의 만료 후 계속하여 의료광고를 하려는 경우에는 유효기간 만료 6개월 전에 자율심의기구에 의료광고 심의를 신청하여야 한다(제57조).

① 신문・인터넷신문 또는 정기간행물

② 「옥외광고물 등의 관리와 옥외광고산업 진흥에 관한 법률」에 따른 옥외광고물 중 현수막(懸垂幕), 벽보, 전단(傳單) 및 교통시설・교통수단에 표시(교통수단 내부에 표시되거나 영상・음성・음향 및 이들의 조합으로 이루어지는 광고를 포함한다)되는 것

③ 전광판

④ 인터넷뉴스서비스, 방송사업자가 운영하는 인터넷 홈페이지, 방송사업자의 방송프로그램을 주된 서비스로 하여 '방송', 'TV' 또는 '라디오' 등의 명칭을 사용하면서 인터넷을 통하여 제공하는 인터넷 매체, 정보통신서비스 제공자 중 전년도 말 기준 직전 3개월간 일일 평균 이용자 수가 10만 명 이상인 자가 운영하는 인터넷 매체(이동통신단말장치에서 사용되는 애플리케이션(Application)을 포함한다)

⑤ 전년도 말 기준 직전 3개월 간 일일 평균 이용자 수가 10만 명 이상인 사회 관계망 서비스(Social Network Service)를 제공하는 광고매체(네이버, 다음, 네이트, 구글, 위메프, ZUM, 싸이월드, 인터넷 신문(스포츠 조선, 한국경제, 서울신문 등), 인터넷 방송(KBS, SBS, MBC, MBN, 아프리카TV 등), 카카오톡, 네이버 밴드, 페이스북, 트위터, 유튜브, 인스타그람, 라인, 링크드인 등)

(2) 자율심의기구

의사회・치과의사회・한의사회, 「소비자기본법」에 따라 등록한 소비자단체로서 의료광고

의 심의 및 모니터링에 관한 업무를 처리할 수 있는 1개 이상의 전담부서와 3명 이상의 상근 인력(의료 또는 광고 관련 학식과 경험이 풍부한 사람이 포함되어야 한다)을 갖추어야 한다. 소비자 단체는 공정거래위원회에 등록해야 하고 단체의 설립 목적 및 업무범위에 의료 또는 광고 관련 내용을 포함한 단체에 한한다.

기준을 충족하는 단체는 자율심의를 위한 조직 등을 갖추어 보건복지부장관에게 신고한 후 의료광고 심의 업무를 수행할 수 있다. 자율심의기구는 의료광고 심의를 할 때 적용하는 심의 기준을 상호 협의하여 마련하여야 하며, 의료광고 심의를 받으려는 자는 자율심의기구가 정하는 수수료를 내야 한다. 자율심의기구가 수행하는 의료광고 심의 업무 및 이와 관련된 업무의 수행에 관하여는 보건복지부장관의 지도감독을 받지 아니한다. 한편 자율심의기구는 의료광고 제도 및 법령의 개선에 관하여 보건복지부장관에게 의견을 제시할 수 있다. 자율심의기구는 심의 관련 업무를 수행할 때에는 공정하고 투명하게 하여야 한다.

(3) 심의 면제

다만 의료인등은 "의료기관의 명칭·소재지·전화번호, 의료기관이 설치·운영하는 진료과목, 의료기관에 소속된 의료인의 성명·성별 및 면허의 종류, 의료기관 개설자 및 개설연도, 의료기관의 인터넷 홈페이지 주소, 의료기관의 진료일 및 진료시간, 의료기관이 전문병원으로 지정받은 사실, 의료기관이 의료기관 인증을 받은 사실, 의료기관 개설자 또는 소속 의료인이 전문의 자격을 인정받은 사실 및 그 전문과목으로만 구성된 의료광고에 대해서는 자율심의기구의 심의를 받지 아니할 수 있다(의료법 제57조 제3항, 시행령 제24조).

2) 의료광고에 관한 심의위원회

자율심의기구는 의료광고를 심의하기 위하여 각 단체별로 심의위원회를 설치·운영하여야 한다. 자율심의기구 중 의사회는 의료광고심의위원회회만, 치과의사회는 치과의료광고심의위원회만, 한의사회는 한방의료광고심의위원회만 설치·운영하고, 자율심의기구는 하나의 심의위원회만 설치·운영할 수 있다(제57조의2).

(1) 심의위원회의 종류 및 심의 대상

① **의료광고심의위원회** : 의사, 의원, 의원의 개설자, 병원, 병원의 개설자, 요양병원(한의사가 개설한 경우는 제외), 요양병원의 개설자, 정신병원, 정신병원의 개설자, 종합병원

(치과는 제외), 종합병원의 개설자, 조산사, 조산원, 조산원의 개설자가 하는 의료광고의 심의

② **치과의료광고심의위원회** : 치과의사, 치과의원, 치과의원의 개설자, 치과병원, 치과병원의 개설자, 종합병원(치과만 해당), 종합병원의 개설자가 하는 의료광고의 심의

③ **한방의료광고심의위원회** : 한의사, 한의원, 한의원의 개설자, 한방병원, 한방병원의 개설자, 요양병원(한의사가 개설한 경우만 해당), 요양병원의 개설자가 하는 의료광고의 심의

(2) 심의위원회 구성

심의위원회는 위원장 1명과 부위원장 1명을 포함하여 15명 이상 25명 이하의 위원으로 구성한다. 심의위원회 위원은 의사, 치과의사, 한의사, 약사, 소비자단체의 장이 추천하는 사람, 대한변호사협회에 등록한 변호사로서 대한변호사협회의 장이 추천하는 사람, 「민법」에 따라 설립된 법인 중 여성의 사회참여 확대 및 복지 증진을 주된 목적으로 설립된 법인의 장이 추천하는 사람, 「비영리민간단체 지원법」에 따라 등록된 단체로서 환자의 권익 보호를 주된 목적으로 하는 단체의 장이 추천하는 사람, 그 밖에 보건의료 또는 의료광고에 관한 학식과 경험이 풍부한 사람 중에서 자율심의기구의 장이 위촉한다.

① **의료광고심의위원회** : 치과의사, 한의사, 약사, 소비자단체의 장이 추천하는 사람, 대한변호사협회에 등록한 변호사로서 대한변호사협회의 장이 추천하는 사람, 「민법」에 따라 설립된 법인 중 여성의 사회참여 확대 및 복지 증진을 주된 목적으로 설립된 법인의 장이 추천하는 사람, 「비영리민간단체 지원법」에 따라 등록된 단체로서 환자의 권익 보호를 주된 목적으로 하는 단체의 장이 추천하는 사람, 보건의료 또는 의료광고에 관한 학식과 경험이 풍부한 사람 중에서 자율심의기구의 장이 위촉한 사람이 각각 1명 이상 포함하되, 약사, 소비자단체의 장이 추천하는 사람, 대한변호사협회에 등록한 변호사로서 대한변호사협회의 장이 추천하는 사람, 「민법」에 따라 설립된 법인 중 여성의 사회참여 확대 및 복지 증진을 주된 목적으로 설립된 법인의 장이 추천하는 사람, 「비영리민간단체 지원법」에 따라 등록된 단체로서 환자의 권익 보호를 주된 목적으로 하는 단체의 장이 추천하는 사람, 보건의료 또는 의료광고에 관한 학식과 경험이 풍부한 사람 중에서 자율심의기구의 장이 위촉한 사람이 전체 위원의 3분의 1 이상이 되도록 구성하여야 한다.

② **치과의료광고심의위원회** : 의료광고심의위원회의 구성과 같되 의사 대신 치과의사로 한다.

③ **한방의료광고심의위원회** : 의료광고심의위원회의 구성과 같되 의사 대신 한의사로 한다.

3) 의료광고 모니터링

자율심의기구는 의료광고가 규정을 준수하는지 여부에 관하여 모니터링하고, 보건복지부령으로 정하는 바에 따라 모니터링 결과를 매 분기별로 분기가 끝난 후 30일 이내에 보건복지부장관에게 제출하여야 한다(제57조의3).

제 6 장

감 독

1. 일반적 감독사항

1) 의료기관 인증

(1) 의료기관 인증

보건복지부장관은 의료의 질과 환자 안전의 수준을 높이기 위하여 병원급 의료기관 및 해외진출 의료기관, 외국인 환자 유치의료기관, 호스피스 전문기관에 대하여 인증을 할 수 있다.[97][98] 보건복지부장관은 의료기관 인증에 관한 업무를 의료기관평가인증원에 위탁[99]할 수 있으며, 다른 법률에 따라 의료기관을 대상으로 실시하는 평가를 통합하여 인증전담기관으로 하여금 시행하도록 할 수 있다. 의료기관평가인증원은 보건복지부장관의 승인을 받아 의료기관 인증을 신청한 의료기관의 장으로부터 인증에 소요되는 비용을 징수할 수 있다. 한편 보건복지부장관은 다른 법률에 따라 의료기관을 대상으로 실시하는 평가를 통합하여 인증전담기관으로 하여금 시행하도록 할 수 있다(제58조).

97) 의료기관 평가제도를 의료기관 인증제도로 전환한 것은, 전문적인 인증전담기관(의료기관인증위원회)이 인증에 관한 업무를 수행할 수 있도록 함으로써 의료서비스 평가의 전문성·객관성·공정성을 제고하고, 인증을 받은 의료기관에 대한 행정적·재정적 지원 등 유인체계를 규정하여 의료기관 스스로의 의료서비스 품질개선 노력을 촉진하며, 인증 결과 정보를 인터넷 홈페이지 등에 공개하도록 함으로써 소비자의 알권리와 선택권을 강화하려는 것이다.

98) 다만 요양병원(재활병원은 제외)은 반드시 인증을 신청해야 한다(2013.1.1부터).

99) 이 인증전담기관은 ① 인증기준의 충족 여부 평가, ② 평가결과와 인증등급의 통보, ③ 조건부인증을 받은 의료기관에 대한 재인증, ④ 인증신청의 접수, ⑤ 이의신청의 접수 및 처리 결과의 통보, ⑥ 인증서 교부, ⑦ 인증을 받은 의료기관의 인증기준, 인증 유효기간 및 평가한 결과 등의 인터넷 홈페이지 등에의 공표 등의 업무를 수행한다(시행령 제29조).

(2) 의료기관인증위원회

보건복지부장관은 "① 인증기준 및 인증의 공표를 포함한 의료기관 인증과 관련된 주요 정책에 관한 사항, ② 의료기관 대상 평가제도 통합에 관한 사항, ③ 의료기관 인증 활용에 관한 사항, ④ 그 밖에 위원장이 심의에 부치는 사항" 등 의료기관 인증에 관한 주요 정책을 심의하기 위하여 보건복지부장관 소속으로 의료기관인증위원회를 두도록 하였다. 위원회는 위원장 1명을 포함한 15인 이내의 위원으로 구성한다. 위원회의 위원장은 보건복지부차관으로 하고, 위원회의 위원은 "① 의료인 단체 및 의료기관단체에서 추천하는 자, ② 노동계, 시민단체, 소비자단체에서 추천하는 자, ③ 보건의료에 관한 학식과 경험이 풍부한 자, ④ 시설물 안전진단에 관한 학식과 경험이 풍부한 자, ⑤ 보건복지부 소속 3급 이상 공무원 또는 고위공무원단에 속하는 공무원" 중에서 보건복지부장관이 임명 또는 위촉한다(第58조의2).

(3) 인증 기준, 방법 및 절차

의료기관 인증기준으로는 "① 환자의 권리와 안전, ② 의료기관의 의료서비스 질 향상 활동, ③ 의료서비스의 제공과정 및 성과, ④ 의료기관의 조직·인력관리 및 운영, ⑤ 환자 만족도"에 관한 사항을 포함하여야 한다. 인증등급은 인증, 조건부인증 및 불인증으로 구분한다. 인증의 유효기간은 4년으로 한다. 다만, 조건부인증의 경우에는 유효기간을 1년으로 한다. 조건부인증을 받은 의료기관의 장은 유효기간 내에 재인증을 받아야 한다(第58조의3).

(4) 의료기관 인증의 신청 및 평가

의료기관 인증을 받고자 하는 의료기관의 장은 보건복지부장관에게 신청할 수 있다. 그러나 요양병원의 장은 보건복지부장관에게 반드시 인증을 신청하여야 한다. 다만 장애인복지법」에 따른 의료재활시설인 의료기관은 신청하지 않을 수 있다. 인증을 신청하여야 하는 요양병원이 조건부인증 또는 불인증을 받거나 인증 또는 조건부인증이 취소된 경우 해당 요양병원의 장은 90일 이내에 다시 인증을 신청하여야 한다. 보건복지부장관은 인증을 신청한 의료기관에 대하여 인증기준 적합 여부를 평가하여야 한다. 이 경우 보건복지부장관은 필요한 조사를 할 수 있고, 인증을 신청한 의료기관은 정당한 사유가 없으면 조사에 협조하여야 한다. 보건복지부장관은 평가 결과와 인증등급을 지체 없이 해당 의료기관의 장에게 통보하여야 한다(第58조의4).

(5) 인증결과 공표 및 활용

보건복지부장관은 인증을 받은 의료기관에 관하여 인증기준, 인증 유효기간 및 평가한 결과 등 인터넷 홈페이지 등에 공표하여야 한다. 보건복지부장관은 평가 결과와 인증등급을 활용하여 의료기관에 대하여 "① 상급종합병원 지정, ② 전문병원 지정, ③ 의료의 질 및 환자 안전 수준 향상을 위한 교육, 컨설팅 지원, ④ 그 밖에 다른 법률에서 정하거나 보건복지부장관이 필요하다고 인정한 사항"에 해당하는 행정적·재정적 지원 등 필요한 조치를 할 수 있다(제58조의7).

(6) 자료의 제공요청

보건복지부장관은 인증과 관련하여 필요한 경우에는 관계 행정기관, 의료기관, 그 밖의 공공단체 등에 대하여 자료의 제공 및 협조를 요청할 수 있으며, 이 경우 자료의 제공과 협조를 요청받은 자는 정당한 사유가 없는 한 요청에 따라야 한다(제58조의8).

(7) 의료기관 인증의 사후관리

보건복지부장관은 인증의 실효성을 유지하기 위하여 인증을 받은 의료기관에 대하여 인증기준의 충족 여부를 조사할 수 있다(제58조의9).

(8) 인증의 취소

보건복지부장관은 인증을 받은 의료기관이 인증 유효기간 중 "① 거짓이나 그 밖의 부정한 방법으로 인증 또는 조건부인증을 받은 경우, ② 의료기관 개설 허가가 취소되거나 폐쇄명령을 받은 경우, ③ 의료기관의 종별 변경 등 인증 또는 조건부인증의 전제나 근거가 되는 중대한 사실이 변경된 경우, ④ 인증기준을 충족하지 못하게 된 경우, ⑤ 인증마크의 사용정지 또는 시정명령을 위반한 경우"에 해당하는 경우에는 의료기관 인증 또는 조건부인증을 취소하거나 인증마크의 사용정지 또는 시정을 명할 수 있다. 다만, ①, ②에 해당하는 경우에는 인증 또는 조건부인증을 취소하여야 한다. 인증이 취소된 의료기관은 인증 또는 조건부인증이 취소된 날부터 1년 이내에 인증 신청을 할 수 없다(제58조의10).

(9) 의료기관평가인증원의 설립 등

보건의료기관 인증에 관한 업무와 의료기관을 대상으로 실시하는 각종 평가 업무를 효율적으로 수행하기 위하여 의료기관평가인증원(인증원)을 설립한다. 인증원은 "① 의료기관 인증에 관한 업무로서 위탁받은 업무, ② 다른 법률에 따라 의료기관을 대상으로 실시하는 평가 업무로서 보건복지부장관으로부터 위탁받은 업무, ③ 그 밖에 이 법 또는 다른 법률에 따라 보건복지부장관으로부터 위탁받은 업무"를 수행한다. 인증원은 업무 수행에 지장이 없는 범위에서 교육, 컨설팅 등 수익사업을 할 수 있다. 인증원은 법인으로 하고, 주된 사무소의 소재지에 설립등기를 함으로써 성립하며, 정관으로 정하는 바에 따라 임원과 필요한 직원을 둔다. 인증원에 관하여 이 법 및 「공공기관의 운영에 관한 법률」에서 정하는 사항 외에는 「민법」 중 재단법인에 관한 규정을 준용한다. 보건복지부장관은 인증원의 운영 및 사업에 필요한 경비를 예산의 범위에서 지원할 수 있다. 인증원은 보건복지부장관의 승인을 받아 의료기관 인증을 신청한 의료기관의 장으로부터 인증에 소요되는 비용을 징수할 수 있다(제58조의11).

2) 지도와 명령

보건복지부장관 또는 시・도지사는 보건의료정책을 위하여 필요하거나 국민보건에 중대한 위해(危害)가 발생하거나 발생할 우려가 있으면 의료기관이나 의료인에게 필요한 지도와 명령을 할 수 있다. 나아가 보건복지부장관, 시・도지사, 시장・군수・구청장은 의료인이 정당한 사유 없이 진료를 중단하거나 의료기관 개설자가 집단으로 휴업하거나 폐업하여 환자 진료에 막대한 지장을 초래하거나 초래할 우려가 있다고 인정할 만한 상당한 이유가 있으면 그 의료인이나 의료기관 개설자에게 업무개시 명령을 할 수 있다. 이 경우 의료인과 의료기관 개설자는 정당한 사유 없이 업무개시명령을 거부할 수 없다.

집단휴업 외에 정당한 이유 없이 진료를 중단하거나 집단폐업으로 진료에 막대한 지장을 초래할 우려가 있는 경우에도 업무개시명령을 할 수 있도록 하고, 업무개시 명령권자에 보건복지부장관을 추가하였다(제59조).

3) 병상 수급계획의 수립

보건복지부장관은 병상(病床)의 합리적인 공급과 배치에 관한 기본시책을 5년마다 수립하여야 한다. 이에 따른 기본시책에 따라 시・도지사는 지역 실정을 고려하여 특별시・광역시 또는 도 단위의 지역별・기능별・종별 의료기관 병상 수급 및 관리계획을 수립한 후 보건복지부장관에게 제출하여야 한다. 시・도지사가 제출한 병상 수급 및 관리계획이 기본시책에 맞지 않는다면 보건복지부장관은 시・도지사와 협의하여 이를 조정하여야 한다(제60조). 기타 병상의 합리적 공급・배치 등을 위하여 필요한 사항에 대하여 자세한 내용은 「병상 수급계획의 수립 및 조정에 관한 규칙」에서 규정하고 있다.

4) 의료인 수급계획

보건복지부장관은 우수한 의료인의 확보와 적절한 공급을 위한 기본시책을 수립하여야 한다. 기본시책은 「보건의료기본법」 제15조에 따른 보건의료발전계획과 연계하여 수립한다(제60조의2).

5) 간호인력 취업교육센터 설치 및 운영

보건복지부장관은 간호・간병통합서비스 제공・확대 및 간호인력의 원활한 수급을 위하여 간호인력 취업교육센터를 지역별로 설치・운영할 수 있다. 간호인력 취업교육센터에서는 ① 지역별, 의료기관별 간호인력 확보에 관한 현황 조사, ② 간호학을 전공하는 대학이나 전문대학[구제(舊制) 전문학교와 간호학교를 포함한다] 졸업예정자와 신규 간호인력에 대한 취업교육 지원, ③ 간호인력의 지속적인 근무를 위한 경력개발 지원, ④ 유휴 및 이직 간호인력의 취업교육 지원, ⑤ 그 밖에 간호인력의 취업교육 지원을 위하여 보건복지부령으로 정하는 사항에 대한 업무를 수행한다. 보건복지부장관은 간호인력 취업교육센터를 효율적으로 운영하기 위하여 그 운영에 관한 업무를 관계 전문기관 또는 단체에 위탁할 수 있으며, 국가 및 지방자치단체는 간호인력 취업교육센터의 운영에 관한 업무를 위탁한 경우에는 그 운영에 드는 비용을 지원할 수 있다(제60조의3).

6) 보고와 업무검사

보건복지부장관, 시・도지사 또는 시장・군수・구청장은 의료기관 개설자나 의료인에게 필요한 사항을 보고하도록 명할 수 있고, 관계 공무원을 시켜 그 업무 상황, 시설 또는 진료기록부・조산기록부・간호기록부 등 관계 서류를 검사하게 하거나 관계인에게서 진술을 들어 사실을 확인받게 할 수 있다. 이 경우 의료기관 개설자 또는 의료인은 정당한 사유 없이 이를 거부하지 못한다. 관계 공무원이 보고명령 또는 업무검사를 할 경우 권한을 증명하는 증표 및 조사기간, 조사범위, 조사담당자, 관계 법령 등이 기재된 조사명령서를 지니고 이를 관계인에게 내보여야 한다(제61조). 이와 같이 관계 공무원의 직무를 행하게 하기 위하여 보건복지부, 시・도 및 시・군・구에 의료지도원을 둔다. 의료지도원은 보건복지부장관, 시・도지사 또는 시장・군수・구청장이 그 소속 공무원 중에서 임명하며, 의료지도원 및 그 밖의 공무원은 직무를 통하여 알게 된 의료기관, 의료인, 환자의 비밀을 누설하지 못한다(제69조).

7) 의료기관 회계기준

의료기관 개설자는 의료기관 회계를 투명하게 하도록 노력하여야 한다. 특히 일정규모 이상의 종합병원 개설자는 회계를 투명하게 하기 위하여 의료기관 회계기준을 지켜야 한다(제62조). 기타 의료기관 회계기준 등에 대하여 자세한 내용은 「의료기관 회계기준 규칙」에서 규정하고 있다.

8) 자료제공의 요청

보건복지부장관은 이 법의 위반 사실을 확인하기 위한 경우 등 소관 업무를 수행하기 위하여 필요한 경우에는 의료인, 의료기관의 장, 「국민건강보험법」에 따른 국민건강보험공단 및 건강보험심사평가원, 그 밖의 관계 행정기관 및 단체 등에 대하여 필요한 자료의 제출이나 의견의 진술 등을 요청할 수 있다. 이에 따른 자료의 제공 또는 협조를 요청받은 자는 특별한 사유가 없으면 이에 따라야 한다(제61조의2).

2. 행정처분

의료인 또는 의료기관이 의료법을 위반한 경우 행정처분을 부과할 수 있다. 즉 의료법상 행정처분은 크게 시정명령, 의료업정지, 개설허가취소(의료기관 폐쇄 포함), 면허취소, 면허자격정지 등이 있으며, 시정명령 및 의료업 정지, 개설허가취소는 '의료기관'에 대한 처분이며 면허취소 및 면허 자격정지는 '의료인'에 대한 처분이다(제68조). 의료기관 및 의료인의 행정처분에 대한 구체적인 내용은 별도로 「의료관계 행정처분 규칙」에서 규정하고 있다.

1) 의료기관에 대한 행정처분

(1) 시정명령 등

보건복지부장관 또는 시장·군수·구청장은 의료기관이 아래와 같이 비교적 경미한 의료법 위반을 한 경우 일정한 기간을 정하여 그 시설·장비 등의 전부 또는 일부의 사용을 제한 또는 금지하거나 위반사항을 시정하도록 명할 수 있다(제63조). 만약 시정명령을 위반한 경우 500만원 이하의 벌금 및 15일의 업무정지처분을 받게 된다.

① 종합병원・상급종합병원・전문병원이 개설 요건에 해당하지 아니하게 된 경우

② 세탁물을 적법하게 처리하지 아니한 경우

③ 전자의무기록을 안전하게 관리・보전하는데 필요한 시설과 장비를 갖추지 아니한 경우

④ 부속 의료기관의 운영에 관하여 정한 사항을 지키지 아니한 경우

⑤ 의료기관의 종류에 따른 시설・장비의 기준 및 규격, 의료인의 정원, 그 밖에 의료기관의 운영에 관하여 정한 사항을 지키지 아니한 경우

⑥ 공중보건의사를 고용한 경우

⑦ 의료기관이 진단용 방사선 발생장치를 설치・운영하면서 ㉠ 신고하지 아니하고 설치・운영한 경우, ㉡ 안전관리기준에 맞게 설치・운영하지 아니한 경우, ㉢ 안전관리책임자를 선임하지 아니한 경우, ㉣ 정기적으로 검사와 측정을 받지 아니한 경우, ㉤ 종사자에 대한 피폭관리를 실시하지 아니한 경우

⑧ 의료기관이 특수의료장비를 설치・운영하면서 ㉠ 등록하지 아니하고 설치・운영한 경우, ㉡ 설치인정기준에 맞게 설치・운영하지 아니한 경우, ㉢ 정기적으로 품질관리검사를 받지 않은 경우

⑨ 병원에 당직의료인을 두지 아니한 경우

⑩ 의료기관의 명칭 표시를 위반한 경우

⑪ 의료기관의 진료과목 표시를 위반한 경우

⑫ ㉠ 환자 또는 환자의 보호자에게 비급여 진료비용을 고지하지 아니한 경우, ㉡ 제증명수수료의 비용을 게시하지 아니한 경우, ㉢ 비급여 진료비용의 고지 방법을 위반하거나 제증명수수수료 비용의 게시 방법을 위반한 경우, ㉣ 고지・게시한 금액을 초과하여 징수한 경우

⑬ 특별한 사유 없이 환자 또는 그 보호자의 선택진료 요청을 거부한 경우, 선택진료를 받는 환자 또는 그 보호자의 선택진료의 변경 또는 해지 요청에 따르지 아니한 경우

⑭ 의료인 등이 명찰패용 의무를 위반한 경우

⑮ 보건복지부장관 또는 시장・군수・구청장은 의료인등이 의료광고 규정을 위반한 때에는 광고 중지를 명할 수 있다. 또한 광고 위반사실의 공표하거나 정정광고를 명할 수 있다(공표와 정정광고는 2023년 9월 시행)

(2) 개설 허가 취소, 또는 폐쇄, 업무정지

보건복지부장관 또는 시장・군수・구청장은 의료기관이 다음의 어느 하나에 해당하면 그 의료업을 1년의 범위에서 정지시키거나 개설 허가의 취소 또는 의료기관 폐쇄를 명할 수 있다. 다만, 의료기관의 개설자가 거짓으로 진료비를 청구하여 금고 이상의 형을 선고받아 그 형이 확정된 경우에는 의료기관 개설 허가의 취소 또는 의료기관 폐쇄를 명하여야 한다. 의료기관 폐쇄는 의원・치과의원・한의원 또는 조산원과 부속의료기관 중 의원급 의료기관으로 신고한 의료기관에만 명할 수 있다. 의료기관이 개설허가 취소 또는 의료기관 폐쇄 처분을 받은 경우 그 취소 또는 폐쇄명령을 받은 날로부터 6월 이내에 의료기관을 개설하지 못한다. 다만 의료기관의 개설자가 허위로 진료비를 청구하여 금고 이상의 형의 선고를 받아 그 형이 확정되어 의료기관의 개설허가취소 또는 폐쇄명령을 받은 경우에는 그 취소 또는 폐쇄명령을 받은 날로부터 3년 이내에는 의료기관을 개설・운영하지 못한다. 의료기관이 그 의료업이 정지되거나 개설 허가의 취소 또는 폐쇄 명령을 받은 경우 해당 의료기관에 입원 중인 환자를 다른 의료기관으로 옮기도록 하는 등 환자의 권익을 보호하기 위하여 필요한 조치를 하여야 한다(제64조).

① 의료기관의 개설신고 또는 개설허가를 한 날부터 3개월 이내에 정당한 사유 없이 그 업무를 시작하지 아니한 경우(제1항 1호)

② 의료인이 다른 의료인 또는 의료법인 등의 명의로 의료기관을 개설하거나 운영한 때(제1항 1의2호)

③ 무자격자에게 의료행위를 하게 하거나 의료인에게 면허 사항 외의 의료행위를 하게 한 때(제1항 2호)

④ 관계 공무원의 직무 수행을 기피 또는 방해하거나 지도와 명령, 또는 시정명령을 위반한 때(제1항 3호)

⑤ 의료기관을 개설한 의료법인・비영리법인・준정부기관・지방의료원 또는 한국보훈복지의료공단이 그 설립허가가 취소되거나 해산된 경우(제1항 4호)

⑥ 의료기관을 개설할 수 없는 자가 의료기관을 개설한 때(제1항 4의2호)

⑦ 두 개 이상의 의료기관을 개설・운영한 때(제1항 4의3호)

⑧ 의료기관 개설 변경 신고 또는 허가, 약국과의 담합금지를 위해 의료기관 개설을 제한하는 경우, 법인의 경우 의료기관설립에 필요한 정관 변경 등, 의료법인 등의 명의대여 금지, 휴폐업 신고 및 진료기록부 이관, 의료광고 규정을 위반한 때. 다만, 의료기관 개

설자 본인에게 책임이 없는 사유로 「건축법」 등 관계 법령에 따라 허가를 받지 아니하거나 신고를 하지 아니하고 건축 또는 증축·개축한 건축물에 의료기관을 개설하는 경우 등을 위반한 때에는 그러하지 아니하다(제1항 5호).

⑨ 정당한 사유 없이 폐업·휴업 신고를 하지 아니하고 6개월 이상 의료업을 하지 아니한 때(제1항 5의2호)

⑩ 시정명령(명찰부착의무에 따른 시정명령을 제외한다)을 이행하지 아니한 때(제1항 6호)

⑪ 특정 약국에게 처방하도록 유도하고 금전 등을 받는 등 담합행위를 한 때(제1항 7호)

⑫ 의료기관의 개설자가 **거짓으로 진료비를 청구하여 금고 이상의 형을 선고받아 그 형이 확정된 경우.** 이 경우에는 취소당한 날이나 폐쇄 명령을 받은 날부터 3년 안에는 의료기관을 개설·운영하지 못한다(제1항 8호).

⑬ 의료기관 준수사항을 위반하여 사람의 생명 또는 신체에 중대한 위해를 발생하게 한 때(제1항 9호)

(3) 과징금 처분

과징금은 의료기관의 업무를 정지하여 진료를 못하게 되면 지역주민들이 불편을 겪을 수 있는 상황일 경우 계속 진료하게 하면서 위반사항에 대해 금전으로 납부하게 하는 제도이다. 의료기관에 대해 '의료업 정지' 처분을 갈음하여 10억원 이하의 과징금을 부과할 수 있다. 이 경우 과징금은 3회까지만 부과할 수 있다. 다만, 동일한 위반행위에 대하여 「표시·광고의 공정화에 관한 법률」 제9조에 따른 과징금 부과처분이 이루어진 경우에는 과징금(의료업 정지 처분을 포함한다)을 감경하여 부과하거나 부과하지 아니할 수 있다.

한편, 과징금의 금액은 위반행위의 종별·정도 등을 감안하여 보건복지부령이 정하는 의료업정지처분기준에 따라 별표의 기준을 적용하여 산정한다. 만약 과징금을 기한 안에 내지 아니한 때에는 보건복지부장관이나 시장·군수·구청장은 지방세 체납처분의 예에 따라 강제로 징수한다(제67조).

2) 의료인에 대한 행정처분

(1) 면허취소와 재교부

보건복지부장관은 의료인이 일정한 의무사항을 위반했을 때 면허를 취소할 수 있다(제65

조).[100] 의료인 결격사유에 해당하면 면허를 취소하여야 한다. 법령을 위반하여 금고 이상의 형을 받으면 면허가 취소되는데 이 경우 주로 보건의료 관련 법령을 위반하여 금고 이상의 형을 선고받은 때에 면허취소를 할 수 있도록 함으로써 그 범위를 축소하였다(제8조제1항5호). 보건복지부장관은 면허가 취소된 자라도 취소의 원인이 된 사유가 없어지거나 개전(改悛)의 정이 뚜렷하다고 인정되면 면허를 재교부할 수 있으나, 취소 사유에 따른 재교부 시점은 다르다. 한편 면허취소사유에 해당한다고 하여 반드시 취소하는 것이 아니라 여러 사정을 종합하여 자격정지처분을 부과할 수도 있다.[101] 면허취소 사유 및 재교부금지 기간은 다음과 같다.

① 의료인 결격사유에 해당하는 경우, 이 경우에는 면허를 취소하여야 한다(3년).
② 자격 정지 처분 기간 중에 의료행위를 하거나 3회 이상 자격 정지 처분을 받은 경우(2년)
③ 면허를 대여한 경우(3년)
④ 면허 조건을 이행하지 아니한 경우(1년)
⑤ 일회용 주사를 사용하여 사람의 생명 또는 신체에 중대한 위해를 발생하게 한 경우(3년)
⑥ 의료인이 아닌 자에게 사람의 생명 또는 신체에 중대한 위해를 발생하게 할 우려가 있는 수술, 수혈, 전신마취를 하게 하거나 의료인에게 면허 이외의 의료행위를 하게 한 경우(3년)

(2) 자격정지(제66조)

보건복지부장관은 의료인의 일정한 의무위반행위에 대하여 1년의 범위에서 면허자격을 정지시킬 수 있다. 이 경우 의료기술과 관련한 판단이 필요한 사항에 관하여는 관계 전문가의 의견을 들어 결정할 수 있다(제66조제1항). 의료법상 자격정지 처분은 의사면허자격을 정지하여 해당 의사가 행정처분 기간 동안 의료행위를 하지 못하도록 하는 처분이다. 해당 의사

100) 시행규칙 제8조(면허증의 반환) 의료인이 면허취소처분을 받았거나 면허증을 재발급 받은 후 분실하였던 면허증을 발견한 경우에는 그 면허증을 지체 없이 주소지를 관할하는 시·도지사를 거쳐 보건복지부장관에게 반환하여야 한다.

101) 같은 법 제19조의2의 규정에 위반한 행위가 행하여진 경우에 보건복지부장관이 같은 법 제52조 제1항의 규정에 따라 당해 의료인의 면허를 취소할 수 있음은 물론이지만, 재량에 의하여 같은 법 제53조 제1항 제6호에 해당하는 것으로 보아 면허자격을 정지하는 것이 같은 법에 의하여 반드시 금지되어 있다고 해석할 것은 아니므로, 구 의료관계행정처분규칙 제4조의 [별표] 2. 개별기준. (가)목 (7)이 의료법 제19조의2의 규정의 1차 위반행위에 대하여 7월부터 12월까지의 면허자격정지처분을 하도록 규정한 것은 위와 같은 위임 범위 내에서 이루어진 유효의 규정이라 할 것이고, 이를 모법의 위임 범위를 벗어난 무효의 규정으로 볼 수 없다(2001두953).

는 건강보험, 산재보험, 자동차보험 등 모든 환자에 대한 일체의 의료행위를 할 수 없다. 다만 이는 어디까지나 의료인에 대한 행정처분으로 해당 의료인이 개설한 의료기관은 대진의를 고용하는 등 정상적으로 운영할 수 있다. 그러나 **거짓청구를 이유로 자격정지처분을 받은 경우에는 그 자격정지 기간 중 의료업을 할 수 없도록 규정하고 있다**(제66조제3항). 한편 보건복지부장관은 의료인이 3년마다 하는 신고를 하지 아니한 때에는 **신고할 때까지 면허의 효력을 정지**할 수 있다(제66조제4항). 각 중앙회의 장은 의료인이 품위손상행위를 한 경우에는 윤리위원회의 심의·의결을 거쳐 보건복지부장관에게 자격정지 처분을 요구할 수 있다.

① **의료인의 품위를 심하게 손상시키는 행위를 한 경우**(시행령 제32조)[102)]

㉠ **학문적으로 인정되지 아니하는 진료행위**(자격정지 1월)

㉡ **비도덕적 진료행위**(자격정지 1월)

㉢ **거짓 또는 과대 광고행위**

㉣ 방송, 신문·인터넷신문, 잡지 등 정기간행물 또는 인터넷 매체[이동통신단말장치에서 사용되는 애플리케이션(Application)을 포함한다]를 이용하여 식품, 건강기능식품, 의약품, 한약, 한약제제 또는 의약외품, 의료기기 또는 화장품, 기능성화장품 또는 유기농화장품에 대한 건강·의학정보(의학, 치의학, 한의학, 조산학 및 간호학의 정보를 말한다)를 거짓 또는 과장하여 제공하는 행위를 한 경우

㉤ **불필요한 검사·투약·수술 등 과잉진료행위를 하거나**(경고) **부당하게 많은 진료비를 요구하는 행위** : ① 1차 위반시(자격정지 1월), ② 2차 위반시(자격정지 3월)

㉥ **전공의의 선발 등 직무와 관련하여 부당하게 금품을 수수하는 행위**(자격정지 2월)

㉦ 다른 의료기관을 이용하려는 환자를 **영리를 목적으로 자신이 종사하거나 개설한 의료기관으로 유인하거나 유인하게 하는 행위**(자격정지 2월)

㉧ 자신이 처방전을 발급하여 준 환자를 영리를 목적으로 특정 약국에 유치하기 위하여 약국개설자나 **약국에 종사하는 자와 담합**하는 행위

② **의료기관 개설자가 될 수 없는 자에게 고용되어 의료행위를 한 경우**(자격정지 3월), 자진신고 시 감면 [103)]

---

102) 각 중앙회의 장은 의료인이 제66조제1항제1호(의료인 품위손상)에 해당하는 경우에는 각 중앙회의 윤리위원회의 심의·의결을 거쳐 보건복지부장관에게 자격정지 처분을 요구할 수 있다(제66조의2).

103) 제1항제2호를 위반한 의료인이 자진하여 그 사실을 신고한 경우에는 제1항에도 불구하고 보건복지부령으로 정하는 바에 따라 그 처분을 감경하거나 면제할 수 있다(제66조제5항).

③ 일회용 의료기기를 다시 사용한 경우

④ 진단서·검안서 또는 증명서를 거짓으로 작성하여 내주거나(자격정지 3개월) 진료기록부 등을 거짓으로 작성하거나 고의로 사실과 다르게 추가기재·수정한 경우(자격정지 1개월)

⑤ 태아성감별 또는 고지행위를 한 경우(자격정지 3개월)

⑥ 의료기사가 아닌 자에게 의료기사의 업무를 하게 하거나 의료기사에게 그 업무 범위를 벗어나게 한 경우(자격정지 15일)

⑦ 관련 서류를 위조·변조하거나 속임수 등 부정한 방법으로 진료비를 거짓 청구한 경우(거짓청구 금액 및 비율에 따라 자격정지 1월부터 10월까지)

⑧ 경제적 이익(리베이트)등을 제공받은 경우

㉠ 벌금 2천5백만 원 이상 3천만 원 이하(자격정지 12개월)

㉡ 벌금 2천만 원 이상 2천5백만 원 미만(자격정지 10개월)

㉢ 벌금 1천5백만 원 이상 2천만 원 미만(자격정지 8개월)

㉣ 벌금 1천만 원 이상 1천5백만 원 미만(자격정지 6개월)

㉤ 벌금 5백만 원 이상 1천만 원 미만(자격정지 4개월)

⑨ 그 밖에 이 법 또는 이 법에 따른 명령을 위반한 경우

㉠ 정당한 사유 없이 진료 또는 조산의 요청을 거부하거나 응급환자에 대한 응급조치를 하지 아니한 경우(자격정지 1개월)

㉡ 진단서·검안서·증명서 또는 처방전을 부정 발급한 경우(자격정지 2개월)

㉢ 정당한 이유 없이 진단서·검안서 또는 증명서의 발급 요구를 거절한 경우(자격정지 1개월)

㉣ 처방전을 환자에게 발급하지 아니한 경우 : ⓐ 1차 위반(자격정지 15일), ⓑ 2차 위반(1차 처분일로부터 2년 이내에 다시 위반한 경우에만 해당함)(자격정지 1개월)

㉤ 의료·조산 또는 간호를 하면서 알게 된 다른 사람의 비밀을 누설하거나 발표하여 선고유예의 판결을 받거나 벌금형의 선고를 받은 경우(자격정지 2개월)

㉥ 환자에 관한 기록의 열람, 사본 발급 등 그 내용을 확인할 수 있게 하여 선고유예의 판결을 받거나 벌금형의 선고를 받은 경우(자격정지 2개월)

㉦ 환자에 관한 기록 열람, 사본 발급 등 그 내용 확인 요청에 따르지 아니한 경우 및 법 제21조제3항을 위반하여 진료기록의 내용확인 요청이나 진료경과에 대한 소견 등의 송부 요청에 따르지 아니하거나 환자나 환자보호자의 동의를 받지 않고 진료기

록의 내용을 확인할 수 있게 하거나 진료경과에 대한 소견 등을 송부한 경우(자격정지 15일)

ⓞ 응급환자의 내원 당시 작성된 진료기록의 사본 등을 이송하지 아니한 경우(경고)

ⓩ 진료기록부등을 기록하지 아니한 경우(자격정지 15일)

ⓒ 진료기록부등에 서명하지 아니한 경우(경고)

ⓚ 진료기록부등을 보존하지 아니한 경우(자격정지 1개월)

ⓣ 의료인 실태와 취업상황 등을 신고하지 아니한 경우(경고)

ⓟ 변사체를 신고하지 아니한 경우(경고)

ⓗ 영리를 목적으로 환자를 의료기관이나 의료인에게 소개·알선, 그 밖에 유인하거나 이를 사주하는 행위를 한 경우(자격정지 2개월)

㉮ 보수교육을 받지 아니한 경우 : ⓐ 1차 위반(경고), ⓑ 2차 위반(1차 처분일로부터 2년 이내에 다시 위반한 경우에만 해당함)(자격정지 7일)

㉯ 의료기관을 개설하지 아니하고 의료업을 하거나 의료기관 외에서 의료업을 한 경우, 부속 의료기관을 개설하지 아니하고 의료업을 한 경우, 의료기관 개설 법령을 위반한 경우(자격정지 3개월)

㉰ 조산원 개설자가 지도의사를 정하지 아니한 경우(경고)

㉱ 전문의의 자격인정을 받지 아니한 자가 전문과목을 표시한 경우(경고)

3) 행정처분 시효제도

자격정지처분은 그 사유가 발생한 날부터 5년(제1항제5호·제7호에 따른 자격정지처분의 경우에는 7년으로 한다)이 지나면 하지 못한다. 다만, 그 사유에 대하여 「형사소송법」 제246조에 따른 공소가 제기된 경우에는 공소가 제기된 날부터 해당 사건의 재판이 확정된 날까지의 기간은 시효 기간에 산입하지 아니 한다(제66조제6항).

4) 경고처분

경고처분을 받은 의료인등 또는 의료기관등이 그 처분일로부터 1년 이내에 같은 위반사항(각 호를 기준으로 함)을 다시 위반하거나 6개월 이내에 경고처분에 해당하는 다른 위반행위를 한 경우에는 1개월의 면허자격정지처분 또는 1개월의 업무정지 처분을 한다. 다만, 같은 위반사항에 대하여 개별기준 각 호에 2차 처분기준이 있는 경우에는 그 처분기준에 따른다.

5) 행정처분 감경

감경대상	감경기준		
	자격정지 업무정지 영업정지	면허취소	허가취소 등록취소 폐쇄
1) 해당 사건에 관하여 검사로부터 기소유예의 처분을 받은 경우	해당 처분기준의 2분의 1의 범위에서 감경	4개월 이상의 자격정지처분	4개월 이상의 업무정지 또는 영업정지 처분
2) 해당 사건에 관하여 법원으로부터 선고유예의 판결을 받은 경우 [2. 개별 기준 가목8), 10) 및 다목7) 중 선고유예의 판결을 받은 경우는 제외한다]	해당 처분기준의 3분의 1의 범위에서 감경	6개월 이상의 자격정지처분	6개월 이상의 업무정지 또는 영업정지 처분
3) 농어촌 등의 의료기관으로서 그 지역주민이 이용할 수 있는 의료기관이 1개소만 있는 경우 또는 그 밖에 행정처분기관이 보건의료 시책상 필요하다고 인정하는 경우	1차 위반 : 면제 2차 위반 : 해당 처분기준의 2분의 1의 범위에서 감경	1차 위반 : 면제 2차 위반 : 4개월 이상의 자격정지처분	1차 위반 : 면제 2차 위반 : 4개월 이상의 업무정지 또는 영업정지 처분

제 7 장

기타 사항

1. 기타

1) 경비 보조

보건복지부장관 또는 시・도지사는 국민보건 향상을 위하여 필요하다고 인정될 때에는 의료인・의료기관・중앙회 또는 의료 관련 단체에 대하여 시설, 운영 경비, 조사・연구 비용의 전부 또는 일부를 보조할 수 있다(제83조제1항). 보건복지부장관은 "① 인증을 신청하여야 하는 의료기관, ② 300병상 미만인 의료기관(종합병원 제외) 중 보건복지부장관이 정하는 기준에 해당하는 의료기관"이 인증을 신청할 때 예산의 범위에서 인증에 소요되는 비용의 전부 또는 일부를 보조할 수 있다(제83조제2항).

2) 청문

보건복지부장관, 시・도지사 또는 시장・군수・구청장은 "① 인증의 취소, ② 설립 허가의 취소, ③ 시설・장비 등의 사용금지 명령, ④ 개설허가 취소나 의료기관 폐쇄 명령, ⑤ 면허의 취소"에 해당하는 처분을 하려면 청문을 실시하여야 한다(제84조). '청문'은 행정처분에 앞서 처분의 상대방 또는 그 대리인에게 항변할 수 있는 진술의 기회를 제공하고 위법사실 여부를 확인하여 행정처분의 합법성 및 합목적성을 확보하는데 목적이 있다. 따라서 청문을 거치도록 하고 있는 경우에는 반드시 청문을 실시한 후 처분을 하여야 하며 정당한 사유없이 청문을 거치지 아니한 행정처분은 절차상 하자를 이유로 무효로 하고 있다.

3) 권한의 위임과 위탁

의료법에 따른 보건복지부장관 또는 시・도지사의 권한은 그 일부를 질병관리청장, 시・

도지사 또는 시장・군수・구청장이나 보건소장에게 위임할 수 있다. 나아가 보건복지부장관은 의료법에 따른 업무의 일부를 관계 전문기관에 위탁할 수 있다(제86조).

4) 벌칙 적용에서 공무원 의제

의료광고에 관한 심의위원회 위원은 「형법」의 규정을 적용할 때에는 공무원으로 본다(제86조의2).

5) 기록의 보존・보관 의무에 대한 면책

보존・보관하여야 하는 기록이 천재지변이나 그 밖의 불가항력으로 멸실된 경우에는 해당 기록의 보존・보관의무자는 책임을 면한다(제86조의3).

제 8 장

벌칙 및 과태료

1. 벌칙

1) 의료법 위반에 따른 벌칙

벌 칙	위 반 내 용
10년 이하의 징역이나 1억원 이하의 벌금 (제87조)	• 의료기관을 개설할 수 없는 자가 의료기관을 개설하거나 운영하는 자(제33조2항 위반)
7년 이하의 징역 또는 1천만원 이상 7천만원 이하의 벌금 (제87조의2제1항)	• 의료인에 대한 폭행(제12조제3항) • 의료인에 대한 폭행 가중 처벌 – 중상해에 이르게 한 경우에는 3년 이상 10년 이하의 징역 – 사망에 이르게 한 경우에는 무기 또는 5년 이상의 징역 • 음주로 인한 심신장애 상태에서 의료인에 대한 폭행죄를 범한 때에는 '심신장애로 인하여 사물을 변별할 능력이 없거나 의사를 결정할 능력이 없는 자의 행위는 벌하지 아니한다'(형법 제10조제1항)는 조항을 적용하지 아니할 수 있다(제90조의2).
5년 이하의 징역 또는 5천만원 이하의 벌금 (제87조의2제2항)	• 면허증대여(제4조의3제1항) • 면허를 대여받거나 면허 대여를 알선한 사람(제4조의3제2항) • 진료방해(제12조제2항) • 전자처방전에 저장된 개인정보 탐지・누출・변조・훼손(제18조제3항) • 진료기록전송지원시스템의 구축・운영을 위탁받은 업체가 저장된 정보를 누출・변조 또는 훼손 등을 하는 경우(제21조의2제5항・제8항) • 전자의무기록에 저장된 개인정보 탐지・누출・변조・훼손(제23조제3항) • 무면허의료행위(제27조제1항) • 무자격자 의료기관 개설 등(제33조제2항) • 이중개설(제33조제8항)〈제82조제3항에서 준용하는 경우 포함〉 • 의료법인등 명의 대여(제33조제10항) • 의료인이 아닌 자에게 의료행위를 하게 하거나 의료인에게 면허 사항 외의

벌 칙	위 반 내 용
	의료행위를 하게 한 자(제27조제5항) • 직접 보관한 진료기록부등 외 진료기록보관시스템에 보관된 정보를 열람하는 등 그 내용을 확인한 사람(제40조의3제3항) • 정당한 접근 권한 없이 또는 허용된 접근 권한을 넘어 진료기록보관시스템에 보관된 정보를 훼손·멸실·변경·위조·유출하거나 검색·복제한 사람(제40조의3제7항)
3년 이하의 징역 또는 3천만원 이하의 벌금 (제88조)	• 비밀누설(제19조, 친고죄) • 환자이외의 자에게 진료기록 기록열람(제21조제2항, 친고죄) • 진료기록부등 거짓작성, 추가기재·수정(제22조제3항) • 부당한 경제적 이익등의 취득 금지(제23조의5) • 환자유인(제27조제3항) • 보험회사 등의 환자 유치 행위(제27조제4항) • 외국인환자 유치 규정 위반(제27조의2제1항, 제2항) • 무허가병원 개설(제33조제4항) • 무허가 부속의료기관 개설(제35조제1항 단서) • 부적합하다고 판정받은 특수의료장비 사용(제38조제3항) • 의료관련감염 관련 자율보고의 접수, 분석 업무를 한 사람이 비밀누설, 직무 목적 외 사용(제47조제11항) • 업무개시명령 거부(제59조제3항) • 개설허가 취소 또는 폐쇄명령받은 자의 의료기관 개설·운영(제64조제2항)〈제82조제3항에서 준용하는 경우 포함〉 • 의료지도원 등의 비밀누설(제69조제3항, 친고죄) • 무자격 안마사의 영리 목적 안마행위(제82조제1항)
2년 이하의 징역 또는 2천만원 이하의 벌금 (제88조의2)	• 태아 성 감별 행위(제20조) • 의료관련감염 관련 자율보고를 한 사람에게 불리한 조치를 한 자(제47조제12항)
1년 이하의 징역 또는 1천만원 이하의 벌금 (제89조)	• 진료거부(제15조제1항) • 무진찰 진단서등 발급(제17조제1항) • 무진찰 증명서 발급(제17조제2항) • 의료법인등이 정관 변경허가를 받지 않고 의료기관 개설(제33조제9항) • 의료광고 규정 위반(제56조제1항 ~ 제4항) • 인증을 받지 않고 인증서나 인증마크 제작·사용 및 인증 사칭(제58조의6제2항) • 의료법인의 임원 선임과 관련하여 금품 등을 주고받거나 주고받을 것을 약속한 자(제51조의2) • 검사를 거부·방해 또는 기피한 자(제61조제1항)(제33조제2항·제10항 위반 여부에 관한 조사임을 명시한 경우에 한정한다)

벌 칙	위 반 내 용
500만원 이하의 벌금 (제90조)	• 무신고자 세탁물처리등(제16조제1항) • 위생적 보관의무등 위반(제16조제2항) • 진단서등 교부요구 거부(제17조제3항) • 증명서 교부요구 거부(제17조제4항) • 처방전 무단 교부(제17조의2제1항) • 처방전 대리수령 위반(제17조의2제2항)(처방전을 수령한 경우만을 말한다) • 약사등의 의심처방문의 응대의무 위반(제18조제4항) • 환자의 진료기록 열람 등의 요구 거부(제21조제1항 후단) • 타의료인등의 협조 관련 규정 위반(제21조의2제1항) • 응급환자 관련 기록 미송부(제21조의2제2항) • 진료기록부등 미기록, 미서명(제22조제1항) • 진료기록부등 미보존(제22조제2항) • 전자의무기록에 저장된 개인정보 탐지, 누출 · 변조 · 훼손(제23조제4항) • 변사체 미신고(제26조) • 비 의료인의 의료인명칭 사용(제27조제2항) • 미개설 의료업 · 의료기관 개설 미신고(제33조제1항 · 제3항)〈제82조제3항에서 준용하는 경우 포함〉 • 허가사항 중 중요사항 변경시 미신고 · 허가(제33조제5항) • 무신고 부설 의료기관 개설(제35조제1항 본문) • 당직의료인 미비치(제41조) • 의료기관 명칭표시 위반(제42조제1항) • 의료법인의 미허가 재산처분 · 정관변경(제48조제3항) • 의료법인 아닌 자의 의료법인 명칭사용(제48조제4항) • 전문의 아닌 자의 전문의 명칭사용(제77조제2항) • 시정명령 위반(제63조) • 의료기관 개설자가 될 수 없는 자에게 고용되어 의료행위

2. 과태료

1) 의료법 위반에 따른 과태료 내용(제92조)

과 태 료	위 반 내 용
300만원 이하의 과태료 (제92조제1항)	• 교육을 실시하지 아니한 자(제16조제3항) • 진료정보 침해사고를 통지하지 아니한 자(제23조의3제1항) • 환자에게 설명을 하지 아니하거나 서면 동의를 받지 아니한 자(제24조의2

과 태 료	위 반 내 용
	제1항) • 변경 사유와 내용을 서면으로 알리지 아니한 자(제24조의2제4항) • 미신고 진단용 방사선 발생장치 설치・운영(제37조제1항) • 안전관리책임자 미선임, 정기검사・측정 또는 방사선 관계 종사자에 대한 피폭관리 미실시(제37조제2항) • 부대사업시 미신고(제49조제3항)
200만원 이하의 과태료 (제92조제2항)	• 진료기록전송지원시스템의 구축・운영에 필요한 자료를 제출하지 아니하거나 거짓 자료를 제출한 자(제21조의2제6항 후단) • 비급여 진료비용 및 제증명수수료 보고를 하지 아니하거나 거짓으로 보고한 의료기관장(제45조의2제1항) • 비급여진료비용등의 현황에 대한 조사・분석을 위하여 의료기관의 장에게 요청한 자료를 제출하지 아니하거나 거짓으로 제출한 자(제45조의2제3항) • 보건복지부장관 등의 보고명령 및 관계 공무원의 검사 거부(제89조제4호에 해당하는 경우는 제외)(제61조제1항)
100만원 이하의 과태료 (제92조제3항)	• 환자의 권리 등을 게시하지 아니한 자(제4조제3항) • 명찰패용 의무를 위반하여 그 위반행위에 대하여 내려진 제63조에 따른 시정명령을 따르지 아니한 사람(제4조제5항) • 변경신고 미필(제33조제5항)〈제82조제3항에서 준용하는 경우 포함〉 • 안전관리책임자 교육을 받지 아니한 사람(37조제3항) • 휴업・폐업신고 미필(제40조제1항)〈제82조제3항에서 준용하는 경우를 포함〉 • 진료기록부등을 관할 보건소장에게 넘기지 아니하거나 수량 및 목록 등을 거짓으로 보고한 자(제40조의2제1항) • 변경신고를 하지 아니하거나 거짓으로 변경신고를 한 자(제40조의2제2항) • 진료기록부등의 보존 및 열람을 대행할 책임자를 지정하지 아니하거나 진료기록부등을 관할 보건소장에게 넘기지 아니한 자(제40조의2제2항) • 진료기록부등의 이관 관련 준수사항을 위반한 자(제40조의2제3항) • 의료기관 아닌 자의 의료기관 명칭표시(제42조제3항) • 진료과목 표시 위반(제43조제5항) • 대한민국의학한림원 또는 이와 유사한 명칭 사용(제52조의2제6항)

제2부

응급의료에 관한 법률

제1장 응급의료법의 개요

제2장 국민과 응급의료종사자의 권리와 의무

제3장 응급의료기관등

제4장 국가 및 지방자치단체의 책임

제5장 재 정

제6장 응급환자 이송 등

제7장 감 독

제8장 벌칙 등

제 1 장

응급의료법의 개요

1. 의의 및 목적

「응급의료에 관한 법률(이하 '응급의료법'이라 함)」은 한마디로 '응급환자의 신속하고 안전한 의료'에 관한 법이다. 「의료법」이 의료인의 의료행위에 관한 전반적인 사항을 규율하는 일반법적 성격을 갖는데 반해, 「응급의료법」 의료행위 중 특히 '응급의료'에 관한 사항에 대하여 규정하는 특별법적 성격을 갖는다. 여기에서 **"응급의료"란 응급환자가 발생한 때부터 생명의 위험에서 회복되거나 심신상의 중대한 위해가 제거되기까지의 과정에서 응급환자를 위하여 하는 상담·구조(救助)·이송·응급처치**[1] **및 진료 등의 조치를 말한다**(제2조제2호). 누구든지 예기치 못한 상황에서 응급환자가 될 수 있다는 점에서 응급의료는 단순히 의료만의 문제가 아니라 사회 전체적인 안전망에 관한 사항이다. 이러한 점에서 응급의료행위는 일반 의료행위에 비하여 보다 공공적 성격이 강하며 국가 및 지방자치단체의 역할이 중요하다. 응급의료법은 국민들이 응급상황에서 신속하고 적절한 응급의료를 받을 수 있도록 응급의료에 관한 국민의 권리와 의무, 국가·지방자치단체의 책임, 응급의료제공자의 책임과 권리를 정하고 응급의료자원의 효율적 관리에 필요한 사항을 규정함으로써 응급환자의 생명과 건강을 보호하고 국민의료를 적정하게 함을 목적으로 한다(제1조).

1) "응급처치"란 응급의료행위의 하나로서 응급환자의 기도를 확보하고 심장박동의 회복, 그 밖에 생명의 위험이나 증상의 현저한 악화를 방지하기 위하여 긴급히 필요로 하는 처치를 말한다(제2조제3호).

2. 응급의료법의 변천과 구조

보건복지부는 1991. 7.부터 구축하기 시작한 응급의료체계를 운영해 오면서 그 과정에서 도출되는 문제를 해결하고 이에 대한 법적 근거를 마련하기 위하여 노력하였으나, 응급의료기금 신설(재경부), 응급의료행위자에 대한 형의 감경(법무부)에 대한 관계부처의 반대로 입법추진이 어려워져 국회 주양자 의원과 함께 의원입법(議員 立法)으로 추진하였다, 주양자 의원의 주도아래 보건복지부와 응급의학회의 노력으로 1994. 1. 7.「응급의료에 관한 법률(법률 제4730호)」이 제정되었고, 이 법은 1995. 1. 1.부터 시행하였다. 이후 수차례의 개정을 거쳐 현재의「응급의료에 관한 법률(법률 제10219호)」에 이르고 있다. 현행「응급의료법」은 제1장(총칙), 제2장(국민의 권리와 의무), 제3장(응급의료종사자의 권리와 의무), 제4장(국가 및 지방자치단체의 책임), 제5장(재정), 제6장(응급의료기관등), 제7장(응급구조사), 제8장(응급환자 이송 등), 제9장(보칙), 제10장(벌칙 등)으로 구성되어 있다.

3. 응급환자와 응급의료 관련 용어의 뜻

'응급환자'란 질병, 분만, 각종 사고 및 재해로 인한 부상이나 그 밖의 위급한 상태로 인하여 즉시 필요한 응급처치를 받지 아니하면 생명을 보존할 수 없거나 심신에 중대한 위해(危害)가 발생할 가능성이 있는 환자 또는 이에 준하는 사람으로서 보건복지부령으로 정하는 사람을 말한다(제2조제1호). 구체적으로 다음과 같이 응급증상 및 이에 준하는 증상이 있는 자와 이러한 증상으로 진행될 가능성이 있다고 응급의료종사자가 판단하는 증상이 있는 자를 말한다(시행규칙 제2조 및 별표1).

1) 응급증상

① **신경학적 응급증상** : 급성의식장애, 급성신경학적 이상, 구토·의식장애 등의 증상이 있는 두부 손상

② **심혈관계 응급증상** : 심폐소생술이 필요한 증상, 급성호흡곤란, 심장질환으로 인한 급성흉통, 심계항진, 박동이상 및 쇼크

③ **중독 및 대사장애** : 심한 탈수, 약물・알콜 또는 기타 물질의 과다복용이나 중독, 급성 대사장애(간부전・신부전・당뇨병 등)

④ **외과적 응급증상** : 개복술을 요하는 급성복증(급성복막염・장폐색증・급성췌장염 등 중한 경우에 한함), 광범위한 화상(외부신체 표면적의 18% 이상), 관통상, 개방성・다발성 골절 또는 대퇴부 척추의 골절, 사지를 절단할 우려가 있는 혈관 손상, 전신 마취하에 응급수술을 요하는 중상, 다발성 외상

⑤ **출혈** : 계속되는 각혈, 지혈이 안되는 출혈, 급성 위장관 출혈

⑥ **안과적 응급증상** : 화학물질에 의한 눈의 손상, 급성 시력 손실

⑦ **알러지** : 얼굴 부종을 동반한 알러지 반응

⑧ **소아과적 응급증상** : 소아경련성 장애

⑨ **정신과적 응급증상** : 자신 또는 다른 사람을 해할 우려가 있는 정신장애

2) 응급증상에 준하는 증상

① **신경학적 응급증상** : 의식장애, 현훈

② **심혈관계 응급증상** : 호흡곤란, 과호흡

③ **외과적 응급증상** : 화상, 급성복증을 포함한 배의 전반적인 이상증상, 골절・외상 또는 탈골, 그 밖에 응급수술을 요하는 증상, 배뇨장애

④ **출혈** : 혈관손상

⑤ **소아과적 응급증상** : 소아 경련, 38℃ 이상인 소아 고열(공휴일・야간 등 의료서비스가 제공되기 어려운 때에 8세 이하의 소아에게 나타나는 증상을 말함)

⑥ **산부인과적 응급증상** : 분만 또는 성폭력으로 인하여 산부인과적 검사 또는 처치가 필요한 증상

⑦ **이물에 의한 응급증상** : 귀・눈・코・항문 등에 이물이 들어가 제거술이 필요한 환자

'응급의료'란 응급환자가 발생한 때부터 생명의 위험에서 회복되거나 심신상의 중대한 위해가 제거되기까지의 과정에서 응급환자를 위하여 하는 상담・구조(救助)・이송・응급처치 및 진료 등의 조치를 말한다.

'응급처치'란 응급의료행위의 하나로서 응급환자의 기도를 확보하고 심장박동의 회복, 그 밖에 생명의 위험이나 증상의 현저한 악화를 방지하기 위하여 긴급히 필요로 하는 처치를 말

한다.

'응급의료종사자'란 관계 법령에서 정하는 바에 따라 취득한 면허 또는 자격의 범위에서 응급환자에 대한 응급의료를 제공하는 의료인과 응급구조사를 말한다.

'응급의료기관'이란 「의료법」 제3조에 따른 의료기관 중에서 이 법에 따라 지정된 권역응급의료센터, 전문응급의료센터, 지역응급의료센터 및 지역응급의료기관을 말한다.

'구급차등'이란 응급환자의 이송 등 응급의료의 목적에 이용되는 자동차, 선박 및 항공기 등의 이송수단을 말한다.

'응급의료기관등'이란 응급의료기관, 구급차등의 운용자 및 응급의료지원센터를 말한다.

'응급환자이송업'이란 구급차등을 이용하여 응급환자 등을 이송하는 업(業)을 말한다.

제 2 장

국민과 응급의료종사자의 권리와 의무

1. 국민의 권리와 의무

1) 국민의 권리

(1) 응급의료를 받을 권리

모든 국민은 성별, 나이, 민족, 종교, 사회적 신분 또는 경제적 사정 등을 이유로 차별받지 아니하고 응급의료를 받을 권리를 가진다. 국내에 체류하고 있는 외국인도 또한 같다. 응급의료를 받을 권리의 적용범위와 관련하여 그동안 인도주의원칙상 외국인에게 확대하자는 논의가 있었다. 이는 인간의 기본적 권리인 생명과 건강에 관한 것으로 외국인에게도 신속하고 적정한 응급의료를 받을 권리를 보장해 주는 것으로 일반적으로 그 필요성을 인정하고 있다. 결국 2011. 8. 4. 응급의료에 관한 법률(법률 제11004호) 개정을 통하여 국내에 체류하고 있는 외국인에 대하여 적용범위를 확대하였다(제3조).

(2) 응급의료에 관한 알 권리

모든 국민은 응급상황에서의 응급처치 요령, 응급의료기관 등의 안내 등 기본적인 대응방법을 알 권리가 있으며, 국가와 지방자치단체는 그에 대한 교육·홍보 등 필요한 조치를 마련하여야 한다. 모든 국민은 국가나 지방자치단체의 응급의료에 대한 시책에 대하여 알 권리를 가진다(제4조).

2) 국민의 의무

(1) 신고 및 협조의무

누구든지 응급환자를 발견하면 즉시 응급의료기관등에 신고하여야 하며, 응급의료종사자가 응급의료를 위하여 필요한 협조를 요청하면 누구든지 적극 협조하여야 한다(제5조).

3) 응급의료 행위에 대한 민형사상 책임의 면책

(1) 의의

응급환자는 생명이 위급하거나 심신상 중대한 위해가 초래될 가능성이 있는 환자로, 이에 대한 응급의료 또는 응급처치 상황에서 상당한 위험이 동반한다. 응급상황에서는 신속한 조치가 필요하다는 점에서 무조건 응급의료종사자를 기다리는 것 보다는 현장에 전문가가 있다면 도움을 받는 편이 유리하다. 이때 의료행위에 따른 책임이 수반될 수 있기 때문에 선한 의도로 응급환자를 돕는 과정에서 발생하는 법적 책임을 완화하는 조치가 필요하다. 이에 응급환자에 대한 구조업무를 활성화하여 국민의 생명과 건강을 보호하기 위하여 응급의료 과정에서 발생하는 민 형사 책임을 면책하는 규정을 두었다. 이는 소위 '착한 사마리아인법(Good Samaritan Law)[2]'의 취지를 반영한 것이다. 이 법에서는 일반인의 면책규정과 응급의료종사자의 면책규정을 별도로 규정하고 있다.

(2) 일반인에 대한 면책

생명이 위급한 응급환자에게 일반인이 응급의료 또는 응급처치를 제공하여 **발생한 재산상 손해와 사상(死傷)에 대하여 고의 또는 중대한 과실이 없는 경우** 그 행위자는 **민사책임과 상해(傷害)에 대한 형사책임을 지지 아니하며 사망에 대한 형사책임은 감면한다**(제5조의2). 일반인이라 함은 구체적으로, 업무를 수행하고 있는 응급의료종사자, 선박의 응급처치 담당자, 구급대 등을 제외한다는 뜻이다. 그러나 이러한 직종의 사람도 휴가 등 업무 중이 아닐 때는 일

2) 이는 성경(신약)에 나오는 이야기에 근거한 것으로 위험에 처해 있는 사람을 구조하고자 하는 공동체 의식이 반영한 법률이다. 즉 어떤 유대인이 강도를 만나 길에 쓰러져 있었는데 당시 사회적, 교적으로 상류층인 제사장과 레위인은 그냥 지나쳤지만 유대인으로부터 무시를 당하던 사마리아 사람이 위험을 무릅쓰고 자신의 비용을 들여 이 유대인을 구해주었다(누가복음 10장 30-35절). 일부 국가에서는 제사장과 레위인과 같이 구조를 하지 않은 사람들 처벌하는 규정을 두기도 하였으나, 우리 응급의료법은 사마리아인과 같이 구조를 한 사람의 행위에 대하여 면책하는 규정을 두고 있다.

반인과 같이 적용된다. 이는 선한 의지를 가지고 행하는 인명구조 활동(응급의료)을 법률적으로 보호하기 위한 취지이다.

(3) 응급의료종사자 등에 대한 면책

응급의료종사자가 응급환자에게 발생한 생명의 위험, 심신상의 중대한 위해 또는 증상의 악화를 방지하기 위하여 긴급히 제공하는 응급의료로 인하여 응급환자가 죽거나 심한 후유증이 발생한 경우(사상(死傷)에 이른 경우)에도 그 응급의료행위가 불가피하였고 응급의료행위자에게 중대한 과실이 없는 경우에는 정상을 고려하여 업무상 과실에 의하여 사람을 해친 자에 대한 처벌 조항인「형법」제268조[3]의 형을 감경(減輕)하거나 면제할 수 있다. 이는 선박의 응급처치담당자, 구급대 등 응급처치 제공의무를 가진 자가 행한 응급처치(자동심장충격기를 사용하는 경우를 포함)에 대한 조항이다(제63조). 주의할 점은 응급의료종사자 등이 업무수행 중이 아닌 때(휴가 중, 가족 여행 중 등) 실행하는 응급처치의 경우에는 일반인과 같이 면책된다.

2. 응급의료종사자의 권리와 의무

1) 응급의료종사자의 범위

(1) 의의

'응급의료종사자'란 면허 또는 자격의 범위에서 응급환자에 대한 응급의료를 제공하는 **의료인과 응급구조사**를 말한다(제2조제4호).

(2) 의료인

먼저 응급의료종사자에는 의료인이 있다. 여기에서 의료인은 의료법 제2조에 따른 의사, 치과의사, 한의사, 조산사, 간호사 등이 있다. 다만 응급환자의 성격상 치과의사, 한의사가 여기에 해당하는지 의문이 있다. 응급환자에 대한 응급처치에 있어 의료인(특히 의사)의 역할

3) 제268조(업무상과실·중과실 치사상) 업무상 과실 또는 중대한 과실로 인하여 사람을 사상에 이르게 한 자는 5년 이하의 금고 또는 2천만원 이하의 벌금에 처한다.

은 절대적으로 중요하다.

(3) 응급구조사

① 임무

응급의료행위는 의료행위의 일종으로 의료인만이 의료행위를 하여야 한다. 다만 이에 대한 예외로 응급구조사가 일정한 범위의 응급의료행위를 할 수 있다. 즉 응급구조사는 응급환자가 발생한 현장에서 응급환자에 대하여 상담·구조 및 이송 업무를 수행하며, 현장에 있거나 이송 중이거나 의료기관 안에 있을 때에는 응급처치의 업무에 종사할 수 있다. 보건복지부장관은 5년마다 응급구조사 업무범위의 적절성에 대한 조사를 실시하고, 중앙위원회의 심의를 거쳐 응급구조사 업무범위 조정을 할 수 있다(제41조). 응급구조사 업무의 체계적·전문적 관리를 위하여 보건복지부장관은 응급구조사 업무지침을 작성하여 보급하여야 한다. 응급구조사는 응급구조업무를 수행할 때 업무지침을 활용하여야 한다(제41조의2).

응급구조사는 원칙적으로 의사로부터 구체적인 지시를 받고 응급처치를 행하어야 한다.[4] 다만, 일정한 응급처치를 행하는 경우[5]와 급박한 상황 하에서 통신의 불능(不能) 등으로 의사의 지시를 받을 수 없는 경우에는 그러하지 아니하다(제42조).

② 1급 응급구조사

㉠ 자격(제36조제2항)

ⓐ ① 대학 또는 전문대학에서 응급구조학을 전공하고 졸업한 사람, ② 외국의 응급구조사 자격인정을 받은 사람, ③ 2급 응급구조사로서 응급구조사의 업무에 3년 이상 종사한 사람

ⓑ 보건복지부장관이 실시하는 시험에 합격

ⓒ 보건복지부장관의 자격인정

---

4) 대학 또는 전문대학에서 응급구조학을 전공하는 학생이 응급구조 관련 실습을 하는 경우에는 의사로부터 구체적인 지시를 받아 응급처치를 할 수 있다.

5) 시행규칙 제34조(경미한 응급처치) 법 제42조 단서의 규정에 따라 응급구조사가 의사의 지시를 받지 아니하고 행할 수 있는 응급처치의 범위는 제33조의 규정에 의한 2급응급구조사의 업무범위와 같다.

ⓛ **업무범위**(시행규칙 제33조 및 별표 14)

ⓐ 심폐소생술의 시행을 위한 기도유지[기도기(airway)의 삽입, 기도삽관(intubation), 후두마스크 삽관 등 포함]

ⓑ 정맥로의 확보

ⓒ 인공호흡기를 이용한 호흡의 유지

ⓓ 약물투여 : 저혈당성 혼수 시 포도당의 주입, 흉통 시 니트로글리세린의 혀 아래(설하) 투여, 쇼크 시 일정량의 수액투여, 천식 발작 시 기관지 확장제 흡입

ⓔ 2급 응급구조사가 행하는 업무

③ 2급 응급구조사

㉠ **자격**(제36조제3항)

ⓐ ① 응급구조사 양성기관에서 양성과정을 마친 사람, ② 외국의 응급구조사 자격인정을 받은 사람

ⓑ 보건복지부장관이 실시하는 시험에 합격

ⓒ 보건복지부장관의 자격인정

ⓛ **업무범위**(시행규칙 제33조 및 별표 14)

ⓐ 구강내 이물질의 제거

ⓑ 기도기(airway)를 이용한 기도유지

ⓒ 기본 심폐소생술

ⓓ 산소투여

ⓔ 부목・척추 고정기・공기 등을 이용한 사지 및 척추 등의 고정

ⓕ 외부출혈의 지혈 및 창상의 응급처치

ⓖ 심박・체온 및 혈압 등의 측정

ⓗ 쇼크방지용 하의 등을 이용한 혈압의 유지

ⓘ 자동심장충격기를 이용한 규칙적 심박동의 유도

ⓙ 흉통 시 니트로글리세린의 혀 아래(설하) 투여 및 천식 발작 시 기관지 확장제 흡입(환자가 해당약물을 휴대하고 있는 경우에 한함)

④ 응급구조사 자격증의 교부

보건복지부장관은 응급구조사시험에 합격한 사람에게 응급구조사 자격증을 교부하여야 한다. 다만, 결격사유가 있는 사람에게는 자격증을 교부해서는 아니 된다. 응급구조사 자격증을 교부받은 사람은 응급구조사 자격증의 분실 또는 훼손으로 사용할 수 없게 된 경우에는 보건복지부장관에게 재교부 신청을 할 수 있다. 응급구조사는 다른 사람에게 자기의 성명을 사용하여 응급구조사의 업무를 수행하게 하여서는 아니 된다. 자격증을 교부받은 사람은 다른 사람에게 그 자격증을 빌려주어서는 아니 되고, 누구든지 그 자격증을 빌려서는 안되며, 누구든지 자격증 대여 등을 알선하여서는 아니 된다(제36조의2).

⑤ 응급구조사 실태 등의 신고

응급구조사는 최초로 자격을 받은 후부터 3년마다 그 실태와 취업상황을 보건복지부장관에게 신고하여야 한다. 보건복지부장관은 보수교육을 받지 아니한 응급구조사에 대하여 신고를 반려할 수 있다(제36조의3).

⑥ 결격사유

다음에 해당하는 자는 응급구조사가 될 수 없다(제37조).

㉠ 정신질환자. 다만, 전문의가 응급구조사로서 적합하다고 인정하는 사람은 그러하지 아니하다.

㉡ 마약・대마 또는 향정신성의약품 중독자

㉢ 피성년 후견인・피한정 후견인

㉣ 응급의료법, 또는 형법 중 허위진단서 작성 활용(제233조, 제234조), 업무상 의료과실(제268조), 낙태 관련(제269조, 제270조제1항부터 제3항까지), 비밀누설(제317조제1항), 보건범죄 단속에 관한 특별조치법, 지역보건법, 국민건강증진법, 후천성면역결핍증 예방법, 의료법, 의료기사 등에 관한 법률, 시체 해부 및 보존 등에 관한 법률, 혈액관리법, 마약류 관리에 관한 법률, 모자보건법, 국민건강보험법을 위반하여 금고 이상의 실형을 선고받고 그 집행이 끝나지 아니하거나 면제되지 아니한 사람

⑦ 부정행위에 대한 제재

시험과 관련한 부정행위에 대한 제재조치 규정이 있다. 즉 부정한 방법으로 응급구조사

시험에 응시한 사람 또는 응급구조사 시험에서 부정행위를 한 사람에 대하여는 그 수험을 정지시키거나 합격을 무효로 한다. 보건복지부장관은 수험이 정지되거나 합격이 무효로 된 사람에 대하여 처분의 사유와 위반 정도 등을 고려하여 그 다음에 치러지는 응급구조사시험 응시를 3회의 범위에서 제한할 수 있다(제38조).

⑧ 응급구조사의 준수사항

응급구조사는 응급환자의 안전을 위하여 그 업무를 수행할 때 응급처치에 필요한 의료장비, 무선통신장비 및 구급의약품의 관리・운용과 응급구조사의 복장・표시 등 응급환자 이송・처치에 필요한 사항에 대하여 보건복지부령으로 정하는 사항을 지켜야 한다(제39조).

⑨ 응급구조사 업무지침의 개발 및 보급

보건복지부장관은 응급구조사 업무의 체계적・전문적 관리를 위하여 응급구조사 업무지침을 작성하여 보급하여야 한다. 응급구조사는 업무를 수행할 때 업무지침을 활용하여야 한다. 응급구조사 업무지침에는 다음 각 호의 내용이 포함되어야 한다.

㉠ 응급구조사의 준수사항에 관한 세부 내용
㉡ 응급구조사의 업무 및 응급구조사 업무의 제한에 관한 세부 내용과 절차
㉢ 응급의료기관의 수용능력 확인
㉣ 출동 및 처치 기록의 작성・제출 방법
㉤ 그 밖에 응급환자의 상태 분류 및 응급처치 요령 등 응급구조사 업무에 관한 사항

보건복지부장관은 개발된 업무지침을 소방청장 및 시・도지사에게 통보하여야 하며, 시・도지사로 하여금 그 업무지침을 구급차등의 운용자에게 통보하도록 하여야 한다.

⑩ 비밀 준수 의무

응급구조사는 직무상 알게 된 비밀을 누설하거나 공개하여서는 아니 된다(제40조).

⑪ 응급구조사의 보수교육

보건복지부장관은 응급구조사의 자질 향상을 위하여 필요한 보수교육을 매년 실시하여야 한다(제43조). 보수교육은 연간 4시간 이상으로 한다(시행규칙 제35조제1항).

2) 응급의료종사자의 권리 및 보호

(1) 응급환자가 아닌 자에 대한 조치

의료인은 응급환자가 아닌 사람을 응급실이 아닌 의료시설(외래진료실 등)에 진료를 의뢰하거나 다른 의료기관에 이송할 수 있다(제7조). 이 경우 당해 환자가 응급환자에 해당하지 아니하는 이유를 설명하고, 필요한 진료내용 및 진료과목 등을 추천해야 하며, 환자 또는 그 법정대리인이나 이송 받은 의료기관에서 진료에 필요한 의무기록을 요구하는 경우에는 이를 즉시 제공하여야 한다. 진료의뢰 또는 다른 의료기관 이송 조치할 때는 본인 또는 법정대리인의 동의를 얻어야 한다(시행령 제2조).

(2) 응급의료 등의 방해금지

누구든지 응급의료종사자(의료기사, 간호조무사 포함)와 구급차등의 응급환자에 대한 구조・이송・응급처치 또는 진료를 폭행, 협박, 위계(僞計), 위력(威力), 그 밖의 방법으로 방해하거나 의료기관 등의 응급의료를 위한 의료용 시설・기재(機材)・의약품 또는 그 밖의 기물(器物)을 파괴・손상하거나 점거하여서는 아니 된다(제12조).

3) 응급의료종사자의 의무

(1) 응급의료의 거부 및 중단 금지 의무

응급의료기관등에서 근무하는 응급의료종사자는 응급환자를 항상 진료할 수 있도록 응급의료업무에 성실히 종사하여야 한다. 그리고 응급의료종사자는 업무 중에 응급의료를 요청받거나 응급환자를 발견하면 즉시 응급의료를 하여야 하며 정당한 사유 없이 이를 거부하거나 기피하지 못한다(제6조).[6] 응급의료종사자는 정당한 사유가 없는 한 응급환자에 대한 응급의료를 중단하여서는 아니 된다(제10조).

---

6) 환자가 인위적으로 생명을 유지, 연장하기 위한 생명유지장치의 삽입 또는 장착을 거부하는 경우, 특별한 사정이 없는 한, 비록 환자의 결정이 일반인의 관점에서는 비합리적인 것으로 보이더라도 의료인은 환자의 결정에 따라야 하고 일반적인 가치평가를 이유로 환자의 자기결정에 따른 명시적인 선택에 후견적으로 간섭하거나 개입하여서는 아니 된다. 환자의 이러한 '자기결정권' 행사가 있는 때에는 의료인이 의료법상의 진료 또는 응급의료에 관한 법률상의 응급의료를 행하지 아니할 정당한 사유가 있는 경우에 해당한다고 할 것이다(2009다17417).

(2) 우선 응급의료 의무

응급의료종사자는 응급환자에 대하여는 다른 환자보다 우선하여 상담·구조 및 응급처치를 하고 진료를 위하여 필요한 최선의 조치를 하여야 한다. 응급의료종사자는 응급환자가 2명 이상이면 의학적 판단에 따라 더 위급한 환자부터 응급의료를 실시하여야 한다(제8조).

(3) 설명 및 동의 의무

응급의료종사자는 응급환자에게 응급의료에 관하여 설명하고 그 동의를 받아야 한다. 다만 응급환자가 의사결정능력이 없거나, 설명 및 동의 절차로 인하여 응급의료가 지체되면 환자의 생명이 위험하여지거나 심신상의 중대한 장애를 가져오는 경우에는 예외로 한다. 응급의료종사자는 응급의료에 관한 설명·동의서에 의하여 응급환자 또는 그 법정대리인에게 "① 환자에게 발생하거나 발생가능한 증상의 진단명, ② 응급검사의 내용, ③ 응급처치의 내용, ④ 응급의료를 받지 아니하는 경우의 예상결과 또는 예후, ⑤ 그 밖에 응급환자가 설명을 요구하는 사항"에 대하여 설명하여야 한다(시행규칙 제3조).

응급의료종사자는 응급환자가 의사결정능력이 없는 경우 법정대리인이 동행하였을 때에는 그 법정대리인에게 응급의료에 관하여 설명하고 그 동의를 받아야 하며,[7] 법정대리인이 동행하지 아니한 경우에는 동행한 사람에게 설명한 후 응급처치를 하여야 한다(제9조제2항). 응급의료종사자가 의사결정능력이 없는 응급환자의 법정대리인으로부터 동의를 얻지 못하였으나 응급환자에게 반드시 응급의료가 필요하다고 판단되는 때에는 의료인 1명 이상의 동의를 얻어 응급의료를 할 수 있다(시행규칙 제3조제3항)

(4) 응급환자 이송 의무

의료인은 응급환자에 대하여 당해 의료기관의 능력으로는 그 환자에 대하여 적정한 응급의

---

7) 일반적으로 의사는 환자에게 수술 등 침습을 가하는 과정 및 그 후에 나쁜 결과 발생의 개연성이 있는 의료행위를 하는 경우 또는 사망 등의 중대한 결과 발생이 예측되는 의료행위를 하는 경우에 있어서 응급환자의 경우나 그 밖에 특단의 사정이 없는 한 진료계약상의 의무 내지 침습 등에 대한 승낙을 얻기 위한 전제로서 당해 환자나 그 법정대리인에게 질병의 증상, 치료방법의 내용 및 필요성, 발생이 예상되는 위험 등에 관하여 당시의 의료수준에 비추어 상당하다고 생각되는 사항을 설명하여 당해 환자가 그 필요성이나 위험성을 충분히 비교해 보고 그 의료행위를 받을 것인가의 여부를 선택할 수 있도록 할 의무가 있고, 의사의 설명의무는 그 의료행위에 따르는 후유증이나 부작용 등의 위험 발생 가능성이 희소하다는 사정만으로 면제될 수 없으며, 그 후유증이나 부작용이 당해 치료행위에 전형적으로 발생하는 위험이거나 회복할 수 없는 중대한 것인 경우에는 그 발생가능성의 희소성에도 불구하고 설명의 대상이 된다(2005다5867).

료를 행할 수 없다고 판단한 때에는 지체 없이 그 환자를 적정한 응급의료가 가능한 다른 의료기관으로 이송하여야 한다[8]. 이 경우 의료기관의 장은 응급환자의 **안전한 이송에 필요한 의료기구 및 인력을 제공**하여야 하며, 응급환자를 이송받는 의료기관에 진료에 필요한 **의무기록을 제공**하여야 한다. 구체적으로 ① 응급의료지원센터 또는 119구급상황관리센터를 통하여 이송 받을 수 있는 의료기관을 확인하고 구급차 등 적절한 이송수단을 알선하거나 제공하여야 한다. ② **응급환자진료의뢰서 송부**, ③ 검사기록 등 의무기록과 방사선 필름의 사본 그 밖에 응급환자의 진료에 필요하다고 판단되는 자료의 송부(시행규칙 제4조). 의료기관의 장은 이송에 소요된 비용을 환자에게 청구할 수 있다(제11조).

8) 참고로 응급의료기관으로 지정되지 않은 1차병원에서 호흡정지환자를 3-4분 거리에 있는 응급의료기관으로 뛰어서 이송한 것이 위법하지 않다는 판결이 있다(2000가합63993).

제3장

응급의료기관등

'응급의료기관'이란 「의료법」 제3조에 따른 의료기관 중에서 이 법에 따라 지정된 권역응급의료센터, 전문응급의료센터, 지역응급의료센터 및 지역응급의료기관을 말한다(제2조제5).[9) 만약 응급의료기관으로 지정받지 아니한 의료기관이 응급의료시설을 설치・운영하려면 20제곱미터 이상의 공간과 의사, 간호사 각 1명이 24시간 근무하는 등의 조건 등을 갖추어 시장・군수・구청장에게 신고하여야 한다. 다만, 종합병원의 경우에는 신고를 생략할 수 있다. 시장・군수・구청장은 위 신고를 받은 경우 그 내용을 검토하여 이 법에 적합하면 신고를 수리하여야 한다(제35조의2).

1. 응급의료기관의 종류 및 업무

1) 중앙응급의료센터

보건복지부장관은 응급의료에 관한 업무를 수행하게 하기 위하여 중앙응급의료센터를 지정할 수 있다. 중앙응급의료센터의 업무는 다음과 같다(제25조).

① 응급의료기관등에 대한 평가 및 질을 향상시키는 활동에 대한 지원
② 응급의료종사자에 대한 교육훈련
③ 권역응급의료센터 간의 업무조정 및 지원
④ 응급의료 관련 연구
⑤ 국내외 재난 등의 발생 시 응급의료 관련 업무의 조정 및 지원 업무
⑥ 응급의료 통신망 및 응급의료 전산망의 관리・운영과 그에 따른 업무

9) 한편 "응급의료기관등"이라 함은 응급의료기관, 구급차등의 운용자 및 응급의료지원센터를 말한다(제2조제7호).

⑦ 응급처치 관련 교육 및 응급장비 관리에 관한 지원
⑧ 응급환자 이송체계 운영 및 관리에 관한 지원
⑨ 응급의료분야 의료 취약지 관리 업무
⑩ 그 밖에 보건복지부장관이 정하는 응급의료 관련 업무

2) 권역응급의료센터

보건복지부장관은 응급의료에 관한 업무를 수행하게 하기 위하여 상급종합병원이나 300병상을 초과하는 종합병원 중에서 권역응급의료센터를 지정할 수 있다. 권역응급의료센터의 업무는 다음과 같다(제26조제1항).

① 중증응급환자 중심의 진료
② 재난 대비 및 대응 등을 위한 거점병원으로서 재난 의료 대응계획의 수립, 재난 의료에 필요한 시설·장비 및 물품의 관리, 재난 의료 지원조직의 구성 및 출동체계 유지, 권역 내 응급의료기관을 대상으로 한 재난 의료 교육 및 훈련, 비상대응매뉴얼로 정하는 업무
③ 권역(圈域) 내에 있는 응급의료종사자에 대한 교육·훈련
④ 권역 내 다른 의료기관에서 이송되는 중증응급환자에 대한 수용
⑤ 그 밖에 보건복지부장관이 정하는 권역 내 응급의료 관련 업무

3) 전문응급의료센터

보건복지부장관은 소아환자, 화상환자 및 독극물중독환자 등에 대한 응급의료를 위하여 권역응급의료센터, 지역응급의료센터 중에서 분야별로 전문응급의료센터를 지정할 수 있다(제29조제1항).

4) 지역응급의료센터

시·도지사는 응급환자의 진료와 다른 의료기관에서 적절한 응급의료를 할 수 없다고 판단하여 이송하는 환자를 수용하기 위하여 종합병원 중에서 지역응급의료센터를 지정할 수 있다(제30조제1항).

5) 지역응급의료기관

시장·군수·구청장은 관할 지역의 주민에게 적절한 응급의료를 제공하기 위하여 종합병

원(시, 군, 구)과 병원(시, 군) 중에서 지역응급의료기관을 지정할 수 있다(제31조제1항).

6) 권역외상센터와 지역외상센터 등

보건복지부장관은 외상환자의 진료, 외상의료에 관한 연구 및 외상의료표준의 개발, 외상의료를 제공하는 의료인의 교육훈련, 대형 재해 등의 발생 시 응급의료 지원, 그 밖에 보건복지부장관이 정하는 외상의료 관련 업무를 수행하게 하기 위하여 권역외상센터를 지정할 수 있다. 권역외상센터는 권역응급의료센터, 전문응급의료센터 및 지역응급의료센터 중에서 지정할 수 있다(제30조의2). 권역외상센터는 외상환자 전용 중환자 병상 및 일반 병상, 외상환자 전용 수술실 및 치료실, 외상환자 전담 전문의, 외상환자 전용 영상진단장비 및 치료장비, 그 밖에 외상환자 진료에 필요한 인력·시설·장비를 갖추어야 한다.

시·도지사는 관할 지역의 주민에게 적정한 외상의료를 제공하기 위하여 응급의료기관 중 지역외상센터를 지정할 수 있다(제30조의3).

7) 정신질환자응급의료센터의 지정 등

보건복지부장관은 정신질환자에 대한 응급의료를 위하여 응급의료기관 중 정신질환자응급의료센터를 지정할 수 있다(제30조의5).

2. 응급의료지원센터

1) 설치 및 운영

보건복지부장관은 응급의료를 효율적으로 제공할 수 있도록 응급의료자원의 분포와 주민의 생활권을 감안하여 지역별로 응급의료지원센터를 설치·운영하여야 한다(제27조제1항). 응급의료지원센터는 중앙응급의료센터, 권역응급의료센터, 공공의료기관에게 운영을 위탁할 수 있다(제27조제3항).

2) 역할(제27조제2항 및 시행규칙 제14조)

① 응급의료에 관한 각종 정보의 관리 및 제공

② 지역 내 응급의료종사자에 대한 교육훈련

③ 지역 내 응급의료기관 간 업무조정 및 지원
④ 지역 내 응급의료의 질 향상 활동에 관한 지원
⑤ 지역 내 재난 등의 발생 시 응급의료 관련 업무의 조정 및 지원
⑥ 응급의료기관 평가 등

3) 지원센터에 대한 협조

응급의료지원센터의 장은 응급의료 관련 정보를 효과적으로 관리하기 위하여 응급의료정보관리체계를 구축하여야 한다. 응급의료지원센터의 장은 의료기관과 119구급대 등에게 중환자실 및 응급실의 인력·규모·시설·의료기구 및 장비, 구급차등의 편성·장비 및 운영인력, 응급실 근무자, 당직응급의료종사자, 응급실의 사용가능 병상수 등의 자료를 요청할 수 있다. 그 밖에도 응급의료와 관련된 주요의료시설, 의료장비, 응급수술 가능질환, 응급환자의 수용 및 이송 현황 등의 자료를 요청할 수 있다(제28조). 응급의료기관의 장 또는 구급차등을 운용하는 자가 응급의료지원센터의 장으로부터 구급차등의 출동, 응급환자의 수용 및 다른 의료기관과의 협의 등 필요한 조치를 요청받은 경우에는 출동상황, 응급환자의 처리상황 및 그 처리결과를 응급의료지원센터의 장에게 통보하여야 한다. 지방자치단체, 경찰관서, 소방관서 및 군부대의 장은 응급의료지원센터의 장으로부터 구급차등의 출동 등 응급의료를 위한 협조를 요청받아 이를 조치한 경우에는 구급차등의 출동상황, 인력 및 장비의 지원상황, 응급환자의 처리상황 및 그 처리결과를 응급의료지원센터의 장에게 통보하여야 한다.

3. 응급의료기관의 운영

1) 준수사항

(1) 운영 및 재지정

응급의료기관은 응급환자를 24시간 진료할 수 있도록 지정기준에 따라 시설, 인력 및 장비 등을 유지하여 운영하여야 한다. 여기에서 인력 및 장비에는 보안인력과 보안장비가 포함되어야 한다(제31조의2).

한편 보건복지부장관 및 시·도지사, 시장·군수·구청장은 3년마다 해당 지정권자가 지

정한 모든 응급의료기관을 대상으로 ① 지정기준의 준수, ② 응급의료기관의 평가 결과, ③ 그 밖에 평가를 방해하는 행위여부 등을 반영하여 재지정하거나 지정을 취소할 수 있다. 다만, 지정기준을 충족하지 못한 경우에는 지정을 취소하여야 한다(제31조의3).

(2) 환자의 중증도 분류 및 감염병 의심환자 등의 선별

응급의료기관의 장 및 구급차등의 운용자는 응급환자 등에 대한 신속하고 적절한 이송・진료와 응급실의 감염예방을 위하여 응급실의 입구에 환자분류소를 설치하여야 한다. 환자분류소에서 교육을 이수한 의사, 간호사 또는 1급 응급구조사가 응급환자 등의 중증도를 분류하고, 감염병 의심환자 등을 선별하도록 해야 한다. 응급환자 등의 중증도를 분류하거나 감염병 의심환자 등을 선별할 때에는 환자의 주요증상, 활력징후(호흡, 맥박, 혈압, 체온), 의식수준, 손상 기전, 통증 정도 등을 고려해야 하며 그 세부적인 기준・방법 및 절차 등은 보건복지부장관이 고시하는 한국 응급환자 중증도 분류기준에 따른다.

응급의료기관의 장은 환자분류소에서 선별된 감염병 의심환자 등을 격리 진료할 수 있도록 시설 등을 확보하여야 한다. 구급차등의 운용자는 환자의 이송 시 응급환자의 중증도와 전반적인 환자의 상태, 지역응급의료 이송체계 등을 종합적으로 고려하여 이송하여야 한다. 권역응급의료센터의 장은 중증응급환자 중심의 진료를 위하여 응급환자 등의 중증도 분류 결과 경증에 해당하는 응급환자를 다른 응급의료기관에 이송할 수 있다(제31조의4).

(3) 응급실 출입 및 체류 제한

응급환자의 신속한 진료와 응급실 감염예방 등을 위하여 ① 응급실 환자, ② 응급의료종사자(이에 준하는 사람을 포함한다), ③ 응급실 환자의 보호자로서 진료의 보조에 필요한 사람 외에는 응급실에 출입하여서는 아니 된다. 응급의료기관의 장은 응급실 출입이 제한된 사람이 응급실에 출입할 수 없도록 관리하여야 하고, 응급실에 출입하는 사람의 성명 등을 기록・관리하여야 한다. 다만 보건복지부장관, 시・도지사 또는 시장・군수・구청장은 지도・감독이 필요하다고 인정하는 경우 소속 공무원 및 관계 전문가로 하여금 응급실을 출입하도록 할 수 있으며, 이 경우 응급실을 출입하는 자는 그 권한을 표시하는 증표를 지니고 이를 관계인에게 보여주어야 한다(제31조의5).

응급의료기관의 장은 환자의 응급실 체류시간을 최소화하고 입원진료가 필요한 응급환자는 신속하게 입원되도록 조치하여야 한다. 권역응급의료센터 및 지역응급의료센터의 장은 24

시간을 초과하여 응급실에 체류하는 환자의 비율을 100분의 5 미만으로 유지하여야 한다(제33조의2).

(4) 비상진료체계

응급의료기관은 공휴일과 야간에 당직응급의료종사자를 두고 응급환자를 언제든지 진료할 준비체계를 갖추어야 한다. 당직의사는 권역응급의료센터는 내과・외과・산부인과・소아청소년과・정형외과・신경외과・심장혈관흉부외과・마취통증의학과・신경과 및 영상의학과 전문의 각 1명 이상, 지역응급의료센터는 내과・외과・산부인과・소아청소년과 및 마취통증의학과 전문의 각 1명 이상, 지역응급의료기관은 내과계열 및 외과계열 전문의 각 1명을 두어야 하며 당직전문의의 명단을 환자 및 환자의 보호자가 쉽게 볼 수 있도록 응급실 내부에 게시하여야 하며, 인터넷 홈페이지에 당직전문의의 진료과목을 표시하여야 한다. 응급의료기관의 장으로부터 비상진료체계의 유지를 위한 근무명령을 받은 응급의료종사자는 이를 성실히 이행하여야 한다.

(5) 예비병상 확보

응급의료기관은 응급환자를 위하여 허가받은 병상 수의 100분의 1 이상(병・의원의 경우에는 1병상 이상)의 예비병상을 확보하여야 한다. 응급의료기관은 응급실을 전담하는 의사가 입원을 의뢰한 응급환자에 한하여 예비병상을 사용하게 하여야 하며 응급환자가 아닌 사람이 사용하게 하여서는 아니 된다. 다만, 최근의 응급환자발생상황과 다음 날의 예비병상 확보가능성 등을 감안하여 매일 오후 10시 이후에는 응급실에 있는 응급환자 중 입원 등의 필요성이 더 많이 요구되는 환자의 순으로 예비병상을 사용할 수 있다(제33조 및 시행규칙 제20조).

2) 당직의료기관 지정

보건복지부장관, 시・도지사 또는 시장・군수・구청장은 공휴일 또는 야간이나 그 밖에 응급환자 진료에 지장을 줄 우려가 있다고 인정할 만한 이유가 있는 경우에는 응급환자에 대한 응급의료를 위하여 의료기관의 종류별・진료과목별 및 진료기간별로 당직의료기관을 지정하고 응급의료를 하게 할 수 있다(제34조). 보건복지부장관, 시・도지사 또는 시장・군수・구청장이 당직의료기관을 지정할 때는 시・군・구별로 의료기관의 신청을 받아 지정하여야 하며, 만약 지정신청을 한 의료기관이 충분하지 아니한 경우에는 다른 의료기관을 당직의료기관으로 직접 지정할 수 있다. 보건복지부장관, 시·도지사 또는 시장·군수·구청장이 당직의료기관을 지정하는 때에는 당직 근무개시일 전에 미리 해당 의료기관에 지정사실을 통보하여야 한다(시행규칙 제21조).

(1) 시장·군수·구청장이 지정하는 경우

① 재해 또는 사고 그 밖에 불가피한 사유로 관할 구역에서 응급환자의 진료에 지장을 발생할 우려가 있는 경우

(2) 시·도지사가 지정하는 경우

① 지역이 관할 시·도의 전체 지역이거나 2 이상의 시·군·구에 해당하는 경우

② 의료기관의 분포 등을 고려하여 시·군·구별로 지정하여 운영하는 것이 불합리하다고 판단하여 당직의료권역을 정한 경우

③ 시장·군수·구청장이 지정한 당직의료기관이 충분하지 아니하다고 인정되는 경우

(3) 보건복지부장관이 지정하는 경우

① 범위가 전국 또는 2 이상의 시·도에 해당하는 경우

② 의료기관의 분포 등을 고려하여 시·도별로 지정하여 운영하는 것이 불합리하다고 판단하여 당직의료권역을 정한 경우

③ 시·도지사가 지정한 당직의료기관이 충분하지 아니하다고 인정되는 경우

3) 응급의료기관 지정 취소

응급의료기관 및 권역외상센터, 지역외상센터가 지정기준에 미달한 경우, 이 법에 따른 업무를 수행하지 아니한 경우, 처분이나 명령을 위반한 경우에는 보건복지부장관, 시·도지사 또는 시장·군수·구청장은 일정한 기간을 정하여 위반한 사항을 시정하도록 명하여야 한다. 시정명령을 한 경우 명령의 성실한 이행을 위하여 명령이 이행될 때까지 재정 지원의 전부 또는 일부를 중단하고 일정한 기간을 정하여 응급의료수가를 차감할 수 있다. 보건복지부장관 시·도지사 또는 시장·군수·구청장 등 응급의료기관 지정권자는 그 지정을 취소할 수 있다(제35조).

제 4 장

국가 및 지방자치단체의 책임

1. 서언

응급환자는 생명과 건강상 중대한 위해가 초래될 가능성이 있어 이에 대한 신속하고 적절한 치료를 받아야 한다. 그런데 이러한 응급환자는 어느 특정 집단, 시기에 국한되지 않으며 예상하기 어려운 경우가 많다. 급격한 산업화・도시화로 인해 각종 재해, 재난, 사고 증가와 함께 응급환자 수도 지속적으로 증가하고 있다. 나아가 고령화로 인한 노인인구 증가와 함께 뇌혈관질환, 심장질환 등 응급의료와 밀접하게 관련된 질환의 환자가 증가하고 있다. 이와 같이 응급의료는 단순히 의료기관이나 응급환자의 문제가 아닌 공공성이 강한 영역이므로 국가 차원의 적극적인 대체가 중요하다. 이에 응급의료법에서는 다음과 같이 국가 및 지방자치단체의 책임에 대하여 규정하고 있다.

2. 책임의 주체 및 내용

1) 국가・지방자치단체의 책임

국가 및 지방자치단체는 응급환자의 보호, 응급의료기관등의 지원 및 설치・운영, 응급의료종사자의 양성, 응급이송수단의 확보 등 응급의료를 제공하기 위한 시책을 마련하고 시행하여야 한다(제13조).

(1) 응급의료 계획 수립

① 응급의료기본계획

국가 및 지방자치단체는 응급환자의 보호, 응급의료기관등의 지원 및 설치·운영, 응급의료종사자의 양성, 응급이송수단의 확보 등 응급의료를 제공하기 위한 시책을 마련하고 시행하여야 한다(제13조). 보건복지부장관은 중앙응급의료위원회의 심의를 거쳐 응급의료 기본계획을 5년마다 수립하여야 한다.

기본계획은 공공보건의료에 관한 법률에 따른 공공보건의료 기본계획과 연계하여 수립하여야 하며, 다음 사항을 포함하여야 한다(제13조의2제2항).

국민의 안전한 생활환경 조성을 위하여 국민에 대한 응급처치 및 응급의료 교육·홍보 계획, 생활환경 속의 응급의료 인프라 확충 계획, 응급의료의 평등한 수혜를 위한 계획과, 응급의료의 효과적인 제공을 위하여 민간 이송자원의 육성 및 이송체계의 개선 계획, 응급의료기관에 대한 평가·지원 및 육성 계획, 응급의료 인력의 공급 및 육성 계획, 응급의료 정보통신체계의 구축·운영 계획, 응급의료의 질적 수준 개선을 위한 계획, 재난 등으로 다수의 환자 발생 시 응급의료 대비·대응 계획을 포함하여야 한다. 또한 기본계획의 효과적 달성을 위하여 기본계획의 달성목표 및 그 추진방향, 응급의료제도 및 운영체계에 대한 평가 및 개선방향, 응급의료재정의 조달 및 운용, 기본계획 시행을 위한 중앙행정기관의 협조 사항이 포함되어야 한다.

보건복지부장관은 보건의료 시책상 필요한 경우 중앙응급의료위원회의 심의를 거쳐 기본계획을 변경할 수 있다. 한편 보건복지부장관은 기본계획에 따른 연차별 시행계획을 수립하여야 한다(제13조의2).

② 지역응급의료시행계획

시·도지사는 기본계획에 따라 매년 지역응급의료시행계획을 수립하여 시행하여야 한다. 지역응급의료시행계획은 기본계획의 지역 내 시행을 위하여 각 시·도의 상황에 맞게 수립하되, 응급환자 발생 현황, 응급의료 제공 현황 등 지역응급의료 현황, 지역 내 응급의료 자원조사 등을 통한 지역응급의료 이송체계 마련, 응급의료의 효과적 제공을 위한 지역 응급의료 주요 사업 추진계획 수립 및 실적 관리, 응급의료정책 추진을 위한 인력·조직 등의 기반 마련 및 지역 내 응급의료기관 간 협력체계 구축, 그 밖에 시·도지사가 기본계획의 시행 및 응급의료 발전을 위하여 필요하다고 인정하는 사항을 포함하여야 한다. 보건복지부장관은 지역응급의료시행계획 및 그 시행결과를 평가할 수 있으며, 평가한 결과를 토대로 시・도지사에게 계획 및 사업의 변경 또는 시정을 요구할 수 있다(제13조의3).

③ 응급의료계획에 대한 협조

보건복지부장관 및 시・도지사는 기본계획 및 지역응급의료시행계획의 수립・시행을 위하여 필요한 경우에는 국가기관, 지방자치단체, 응급의료에 관련된 기관・단체 및 공공기관의 장에게 자료제공 등의 협조를 요청할 수 있다. 이에 따라 협조요청을 받은 국가기관, 지방자치단체, 관계 기관・단체, 공공기관의 장 등은 특별한 사유가 없는 한 이에 응하여야 한다(제13조의4).

④ 중앙응급의료위원회

응급의료에 관한 주요 시책을 심의하기 위하여 보건복지부에 중앙응급의료위원회를 두며, 매년 2회 이상 개최하여야 한다. 중앙위원회는 위원장 1명과 부위원장 1명을 포함한 15명 이내의 위원으로 구성하며, 위원장은 보건복지부장관이 되고 부위원장은 위원 중 위원장이 지명하며 위원은 당연직 위원과 위촉 위원으로 한다. 기획재정부차관, 교육부차관, 국토교통부차관, 소방청장, 중앙응급의료센터의 장은 당연직 위원이 된다. 그리고 비영리민간단체를 대표하는 사람 3명, 응급의료에 관한 학식과 경험이 풍부한 사람 3명, 응급의료기관을 대표하는 사람 1명, 보건의료 관련 업무를 담당하는 지방공무원으로서 특별시・광역시를 대표하는 사람 1명, 보건의료 관련 업무를 담당하는 지방공무원으로서 도(특별자치도 포함)를 대표하는 사람 1명을 위촉 위원으로 위촉한다. 한편 중앙위원회는 응급의료기본계획 및 연차별 시행계획의 수립 및 변경, 응급의료기금의 기금운용심의회에서 심의하여야 할 사항, 응급의료에 관련한 정책 및 사업에 대한 조정, 응급의료에 관련한 정책 및 사업의 평가 결과, 지역응급의료시행계획 및 특별시・광역시・도・특별자치도(시・도)의 응급의료에 관련한 사업의 평가 결과, 응급의료의 중기・장기 발전방향 및 제도 개선에 관한 사항, 그 밖에 응급의료에 관하여 보건복지부장관이 부의하는 사항을 심의한다(제13조의5).

⑤ 시・도 응급의료위원회

응급의료에 관한 중요 사항을 심의하기 위하여 시・도에 시・도 응급의료위원회(시・도위원회)를 두며, 시・도위원회는 매년 2회 이상 개최하여야 한다. 시・도위원회의 구성・기능 및 운영 등에 관하여 필요한 사항은 해당 시・도의 조례로 정한다. 시・도위원회는 응급의료에 관하여 지역응급의료시행계획의 수립 및 변경, 지역응급의료 자원조사, 중증응급환자를 위한 지역 이송체계 마련 및 주요 이송곤란 사례 검토 등을 통한 이송체계 개선, 응급의료를 위한 지방 재정의 사용, 응급의료 시책 및 사업의 조정, 응급의료기관등에 대한 평가 결과의 활용, 지역응급의료서비스 품질 관리 실태 및 개선 필요 사항, 그 밖에 응급의료에 관하여 시・도지사가 부의하는 사항을 심의한다(제13조의6).

(2) 구조 및 응급처치에 관한 교육

보건복지부장관 또는 시・도지사는 응급의료종사자가 아닌 사람 중에서 구급차등의 운전자, 공공보건의료기관, 구급대와 의료기관 구급차 기사, 여객항공기와 공항 종사자, 철도승무원, 20톤 이상 선박의 선원, 대규모 공공주택 관리자, 300명 이상 사업장에서 의료・구호 또는 안전에 관한 업무에 종사하는 사람, 여객자동차운송사업용 자동차의 운전자, 보건교사, 교통 경찰, 「산업안전보건법」에 따른 안전보건교육의 대상자, 체육시설에서 의료・구호 또는 안전에 관한 업무에 종사하는 사람, 「유선 및 도선 사업법」에 따른 인명구조요원, 관광사업에 종사하는 사람 중 의료・구호 또는 안전에 관한 업무에 종사하는 사람, 항공종사자 또는 객실승무원 중 의료・구호 또는 안전에 관한 업무에 종사하는 사람, 철도종사자 중 의료・구호 또는 안전에 관한 업무에 종사하는 사람, 선원 중 의료・구호 또는 안전에 관한 업무에 종사하는 사람, 소방안전관리자 중 특급 소방안전관리대상물 또는 1급 소방안전관리대상물의 소방안전관리자, 체육지도자, 유치원 교사, 보육교사에게 구조 및 응급처치에 관한 교육을 받도록 명할 수 있다. 이 경우 교육을 받도록 명받은 사람은 정당한 사유가 없으면 이에 따라야 한다. 한편 보건복지부장관 및 시・도지사는 응급처치 요령 등의 교육・홍보를 위한 계획을 매년 수립하고 실시하여야 한다. 이 경우 보건복지부장관은 교육・홍보 계획의 수립 시 소방청장과 협의하여야 한다(제14조).

(3) 응급의료정보통신망 구축

국가 및 지방자치단체는 국민들에게 효과적인 응급의료를 제공하기 위하여 각종 자료의 수집과 응급의료기관등을 운용하는 자와 중앙응급의료센터가 연계될 수 있도록 정보 교류를 위한 응급의료정보통신망을 구축하여야 한다(제15조제1항, 시행규칙 제7조). 정보센터의 통신체계 운용비용은 국가 및 지방자치단체가 그 2분의 1을 각각 부담한다(시행규칙 제7조). 보건복지부장관은 응급의료정보통신망 구축을 위하여 필요한 경우 관계 중앙행정기관의 장 또는 지방자치단체의 장 및 응급의료와 관련된 기관·단체 등에 대하여 정보통신망의 연계를 요구할 수 있다. 이 경우 정보통신망의 연계를 요구받은 관계 중앙행정기관의 장 또는 지방자치단체의 장 및 응급의료와 관련된 기관·단체 등은 특별한 사유가 있는 경우 외에는 이에 응하여야 한다(제15조제3항).

(4) 비상대응 매뉴얼

국가와 지방자치단체는 재난 및 해외재난으로부터 국민과 주민의 생명을 보호하기 위하여 응급의료에 관한 기본적인 사항과 응급의료 지원 등에 관한 비상대응매뉴얼을 마련하고 응급의료기관의 응급의료종사자에게 교육하여야 한다. 국가와 지방자치단체의 비상대응매뉴얼 교육은 재난현장에서 응급의료와 그 지원에 필요한 기본 교육과 함께 응급의료 실습과정을 포함하여 실시하고, 교육시간은 매년 12시간 이상으로 한다.

국가의 비상대응매뉴얼에는 다음 각 호의 사항이 포함되어야 한다.

① 재난현장에서 응급의료 지원과 관련된 기관별 역할과 지휘체계의 안내
② 재난현장의 응급의료체계
③ 재난현장의 응급의료 지원을 위한 인력의 구성 및 운영
④ 재난발생시 응급환자의 진료와 응급의료 지원을 중점으로 수행하는 응급의료기관의 시설·장비 및 인력 현황
⑤ 재난피해자 중 초기에 긴급한 심리치료가 필요한 대상자의 선정 및 심리치료 방법
⑥ 재난현장의 응급의료 지원에 필요한 물품의 비축과 관리
⑦ 재난현장의 응급의료 지원 통신체계
⑧ 재난현장의 응급의료 지원에 대한 교육과 훈련
⑨ 그 밖에 재난유형별 응급의료 지원에 필요한 사항

지방자치단체의 비상대응매뉴얼에는 다음 각 호의 사항이 포함되어야 한다.

① 재난현장의 응급의료 지원 인력을 편성한 의료기관 현황 및 의료기관별 응급의료 지원 인력의 편성 내용

② 재난현장의 응급의료 지원에 필요한 장비 편성 및 활용
③ 관할 구역의 응급의료기관의 현황과 비상연락체계
④ 관할 구역의 재난시 응급의료 지원에 필요한 물품의 종류, 수량, 비축 기관 및 관리
⑤ 관할 구역의 응급의료 지원 통신체계 현황 및 관리
⑥ 재난현장의 응급의료 지원에 대한 교육과 훈련 실시에 필요한 사항
⑦ 그 밖에 재난현장의 응급의료 지원을 위하여 지방자치단체의 장이 필요하다고 인정하는 사항

(5) 재정지원

국가 및 지방자치단체는 예산의 범위에서 응급의료기관 및 응급의료에 대하여 필요한 재정 지원을 할 수 있다. 특히 국가 및 지방자치단체는 자동심장충격기 등 심폐소생을 위한 응급장비를 갖추어야 하는 시설 등에 대하여 필요한 재정 지원을 할 수 있다(제16조).

(6) 환자가 여러 명 발생한 경우의 조치

보건복지부장관, 시・도지사 또는 시장・군수・구청장(자치구의 구청장을 말함)은 재해 등으로 환자가 여러 명 발생한 경우에는 응급의료종사자에게 응급의료 업무에 종사할 것을 명하거나, 의료기관의 장 또는 구급차등을 운용하는 자에게 의료시설을 제공하거나 응급환자 이송 등의 업무에 종사할 것을 명할 수 있으며, 중앙행정기관의 장 또는 관계 기관의 장에게 협조를 요청할 수 있다. 이 경우 응급의료종사자, 의료기관의 장 및 구급차등을 운용하는 자는 정당한 사유가 없으면 이에 따른 명령을 거부할 수 없다(제18조). 한편 보건복지부장관, 시・도지사는 응급의료기관 및 관계기관에 대한 지휘체계를 확립하여 그 사상자의 규모, 피해지역의 범위, 사고의 종류 및 추가적인 사고발생의 위험도 등을 감안하여 신속하고 적절한 인명구조 및 응급처치가 될 수 있도록 하여야 한다. 시・도지사 또는 시장・군수・구청장은 다수의 환자가 발생한 사실을 알게 되거나 보고를 받은 때에는 지체없이 보건복지부장관에게 이를 보고하여야 하며, 다수의 환자가 발생한 때에는 사고 발생일부터 사고수습 종료일까지 매일 1일 활동상황을 보건복지부장관에게 보고하여야 하며, 사고수습이 종료된 경우에는 지체없이 종합보고를 하여야 한다(시행령 제9조). 한편 보건복지부장관 또는 시・도지사는 다수의 환자발생에 대비하여 환자발생의 원인 및 규모에 따른 적정한 조치계획을 미리 수립하여야 한다. 조치계획에는 "① 응급의료 인력・장비 및 시설의 편성과 활용, ② 관계기관의 협

조체계 구축, ③ 응급의료활동훈련"의 사항이 포함되어야 한다(시행령 제10조).

(7) 응급의료기관 등에 대한 평가

보건복지부장관은 응급의료기관등의 시설·장비·인력, 업무의 내용·결과 등에 대하여 평가를 할 수 있으며 평가 결과를 공표할 수 있다. 이 경우 평가 대상이 되는 응급의료기관등의 장은 특별한 사유가 없으면 평가에 응하여야 한다. 보건복지부장관은 이에 따른 응급의료기관등의 평가를 위하여 해당 응급의료기관등을 대상으로 필요한 자료의 제공을 요청할 수 있다. 이 경우 자료의 제공을 요청받은 응급의료기관등은 정당한 사유가 없으면 이에 따라야 한다(제17조). 평가에는 서면평가와 현지평가로 구분된다. 보건복지부장관은 응급의료기관등에 대한 평가 결과에 따라 응급의료기관등에 대하여 행정적·재정적 지원을 할 수 있다(제17조제4항).

제 5 장

재 정

1. 응급의료기금

응급의료체계가 시작된 계기 중 하나는 1990년에 발생한 응급환자 진료거부 사건이었다. 병원에서 응급환자를 진료 거부하는 중요한 이유를 살펴보면, ① 병실과 응급실 병상 부족 때문이다. 즉 응급환자를 치료해도 입원 치료할 중환자실과 병실이 없으며 응급실에도 많은 환자가 대기하고 있는 실정이었다. ② 치료할 전문의가 없다는 이유이다. 즉 전문의가 다른 수술로 새로운 응급환자를 치료할 여유가 없거나 특수전문의가 퇴근해서 치료가 어렵다는 점이었다. ③ 응급환자에 많은 상해환자 자동차 사고환자 등은 진료비를 본인이 모두 부담해야 하며 진료시작 시 보증금을 일부 납부해야 하나 전체적으로 납부능력도 없고 보증금 납부도 어려운 점이었다. 이러한 점을 개선하기 위하여 ① 병실의 1%를 예비병상으로 남겨놓는 제도 시행(예비병상제도), ② 응급실 비상진료 당직제도(비상진료체계)와 함께 ③ 응급환자 진료비 보증 지급제도(진료비 대불제도)를 시행하였으며 대불금을 위해 응급의료기금이 신설되었다. 1995년 법제정시 의료보험에서 의료기관에서 과징금으로 징수하는 금액의 1/2(약 20억원)과 정부보조금 10억원으로 응급의료기금을 조성하여 시작하였다. 2002. 3. 25. 개정 응급의료법(법률 제6677호)에서 이를 확대하여 '전전년도 교통범칙금 총수입금액의 20퍼센트에 해당하는 금액을 응급의료기금에 출연하도록 함'으로써 필요한 재원(약 500억 원)을 확보하였다. 그러나 최근 영상기록매체에 의한 단속의 경우 범칙금 대신 과태료가 부과됨에 따라 범칙금 수입이 매년 줄고 있고, 선진국에 비하여 우리나라 응급의료 수준은 아직 낙후되어 있어서 선진적인 응급의료체계 구축을 위해서는 추가적인 재원확보가 필요한 실정이므로 응급의료법(법률 제9305호)을 개정(2008.12.31.)하여 범칙금 외에 「도로교통법」에 따라 지방경찰청장이 부과・징수하는 과태료 수입의 일부를 2010회계연도부터 2012회계연도까지 응급의료기금에 지원(약 1700억 원)하도록 하였으며 2013년 이를 연장하였다.

1) 기금 설치 및 관리・운용

보건복지부장관은 응급의료를 효율적으로 수행하기 위하여 응급의료기금(기금)을 설치하고 기금의 관리・운용에 관한 사항 중 미수금의 대지급업무를 건강보험심사평가원에 위탁한다(제19조).

2) 기금 조성

응급의료기금은 "① 국민건강보험법에 따른 요양기관의 업무정지를 갈음하여 요양기관으로부터 과징금으로 징수하는 금액 중 1/2, ② 응급의료와 관련되는 기관 및 단체의 출연금 및 기부금, ③ 정부의 출연금, ④ 기금을 운용하여 생기는 수익금"으로 조성한다.

정부의 출연금은 도로교통법 위반에 따른 과태료와 범칙금 징수 예상액의 20%에 해당하는 금액으로 한다(제20조).

3) 기금 사용

기금은 ① 응급환자의 진료비 중 **미수금을 환자를 대신하여 지급(대지급 : 代支給)**, ② 응급의료기관등의 육성・발전과 의료기관의 응급환자 진료를 위한 시설 등의 설치에 필요한 자금의 융자 또는 지원, ③ 응급의료 제공체계의 원활한 운영을 위한 보조사업, ④ 재해 등이 발생하였을 때의 의료진의 여비와 경비 ⑤ 구조 및 응급처치 요령 등 응급의료에 관한 교육・홍보 사업, ⑥ 응급의료의 원활한 제공을 위한 자동심장충격기 등 응급장비의 구비 지원, ⑦ 응급의료를 위한 조사・연구 사업, ⑧ 기본계획 및 지역응급의료시행계획의 시행 지원, ⑨ 응급의료종사자의 양성 등 지원"의 용도로 사용한다(제21조).

2. 응급의료비 미수금 대지급제도

응급의료비 미수금 대지급제도는 의료기관 등이 응급환자로부터 응급의료비용을 지불받지 못하였을 경우에는 보건복지부장관이 비용을 대신 지급하여 주고 나중에 응급환자 본인, 부양의무자 및 진료비부담의무자에게 상환 받는 제도를 말한다. 이 제도는 당장 진료를 받아야 할 응급환자가 의료비를 내지 못한다는 이유로 의료기관 등이 응급의료를 거부[10]하는 폐해를 없애고 인간생명의 존엄성을 유지하기 위하여 도입되었다. 이를 위반한 경우 형사 처벌 등의 제재를 부과 받을 수 있다는 점에서 응급의료의 요청을 받은 의료기관이 우선 응급환자를 신속하게 치료하도록 하기 위하여 규정하고 있다.

1) 미수금 대지급의 대상 및 범위

미수금 대지급의 대상은 응급환자이다. 다만 다른 법령(자동차 보험 등)에 따라 응급의료행위에 대한 비용(응급의료비용) 전액을 지급받는 자와 그 나머지 응급의료비용을 부담할 능력이 있는 자는 해당되지 않는다(시행령 제18조).

미수금 대지급의 범위는 ① 의료기관의 응급의료비용, ② 구급차등을 운용하는 자의 이송처치료(의료기관이 구급차등을 운용하는 경우를 제외함)의 비용 중 응급환자 본인이 부담하여야 하는 비용으로 한다(시행령 제19조).

2) 대지급청구 절차

의료기관과 구급차등을 운용하는 자는 응급환자에게 응급의료를 제공하고 그 비용을 받지 못하였을 때에는 응급환자 본인이 부담하여야 하는 금액(미수금)에 대하여는 건강보험심사평가원에게 청구할 수 있다(제22조제1항). 미수금의 대지급청구는 진료종료일 또는 이송종료일부터 3년 이내에 하여야 한다(시행령 제20조제2항).

건강보험심사평가원의 장은 의료기관 등이 미수금에 대한 대지급을 청구하면 기금에서 대신 지급하여야 한다(제22조제2항). 건강보험심사평가원의 장이 미수금을 대신 지급한 경우에는 응급환자 본인과 그 배우자, 응급환자의 1촌의 직계혈족 및 그 배우자 또는 다른 법령에 따른 진료비 부담 의무자에게 그 대지급금(代支給金)을 구상(求償)할 수 있다(제22조제4항).

10) 의료인은 응급환자에게 최선의 처치를 하여야 하며(의료법 제15조제2항), 응급의료종사자는 업무 중에 응급의료를 요청 받거나 응급환자를 발견한 때에는 즉시 응급의료를 행하여야 하며 정당한 사유 없이 이를 거부하거나 기피하지 못한다(제6조제2항).

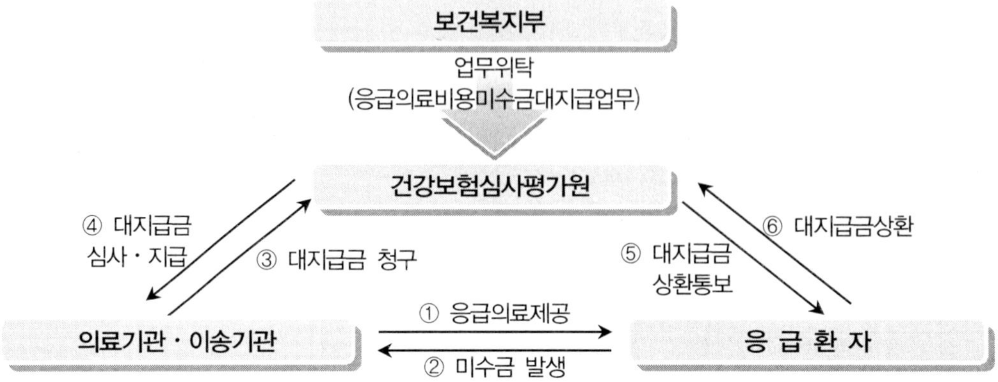

3) 기타사항

(1) 자료의 제공

건강보험심사평가원장은 국가·지방자치단체 및 의료기관 등 관계기관에 미수금 심사, 대지급금 구상 및 결손처분 등을 위하여 국세·지방세, 토지·주택·건축물·자동차·선박·항공기, 국민건강보험·국민연금·고용보험·산업재해보상보험·보훈급여·공무원연금·군인연금·사립학교교직원연금·별정우체국연금·기초연금, 주민등록·가족관계등록 등에 관한 자료의 제공을 요청할 수 있으며, 이에 따른 요청을 받은 기관은 특별한 사유가 없으면 이에 따라야 한다. 한편 이에 따라 관계 기관이 기금관리기관의 장에게 제공하는 자료에 대하여는 사용료와 수수료 등을 면제한다(제22조의2).

(2) 응급의료수가의 지급기준

응급의료수가(應急醫療酬價)의 지급기준은 보건복지부장관이 정한다. 보건복지부장관은 이에 따른 응급의료수가의 지급기준을 정할 때 응급의료기관에 대한 평가 결과를 반영하여 응급의료수가에 차등(差等)을 둘 수 있다(제23조).

(3) 이송처치료

구급차등을 운용하는 자가 구급차등을 이용하여 응급환자 등을 이송하였을 때에는 이송처치료를 그 응급환자로부터 받을 수 있다. 구급차등을 운용하는 자는 구급차등의 이용자로부터 이에 따른 이송처치료 외에 별도의 비용을 받아서는 아니 된다(제24조).[11] 즉 이송처치료 기준은 다음과 같다(시행규칙 제11조 및 별표 3).

구분	요금의 종류	구급차의 운용자	
		의료기관, 응급환자 이송업 등	비영리법인
일반 구급차	기본요금 (이송거리 10km 이내)	30,000원	20,000원
	추가요금 (이송거리 10km 초과)	1,000원/1km	800원/1km
	부가요금 (의사, 간호사 또는 응급구조사가 탑승한 경우)	15,000원	10,000원
특수 구급차	기본요금 (이송거리 10km 이내)	75,000원	50,000원
	추가요금 (이송거리 10km 초과)	1,300원/1km	1,000원/1km
공통	할증요금 (00:00 ~ 04:00)	기본 및 추가요금에 각각 20% 가산	

비고: (1) "이송거리"는 환자가 구급차에 실제로 탑승한 거리임.
(2) 응급환자가 선박 및 항공기에 탑승한 경우의 이송처치료의 기준은 보건복지부장관이 따로 정하여 고시함.

11) 구급차 등을 운용하는 자가 구급차 등을 이용하여 응급환자 등을 이송한 경우에 '이송료'를 제외한 '이송 중 응급처치료'는 '이송처치료' 기준의 나.목 및 다.목 등에서 정한 범위 내에서 받을 수 있으므로, 다.목에 의하여 '이송료' 상당 금액에 포함되어 있는 것으로 간주되는 '의사·간호사·응급구조사의 현장출동비용, 이송 중에 사용한 응급의료장비 사용 및 구급처치비용, 소모품, 의약품 비용'은 별도로 받을 수 없다(2013두25856).

제 6 장

응급환자 이송 등

1. 구급차 운용

1) 구급차등 운용자

응급환자가 발생할 경우 구급차 등(자동차・선박 및 항공기 등의 이송수단)을 통하여 사고 발생 현장으로부터 응급의료기관에 신속하게 이동하여야 한다. 구급차 등은 운영이 제한되어 있다. 구급차 등을 운영할 수 있는 기관은 ① 국가 또는 지방자치단체, ② 의료기관[12], ③ 다른 법령에 따라 구급차등을 둘 수 있는 자, ④ 응급환자이송업[13]의 허가를 받은 자, ⑤ 응급환자의 이송을 목적사업으로 하여 보건복지부장관의 설립허가를 받은 비영리법인"에 한하여 운용할 수 있다(제44조제1항). 구급차등의 운용자는 구급차등을 운용하고자 할 때에는 해당 구급차등을 등록한 후 지체 없이 시장・군수・구청장에게 신고하여야 한다. 시장・군수・구청장은 위 신고를 받은 경우 그 내용을 검토하여 이 법에 적합하면 신고를 수리하여야 한다(제44조의2).

2) 구급차의 말소신고 등

구급차등 운용자는 구급차등이 ① 자동차관리법, 항공안전법 등 관계 법령에 따라 구급차등의 등록이 말소된 경우, ② 구급차의 운행연한 또는 운행거리가 초과된 경우에는(제46조의2) 시장・군수・구청장에게 구급차등의 말소 통보 또는 신고를 하여야 한다. 시장・군수・구청장은 말소 통보 또는 신고를 하여야 하는 자가 말소 통보 또는 신고를 하지 아니할 경우

12) 의료기관은 구급차등의 운용을 이송업의 허가를 받은 자(④) 또는 비영리법인(⑤)에게 위탁할 수 있다(제44조제2항).
13) "응급환자이송업"이라 함은 구급차등을 이용하여 응급환자등을 이송하는 업을 말한다(제2조제8호).

직권으로 말소할 수 있다(제44조의3).

3) 다른 용도에의 사용금지

구급차등은 ① 응급환자 이송, ② 응급의료를 위한 혈액, 진단용 검사대상물 및 진료용 장비 등의 운반, ③ 응급의료를 위한 응급의료종사자의 운송, ④ 사고 등으로 현장에서 사망하거나 진료를 받다가 사망한 사람을 의료기관 등에 이송, ⑤ 「지역보건법」에 따른 지역보건의료기관에서 행하는 보건사업의 수행에 필요한 업무, ⑥ 구급차등의 이용이 불가피한 척추장애환자 또는 거동이 불편한 환자의 이송, ⑦ 다수인이 모이는 행사 등에서 발생되는 응급환자 이송을 위한 대기 외의 다른 용도에는 사용할 수 없다(제45조제1항 및 시행규칙 제37조). 만약 구급차등의 운용자가 이를 위반한 경우, 시·도지사 또는 시장·군수·구청장은 그 운용의 정지를 명하거나 구급차등의 등록기관의 장에게 당해 구급차등의 말소등록을 요청할 수 있으며, 이 경우 말소등록을 요청받은 등록기관의 장은 해당 구급차등에 대한 등록을 말소하여야 한다(제45조제2항). 시·도지사 또는 시장·군수·구청장은 관할 구역에서 운용되는 구급차의 용도 외의 사용 여부를 확인하기 위하여 필요한 경우 시·도경찰청장 또는 경찰서장에게 구급차의 교통법규 위반사항 확인을 요청할 수 있으며, 이 경우 요청을 받은 시·도경찰청장 또는 경찰서장은 정당한 사유가 없으면 이에 따라야 한다(제45조제3항).

4) 구급차등의 기준과 장비

구급차등은 환자이송 및 응급의료를 하는 데에 적합하게 설계·제작되어야 하며, 구급차의 형태, 표시, 내부장치 등에 관한 기준은 보건복지부와 국토교통부의 공동부령으로 정한다(제46조). 구급자동차는 위급의 정도가 중한 응급환자의 이송에 적합하도록 제작된 구급차(특수구급차)와 위급의 정도가 중하지 아니한 응급환자의 이송에 주로 사용되는 구급차(일반구급차)로 구분한다(시행규칙 제38조). 한편 구급차등에는 응급환자에 대하여 응급처치를 할 수 있도록 의료장비 및 구급의약품 등을 갖추어야 하며, 구급차등이 속한 기관·의료기관 및 응급의료지원센터와 통화할 수 있는 통신장비를 갖추어야 한다.

구급차는 보건복지부와 국토교통부가 공동(부령 : 部令)으로 정하는 운행연한 및 운행거리를 초과하여 운행하지 못한다. 다만, 시장·군수·구청장은 관할 구역 내 구급차의 운행여건 등을 고려하여 보건복지부와 국토교통부의 공동부령으로 정하는 안전성 요건이 충족되는 경우에는 2년의 범위에서 운행연한을 연장할 수 있다. 시장·군수·구청장은 구급차의 제작·

조립이 중단되거나 출고가 지연되는 등 부득이한 사유로 구급차의 수급이 현저히 곤란하다고 인정되는 때에는 보건복지부와 국토교통부의 공동부령으로 정하는 안전성 요건이 충족되는 경우 6개월의 범위에서 운행연한을 초과하여 운행하게 할 수 있다(제46조의2).

구급차에는 응급환자의 이송 상황과 이송 중 응급처치의 내용을 파악하기 위하여 ① 구급차 운행기록장치 및 영상기록장치(차량 속도, 위치정보 등 구급차의 운행과 관련된 정보를 저장하고 충돌 등 사고발생 시 사고 상황을 영상 등으로 저장하는 기능을 갖춘 장치를 말한다), ② 구급차 요금 미터장치(거리를 측정하여 이를 금액으로 표시하는 장치), ③ 「개인정보보호법」에 따른 영상정보처리기기를 장착하여야 한다. 이 경우 장비 장착에 따른 정보를 구급차 이용자 등의 동의 절차를 거쳐 수집·보관하여야 하며, 보건복지부장관이 해당 정보의 제출을 요구하는 때에는 이에 따라야 한다.

한편, 보건복지부장관 또는 시·도지사는 응급의료 취약지역 응급환자의 신속한 이송 및 응급처치 등을 위하여 응급환자 항공이송을 전담하는 헬리콥터(응급의료 전용헬기)를 운용할 수 있다. 보건복지부장관 또는 시·도지사는 응급의료 전용헬기의 환자 인계점에 누구든지 쉽게 인식할 수 있도록 해당 인계점이 응급환자 이송을 위하여 사용된다는 사실과 환자 인계점에서 제한되는 행위 등을 알리는 안내표지를 설치할 수 있다(제46조의3).

5) 심폐소생을 위한 응급장비의 구비의무

다음의 시설 등의 소유자·점유자 또는 관리자는 자동심장충격기 등 심폐소생술을 행할 수 있는 응급장비를 갖추어야 하며, 해당 시설 등의 출입구 또는 여러 사람이 보기 쉬운 곳에 사용에 관한 안내표지판을 부착하여야 한다(제47조의2 및 시행령 제26조의2).

① 공공보건의료기관

② 119 구급대와 의료기관에서 운용 중인 구급차

③ 항공운송사업에 사용되는 여객 항공기 및 공항

④ 철도차량 중 객차

⑤ 선박 중 총톤수 20톤 이상인 선박

⑥ 500세대 이상의 공동주택

⑥의2 「산업안전보건법」에 따라 보건관리자를 두어야 하는 사업장 중 상시근로자가 300명 이상인 사업장

⑦ 철도역사의 대합실 중 연면적이 2천 제곱미터 이상이거나 전년도 일일 평균이용객수가

1만 명 이상인 대합실

⑧ 여객자동차터미널의 대합실 중 연면적이 2천 제곱미터 이상이거나 전년도 일일 평균이용객수가 3천명 이상인 대합실

⑨ 항만 대합실 중 연면적이 2천 제곱미터 이상이거나 전년도 일일 평균이용객수가 1천명 이상인 대합실

⑩ 카지노 시설 중 영업장의 전용면적이 2천 제곱미터 이상인 카지노 시설

⑪ 경마장

⑫ 경주장

⑬ 교도소, 소년교도소 및 구치소, 외국인보호소, 소년원

⑭ 전문체육시설 중 총 관람석 수가 5천석 이상인 운동장 및 종합운동장

⑮ 중앙행정기관의 청사 중 보건복지부장관이 정하는 청사

⑯ 시・도의 청사 중 보건복지부장관이 정하는 청사

자동심장충격기 등 심폐소생술을 할 수 있는 응급장비를 갖춘 경우 해당 시설 등의 소유자・점유자 또는 관리자는 그 사실을 시장・군수・구청장에게 신고하여야 한다. 신고한 응급장비의 양도・폐기・이전 등 중요 사항을 변경하려는 경우에도 또한 같다. 이에 따라 응급장비를 설치한 자는 해당 응급장비를 매월 1회 이상 점검하고 그 결과를 관할 시장・군수・구청장에게 통보하여야 한다(제47조제2항, 제3항).

6) 응급구조사 등 탑승의무 및 기록의무

구급차등의 운용자는 구급차등이 출동할 때에는 그 구급차등에 응급구조사 1인 이상이 포함된 2인 이상의 인원이 항상 탑승하도록 하여야 한다. 다만, 의사나 간호사가 탑승한 경우는 제외한다(제48조). 응급환자 등을 이송하는 자(구급차등의 운전자와 구급차에 동승하는 응급구조사, 의사 또는 간호사를 말함)는 특별한 사유가 없는 한, 전화, 무선통신, 그 밖의 전산망 등을 이용하여 응급의료기관의 수용능력을 확인하고, 환자의 발생 경위(확인된 경우만 해당한다), 환자의 연령, 성별 및 상태(활력 징후 및 의식 수준을 말한다), 현장 및 이송 중 응급처치의 내용, 도착 예정 시각 등을 미리 통보하여야 한다. 응급의료기관의 장은 응급환자를 수용할 수 없는 경우에는 그 소재지를 관할하는 응급의료지원센터를 통하여 구급차등의 운용자에게 지체 없이 통보하여야 한다(제48조의2).

응급구조사가 출동한 때에는 지체 없이 출동 사항, 응급환자의 중증도 분류 결과, 처치 내용 등을 기록하고 이를 소속 구급차등의 운용자와 해당 응급환자의 진료의사에게 제출하여야 한다. 다만, 응급구조사를 갈음하여 의사나 간호사가 탑승한 경우에는 탑승한 의사(간호사만 탑승한 경우에는 탑승 간호사)가 출동 및 처치 기록과 관련한 응급구조사의 임무를 수행하여야 한다. 구급차등의 운용자는 구급차등의 운행과 관련하여 운행기록대장을 작성하여야 한다. 이에 따른 기록을 제출받은 구급차등의 운용자는 그 기록을 그 소재지를 관할하는 응급의료지원센터에 제출하여야 한다. 구급차등의 운용자는 제출받은 기록 및 작성한 운행기록대장을, 응급환자의 진료의사가 소속된 의료기관의 장은 제출받은 기록을 각각 3년 간 보존하여야 한다(제49조).

7) 지도와 감독

시・도지사 또는 시장・군수・구청장은 관할 구역안에서 운용되는 구급차등에 대하여 매년 1회 이상 구급차등의 운용상황과 실태를 점검하여 그 결과에 따라 시정명령・정지명령 등 필요한 조치를 할 수 있으며, 자동심장충격기 의무설치시설에 대하여 연 1회 이상 그 구비현황과 관리실태를 점검하도록 하고, 그 결과에 따라 시정명령 등의 조치를 할 수 있다(제50조).

2. 이송업

1) 이송업의 허가 등

이송업을 하고자 하는 자는 보건복지부와 국토교통부의 공동부령이 정하는 시설 등을 갖추어 관할 시・도지사의 허가를 받아야 한다. 이 경우 2이상의 시・도에서 영업을 하고자 하는 경우에는 해당 시・도별로 시・도지사의 허가를 받아야 한다. 시・도지사는 이송업을 허가를 하는 경우에는 시설의 규모 등을 고려하여 영업지역을 제한하여 허가할 수 있다. 응급환자이송업의 허가를 받은 자가 영업지역의 변경이나 구급차의 증감이 있는 경우에는 시・도지사의 변경허가를 받아야 한다.

2) 지도의사

이송업자는 상담・구조・이송 및 응급처치를 지도받기 위하여 관할 시・도에 소재하는 응급의료기관에 근무하는 전문의 중에서 1인 이상을 지도의사(指導醫師)로 선임 또는 위촉하여야 한다. 이 경우 지도의사는 ① 응급환자가 의료기관에 도착하기 전까지 행하여진 응급의료에 대한 평가, ② 응급구조사의 자질향상을 위한 교육 및 훈련, ③ 이송중인 응급환자에 대한 응급의료 지도 업무를 수행한다(제52조 및 시행규칙 제42조).

3) 휴업 등의 신고

이송업자는 이송업의 전부 또는 일부를 휴업·폐업 또는 재개업하고자 하는 때에는 응급환자이송업의 휴업·폐업·재개업신고서에 응급환자이송업허가증을 첨부(재개업의 경우를 제외함)하여 시·도지사에게 신고하여야 한다(제53조 및 시행규칙 제43조).

4) 유인·알선 등 금지

구급차 등의 운용자는 영리를 목적으로 응급환자를 특정 의료기관 또는 의료인에게 이송 또는 소개·알선 그 밖에 유인하거나 사주하는 행위를 하여서는 아니 된다(제54조의2).

3. 대규모 행사에서의 응급의료 인력 등 확보 의무

대규모 행사를 개최하려는 자는 응급환자의 발생 시 신속하고 적절한 응급의료를 제공하기 위하여 응급의료 인력 및 응급이송수단 등을 확보하여야 한다(제54조의3, 2021.12.30. 시행).

제 7 장

감 독

1. 일반적 내용

1) 권한의 위임

이 법에 의한 보건복지부장관의 권한은 그 일부를 시・도지사 또는 시장・군수・구청장에게 위임할 수 있다(제58조).

2) 유사명칭 사용금지

응급의료법에 의한 응급구조사・구급차, 중앙응급의료센터・권역응급의료센터・권역외상센터・전문응급의료센터・지역응급의료센터・지역외상센터 또는 응급의료정보센터가 아니면 각각의 명칭 또는 이와 유사한 명칭을 사용하지 못한다. ① 이 법에 따라 지정받은 응급의료기관, ② 시장군수구청장에게 신고한 의료기관, ③ 종합병원을 제외한 의료기관은 응급환자 진료와 관련된 명칭이나 표현을 사용하거나 외부에 표기하여서는 아니 된다(제59조).

3) 업무 검사와 보고 등

보건복지부장관, 시・도지사 또는 시장・군수・구청장은 응급의료종사자 및 응급의료기관등에 대한 지도・감독이 필요하다고 인정되는 경우 관계 공무원으로 하여금 그 업무 상황, 시설 또는 진료기록부, 간호기록부, 출동 및 처치 기록지, 운행기록대장 등 관계 서류를 검사하게 하거나 관계인에게서 진술을 들어 사실을 확인하게 할 수 있으며, 응급의료종사자 및 응급의료기관등에게 필요한 사항의 보고 또는 관계 서류의 제출을 명할 수 있다. 이 경우 응급의료종사자 및 응급의료기관등은 정당한 사유 없이 이를 거부하지 못한다. 이 경우 관계 공무원은 그 권한을 표시하는 증표 및 조사목적, 조사기간, 조사범위, 조사담당자, 관계 법령

등이 기재된 조사명령서를 지니고 이를 관계인에게 보여주어야 한다. 한편 보건복지부장관은 시・도지사 또는 시장・군수・구청장에게 관할 구역 내 응급의료종사자 및 응급의료기관등에 대하여 업무 검사와 보고 등을 실시할 것을 요구할 수 있다(제59조의2).

2. 행정처분

응급의료종사자나 의료기관・이송업자・구급차등을 운용하는 자가 응급의료법을 위반한 경우 행정처분을 부과할 수 있다. 즉 응급의료종사자에 대한 면허・자격정지, 의료기관・이송업자・구급차등에 대한 개설 또는 영업에 관한 허가의 취소(신고대상인 경우에는 폐쇄) 등이 있다. 행정처분에 일반적인 논의는 의료법과 동일하다.

1) 응급의료종사자에 대한 행정처분

보건복지부장관은 응급의료종사자가 다음에 해당하는 때에는 그 면허 또는 자격을 취소하거나 6월 이내의 기간을 정하여 그 면허 또는 자격을 정지시킬 수 있다(제55조제1항, 시행규칙 제45조 및 별표 18). 보건복지부장관은 응급구조사가 신고를 하지 아니한 때에는 신고할 때까지 그 자격을 정지시킬 수 있다(제55조제2항). 영업허가의 취소처분을 받은 자는 그 처분을 받은 날부터 1년 이내에는 그 업을 개설・운영하지 못한다(제55조제4항).

위반사항	근거법령	행정처분기준		
		1차 위반	2차 위반	3차 이상 위반
1. 응급의료종사자가 업무중 응급의료를 행하지 아니하거나 응급의료 요청을 정당한 사유없이 거부 또는 기피한 경우	법 제55조 제1항제1호	면허 또는 자격정지 2개월	면허 또는 자격정지 3개월	면허 또는 자격취소
2. 응급의료종사자가 응급환자에 대한 우선 응급의료 등의 조치를 하지 아니한 경우	법 제55조 제1항제1호	면허 또는 자격정지 7일	면허 또는 자격정지 15일	면허 또는 자격정지 1개월
3. 다수의 환자발생에 따른 보건복지부장관, 시・도지사 또는 시장・군수・구청장의 명령을 거부한 경우				

위반사항	근거법령	행정처분기준		
		1차 위반	2차 위반	3차 이상 위반
1) 응급의료종사자	법 제55조 제1항제1호	면허 또는 자격정지 1개월	면허 또는 자격정지 2개월	면허 또는 자격정지 3개월
4. 이송처치료를 과다하게 징수하거나 같은 조 제2항을 위반하여 이송처치료 외의 별도의 비용을 징수한 경우				
1) 응급의료종사자	법 제55조 제1항제2호	면허 또는 자격정지 1개월	면허 또는 자격정지 1개월	면허 또는 자격정지 1개월
5. 응급의료종사자가 응급환자에게 중대한 불이익을 끼친 경우	법 제55조 제1항제3호	면허 또는 자격정지 15일	면허 또는 자격정지 1개월	면허 또는 자격정지 2개월
6. 응급구조사가 결격사유에 해당하는 경우	법 제55조 제1항제4호	자격취소		
7. 응급구조사가 응급처치에 필요한 의료장비, 무선통신장비 및 구급의약품의 관리·유용과 응급구조사의 복장·표시 등 응급환자 이송·처치에 필요한 사항에 관한 준수사항을 위반한 경우	법 제55조 제1항제1호	자격정지 7일	자격정지 15일	자격정지 1개월
8. 응급구조사가 직무상 알게된 비밀을 누설하거나 공개한 경우	법 제55조 제1항제1호	자격정지 1개월	자격정지 2개월	자격정지 3개월
9. 응급구조사가 의사로부터 구체적인 지시를 받지 아니하고 응급처치를 행한 경우	법 제55조 제1항제5호	자격정지 15일	자격정지 1개월	자격정지 2개월
10. 응급구조사가 보수교육을 받지 아니한 경우	법 제55조 제1항제6호	시정명령	자격정지 15일	자격정지 1개월
11. 응급구조사(응급구조사에 갈음한 의사나 간호사를 포함한다)가 출동사항과 처치내용을 기록하지 아니하였거나 이를 구급차등의 운용자나 응급환자의 진료의사에게 제출하지 아니한 경우	법 제55조 제1항제1호	면허 또는 자격정지 7일	면허 또는 자격정지 1개월	면허 또는 자격정지 2개월

2) 의료기관 등에 대한 행정처분

(1) 행정처분 내용

보건복지부장관, 시·도지사 또는 시장·군수·구청장은 의료기관이나 이송업자 또는 구급차등을 운용하는 자가 다음에 해당하는 때에는 의료기관 등의 개설 또는 영업에 관한 허가를 취소(신고대상인 경우에는 폐쇄)하거나 6월 이내의 기간을 정하여 그 업무의 정지를 명할 수 있다. 영업허가의 취소(신고대상인 경우에는 폐쇄)명령을 받은 자는 그 명령을 받은 날부터 1년 이내에는 당해 업을 개설・운영하지 못한다(제55조제3항). 한편 보건복지부장관, 시・도지사 또는 시장・군수・구청장은 제55조의 규정에 의한 취소 또는 폐쇄를 명하고자 하는 경우에는 청문을 실시하여야 한다(제56조).

위반사항	근거법령	행정처분기준		
		1차 위반	2차 위반	3차 이상 위반
다. 다수의 환자발생에 따른 보건복지부장관, 시・도지사 또는 시장・군수・구청장의 명령을 거부한 경우				
2) 의료기관 및 구급차등을 운용하는 자	법 제55조 제3항제1호	업무정지 1개월	업무정지 2개월	업무정지 3개월
라. 의료기관 또는 구급차등을 운용하는 자가 미수금의 대지급을 부정하게 청구한 경우	법 제55조 제3항제2호	업무정지 1개월	업무정지 2개월	업무정지 3개월
마. 이송처치료를 과다하게 징수하거나 같은 조 제2항을 위반하여 이송처치료 외의 별도의 비용을 징수한 경우				
2) 구급차등을 운용하는 자	법 제55조 제3항제3호	업무정지 1개월	업무정지 2개월	업무정지 3개월
바. 의료기관 및 구급차등을 운용하는 자가 특별한 사유없이 응급의료지원센터의 장의 협조 요청을 거부한 경우	법 제55조 제3항제1호	업무정지 15일	업무정지 1개월	업무정지 2개월
사. 응급의료기관이 비상진료체계를 갖추지 아니한 경우	법 제55조 제3항제1호	업무정지 15일	업무정지 1개월	업무정지 2개월
자. 응급의료기관이 응급환자를 위한 예비병상을 확보하지 아니하거나 응급환자가 아닌 사람이 예비병상을 사용하게 한 경우	법 제55조 제3항제1호	업무정지 15일	업무정지 1개월	업무정지 2개월
차. 당직의료기관으로 지정받은 의료기관이 응급의료를 하지 아니한 경우	법 제55조 제3항제4호	업무정지 15일	업무정지 1개월	업무정지 2개월
카. 응급의료기관으로 지정받지 아니한 의료기관(종합병원은 제외한다)이 신고하지 아니하고 응급의료시설을 설치・운영한 경우	법 제55조 제3항제1호	업무정지 15일	업무정지 1개월	업무정지 2개월

위반사항	근거법령	행정처분기준		
		1차 위반	2차 위반	3차 이상 위반
타. 응급구조사가 다른 사람에게 자기의 성명을 사용하여 법 제41조에 따른 응급구조사의 업무를 수행하게 하거나 응급구조사 자격증을 다른 사람에게 빌려준 경우	법 제55조 제1항제3호의2	자격취소		
러. 구급차등의 운용을 위탁한 의료기관과 그 위탁을 받은 자가 구급차등의 위탁에 대한 기준 및 절차를 위반한 경우	법 제55조 제3항제1호	시정명령	업무정지 7일	업무정지 15일
머. 구급차등을 운용하는 자가 구급차 운용신고 또는 변경신고를 하지 않은 경우	법 제55조 제3항제1호	업무정지 1개월	업무정지 2개월	업무정지 3개월
버. 구급차등을 운용하는 자가 구급차등을 구급차등의 용도외의 다른 용도로 사용한 경우	법 제55조 제3항제1호	업무정지 15일	업무정지 1개월	업무정지 2개월
서. 구급차등을 운용하는 자가 구급차의 운행연한을 초과하여 운행한 경우	법 제55조 제3항제1호	업무정지 1개월	업무정지 2개월	업무정지 3개월
어. 구급차등을 운용하는 자가 구급차등에 의료장비, 구급의약품 등과 통신장비를 갖추지 아니한 경우	법 제55조 제3항제1호	업무정지 1개월	업무정지 2개월	업무정지 3개월
저. 구급차등을 운용하는 자가 해당 장비를 장착하지 아니하거나, 이 규칙으로 정하는 바에 따라 장비 장착에 따른 정보를 수집・보관하지 아니하거나 보건복지부장관의 제출 요구에 응하지 아니한 경우	법 제55조 제3항제1호	업무정지 1개월	업무정지 2개월	업무정지 3개월
처. 구급차등을 운용하는 자가 구급차등이 출동하는 때 응급구조사 등을 탑승시키지 아니한 경우	법 제55조 제3항제1호	업무정지 7일	업무정지 1개월	업무정지 2개월
터. 구급차등의 운용자가 응급의료지원센터에 출동사항과 처치내용의 기록을 제출하지 아니한 경우	법 제55조 제3항제1호	업무정지 15일	업무정지 1개월	업무정지 2개월
퍼. 구급차등의 운용자가 운행기록대장을 3년간 보존하지 아니한 경우	법 제55조 제3항제1호	업무정지 15일	업무정지 1개월	업무정지 2개월
허. 구급차등의 운용자와 진료의사가 소속된 의료기관의 장이 응급구조사(응급구조사에 갈음한 의사나 간호사를 포함한다)가 제출한 출동사항과 처치내용에 관한 기록을 3년간 보존하지 아니한 경우	법 제55조 제3항제1호	업무정지 15일	업무정지 1개월	업무정지 2개월
고. 구급차등을 운용하는 자가 시정명령 등을 따르지 아니한 경우	법 제55조 제3항제5호	업무정지 2개월	업무정지 3개월	영업허가 취소

위반사항	근거법령	행정처분기준		
		1차 위반	2차 위반	3차 이상 위반
노. 이송업자가 시·도지사의 변경허가를 받지 아니한 경우	법 제55조 제3항제1호	업무정지 1개월	업무정지 2개월	업무정지 3개월
도. 이송업자가 관할 시·도지사에게 신고하지 아니한 경우	법 제55조 제3항제1호	업무정지 7일	업무정지 1개월	업무정지 2개월
로. 이송업자가 시설 등의 기준을 지키지 아니한 경우	법 제55조 제3항제1호	업무정지 7일	업무정지 1개월	업무정지 2개월
모. 이송업자가 지도의사를 두지 아니하거나 응급의료지원센터 또는 응급의료기관의 의사를 지도의사로 위촉하지 아니한 경우	법 제55조 제3항제1호	업무정지 1개월	업무정지 2개월	업무정지 3개월
보. 이송업자가 관할 시·도지사에게 신고하지 아니하고 이송업의 전부 또는 일부의 휴업·폐업 또는 재개업을 한 경우	법 제55조 제3항제1호	업무정지 15일	업무정지 1개월	업무정지 2개월
소. 이송업자가 이송업의 지위를 승계한 후 60일 이내에 관할 시·도지사에게 신고하지 아니한 경우	법 제55조 제3항제1호	업무정지 15일	업무정지 1개월	업무정지 2개월
오. 구급차등의 운용자가 영리를 목적으로 응급환자를 특정의료기관 또는 의료인에게 이송 또는 소개·알선 그 밖에 유인하거나 사주하는 행위를 한 경우	법 제55조 제3항제1호	업무정지 7일	업무정지 1개월	업무정지 2개월
조. 의료기관 또는 구급차등의 운용자가 중앙응급의료센터, 권역응급의료센터, 전문응급의료센터, 지역응급의료센터, 지역응급의료기관 또는 응급의료지원센터의 명칭 또는 이와 유사한 명칭을 사용한 경우	법 제55조 제3항제1호	시정명령	업무정지 7일	업무정지 15일
초. 의료기관(지정받은 응급의료기관, 신고한 의료기관 및 종합병원은 제외한다)이 응급환자 진료와 관련된 명칭이나 표현을 사용하거나 외부에 표기한 경우	법 제55조 제3항제1호	시정명령	업무정지 7일	업무정지 15일

(2) 과징금

보건복지부장관, 시·도지사 또는 시장·군수·구청장은 의료기관이나 이송업자 또는 구급차등을 운용하는 자의 업무정지가 국민보건의료에 커다란 위해를 가져올 우려가 있다고 인정되는 때에는 업무정지처분에 갈음하여 3억원 이하의 과징금을 부과할 수 있다(제57조).

제8장

벌칙 등

1. 벌칙

1) 벌칙 내용

벌 칙	위 반 내 용
응급의료종사자 폭행 가중 처벌 (제60조제1항)	• 응급의료종사자에 대한 폭행 가중 처벌 – 상해에 이르게 한 사람은 10년 이하의 징역 또는 1천만원 이상 1억원 이하의 벌금 – 중상해에 이르게 한 사람은 3년 이상의 유기징역 – 사망에 이르게 한 사람은 무기 또는 5년 이상의 징역
5년 이하의 징역 또는 5천만원 이하의 벌금 (제60조제2항)	• 응급의료를 방해하거나 의료용시설 등을 파괴·손상 또는 점거(제12조) • 응급구조사의 자격인정을 받지 못한 자가 응급구조사를 사칭하여 제41조의 규정에 의한 응급구조사의 업무를 한 사람(제36조) • 이송업 허가를 받지 아니하고 이송업을 한 사람(제51조제1항) • 음주로 인한 심신장애 상태에서 제12조를 위반하는 죄를 범한 때에는 「형법」 제10조제1항을 적용하지 아니할 수 있다(제64조).
3년 이하의 징역 또는 3천만원 이하의 벌금 (제60조제3항)	• 응급의료를 거부 또는 기피한 응급의료종사자(제6조제2항) • 다른 사람에게 자기의 성명을 사용하여 응급구조사의 업무를 수행하게 하거나 응급구조사 자격증을 다른 사람에게 빌려준 사람(제36조의2제3항) • 다른 사람에게 자격증을 빌려주거나 빌린 자(제36조의2제5항) • 자격증을 빌려주거나 빌리는 것을 알선한 자(제36조의2제6항) • 비밀 준수 의무를 위반한 사람(제40조, 친고죄) • 의사로부터 구체적인 지시를 받지 아니하고 응급처치를 한 응급구조사(제42조)
1년 이하의 징역 또는 1천만원 이하의 벌금 (제60조제4항)	• 다수의 환자발생에 따른 명령 위반(제18조제2항) • 구급차 운용제한 및 다른 용도 사용(제44조제1항, 제45조제1항)

2. 과태료

과태료는 보건복지부장관 또는 시·도지사 또는 시장·군수·구청장이 부과·징수한다. 「응급의료법」상 과태료부과 기준은 다음과 같다. 기타 과태료에 관한 설명은 「의료법」 내용을 참조하기 바란다.

위반행위	근거 법조문	과태료 금액(단위: 만원)		
		1차 위반	2차 위반	3차 이상 위반
가. 응급의료기관의 지정기준에 따른 시설·인력·장비 등을 유지·운영하지 않은 경우	법 제62조 제1항제1호	300	300	300
나. 응급실에 출입하는 보호자 등의 명단을 기록 또는 관리하지 않은 경우	법 제62조 제1항제1호의2	50	75	100
다. 당직전문의등 또는 당직전문의등과 동등한 자격을 갖춘 것으로 인정되는 자로 하여금 응급환자를 진료하게 하지 않은 경우	법 제62조 제1항제2호	100	200	300
라. 예비병상을 확보하지 않거나 응급환자가 아닌 사람에게 예비병상을 사용하게 한 경우	법 제62조 제1항제3호	100	200	300
마. 신고를 하지 않고 구급차등을 운용한 경우	법 제62조 제1항제4호의2	100	200	300
바. 말소 통보 또는 신고를 하지 않은 경우	법 제62조 제1항제4호의3	50	75	100
사. 운행연한 또는 운행거리를 초과하여 구급차를 운용한 경우	법 제62조 제1항제4호의4	50	100	150
아. 자동심장충격기 등 심폐소생술을 할 수 있는 응급장비를 갖추지 않은 경우	법 제62조 제1항제3호의2	50	75	100
자. 자동심장충격기 등 심폐소생술을 할 수 있는 응급장비의 설치 신고 또는 변경신고를 하지 않은 경우	법 제62조 제1항제3호의4	20	40	60
차. 응급구조사를 탑승시키지 않은 경우	법 제62조 제1항제3호의3	50	100	150
카. 준수 사항을 지키지 않거나 출동 및 처치 기록 등에 관한 의무를 이행하지 않은 경우	법 제62조 제1항제4호	50	75	100

위반행위	근거 법조문	과태료 금액(단위: 만원)		
		1차 위반	2차 위반	3차 이상 위반
타. 변경허가를 받지 않거나 신고를 하지 않은 경우	법 제62조 제1항제5호	50	75	100
파. 응급구조사・중앙응급의료센터 등의 명칭 또는 이와 비슷한 명칭을 사용하거나, 응급환자 진료와 관련된 명칭이나 표현을 사용하거나 외부에 표기한 경우	법 제62조 제1항제6호	50	100	150

제3부

감염병의 예방 및 관리에 관한 법률

제1장 감염병예방법의 개요

제2장 기본계획 및 사업

제3장 감염병 관리

제4장 감염병 예방

제5장 경비 등

제6장 벌칙 등

제 1 장

감염병예방법의 개요

1. 의의 및 목적

「감염병의 예방 및 관리에 관한 법률(감염병예방법)」은 종전의 「기생충질환 예방법」과 「전염병예방법」을 통합한 법률로,[1] 감염병의 예방 및 관리에 관하여는 다른 법률에 특별한 규정이 있는 경우를 제외하고는 이 법에 의한다(제3조). 이 법은 국민 건강에 위해(危害)가 되는 감염병의 발생과 유행을 방지하고, 그 예방 및 관리를 위하여 필요한 사항을 규정함으로써 국민 건강의 증진 및 유지에 이바지함을 목적으로 한다(제1조).

2. 감염병예방법의 변천과 구조

1954. 2. 2. 전염병의 발생을 방지하여 국민보건의 향상에 기여하고자 「전염병예방법(법률 제308호)」이 제정되었고 1957. 2. 28.부터 시행되었다. 이후 수차례 개정이 있었으며, 특히 2009. 12. 29. 감염병의 예방 및 관리를 효율적으로 수행하기 위하여 종전의 「기생충질환 예방법」과 「전염병예방법」을 통합하여 법 제명을 「감염병의 예방 및 관리에 관한 법률(법률 제9847호)」로 변경하였다.[2]

2015. 5. 중동호흡기증후군(MERS)의 국내 유입·확산으로 인해 감염병 예방 및 관리 체계에 대한 큰 변화가 있었다. 특히 중동호흡기증후군(MERS)의 국내 유입·확산에 대처하는

1) 전염병이라는 용어를 사람들 사이에 전파되지 않는 질환을 포괄할 수 있는 감염병이라는 용어로 정비하며, 「기생충질환 예방법」상 기생충질환을 제5군감염병으로 하였다.

2) 이 법 개정에 따라 동법 시행령은 2010. 12. 29. 개정(대통령령 제22564호)되었으며, 동법 시행규칙은 2010. 12. 30. 개정(보건복지부령 제32호)되어 개정 법 및 시행령, 시행규칙은 2010. 12. 30.부터 시행되고 있다.

과정에서 보건당국의 초동대처 미흡, 감염병 진료 의료기관에 대한 공개 여부, 일부 환자 등의 격리조치 위반 등으로 사회적 혼란과 불안이 가중되고 효율적 방역이 이뤄지지 않는 등 감염병 관리 체계의 문제점이 제기되었다. 이에 위험성 높은 감염병의 국내 유입·확산을 방지하기 위해 방역 현장의 공무원에게 실질적인 권한을 부여하여 신속·적절하게 대처할 수 있도록 하고, 방역에 필요한 인적·물적 자원의 확보를 용이하게 하며, 감염병에 관한 정보를 공개하는 등 감염병 유입 초기에 이를 신속히 관리할 수 있도록 구체적인 내용에 대한 법 개정이 있었다.

2020년 코로나바이러스감염증-19와 관련 수차례에 걸쳐 많은 내용의 법 개정이 있었다. 질병관리본부의 청 승격과 보건복지부 복수차관제 도입을 주요내용으로 하는 「정부조직법」이 8월에 통과됐으며, 중증도 등에 따라 입원치료 대상인 감염병환자등을 자가 또는 시설치료 허용, 입원 치료 중에도 전원(타 의료기관 또는 자가 또는 시설로의 이송)을 허용, 전원 조치 거부자에게는 입원치료비 부담 및 과태료 부과(1백만원 이하) 근거 마련하는 등의 감염병 관련 내용도 정비됐다.

「감염병예방법」은 제1장(총칙), 제2장(기본계획 및 사업), 제3장(신고 및 보고), 제4장(감염병감시 및 역학조사 등), 제5장(고위험병원체), 제6장(예방접종), 제7장(감염 전파의 차단 조치), 제8장(예방 조치), 제9장(방역관, 검역위원 및 예방위원 등), 제10장(경비), 제11장(보칙), 제12장(벌칙)으로 구성되어 있다.

3. 감염병의 분류와 종류

1) '감염병'이란 제1급감염병, 제2급감염병, 제3급감염병, 제4급감염병, 기생충감염병, 세계보건기구 감시대상 감염병, 생물테러 감염병, 성매개 감염병, 인수(人獸)공통 감염병, 의료관련 감염병 및 관리대상 해외 신종 감염병을 말한다. 구체적인 내용은 다음과 같다(제2조)[3].
2) **"제1급감염병"**이란 생물테러감염병 또는 치명률이 높거나 집단 발생의 우려가 커서 발생 또는 유행 즉시 신고하여야 하고, 음압격리와 같은 높은 수준의 격리가 필요한 감염병으로서 ① 에볼라바이러스병, ② 마버그열, ③ 라싸열, ④ 크리미안콩고출혈열, ⑤ 남아메리

3) 2018. 3. 27. 법 개정을 통해 질환의 특성별 '군(群)'별로 구분되어 있는 현행 감염병 분류체계를 감염병의 심각도·전파력·격리수준·신고시기 등을 중심으로 한 '급(級)'별 분류체계로 개편하였다.

카출혈열, ⑥ 리프트밸리열, ⑦ 두창, ⑧ 페스트, ⑨ 탄저, ⑩보툴리눔독소증, ⑪ 야토병, ⑫ 신종감염병증후군, ⑬ 중증급성호흡기증후군(SARS), ⑭ 중동호흡기증후군(MERS), ⑮ 동물인플루엔자 인체감염증, ⑯ 신종인플루엔자, ⑰ 디프테리아를 말한다. 다만, 갑작스러운 국내 유입 또는 유행이 예견되어 긴급한 예방·관리가 필요하여 질병관리청장이 보건복지부장관과 협의하여 지정하는 감염병을 포함한다.

3) **"제2급감염병"**이란 전파가능성을 고려하여 발생 또는 유행 시 24시간 이내에 신고하여야 하고, 격리가 필요한 ⑰ 결핵(結核), ② 수두(水痘), ③ 홍역(紅疫), ④ 콜레라, ⑤ 장티푸스, ⑥ 파라티푸스, ⑦ 세균성이질, ⑧ 장출혈성대장균감염증, ⑨ A형간염, ⑩ 백일해(百日咳), ⑪ 유행성이하선염(流行性耳下腺炎), ⑫ 풍진(風疹), ⑬ 폴리오, ⑭ 수막구균 감염증, ⑮ b형헤모필루스인플루엔자, ⑯ 폐렴구균 감염증, ⑰ 한센병, ⑱ 성홍열, ⑲ 반코마이신내성황색포도알균(VRSA) 감염증, ⑳ 카바페넴내성장내세균속균종(CRE) 감염증, ㉑ E형간염을 말한다. 다만, 갑작스러운 국내 유입 또는 유행이 예견되어 긴급한 예방·관리가 필요하여 질병관리청장이 보건복지부장관과 협의하여 지정하는 감염병을 포함한다.

4) **"제3급감염병"**이란 그 발생을 계속 감시할 필요가 있어 발생 또는 유행 시 24시간 이내에 신고하여야 하는 ① 파상풍(破傷風), ② B형간염, ③ 일본뇌염, ④ C형간염, ⑤ 말라리아, ⑥ 레지오넬라증, ⑦ 비브리오패혈증, ⑧ 발진티푸스, ⑨ 발진열(發疹熱), ⑩ 쯔쯔가무시증, ⑪ 렙토스피라증, ⑫ 브루셀라증, ⑬ 공수병(恐水病), ⑭ 신증후군출혈열(腎症候群出血熱), ⑮ 후천성면역결핍증(AIDS), ⑯ 크로이츠펠트-야콥병(CJD) 및 변종크로이츠펠트-야콥병(vCJD), ⑰ 황열, ⑱ 뎅기열, ⑲ 큐열(Q熱), ⑳ 웨스트나일열, ㉑ 라임병, ㉒ 진드기매개뇌염, ㉓ 유비저(類鼻疽), ㉔ 치쿤구니야열, ㉕ 중증열성혈소판감소증후군(SFTS), ㉖ 지카바이러스 감염증을 말한다. 다만, 갑작스러운 국내 유입 또는 유행이 예견되어 긴급한 예방·관리가 필요하여 질병관리청장이 보건복지부장관과 협의하여 지정하는 감염병을 포함한다.

5) **"제4급감염병"**이란 제1급감염병부터 제3급감염병까지의 감염병 외에 유행 여부를 조사하기 위하여 표본감시 활동이 필요한 ① 인플루엔자, ② 매독(梅毒), ③ 회충증, ④ 편충증, ⑤ 요충증, ⑥ 간흡충증, ⑦ 폐흡충증, ⑧ 장흡충증, ⑨ 수족구병, ⑩ 임질, ⑪ 클라미디아감염증, ⑫ 연성하감, ⑬ 성기단순포진, ⑭ 첨규콘딜롬, ⑮ 반코마이신내성장알균(VRE) 감염증, ⑯ 메티실린내성황색포도알균(MRSA) 감염증, ⑰ 다제내성녹농균

(MRPA) 감염증, ⑱ 다제내성아시네토박터바우마니균(MRAB) 감염증, ⑲ 장관감염증, ⑳ 급성호흡기감염증, ㉑ 해외유입기생충감염증, ㉒ 엔테로바이러스감염증, ㉓ 사람유두종바이러스 감염증을 말한다.

6) **"기생충감염병"**이란 기생충에 감염되어 발생하는 감염병 중 ① 회충증, ② 편충증, ③ 요충증, ④ 간흡충증, ⑤ 폐흡충증, ⑥ 장흡충증 ⑦ 해외유입기생충감염증을 말한다.[4)]

7) 삭제 〈2018.3.27.〉

8) **'세계보건기구 감시대상 감염병'**이란 세계보건기구가 국제공중보건의 비상사태에 대비하기 위하여 감시대상으로 정한 질환으로, ① 두창, ② 폴리오, ③ 신종인플루엔자, ④ 중증급성호흡기증후군(SARS), ⑤ 콜레라, ⑥ 폐렴형 페스트, ⑦ 황열, ⑧ 바이러스성 출혈열, ⑨ 웨스트나일열을 말한다.

9) **'생물테러감염병'**이란 고의 또는 테러 등을 목적으로 이용된 병원체에 의하여 발생된 감염병 중 ① 탄저, ② 보툴리눔독소증, ③ 페스트, ④ 마버그열, ⑤ 에볼라열, ⑥ 라싸열, ⑦ 두창, ⑧ 야토병을 말한다.

10) **'성매개감염병'**이란 성 접촉을 통하여 전파되는 감염병 중 ① 매독, ② 임질, ③ 클라미디아, ④ 연성하감, ⑤ 성기단순포진, ⑥ 첨규콘딜롬, ⑦ 사람유두종바이러스 감염증을 말한다.

11) **'인수공통감염병'**이란 동물과 사람 간에 서로 전파되는 병원체에 의하여 발생되는 감염병 중 ① 장출혈성대장균감염증, ② 일본뇌염, ③ 브루셀라증, ④ 탄저, ⑤ 공수병, ⑥ 동물인플루엔자 인체감염증, ⑦ 중증급성호흡기증후군(SARS), ⑧ 변종크로이츠펠트-야콥병(vCJD), ⑨ 큐열, ⑩ 결핵, ⑪ 중증열성혈소판감소증후군(SFTS)을 말한다.

12) **'의료관련감염병'**이란 환자나 임산부 등이 의료행위를 적용받는 과정에서 발생한 감염병으로서 감시활동이 필요하여 질병관리청장이 고시하는 ① 반코마이신내성황색포도알균(VRSA) 감염증, ② 반코마이신내성장알균(VRE) 감염증, ③ 메티실린내성황색포도알균(MRSA) 감염증, ④ 다제내성녹농균(MRPA) 감염증, ⑤ 다제내성아시네토박터바우마니균(MRAB) 감염증, ⑥ 카바페넴내성장내세균속균종(CRE) 감염증을 말한다.

13) **'감염병 환자'**란 감염병의 병원체가 인체에 침입하여 증상을 나타내는 사람으로서 진단기준에 따른 의사, 치과의사 또는 한의사의 진단이나 감염병병원체 확인기관의 실험실 검사를 통하여 확인된 사람을 말한다.

---

4) 보건복지부장관이 지정하는 감염병의 종류 : 보건복지부 고시 2019-160호 2019.8.1.

14) **'감염병 의사환자'**란 감염병병원체가 인체에 침입한 것으로 의심이 되나 감염병환자로 확인되기 전 단계에 있는 사람을 말한다.

15) **'병원체보유자'**란 임상적인 증상은 없으나 감염병병원체를 보유하고 있는 사람을 말한다.

15-2) **'감염병 의심자'**란 ① 감염병 환자, 감염병 의사환자 및 병원체 보유자(이하 '감염병 환자 등')와 접촉하거나 접촉이 의심되는 사람(이하 '접촉자'), ② 「검역법」에 따른 검역 관리지역 또는 중점 검역 관리지역에 체류하거나 그 지역을 경유한 사람으로서 감염이 우려되는 사람, ③ 감염병병원체 등 위험요인에 노출되어 감염이 우려되는 사람을 말한다.

16) **'감시'**란 감염병 발생과 관련된 자료 및 감염병병원체・매개체에 대한 자료를 체계적이고 지속적으로 수집, 분석 및 해석하고 그 결과를 제때에 필요한 사람에게 배포하여 감염병 예방 및 관리에 사용하도록 하는 일체의 과정을 말한다.

16-2) **'표본감시'**란 감염병 중 감염병환자의 발생빈도가 높아 전수조사가 어렵고 중증도가 비교적 낮은 감염병의 발생에 대하여 감시기관을 지정하여 정기적이고 지속적인 의과학적 감시를 실시하는 것을 말한다.

17) **'역학조사'**란 감염병환자 등이 발생한 경우 감염병의 차단과 확산 방지 등을 위하여 감염병 환자 등의 발생 규모를 파악하고 감염원을 추적하는 등의 활동과 감염병 예방접종 후 이상반응 사례가 발생한 경우나 감염병 여부가 불분명하나 그 발병원인을 조사할 필요가 있는 사례가 발생한 경우 그 원인을 규명하기 위하여 하는 활동을 말한다.

18) **'예방접종 후 이상반응'**이란 예방접종 후 그 접종으로 인하여 발생할 수 있는 모든 증상 또는 질병으로서 해당 예방접종과 시간적 관련성이 있는 것을 말한다.

19) **'고위험병원체'**란 생물테러의 목적으로 이용되거나 사고 등에 의하여 외부에 유출될 경우 국민 건강에 심각한 위험을 초래할 수 있는 감염병병원체로서 보건복지부령으로 정하는 것을 말한다.

20) **'관리대상 해외 신종감염병'**이란 기존 감염병의 변이 및 변종 또는 기존에 알려지지 아니한 새로운 병원체에 의해 발생하여 국제적으로 보건문제를 야기하고 국내 유입에 대비하여야 하는 감염병으로서 질병관리청장이 보건복지부장관과 협의하여 지정하는 것을 말한다.

21) **'의료・방역 물품'**이란 「약사법」에 따른 의약품・의약외품, 「의료기기법」에 따른 의료기기 등 의료 및 방역에 필요한 물품 및 장비로서 질병관리청장이 지정하는 것을 말한다.

4. 국가 및 지방자치단체 등의 책무

1) 국가 및 지방자치단체의 책무

국가 및 지방자치단체는 감염병환자등의 인간으로서의 존엄과 가치를 존중하고 그 기본적 권리를 보호하며, 법률에 따르지 아니하고는 취업 제한 등의 불이익을 주어서는 아니 된다. 그리고 감염병의 예방 및 관리를 위하여 다음과 같은 사업을 수행하여야 한다(제4조).

① 감염병의 예방 및 방역대책
② 감염병환자등의 진료 및 보호
③ 감염병 예방을 위한 예방접종계획의 수립 및 시행
④ 감염병에 관한 교육 및 홍보
⑤ 감염병에 관한 정보의 수집・분석 및 제공
⑥ 감염병에 관한 조사・연구
⑦ 감염병병원체(감염병병원체 확인을 위한 혈액, 체액 및 조직 등 검체를 포함한다) 수집・검사・보존・관리 및 약제내성 감시(藥劑耐性 監視)
⑧ 감염병 예방 및 관리 등을 위한 전문인력의 양성
⑧의2. 감염병 예방 및 관리 등의 업무를 수행한 전문인력의 보호
⑨ 감염병 관리정보 교류 등을 위한 국제협력
⑩ 감염병의 치료 및 예방을 위한 의료・방역 물품의 비축
⑪ 감염병 예방 및 관리사업의 평가
⑫ 기후변화, 저출산・고령화 등 인구변동 요인에 따른 감염병 발생조사・연구 및 예방대책 수립
⑬ 한센병의 예방 및 진료 업무를 수행하는 법인 또는 단체에 대한 지원
⑭ 감염병 예방 및 관리를 위한 정보시스템의 구축 및 운영
⑮ 해외 신종감염병의 국내 유입에 대비한 계획 준비, 교육 및 훈련
⑯ 해외 신종감염병 발생 동향의 지속적 파악, 위험성 평가 및 관리대상 해외 신종감염병의 지정
⑰ 관리대상 해외 신종감염병에 대한 병원체 등 정보 수집, 특성 분석, 연구를 통한 예방과 대응체계 마련, 보고서 발간 및 지침(매뉴얼을 포함한다) 고시

국가・지방자체단체(교육감을 포함한다)는 감염병의 효율적 치료 및 확산방지를 위한 질병의 정보, 발생 및 전파 상황을 공유하고 상호 협력해야 하며, 의료기관 및 의료인단체와 감염병의 발생 감시・예방을 위하여 관련 정보를 공유하여야 한다.

2) 의료인 등의 책무

의료인 및 의료기관의 장 등은 감염병 환자의 진료에 관한 정보를 제공받을 권리가 있고, 감염병 환자의 진단 및 치료 등으로 인하여 발생한 피해에 대해 보상받을 수 있다. 의료인 및 의료기관의 장 등은 감염병 환자의 진단・관리・치료 등에 최선을 다해야 하며, 보건복지부 장관, 질병관리청장 또는 지방자치단체의 장의 행정명령에 적극 협조하여야 한다. 의료인 및 의료기관의 장 등은 국가와 지방자치단체가 수행하는 감염병의 발생 감시와 예방・관리 및 역학조사업무에 적극 협조하여야 한다(제5조).

3) 국민의 책무와 권리

국민은 감염병 발생 상황, 감염병 예방 및 관리 등에 관한 정보와 대응방법을 알 권리가 있고, 국가와 지방자치단체는 신속하게 정보를 공개하여야 한다. 그리고 국민은 의료기관에서 감염병에 대한 진단 및 치료를 받을 권리가 있고, 국가와 지방자치단체는 이에 소요되는 비용을 부담하여야 한다. 국민은 감염병으로 격리 및 치료 등을 받은 경우 이로 인한 피해를 보상받을 수 있다. 국민은 치료 및 격리조치 등 국가와 지방자치단체의 감염병 예방 및 관리를 위한 활동에 적극 협조하여야 한다(제6조).

제 2 장

기본계획 및 사업

1. 감염병 예방 및 관리 계획의 수립

질병관리청장은 보건복지부장관과 협의하여 감염병의 예방 및 관리에 관한 기본계획을 5년마다 수립·시행하여야 한다. 기본계획에는 ① 감염병 예방·관리의 기본목표 및 추진방향, ② 주요 감염병의 예방·관리에 관한 사업계획 및 추진방법, ②의2. 감염병 대비 의료·방역 물품의 비축 및 관리에 관한 사항, ③ 감염병 전문인력의 양성 방안, ④ 의료기관 종별 감염병 위기대응역량의 강화 방안, ⑤ 감염병 통계 및 정보통신기술 등을 활용한 감염병 정보의 관리 방안, ⑥ 감염병 관련 정보의 의료기관 간 공유 방안, ⑦ 그 밖에 감염병의 예방 및 관리에 필요한 사항이 포함되어야 한다. 특별시장·광역시장·도지사·특별자치도지사(시·도지사)와 시장·군수·구청장(자치구의 구청장)은 기본계획에 따라 시행계획을 수립·시행하여야 한다. 질병관리청장, 시·도지사 또는 시장·군수·구청장은 기본계획이나 시행계획의 수립·시행에 필요한 자료의 제공 등을 관계 행정기관 또는 단체에 요청할 수 있으며, 이를 요청받은 관계 행정기관 또는 단체는 특별한 사유가 없으면 이에 따라야 한다(제7조).

2. 감염병 관리사업 지원기구와 감염병 병원 지정 운영

질병관리청장 및 시·도지사는 감염병 예방관리 기본계획 및 시행계획의 시행과 국제협력 등의 업무를 지원하기 위하여 민간전문가로 구성된 감염병 관리사업 지원기구를 둘 수 있다. 이 경우 국가 및 지방자치단체는 감염병 관리사업 지원기구의 운영 등에 필요한 예산을 지원할 수 있다(제8조). 국가는 감염병의 연구·예방, 전문가 양성 및 교육, 환자의 진료 및 치료 등을 위한 시설, 인력 및 연구능력을 갖춘 감염병 전문병원 또는 감염병 연구병원을 설립하거나 지정하여 운영한다. 국가는 감염병환자의 진료 및 치료 등을 위하여 권역별로 36병상 이상의 병상(음압병상 및 격리병상을 포함한다)을 갖춘 감염병전문병원을 설립하거나 지정하여 운영한다. 이 경우 인구 규모, 지리적 접근성 등을 고려하여 권역을 설정하여야 한다. 국가는 예산의 범위에서 감염병 전문병원 또는 감염병 연구병원을 설립하거나 지정하여 운영하는 데 필요한 예산을 지원할 수 있다(제8조의2).

보건복지부장관이 내성균 관리대책을 안정적으로 수립・추진할 수 있도록 내성균 관리대책 수립 및 내성균 실태조사 실시의 법적 근거를 마련하였다. 즉 보건복지부장관은 5년마다 내성균 관리대책을 수립・추진하여야 하며, 내성균 관리대책에는 정책목표 및 방향, 진료환경 개선 등 내성균 확산 방지를 위한 사항 및 감시체계 강화에 관한 사항, 그 밖에 내성균 관리대책에 필요하다고 인정되는 사항이 포함되어야 한다(제8조의3). 내성균 관리대책의 수립・시행을 위하여 보건복지부장관은 관계 공무원 또는 관계 전문가의 의견을 듣거나 관계 기관 및 단체 등에 필요한 자료제출 등 협조를 요청할 수 있다(제8조의4). 질병관리청장은 감염병 정보의 수집・전파, 상황관리, 감염병이 유입되거나 유행하는 긴급한 경우의 초동조치 및 지휘 등의 업무를 수행하기 위하여 상시 긴급상황실을 설치・운영하여야 한다(제8조의5).

3. 감염병 연구개발 지원 등

질병관리청장은 감염병에 관한 조사・연구를 위하여 감염병 연구개발 기획 및 치료제・백신 등의 연구개발에 관한 사업을 추진할 수 있으며, 이를 위하여 국가연구개발혁신법(제2조 제4호)에 따른 전문기관을 지정 또는 해제할 수 있다. 질병관리청장은 연구개발사업을 추진하기 위하여 예산의 범위에서 연구개발사업을 하는 기관이나 단체에 출연금을 지급할 수 있다. 질병관리청장은 감염병 치료제・백신 개발 관련 연구기관・대학 및 기업 등의 의뢰를 받아 감염병 치료제・백신 개발에 관한 시험・분석을 할 수 있으며, 시험・분석을 의뢰하는 자는 수수료를 내야 한다(제8조의6).

4. 감염병관리위원회

감염병의 예방 및 관리에 관한 주요 시책을 심의하기 위하여 질병관리청에 감염병관리위원회를 둔다. 감염병관리위원회는 ① 기본계획의 수립, ② 감염병 관련 의료 제공, ③ 감염병에 관한 조사 및 연구, ④ 감염병의 예방・관리 등에 관한 지식 보급 및 감염병환자등의 인권 증진, ⑤ 해부명령에 관한 사항, ⑥ 예방접종의 실시기준과 방법에 관한 사항, ⑦ 필수예방접종 및 임시예방접종에 사용되는 의약품의 사전 비축 및 장기 구매에 관한 사항, ⑧ 필수예방접종 약품등의 공급의 우선순위 등 분배기준, 그 밖에 필요한 사항의 결정, ⑨ 감염병 위기관리대책의 수립 및 시행, ⑩ 예방・치료 의약품 및 장비 등의 사전 비축, 장기 구매 및 생산에 관한 사항, ⑪ 의료・방역 물품(의약품) 공급의 우선순위 등 분배기준, 그 밖에 필요한 사항의 결정, ⑫ 개발 중인 백신 또는 의약품의 구매 및 공급에 필요한 계약에 관한 사항, ⑬ 예방접종 등으로 인한 피해에 대한 국가보상에 관한 사항, ⑭ 내성균 관리대책에 관한 사항, ⑮ 그 밖에 감염병의 예방 및 관리에 관한 사항으로서 위원장이 위원회의 회의에 부치는 사항을 심의한다(제9조).

위원회는 위원장 1명과 부위원장 1명을 포함하여 30명 이내의 위원으로 구성한다. 위원장은 질병관리청장이 되고, 부위원장은 위원 중에서 위원장이 지명하며, 위원은 감염병의 예방 또는 관리 업무를 담당하는 공무원, 감염병 또는 감염관리를 전공한 의료인, 감염병과 관련된 전문지식을 소유한 사람, 시・도지사협의체가 추천하는 사람, 비영리민간단체가 추천하는 사람, 그 밖에 감염병에 관한 지식과 경험이 풍부한 사람" 중에서 위원장이 임명하거나 위촉하는 사람으로 한다. 이 경우 공무원이 아닌 위원이 전체 위원의 과반수가 되도록 하여야 한다. 한편 위원회의 업무를 효율적으로 수행하기 위하여 위원회의 위원과 외부 전문가로 구성되는 분야별 전문위원회로 ① 예방접종 전문위원회, ② 예방접종피해보상 전문위원회, ③ 후천성면역결핍증 전문위원회, ④ 결핵 전문위원회, ⑤ 역학조사 전문위원회, ⑥ 인수(人獸)공통감염 전문위원회, ⑦ 의료관련감염 전문위원회, ⑧ 감염병 위기관리 전문위원회, ⑨ 감염병 진단분석 전문위원회, ⑩ 감염병 연구기획 전문위원회, ⑪ 항생제 내성(耐性) 전문위원회, ⑫ 검역 전문위원회를 둘 수 있다(제10조 및 시행령 제7조).

제 3 장

감염병 관리

1. 신고 및 보고

1) 신고의무

(1) 의사, 치과의사, 한의사, 군의관의 신고

① 신고 주체 및 내용

의사, 치과의사, 한의사는 ① 감염병환자(모든 감염병, 다만 표본감시대상 제4급감염병은 제외)를 진단하거나 그 사체를 검안(檢案)한 경우, ② 예방접종 후 이상반응자를 진단하거나 그 사체를 검안한 경우, ③ 감염병환자등이 제1급감염병부터 제3급감염병까지에 해당하는 감염병으로(치료받다가) 사망한 경우, ④ 감염병환자로 의심되는 사람이 감염병병원체 검사를 거부하는 경우에는 소속 의료기관의 장에게 보고하고, 환자와 그 동거인에게 감염 방지 방법 등을 지도하여야 한다. 다만, 의료기관에 소속되지 아니한 의사, 한의사는 그 사실을 관할 보건소장에게 신고하여야 한다.

감염병 병원체 확인기관인 질병관리청, 국립검역소, 보건환경연구원, 보건소, 의료기관 중 진단검사의학과 전문의가 상근(常勤)하는 기관, 의과대학, 대한결핵협회(결핵환자의 병원체를 확인하는 경우만 해당), 한센병환자 등의 치료・재활을 지원할 목적으로 설립된 기관(한센병환자의 병원체를 확인하는 경우만 해당)의 소속직원은 실험실 검사 등을 통해 감염병환자 등을 발견한 경우 그 사실을 그 기관의 장에게 보고하여야 한다.

보고를 받은 의료기관의 장 및 감염병병원체확인기관의 장은 제1급감염병은 즉시, 제2급감염병 및 제3급감염병은 24시간 이내에, 제4급감염병은 7일 이내에 질병관리청장 또는 관할 보건소장에게 신고하여야 한다(제11조제1항, 제2항, 제3항). 육군, 해군, 공군 또는 국방부 직할 부대에 소속된 군의관은 소속 부대장에게 보고하여야 하고(제4급감염병은 제외), 소속 부대장은 제1급감염병은 즉시, 제2급감염병 및 제3급감염병은 24시간 이내에, 관할 보건소장에게 지체 없이 신고하여야 한다. 감염병 표본감시기관은 표본감시 대상이 되는 제4급감염병을 진단하거나, 그 사체를 검안한 경우, 또는 치료하다가 사망한 경우에는 질병관리청장이 정하는 표본감시기관용 신고서(전자문서로 된 신고서를 포함한다)를 감염병환자등의 소재지를 관할하는 보건소장에게 제출하여야 한다.

(2) 그 밖의 신고의무자

그 밖에도 1. 일반가정의 세대주. 다만, 세대주가 부재 중인 경우에는 그 세대원, 2. 학교, 사회복지시설, 병원, 관공서, 회사, 공연장, 예배장소, 선박・항공기・열차 등 운송수단, 각종 사무소・사업소, 음식점, 숙박업소 또는 약국, 사회복지시설, 산후조리원, 목용장업소, 이용업소, 미용업소의 관리인, 경영자 또는 대표자, 3. 약사・한약사 및 약국개설자"는 결핵, 홍역, 콜레라, 장티푸스, 파라티푸스, 세균성이질, 장출혈성대장균감염증, A형간염이 발생한 경우에는 의사, 치과의사 또는 한의사의 진단이나 검안을 요구하거나 해당 주소지를 관할하는 보건소장에게 신고하여야 한다. 위의 신고의무자가 아니더라도 감염병환자등 또는 감염병으로 인한 사망자로 의심되는 사람을 발견하면 보건소장에게 알려야 한다(제12조 및 시행규칙 제8조).

2) 보고의무 등

(1) 보건소장 등의 보고

의료기관의 장 또는 의사 등의 신고를 받은 보건소장은 그 내용을 기록하고 그 명부(전자문서를 포함함)를 관리하여야 하며 관할 특별자치도지사 또는 시장・군수・구청장에게 보고하여야 한다. 보고를 받은 특별자치도지사 또는 시장・군수・구청장은 이를 질병관리청장 및 시・도지사에게 각각 보고하여야 한다. 이에 따라 보고를 받은 질병관리청장, 시・도지사 또는 시장・군수・구청장은 제1급 감염병환자로 의심되는 사람이 감염병병원체 검사를 거부하는 경우 감염병병원체 검사를 하게 할 수 있다(제13조).

(2) 인수공통감염병의 통보

「가축전염병예방법」에 따라 신고를 받은 국립가축방역기관장, 신고대상 가축의 소재지를 관할하는 시장・군수・구청장 또는 시・도 가축방역기관의 장은 가축전염병 중 "① 탄저, ② 고병원성조류인플루엔자, ③ 광견병, ④ 동물인플루엔자"의 경우에는 즉시 질병관리청장에게 통보하여야 한다. 통보를 받은 질병관리청장은 감염병의 예방 및 확산 방지를 위하여 적절한 조치를 취하여야 한다(제14조 및 시행령 제9조). 신고 또는 통보를 받은 행정기관의 장은 신고자의 요청이 있는 때에는 신고자의 신원을 외부에 공개하여서는 아니 된다.

2. 감염병 감시 및 감염관리 조치사항

1) 감염병 표본감시

(1) 감염병 표본감시기관

질병관리청장은 감염병의 표본감시를 위하여 질병의 특성과 지역을 고려하여 「보건의료기본법」에 따른 보건의료기관이나 그 밖의 기관 또는 단체를 감염병 표본감시[5]기관(표본감시기관)으로 지정할 수 있다. 표본감시의 대상이 되는 감염병은 제4급감염병으로 한다. 질병관리청장, 시・도지사 또는 시장・군수・구청장은 지정받은 감염병 표본감시기관의 장에게 감염병의 표본감시와 관련하여 필요한 자료의 제출을 요구하거나 감염병의 예방・관리에 필요한 협조를 요청할 수 있으며, 이 경우 표본감시기관은 특별한 사유가 없으면 이에 따라야 한다. 질병관리청장, 시・도지사 또는 시장・군수・구청장은 수집한 정보 중 국민 건강에 관한 중요한 정보를 관련 기관・단체・시설 또는 국민들에게 제공하여야 한다. 한편 질병관리청장, 시・도지사 또는 시장・군수・구청장은 표본감시활동에 필요한 경비를 표본감시기관에 지원할 수 있다. 질병관리청장은 표본감시기관이 ① 자료 제출 요구 또는 협조 요청에 따르지 아니하는 경우, ② 폐업 등으로 감염병 표본감시 업무를 수행할 수 없는 경우, ③ 그 밖에 감염병 표본감시 업무를 게을리하거나 실적이 없는 경우, 그 지정을 취소할 수 있다(제16조 제1항부터 제5항). 표본감시기관 지정대상은 다음과 같다.

5) "감시"란 감염병 발생과 관련된 자료 및 매개체에 대한 자료를 체계적이고 지속적으로 수집, 분석 및 해석하고 그 결과를 제때에 필요한 사람에게 배포하여 감염병 예방 및 관리에 사용하도록 하는 일체의 과정을 말한다(제2조제16호).

① **인플루엔자** : 소아과·내과·가정의학과·이비인후과 진료과목이 있는 의료기관 또는 보건소 중 보건의료원, 보건환경연구원, 의료기관 중 진단검사의학과 전문의가 상근(常勤)하는 기관, 인체에서 채취한 검사물에 대한 검사를 국가, 지방자치단체, 의료기관 등으로부터 위탁받아 처리하는 기관 중 진단검사의학과 전문의가 상근(常勤)하는 기관

② **기생충 감염병** : 의원·병원 및 종합병원, 보건소, 보건환경연구원, 의료기관 중 진단검사의학과 전문의가 상근(常勤)하는 기관, 인체에서 채취한 검사물에 대한 검사를 국가, 지방자치단체, 의료기관 등으로부터 위탁받아 처리하는 기관 중 진단검사의학과 전문의가 상근(常勤)하는 기관, 기생충감염병에 관한 연구 및 학술발표 등을 목적으로 결성된 학회, 기생충감염병의 예방 및 관리를 목적으로 설립된 비영리법인

③ **제4급감염병**(인플루엔자 및 기생충감염병은 제외한다) : 의원, 병원, 종합병원, 보건소, 보건환경연구원, 의료기관 중 진단검사의학과 전문의가 상근(常勤)하는 기관, 인체에서 채취한 검사물에 대한 검사를 국가, 지방자치단체, 의료기관 등으로부터 위탁받아 처리하는 기관 중 진단검사의학과 전문의가 상근(常勤)하는 기관, 제4급감염병에 관한 연구 및 학술발표 등을 목적으로 결성된 학회

(2) 질병관리청장의 자료요청

질병관리청장은 감염병이 발생하거나 유행할 가능성이 있어 관련 정보를 확보할 긴급한 필요가 있다고 인정하는 경우 건강보험심사평가원 및 국민건강보험공단에게 정보 제공을 요구할 수 있으며, 이 경우 정보 제공을 요구받은 기관의 장은 정당한 사유가 없는 한 이에 따라야 한다. 이 경우 ① 감염병환자, 감염병의사환자 또는 병원체보유자(감염병환자등)의 성명·주민등록번호·성별·주소·전화번호·직업·감염병명·발병일 및 진단일, ② 감염병환자등을 진단한 의료기관의 명칭·주소지·전화번호 및 의사 이름" 등의 정보를 요구할 수 있다(제16조 제6항부터 제7항 및 시행령 제10조, 제11조).

2) 감염병병원체 확인기관

감염병병원체 확인기관[6]은 실험실 검사 등을 통하여 감염병병원체를 확인할 수 있다. 질

6) ① 질병관리청, ② 국립검역소, ③ 보건환경연구원, ④ 보건소, ⑤ 의료기관 중 진단검사의학과 전문의가 상근(常勤)하는 기관, ⑥ 의과대학 중 진단검사의학과가 개설된 의과대학, ⑦ 대한결핵협회(결핵환자의 병원체를 확인하는 경우만 해당한다), ⑧ 한센병환자 등의 치료·재활을 지원할 목적으로 설립된 기관(한센병환자의 병원체를 확인하는 경우만 해당한다), ⑨ 인체에서 채취한 검사물에 대한 검사를 국

병관리청장은 감염병병원체 확인의 정확성·신뢰성을 확보하기 위하여 감염병병원체 확인기관의 실험실 검사 숙련도, 검사운영체계 등 실험실 검사능력을 평가하고 관리할 수 있다(제16조의2).

3) 감염관리 조치사항

(1) 실태조사

질병관리청장 및 시·도지사는 감염병의 관리 및 감염 실태와 내성균 실태를 파악하기 위하여 실태조사를 실시할 수 있다. 실태조사의 내용은

첫째, 의료기관 감염관리 실태조사로, 의료기관에 두는 감염관리위원회와 감염관리실의 설치·운영 등에 관한 사항, 의료기관의 감염관리 인력·장비 및 시설 등에 관한 사항, 의료기관의 감염관리체계에 관한 사항, 의료기관의 감염관리 교육 및 감염예방에 관한 사항 등과

둘째, 감염병 실태조사로, 감염병환자 등의 연령별·성별·지역별 분포 등에 관한 사항, 감염병환자 등의 임상적 증상 및 경과 등에 관한 사항, 감염병환자 등의 진단·검사·처방 등 진료정보에 관한 사항, 감염병의 진료 및 연구와 관련된 인력·시설 및 장비 등에 관한 사항, 감염병에 대한 각종 문헌 및 자료 등의 조사에 관한 사항 등과

셋째, 내성균 실태조사로 항생제 사용 실태에 관한 사항, 내성균의 유형 및 발생경로 등에 관한 사항, 내성균의 연구와 관련된 인력·시설 및 장비 등에 관한 사항, 내성균에 대한 각종 문헌 및 자료 등의 조사에 관한 사항을 조사할 수 있다.

실태조사의 방법은 감염병환자등 또는 내성균과 관련된 환자에 대한 설문조사 및 검체(檢體) 검사, 의료기관의 진료기록부 등에 대한 자료조사, 국민건강보험 및 의료급여 청구 명세 등에 대한 자료조사, 일반 국민에 대한 표본 설문조사 및 검체 검사를 통해 실시하고 실태조사를 전문연구기관·단체나 관계 전문가에게 의뢰하여 실시하고, 그 결과를 공표하여야 한다. 질병관리청장 및 시·도지사는 조사를 위하여 의료기관 등 관계 기관·법인 및 단체의 장에게 필요한 자료의 제출 또는 의견의 진술을 요청할 수 있다. 이 경우 요청을 받은 자는 정당한 사유가 없으면 이에 협조하여야 한다(제17조).

가. 지방자치단체, 의료기관 등으로부터 위탁받아 처리하는 기관 중 진단검사의학과 전문의가 상근하는 기관

(2) 역학조사

질병관리청장, 시·도지사 또는 시장·군수·구청장은 각각 역학조사반을 설치하여 감염병이 발생하여 유행할 우려가 있거나, 감염병 여부가 불분명하나 발병원인을 조사할 필요가 있다고 인정하면 지체 없이 역학조사를 해야 하고, 그 결과에 관한 정보를 필요한 범위 내에서 해당 의료기관에 제공하여야 한다. 다만, 지역 확산 방지 등을 위해 필요한 경우 다른 의료기관에 제공하여야 한다. 누구든지 질병관리청장, 시·도지사 또는 시장·군수·구청장이 실시하는 역학조사에서 ① 정당한 사유 없이 역학조사를 거부·방해 또는 회피하는 행위, ② 거짓으로 진술하거나 거짓 자료를 제출하는 행위, ③ 고의적으로 사실을 누락·은폐하는 행위를 하여서는 아니 된다. 역학조사에 포함되어야 하는 내용은 감염병환자등의 인적 사항, 감염병환자등의 발병일 및 발병 장소, 감염병의 감염원인 및 감염경로, 감염병환자등에 관한 진료기록, 그 밖에 감염병의 원인 규명과 관련된 사항이며, 예방접종 후 이상반응자에 대한 역학조사는 예방접종 후 이상반응자의 인적 사항, 예방접종기관, 접종일시 및 접종내용, 예방접종 후 이상반응에 관한 진료기록, 예방접종약에 관한 사항, 그 밖에 예방접종 후 이상반응의 원인 규명과 관련된 사항이다. 질병관리청장은 역학조사 등을 효율적으로 시행하기 위하여 관계 중앙행정기관의 장, 건강보험공단, 건강보험심사평가원에 대해 역학조사에 필요한 자료 제출을 요구할 수 있다. 질병관리청장은 역학조사를 실시하는 경우 필요에 따라 관계 중앙행정기관의 장에게 인력 파견 등 필요한 지원을 요청할 수 있다. 이에 따른 자료 제출 요구 및 지원 요청 등을 받은 자는 특별한 사정이 없는 한 이에 따라야 한다(제18조의4).

의료인 또는 의료기관의 장은 감염병 또는 알 수 없는 원인으로 인한 질병이 발생하였거나 발생할 것이 우려되는 경우 질병관리청장 또는 시·도지사에게 역학조사를 실시할 것을 요청할 수 있다. 이에 따른 요청을 받은 질병관리청장 또는 시·도지사는 역학조사의 실시 여부 및 그 사유 등을 지체 없이 해당 의료인 또는 의료기관 개설자에게 통지하여야 한다(제18조의2). 한편, 질병관리청장은 역학조사관에게 정기적으로 역학조사에 관한 교육·훈련을 실시할 수 있다(제18조의3).

(3) 건강진단

성매개 감염병의 예방을 위하여 종사자의 건강진단이 필요한 직업으로 유흥업소 등에 종사하는 자와 성매개감염병에 감염되어 그 전염을 매개할 상당한 우려가 있다고 시장·군수·구청장이 인정한 자는 성매개 감염병에 관한 건강진단을 받아야 한다(제19조).

(4) 해부명령과 사망 감염병 환자의 장사방법

질병관리청장은 국민 건강에 중대한 위협을 미칠 우려가 있는 감염병으로 사망한 것으로 의심이 되어 시체를 해부(解剖)하지 아니하고는 감염병 여부의 진단과 사망의 원인규명을 할 수 없다고 인정하면 그 시체의 해부를 명할 수 있다. 이에 따라 해부를 하려면 미리 연고자(선순위자가 없는 경우에는 그 다음 순위자를 말함)의 동의를 받아야 한다. 다만, 소재불명 및 연락두절 등 미리 연고자의 동의를 받기 어려운 특별한 사정이 있고 해부가 늦어질 경우 감염병 예방과 국민 건강의 보호라는 목적을 달성하기 어렵다고 판단되는 경우에는 연고자의 동의를 받지 아니하고 해부를 명할 수 있다(제20조제1항, 제2항). 이 경우 질병관리청장은 감염병 전문의, 해부학, 병리학 또는 법의학을 전공한 사람을 해부를 담당하는 의사로 지정하여 해부를 하여야 하며, 해부는 사망자가 걸린 것으로 의심되는 감염병의 종류별로 질병관리청장이 정하여 고시한 생물학적 안전 등급을 갖춘 시설에서 실시하여야 한다(제20조제3항부터 제5항).

감염병환자등이 사망한 경우 시신에 대한 장사방법은 화장의 방법으로 하는 것을 원칙으로 한다(제20조의2).

3. 감염 전파의 차단 조치

1) 감염병 위기관리대책

(1) 감염병 위기관리대책의 수립·시행

보건복지부장관 및 질병관리청장은 감염병의 확산 또는 해외 신종감염병의 국내 유입으로 인한 재난상황에 대처하기 위하여 위원회의 심의를 거쳐 감염병 위기관리대책을 수립·시행하여야 한다. 감염병 위기관리대책에는 ① 재난상황 발생 및 신종감염병 유입에 대한 대응체계 및 기관별 역할, ② 재난 및 위기상황의 판단, 위기경보 결정 및 관리체계, ③ 위기시 동원해야 할 의료인 등 전문인력, 시설, 의료기관의 명부 작성, ④ 의료·방역 물품의 비축방안 및 조달방안, ⑤ 재난 및 위기상황별 국민행동요령, 동원 대상 인력, 시설, 기관에 대한 교육 및 도상연습 등 실제 상황대비 훈련, ⑥ 감염취약계층에 대한 유형별 보호조치 방안 및 사회복지시설의 유형별·전파상황별 대응방안, ⑦ 그 밖에 재난상황 및 위기상황 극복을 위하여 필요하다고 보건복지부장관 및 질병관리청장이 인정하는 사항이 포함되어야 한다. 보건복지부장관 및 질병관리청장은 감염병 위기관리대책에 따른 정기적인 훈련을 실시해야 한다(제34조).

(2) 감염병 위기시 정보공개

질병관리청장, 시・도지사 및 시장・군수・구청장은 국민의 건강에 위해가 되는 감염병 확산으로 인하여 「재난 및 안전관리 기본법」에 따른 주의 이상의 위기경보가 발령되면 감염병 환자의 이동경로, 이동수단, 진료의료기관 및 접촉자 현황, 감염병의 지역별・연령대별 발생 및 검사 현황 등 국민들이 감염병 예방을 위하여 알아야 하는 정보를 정보통신망 게재 또는 보도자료 배포 등의 방법으로 신속히 공개하여야 한다. 다만, 성별, 나이, 그 밖에 감염병 예방과 관계없다고 판단되는 정보는 제외하여야 한다. 질병관리청장, 시・도지사 및 시장・군수・구청장은 공개한 정보가 그 공개목적의 달성 등으로 공개될 필요가 없어진 때에는 지체 없이 그 공개된 정보를 삭제하여야 한다. 누구든지 공개된 사항이 사실과 다르거나 의견이 있는 경우에는 질병관리청장, 시・도지사 또는 시장・군수・구청장에게 서면이나 말로 또는 정보통신망을 이용하여 이의신청을 할 수 있다. 질병관리청장, 시・도지사 또는 시장・군수・구청장은 신청한 이의가 상당한 이유가 있다고 인정하는 경우에는 지체 없이 공개된 정보의 정정 등 필요한 조치를 하여야 한다(제34조의2).

(3) 재난 시 의료인에 대한 거짓 진술 등의 금지

누구든지 감염병에 관하여 「재난 및 안전관리 기본법」에 따른 주의 이상의 예보 또는 경보가 발령된 후에는 의료인에 대하여 의료기관 내원(內院)이력 및 진료이력 등 감염 여부 확인에 필요한 사실에 관하여 거짓 진술, 거짓 자료를 제출하거나 고의적으로 사실을 누락・은폐하여서는 아니 된다(제35조의2).

(4) 시・도별 감염병 위기관리대책의 수립 등

질병관리청장은 감염병 위기관리대책을 시・도지사에게 알려야 한다. 시・도지사는 통보된 감염병 위기관리대책에 따라 특별시・광역시・도・특별자치도별 감염병 위기관리대책을 수립・시행하여야 한다(제35조).

2) 감염병 관리기관 지정 및 설치

(1) 감염병 관리기관의 지정 등

보건복지부장관, 질병관리청장 또는 시・도지사 또는 시장・군수・구청장은 병원 및 종합병원을 감염병 관리기관으로 지정할 수 있으며 지정한 경우에는 감염병 관리기관 지정서를 발급하여야 한다. 감염병 관리기관의 장은 감염병을 예방하고 감염병환자등을 진료하는 시설(감염병 관리시설)을 설치하여야 한다. 일정규모 이상의 감염병 관리기관에는 감염병의 전파를 막기 위하여 전실(前室) 및 음압시설(陰壓施設) 등을 갖춘 1인 병실을 설치하여야 한다. 보건복지부장관, 질병관리청장 또는 시・도지사 또는 시장・군수・구청장은 감염병 관리시설의 설치 및 운영에 드는 비용을 감염병 관리기관에 지원하여야 한다. 감염병 관리기관이 아닌 의료기관이 감염병 관리시설을 설치・운영하려면 특별자치도지사 또는 시장・군수・구청장에게 신고하여야 한다. 보건복지부장관, 질병관리청장 또는 시・도지사 또는 시장・군수・구청장은 감염병 발생 등 긴급상황 발생 시 감염병 관리기관에 진료개시 등 필요한 사항을 지시할 수 있다(제36조). 질병관리청장, 시・도지사 및 시장・군수・구청장은 감염병 관리시설을 정기적으로 평가하고 그 결과를 시설의 감독・지원 등에 반영할 수 있다(제39조의2).

(2) 감염병 의심자 격리시설 지정

시・도지사는 감염병 발생 또는 유행 시 감염병 의심자를 격리하기 위한 시설(감염병의심자 격리시설)을 지정하여야 한다. 다만, 의료기관은 감염병의심자 격리시설로 지정할 수 없다. 질병관리청장 또는 시・도지사는 감염병의심자가 대량으로 발생하거나 감염병의심자 격리시설만으로 모두 수용하기 어려운 경우에는 다른 시설을 일정기간 동안 감염병의심자 격리시설로 지정할 수 있다(제39조의3).

(3) 감염병 위기 시 감염병 관리기관의 지정 및 설치

보건복지부장관, 질병관리청장, 시・도지사 또는 시장・군수・구청장은 감염병 환자가 대량으로 발생하거나 지정된 감염병 관리기관 만으로 감염병환자 등을 모두 수용하기 어려운 경우에는 지정된 감염병 관리기관이 아닌 의료기관을 일정 기간 동안 감염병 관리기관으로 지정하거나, 격리소・요양소 또는 진료소의 설치・운영을 할 수 있다. 일정기간동안 지정된 감염병 관리기관의 장은 감염병 관리시설을 설치하여야 하며 정당한 사유 없이 설치명령을 거부할 수 없다. 보건복지부장관, 질병관리청장, 시・도지사 또는 시장・군수・구청장은 감염병 관리시설의 설치 및 운영에 드는 비용을 감염병 관리기관에 지원하여야 하며, 감염병 발생 등 긴급상황 발생 시 감염병 관리기관에 진료개시 등 필요한 사항을 지시할 수 있다(제37조).

(4) 감염병환자등의 입소 거부 금지

감염병 관리기관은 정당한 사유 없이 감염병환자등의 입소(入所)를 거부할 수 없다(제38조).

3) 감염병환자 관리

(1) 입원치료 또는 자가치료

① 입원치료

제1급 감염병 및 질병관리청장이 고시한 감염병에 걸린 감염병환자등은 감염병관리기관, 감염병전문병원 및 감염병관리시설을 갖춘 의료기관(감염병관리기관등)에서 입원치료를 받아야 한다(제41조제1항).[7] 질병관리청장, 시・도지사 또는 시장・군수・구청장은 감염병환자등이 입원치료가 필요한 경우에는 그 사실을 환자와 보호자에게 통지하여야 한다(제43조). 사업주는 근로자가 이 법에 따라 입원 또는 격리되는 경우 입원 또는 격리기간 동안 유급휴가를 줄 수 있다. 국가는 유급휴가를 위한 비용을 지원할 수 있으며 사업주가 국가로부터 유급휴가 비용을 지원 받을 때에는 반드시 유급휴가를 주어야 한다. 사업주는 유급휴가를 이유로 해고나 그 밖의 불리한 처우를 하여서는 아니 되며, 유급휴가 기간에는 그 근로자를 해고하지 못한다. 다만, 사업을 계속할 수 없는 경우에는 그러하지 아니하다(제41조의2).

질병관리청장, 시・도지사 또는 시장・군수・구청장은 의사가 자가치료 또는 시설치료가 가능하다고 판단하거나, 입원치료 대상자가 아닌 사람, 감염병의심자에게 자가(自家)치료, 격리소 등에서 치료 또는 의료기관에 입원치료를 하게 할 수 있다. 입원치료 대상 환자등을 진찰 또는 진단한 의료인이나 감염병 관리기관 또는 의료기관의 장은 환자를 입원시

7) 한편 교도소장은 수감자로서 감염병에 감염된 자에게 감염병의 전파를 차단하기 위한 조치와 적절한 의료를 제공하여야 한다(제44조).

설에 입원시키고, 지체 없이 관할 보건소장에게 신고해야 한다. 신고를 받은 관할 보건소장은 입원치료 여부를 지체 없이 확인해야 한다. 입원치료 대상자의 입원치료 기간은 감염병 환자등으로 밝혀진 시점부터 증상 및 감염력이 소멸된 시점까지로 한다. 입원시설의 장 및 시설에 종사하는 의료인은 치료를 통하여 입원 치료가 필요 없는 사람은 퇴원시키고, 그 내용을 관할 보건소장에게 지체 없이 신고해야 하며, 관할 보건소장은 지체 없이 입원해제 여부를 확인해야 한다. 증상은 소멸되었으나 감염력이 있는 회복기 병원체보유자의 경우에는 보건소장의 관리 하에 지속적인 치료를 받도록 하고, 감염력이 소멸될 때까지 의료기관에 입원치료를 받거나 자가치료를 하도록 해야 한다(시행령 별표 2).

② 감염병환자의 전원

질병관리청장, 시・도지사 또는 시장・군수・구청장은 중증도의 변경이 있는 경우, 의사가 입원치료의 필요성이 없다고 판단하는 경우, 격리병상이 부족한 경우는 입원 치료 중인 사람을 다른 감염병 관리기관이나 의료기관으로 전원(轉院)하여 입원치료하거나, 또는 격리소, 요양소 등 시설에 이송하여 치료받게 하거나(시설치료), 자가(自家)에서 치료받게 할 수 있다. 감염병환자등은 전원조치에 따라야 하며, 정당한 사유 없이 이를 거부할 경우 치료에 드는 비용은 본인이 부담한다(제41조).

③ 자가치료

보건소장은 입원치료 대상이 아닌 사람과 감염병환자등과 접촉한 사람들 중 자가치료가 필요한 사람을 결정하여 당사자에게 알려야 하며 자가치료 여부를 확인해야 한다. 자가치료 대상자의 자가치료 기간은 감염병환자등의 경우에는 증상 및 감염력이 소멸된 시점까지로 하고, 접촉자의 경우에는 마지막 접촉 시점부터 해당 감염병의 최대 잠복기간까지로 한다. 다만, 보건소장의 판단으로 그 기간을 줄일 수 있다. 보건소장은 자가치료의 해제가 가능한 사람에 대하여 자가치료를 해제해야 한다.

자가치료 기간 동안 여러 사람이 함께 쓰는 공간이 아닌 곳(독립된 방)에 있어야 하며 독립된 방에 없는 경우 같은 질환을 앓는 사람이나 재감염의 우려가 적은 환자와 공동 격리한다. 자가치료자는 진료 등을 위해 불가피하게 외출하는 경우를 제외하고, 자가 격리장소를 이탈하거나 이동하지 않아야 한다. 자가치료 중인 사람은 가능하면 다른 사람과 별도의 화장실을 사용하고, 분비물 및 배설물 등은 철저히 관리해야 하며, 화장실 및 오염된 물품은 소독을 해야 한다. 간병인을 포함한 방문자들의 출입을 최소화하고, 방문자에 대해서는 1회용 장갑 등의 개인보호구를 착용하게 하며, 손 씻기 등 감염병 전파를 차단하기 위한 적절한 조치를 하게 해야 한다. 자가치료 중인 사람이 사용한 1회용 물품은 사용한 후 폐기처분하고, 1회용으로 하는 것이 적합하지 않은 체온계 등의 물품은 자가치료 중인 사람 전용으로 사용하도록 하여야 한다.

④ 격리자에 대한 격리 통지

질병관리청장, 시・도지사 또는 시장・군수・구청장은 입원 또는 격리 조치를 할 때에는 그 사실을 입원 또는 격리 대상자와 그 보호자에게 통지하여야 한다(제43조의2).

(2) 감염병에 관한 강제처분

질병관리청장, 시・도지사 또는 시장・군수・구청장은 해당 공무원으로 하여금 제1급감염병, 제2급감염병 중 결핵, 홍역, 콜레라, 장티푸스, 파라티푸스, 세균성이질, 장출혈성대장균감염증, A형간염, 수막구균 감염증, 폴리오, 성홍열 또는 질병관리청장이 정하는 감염병, 제3급감염병 중 질병관리청장이 정하는 감염병, 세계보건기구 감시대상 감염병의 감염병환자등이 있다고 인정되는 주거시설, 선박・항공기・열차 등 운송수단 또는 그 밖의 장소에 들어가 필요한 조사나 진찰을 하게 할 수 있으며, 그 진찰 결과 감염병환자등으로 인정될 때에는 동행하여 치료받게 하거나 입원시킬 수 있다.

질병관리청장, 시・도지사 또는 시장・군수・구청장은 제1급감염병이 발생한 경우 해당 공무원으로 하여금 감염병 의심자를, 자가(自家) 또는 시설에 격리하고 격리에 필요한 이동수단을 제한하거나 유선・무선 통신, 정보통신을 이용한 감염병 증상 유무 확인이나 위치정보의 수집(자가, 시설 격리자 만 한정)하가나 감염 여부 검사를 하게 할 수 있으며 감염병 증상 유무를 확인하기 위하여 필요한 조사나 진찰을 할 수 있다. 조사나 진찰 결과 감염병환자등으로 인정된 사람에 대해서는 해당 공무원과 동행하여 치료받게 하거나 입원시킬 수 있다.

질병관리청장, 시・도지사 또는 시장・군수・구청장은 감염병환자등의 확인을 위한 조사・진찰을 거부하는 사람(조사 거부자)에 대해서는 해당 공무원으로 하여금 감염병 관리기관에 동행하여 필요한 조사나 진찰을 받게 하여야 한다. 질병관리청장, 시・도지사 또는 시장・군수・구청장은 조사・진찰을 위하여 필요한 경우에는 관할 경찰서장에게 필요한 협조를 요청할 수 있다. 요청을 받은 관할 경찰서장은 정당한 사유가 없으면 이에 따라야 한다. 질병관리청장, 시·도지사 또는 시장·군수·구청장은 조사 거부자를 자가 또는 감염병 관리시설에 격리할 수 있으며, 조사·진찰 결과 감염병환자등으로 인정될 때에는 감염병 관리시설에서 치료받게 하거나 입원시켜야 한다. 조사 거부자를 치료·입원시킨 경우 그 사실을 조사 거부자의 보호자에게 통지하여야 한다. 조사 거부자가 감염병환자등이 아닌 것으로 인정되면 격리조치를 즉시 해제하여야 한다. 정당한 사유 없이 격리조치가 해제되지 아니하는 경우 조사 거부자는 구제청구를 할 수 있으며, 그 절차 및 방법 등에 대해서는 「인신보호법」을 준용한다. 이 경우 '조사거부자'는 '피수용자'로, 격리조치를 명한 질병관리청장, 시·도지사 또는 시장·군수·구청장'은 '수용자'로 본다(제42조).

(3) 업무 종사의 일시 제한

집단급식소나 식품접객업에 종사하는 자가 콜레라, 장티푸스, 파라티푸스, 세균성이질, 장출혈성대장균감염증, A형간염에 감염되었을 때는 감염력이 소실되는 날까지 업무에 종사하는 것을 제한해야 한다. 한편 성매개감염병에 관한 건강진단을 받아야 할 자가 건강진단을 받지 아니한 때에는 관련 직업에 종사할 수 없으며 해당 영업을 영위하는 자는 건강진단을 받지 아니한 자를 그 영업에 종사하게 하여서는 아니 된다(제45조).

(4) 건강진단 및 예방접종 등의 조치

질병관리청장, 시·도지사 또는 시장·군수·구청장은 ① 감염병환자등의 가족 또는 그 동거인, ② 감염병 발생지역에 거주하는 사람 또는 그 지역에 출입하는 사람으로서 감염병에 감염되었을 것으로 의심되는 사람, ③ 감염병환자등과 접촉하여 감염병에 감염되었을 것으로 의심되는 사람"에게 건강진단명령서를 발급하여 건강진단을 받거나 감염병 예방에 필요한 예방접종을 받게 하는 등의 조치를 할 수 있다(제46조).

(5) 감염병 유행에 대한 방역 조치

질병관리청장, 시·도지사 또는 시장·군수·구청장은 감염병이 유행하면 감염병 전파를 막기 위하여 다음에 해당하는 모든 조치를 하거나 그에 필요한 일부 조치를 하여야 한다(제47조).

① 감염병환자등이 있는 장소나 감염병병원체에 오염되었다고 인정되는 장소에 대한 일시적 폐쇄, 일반 공중의 출입금지, 해당 장소 내 이동제한, 그 밖에 통행차단을 위하여 필

요한 조치

② 의료기관에 대한 업무 정지

③ 감염병의심자를 적당한 장소에 일정한 기간 입원 또는 격리시키는 것

④ 감염병병원체에 오염되었거나 오염되었다고 의심되는 물건을 사용·접수·이동하거나 버리는 행위 또는 해당 물건의 세척을 금지하거나 태우거나 폐기처분하는 것

⑤ 감염병병원체에 오염된 장소에 대한 소독이나 그 밖에 필요한 조치를 명하는 것[8)]

⑥ 일정한 장소에서 세탁하는 것을 막거나 오물을 일정한 장소에서 처리하도록 명하는 것

(6) 감염취약계층의 보호 조치

보건복지부장관, 시·도지사 또는 시장·군수·구청장은 호흡기와 관련된 감염병으로부터 사회복지시설을 이용하는 어린이, 노인 등(이하 "감염취약계층"이라 한다)을 보호하기 위하여 「재난 및 안전관리 기본법」에 따른 주의 이상의 위기경보가 발령된 경우 감염취약계층에게 마스크 지급 등 필요한 조치를 취할 수 있다(제49조의2).

4) 의료·방역 물품의 비축 등

(1) 생물테러 감염병 등에 대비한 의료·방역 물품의 비축

질병관리청장은 생물테러 감염병 및 그 밖의 감염병의 대유행이 우려되면 위원회의 심의를 거쳐 예방·치료 의약품 및 장비 등의 품목을 정하여 미리 비축하거나 장기 구매를 위한 계약을 미리 할 수 있다. 질병관리청장은 생물테러감염병이나 그 밖의 감염병의 대유행이 우려되면 예방·치료 의약품을 정하여 의약품 제조업자에게 생산하게 할 수 있다. 이 경우 질병관리청장은 예방·치료 의약품의 효과와 이상반응에 관하여 조사하고, 이상반응 사례가 발생하면 역학조사를 하여야 한다(제40조).

---

8) ① 육군·해군·공군 소속 부대의 장, ② 국방부직할부대의 장, ③ 일반가정에서는 세대를 같이하는 세대주(다만, 세대주가 부재 중인 경우에는 그 세대원), ④ 학교, 병원, 관공서, 회사, 공연장, 예배장소, 선박·항공기·열차 등 운송수단, 각종 사무소·사업소, 음식점, 숙박업소 또는 그 밖에 여러 사람이 모이는 장소의 관리인, 경영자 또는 대표자는 감염병환자등이 발생한 장소나 감염병병원체에 오염되었다고 의심되는 장소에 대하여 의사, 한의사 또는 관계 공무원의 지시에 따라 소독이나 그 밖에 필요한 조치를 하여야 한다(제48조).

(2) 감염병 대비 의료·방역 물품 공급의 우선순위 등 분배기준

질병관리청장은 생물테러감염병이나 그 밖의 감염병의 대유행에 대비하여 비축하거나 생산한 의료·방역 물품 공급의 우선순위 등 분배기준, 그 밖에 필요한 사항을 위원회의 심의를 거쳐 정할 수 있다. 이 경우 지역별 확산 상황에 따라 적절히 분배될 수 있도록 하기 위하여 질병관리청장이 감염병 대비 의료·방역 물품 공급의 우선순위 등 분배기준을 정할 때에는 감염병 확산으로 인하여 특별재난지역으로 선포되거나 감염병이 급속히 확산된 지역 등에 물품이 우선 분배될 수 있도록 노력하여야 한다(제40조의2).

(3) 수출금지 등

보건복지부장관은 제1급감염병의 유행으로 그 예방·방역 및 치료에 필요한 의료·방역 물품 중 마스크, 손소독용 외용 소독제, 감염병 예방을 위하여 착용하는 보호장비, 그 밖에 보건복지부장관이 정하여 고시하는 물품에 대하여 급격한 가격상승 또는 공급부족으로 국민건강을 현저하게 저해할 우려가 있을 때에는 그 물품의 수출이나 국외 반출을 금지할 수 있다. 보건복지부장관은 이에 따른 금지를 하려면 미리 관계 중앙행정기관의 장과 협의하여야 하고, 금지 기간을 미리 정하여 공표하여야 한다(제40조의3).

(4) 지방자치단체의 감염병 대비 의료·방역 물품의 비축

시·도지사 또는 시장·군수·구청장은 감염병의 확산 또는 해외 신종감염병의 국내 유입으로 인한 재난상황에 대처하기 위하여 감염병 대비 의료·방역 물품을 비축·관리하고, 재난상황 발생 시 이를 지급하는 등 필요한 조치를 취할 수 있다(제40조의4).

5) 감염병관리 통합정보시스템

질병관리청장은 감염병의 예방·관리·치료 업무에 필요한 각종 자료 또는 정보의 효율적 처리와 기록·관리 업무의 전산화를 위하여 감염병환자와 의료인, 의약품 및 장비 등을 관리하는 감염병관리 통합정보시스템(감염병정보시스템)을 구축·운영할 수 있다. 질병관리청장은 감염병정보시스템을 구축·운영하기 위하여 감염병환자등의 인적사항(성명, 주민등록번호, 주소, 직업, 연락처), 감염병 치료내용, 표본감시자료, 역학조사결과 등 각종자료를 수집·관리·보유 및 처리할 수 있으며, 관련 기관 및 단체에 필요한 자료의 입력 또는 제출을 요청할 수 있다. 이 경우 자료의 입력 또는 제출을 요청받은 기관 및 단체는 정당한 사유가 없으면 이에 따라야 한다.

감염병정보시스템은 주민등록 전산정보시스템, 지역보건의료정보시스템, 통합식품안전정보망, 국가가축방역통합정보시스템, 재난관리자원공동활용시스템, 119구급이송 정보망, 건강보험공단 정보시스템, 건강보험심사평가원 정보시스템, 야생동물의 질병진단 관련 정보를 처리하는 정보시스템, 여권정보통합관리시스템, 응급의료정보통신망, 교육정보시스템, 출입국관리정보를 처리하는 정보시스템과 전자적으로 연계하여 활용할 수 있다. 이 경우 연계를 통하여 수집할 수 있는 자료 또는 정보는 감염병환자등에 대한 예방·관리·치료 업무를 위한 것으로 한정한다. 이에 따른 정보의 보호 및 관리에 관한 사항은 이 법에서 규정된 것을 제외하고는 「개인정보 보호법」 및 「공공기관의 정보공개에 관한 법률」을 따른다(제40조의5).

6) 생물테러감염병 등에 대비한 개발 중인 백신 및 치료제 구매 특례

질병관리청장은 생물테러감염병 및 그 밖의 감염병의 대유행에 대하여 기존의 백신이나 의약품으로 대처하기 어렵다고 판단되는 경우 「국가를 당사자로 하는 계약에 관한 법률」에도 불구하고 위원회의 심의를 거쳐 개발 중인 백신이나 의약품의 구매 및 공급에 필요한 계약을 할 수 있다. 공무원이 계약 및 계약 이행과 관련된 업무를 적극적으로 처리한 결과에 대하여 그의 행위에 고의나 중대한 과실이 없는 경우에는 「국가공무원법」 등 관계법령에 따른 징계 또는 문책 등 책임을 묻지 아니한다(제40조의6).

4. 고위험병원체

1) 고위험병원체의 분리, 분양·이동 및 이동신고

감염병 환자, 식품, 동식물, 그 밖의 환경 등으로부터 고위험병원체[9]를 분리한 자는 지체

9) 고위험병원체의 종류(제5조 관련), 시행규칙 별표1

1. 세균 및 진균 : 가. 페스트균(*Yersinia pestis*), 나. 탄저균(*Bacillus anthracis*). 다만, 탄저균 중 탄저균 스턴(*Bacillus anthracis* Sterne)은 제외한다. 다. 브루셀라균(*Brucella melitensis, Brucella suis*) 라. 비저균(*Burkholderia mallei*) 마. 멜리오이도시스균(*Burkholderia pseudomallei*) 바. 보툴리눔균(*Clostridium botulinum*), 사. 이질균(*Shigella dysenteriae type*), 아. 클라미디아 시타시(*Chlamydia psittaci*) 자. 큐열균(*Coxiella burnetii*) 차. 야토균(*Francisella tularensis*) 카. 발진티푸스균(*Rickettsia prowazekii*) 타. 홍반열 리케치아균(*Rickettsia rickettsii*) 파. 콕시디오이데스균(*Coccidioides immitis, Coccidioides posadasii*) 하. 콜레라균(*Vibrio cholerae* O1·O139)

없이 고위험병원체의 명칭, 분리된 검체명, 분리 일자 등을 질병관리청장에게 신고하여야 한다. 고위험병원체를 분양·이동받으려는 자는 사전에 고위험병원체의 명칭, 분양 및 이동계획 등을 질병관리청장에게 신고하여야 한다. 질병관리청장은 고위험병원체의 분리신고를 받은 경우 현장조사를 실시할 수 있다. 그리고 고위험병원체를 보유·관리하는 자는 매년 고위험병원체 보유 현황에 대한 기록을 작성하여 질병관리청장에게 제출하여야 한다(제21조).

2) 고위험병원체의 반입 허가 등

감염병의 진단 및 학술 연구 등을 목적으로 고위험병원체를 국내로 반입하려는 자는 고위험병원체 취급시설을 사용하는 계약을 체결하고, 전담 관리자를 두고, 안전한 수송 및 비상조치 계획을 수립하여 질병관리청장의 허가를 받아야 한다. 고위험병원체를 인수하여 이동하려면 그 인수 장소를 지정하고 이동계획을 질병관리청장에게 미리 신고하여야 한다(제22조).

3) 고위험병원체의 안전관리

고위험병원체를 검사, 보유, 관리 및 이동하려는 자는 그 검사, 보유, 관리 및 이동에 필요한 시설(고위험병원체 취급시설)을 설치·운영하거나 고위험병원체 취급시설을 사용하는 계

---

2. 바이러스 및 프리온
   가. 헤르페스 B 바이러스(Cercopithecine herpesvirus 1, Herpes B virus) 나. 크리미안 콩고 출혈열 바이러스(Crimean-Congo haemorrhagic fever virus) 다. 이스턴 이콰인 뇌염 바이러스(Eastern equine encephalitis virus) 라. 에볼라 바이러스(Ebola virus) 마. 헨드라 바이러스(Hendra virus) 바. 라싸 바이러스(Lassa virus) 사. 마버그 바이러스(Marbug virus) 아. 원숭이폭스 바이러스(Monkeypox virus) 자. 니파 바이러스(Nipah virus) 차. 리프트 벨리열 바이러스(Rift Valley fever virus) 카. 남아메리카 출혈열 바이러스(South American haemorrhagic fever; Flexal, Guanarito, Junin, Machupo, Sabia) 타. 황열 바이러스(Yellow fever virus) 파. 서부 마 뇌염 바이러스(Western equine encephalitis virus) 하. 진드기 매개뇌염 바이러스(Tick-borne encephalitis complex virus; Centra European tick-borne encephalitis virus, Far Eastern tick-borne encephalitis virus, Siberian tick-borne encephalitis virus, Kyasanur Forest disease virus, Omsk haemorrhagic fever virus) 거. 두창 바이러스(Variola virus) 너. 소두창 바이러스(Variola minor virus, Alastrim) 더. 베네주엘라 이콰인 뇌염 바이러스(Venezuelan equine encephalitis virus) 러. 중증 급성호흡기 증후군 코로나 바이러스(SARS-CoV) 머. 조류 인플루엔자 인체감염증 바이러스(인체 유래 H5N1, H7N7, H7N9). 다만, 해당 바이러스 중 세계보건기구가 백신 후보로 인정하는 바이러스(백신 후보주) 제외한다.버. 고위험 인플루엔자 바이러스(1918 influenza virus의 8개 병원성 유전자중 하나 이상의 유전자를 포함하는 influenza virus) 서. 전염성 해면상 뇌병증 병원체(Transmission of spongiform encephalopathy agent; Bovine spongiform encephalopathy prion, variant Creutzfeldt-Jakob disease prion) 어. 중동 호흡기 증후군 코로나 바이러스(MERS-CoV)
3. 그 밖에 질병관리청장이 외부에 유출될 경우 공중보건상 위해 우려가 큰 세균, 진균, 바이러스 또는 프리온으로서 긴급한 관리가 필요하다고 인정하여 지정·공고하는 병원체

약을 체결하여야 한다(제23조).

4) 생물테러감염병병원체의 보유허가 등

감염병의 진단 및 학술연구 등을 목적으로 생물테러감염병을 일으키는 생물테러감염병병원체[10]를 보유하고자 하는 자는 사전에 질병관리청장의 허가를 받아야 한다. 다만, 감염병의 사환자로부터 생물테러감염병병원체를 분리한 후 보유하는 경우 등 부득이한 사정으로 사전에 허가를 받을 수 없는 경우에는 보유 즉시 허가를 받아야 한다. 다만 국내반입허가를 받은 경우에는 허가를 받은 것으로 본다. 한편 위 허가받은 사항을 변경하고자 하는 경우에는 질병관리청장의 변경허가를 받아야 한다. 다만, 고위험병원체를 취급하는 사람의 변경 등 경미한 사항을 변경하려는 경우에는 질병관리청장에게 변경신고를 하여야 한다. 질병관리청장은 생물테러감염병병원체의 보유허가를 받은 자가 속임수나 그 밖의 부정한 방법으로 허가를 받은 경우에는 그 허가를 취소하여야 한다(제23조의3).

5) 고위험병원체의 취급 기준

고위험병원체는 전문대학 이상의 대학에서 보건의료 또는 생물 관련 분야를 전공하고 졸업한 사람 또는 이와 동등한 학력을 가진 사람, 전문대학 이상의 대학을 졸업한 사람 또는 이와 동등 이상의 학력을 가진 사람으로서 보건의료 또는 생물 관련 분야 외의 분야를 전공하고 2년 이상의 보건의료 또는 생물 관련 분야의 경력이 있는 사람, 고등학교・고등기술학교를 졸업한 사람 또는 이와 동등 이상의 학력을 가진 사람으로서 4년 이상의 보건의료 또는 생물 관련 분야의 경력이 있는 사람만 취급할 수 있으며, 이 외의 사람에게 고위험병원체를 취급하도록 하여서는 아니 된다(제23조의4).

---

10) 생물테러감염병병원체의 종류(제20조의6 관련) 시행규칙 별표4

1. 세균
   가. 페스트균(*Yersinia pestis*) 나. 탄저균(*Bacillus anthracis*) 다만, 탄저균 중 탄저균 스턴(*Bacillus anthracis Sterne*)은 제외한다. 다. 보툴리눔균(*Clostridium botulinum*) 라. 야토균(*Francisella tularensis*)
2. 바이러스
   가. 에볼라 바이러스(Ebola virus) 나. 라싸 바이러스(Lassa virus) 다. 마버그 바이러스(Marbug virus) 라. 두창 바이러스(Variola virus)

제 4 장

감염병 예방

1. 예방접종

1) 예방접종의 종류 및 내용

(1) 필수예방접종

특별자치도지사 또는 시장・군수・구청장은 "① 디프테리아, ② 폴리오, ③ 백일해, ④ 홍역, ⑤ 파상풍, ⑥ 결핵, ⑦ B형간염, ⑧ 유행성이하선염, ⑨ 풍진, ⑩ 수두, ⑪ 일본뇌염, ⑫ b형헤모필루스인플루엔자, ⑬ 폐렴구균, ⑭ 인플루엔자[11], ⑮ A형간염, ⑯ 사람유두종바이러스 감염증, ⑰ 그 밖에 질병관리청장이 감염병의 예방을 위하여 필요하다고 인정하여 지정하는 감염병"에 대하여 관할 보건소를 통하여 필수예방접종을 실시하여야 한다. 특별자치도지사 또는 시장・군수・구청장은 보건소에서 시행하기 어렵거나 보건소를 이용하기 불편한 주민 등에 대한 예방접종업무를 종합병원, 병원, 요양병원(의사가 의료행위를 하는 곳만 해당함) 또는 의원 중에서 지정하는 의료기관에 위탁할 수 있으며 위탁한 기관을 공고하여야 한다(제24조 및 시행령 제20조). 시장・군수・구청장은 사전 알림에 동의한 필수예방접종 대상 아동 부모에게 휴대전화에 의한 문자전송, 전자메일, 전화, 우편 또는 이에 상당하는 방법으로 알려야 한다. 사전 알림에 동의하지 않거나 필요한 개인 정보가 없는 경우에는 해당 지방자치단체의 인터넷 홈페이지에 공고함으로써 필수예방접종을 사전에 알려야 한다. 이 경우「개인정보 보호법」제24조에 따른 고유식별정보를 처리할 수 있다.

---

11) 인플루엔자를 법 제24조제1항에 따른 필수예방접종 대상으로 명시함으로써 '소아 인플루엔자 무료 예방접종' 사업의 법적 근거를 명확히 하였다(2017.6.3. 시행).

(2) 임시예방접종

특별자치도지사 또는 시장・군수・구청장은 ① 질병관리청장이 감염병 예방을 위하여 예방접종을 실시할 것을 요청한 경우, ② 감염병 예방을 위하여 예방접종이 필요하다고 인정하는 경우에 관할 보건소를 통하여 임시예방접종을 하여야 한다. 임시예방접종업무의 위탁에 대해서는 필수예방접종과 동일하다(제25조). 임시예방접종을 할 경우에는 예방접종의 일시 및 장소, 예방접종의 종류, 예방접종을 받을 사람의 범위를 정하여 미리 공고하여야 한다. 다만, 예방접종의 실시기준 등이 변경될 경우에는 그 변경 사항을 미리 공고하여야 한다(제26조).

2) 예방접종 내역의 사전확인

보건소장 및 예방접종업무를 위탁받은 의료기관의 장은 예방접종을 하기 전에 예방접종을 받으려는 사람 본인 또는 법정대리인의 동의를 받아 예방접종 내역을 확인하여야 한다. 다만, 예방접종을 받으려는 사람 또는 법정대리인의 동의를 받지 못한 경우에는 그러하지 아니하다. 예방접종을 확인하는 경우 예방접종통합관리시스템을 활용하여 그 내역을 확인할 수 있다(제26조의2).

3) 예방접종증명서

질병관리청장, 특별자치도지사 또는 시장・군수・구청장은 필수예방접종 또는 임시예방접종을 받은 사람 본인 또는 법정대리인에게 예방접종증명서를 발급하여야 한다. 한편 의료기관에서 예방접종을 한 때에는 해당 의료기관에서 예방접종증명서를 발급하게 할 수 있다. 예방접종증명서는 전자문서를 이용하여 발급할 수 있다(제27조).

4) 예방접종 기록의 보존 및 보고 등

특별자치도지사 또는 시장・군수・구청장은 필수예방접종 및 임시예방접종을 하거나, 보고를 받은 경우에는 예방접종에 관한 기록을 작성・보관하여야 하고, 그 내용을 시・도지사 및 질병관리청장에게 각각 보고하여야 한다. 한편 의료기관은 예방접종을 시행한 내용을 특별자치도지사 또는 시장・군수・구청장에게 보고하여야 한다.

5) 예방접종에 관한 역학조사

질병관리청장, 시・도지사 또는 시장・군수・구청장은 예방접종의 효과 및 예방접종 후 이상반응에 관하여 조사를 실시하고, 예방접종 후 이상반응 사례가 발생하면 그 원인을 밝히기 위하여 역학조사를 하여야 한다(제29조).

6) 예방접종피해조사반

예방접종으로 인한 질병·장애·사망의 원인 규명 및 피해 보상 등을 조사하고 제3자의 고의 또는 과실 유무를 조사하기 위하여 질병관리청에 예방접종피해조사반을 둔다. 예방접종피해조사반은 10명 이내의 반원으로 구성되며, 질병관리청장이 소속 공무원이나 예방접종 및 예방접종 후 이상반응 분야의 전문가, 의료인 중에서 임명하거나 위촉한다(제30조 및 시행령 제21조).

7) 예방접종 완료 여부의 확인

특별자치도지사 또는 시장·군수·구청장은 초등학교와 중학교의 장에게 예방접종 완료 여부에 대한 검사 기록을 제출하도록 요청할 수 있다. 그리고 유치원의 장과 어린이집의 원장에게 영유아의 예방접종 여부를 확인하도록 요청할 수 있다. 만약 제출 기록 및 확인 결과 예방접종을 끝내지 못한 영유아, 학생 등이 있으면 그 영유아 또는 학생 등에게 예방접종을 하여야 한다(제31조).

8) 예방접종의 실시주간 및 실시기준 등

질병관리청장은 국민의 예방접종에 대한 관심을 높여 감염병에 대한 예방접종을 활성화하기 위하여 예방접종주간을 설정할 수 있다. 예방접종의 실시기준과 방법 등에 관한 사항은 「약사법」에 따른 용법 및 용량 등을 따르되, 예방접종의 실시 대상·시기 및 주의사항은 예방접종 전문위원회의 심의를 거쳐 질병관리청장이 고시한다. 누구든지 거짓이나 그 밖의 부정한 방법으로 예방접종을 받아서는 아니 된다(제32조).

9) 예방접종약품의 계획 생산

질병관리청장은 예방접종약품의 국내 공급이 부족하다고 판단되는 경우에는 예산의 범위에서 감염병의 예방접종에 필요한 수량의 예방접종약품을 미리 계산하여 의약품 제조업자에게 생산하게 할 수 있으며, 예방접종약품을 연구하는 자 등을 지원할 수 있다. 이 경우 질병관리청장은 예방접종약품의 생산에 드는 비용의 전부 또는 일부를 해당 의약품 제조업자에게 미리 지급할 수 있다(제33조).

10) 필수예방접종약품등의 비축 등

질병관리청장은 필수예방접종 및 임시예방접종이 원활하게 이루어질 수 있도록 하기 위하여 필요한 필수예방접종약품등을 위원회의 심의를 거쳐 미리 비축하거나 장기 구매를 위한 계약을 미리 할 수 있다. 질병관리청장은 비축한 필수예방접종약품등의 공급의 우선순위 등 분배기준, 그 밖에 필요한 사항을 위원회의 심의를 거쳐 정할 수 있다(제33조의2).

11) 필수예방접종약품등의 생산 계획 등의 보고

필수예방접종의약품등을 생산・수입하거나 하려는 자는 필수예방접종약품등의 생산・수입 계획(계획의 변경을 포함한다) 및 실적을 질병관리청장에게 보고하여야 한다(제33조의3).

12) 예방접종통합관리시스템의 구축・운영

질병관리청장은 예방접종업무에 필요한 각종 자료 또는 정보의 효율적 처리와 기록・관리 업무의 전산화를 위하여 예방접종통합관리시스템(통합관리시스템)을 구축・운영하여야 한다. 질병관리청장은 통합관리시스템을 구축・운영하기 위하여 예방접종 대상자의 인적사항(「개인정보 보호법」에 따른 고유식별정보 등 개인정보를 포함한다), 예방접종을 받은 사람의 이름, 접종명, 접종일시 등 예방접종 실시 내역, 예방접종 위탁 의료기관 개설 정보, 예방접종 피해보상 신청 내용 등 그 밖에 예방접종업무를 하는 데에 필요한 자료를 수집・관리・보유할 수 있으며, 관련 기관 및 단체에 필요한 자료의 제공을 요청할 수 있다. 이 경우 자료의 제공을 요청받은 기관 및 단체는 정당한 사유가 없으면 이에 따라야 한다. 보건소장 및 의료기관의 장은 이 법에 따른 예방접종을 하면 정보를 통합관리시스템에 입력하여야 한다. 질병관리청장은 통합관리시스템을 활용하여 예방접종 대상 아동 부모에게 자녀의 예방접종 내역을 제공하거나 예방접종증명서 발급을 지원할 수 있다. 이 경우 예방접종 내역 제공 또는 예방접종증명서 발급의 적정성을 확인하기 위하여 법원행정처장에게 등록전산정보자료를 요청할 수 있으며, 법원행정처장은 정당한 사유가 없으면 이에 따라야 한다. 한편 통합관리시스템은 예방접종업무와 관련된 교육정보시스템, 유아교육정보시스템, 통합전자민원창구 등 그 밖에 주민등록 정보시스템, 사회보장 정보시스템, 지역보건의료정보시스템, 지방재정정보시스템 등과 연계하여 활용할 수 있으며, 이외의 정보의 보호 및 관리에 관한 사항은 이 법에서 규정된 것을 제외하고는 「개인정보 보호법」의 규정에 따른다(제33조의2).

2. 예방조치

1) 감염병의 예방조치

(1) 질병관리청장, 시・도지사 또는 시장・군수・구청장의 예방조치

질병관리청장, 시・도지사 또는 시장・군수・구청장은 감염병을 예방하기 위하여 다음에 해당하는 모든 조치를 하거나 그에 필요한 일부 조치를 하여야 한다. ⑧ 및 ⑩에 따라 식수를 사용하지 못하게 하려면 그 사용금지기간 동안 별도로 식수를 공급하여야 하며, ①, ②, ⑥, ⑧, ⑩, ⑪에 따른 조치를 하려면 그 사실을 주민에게 미리 알려야 한다(제49조).

① 관할 지역에 대한 교통의 전부 또는 일부를 차단하는 것

② 흥행, 집회, 제례 또는 그 밖의 여러 사람의 집합을 제한하거나 금지하는 것

②의2. 감염병 전파의 위험성이 있는 장소 또는 시설의 관리자・운영자 및 이용자 등에 대하여 출입자 명단 작성, 마스크 착용 등 방역지침의 준수를 명하는 것

②의3. 버스・열차・선박・항공기 등 감염병 전파가 우려되는 운송수단의 이용자에 대하여 마스크 착용 등 방역지침의 준수를 명하는 것

②의4. 감염병 전파가 우려되어 지역 및 기간을 정하여 마스크 착용 등 방역지침 준수를 명하는 것

③ 건강진단, 시체 검안 또는 해부를 실시하는 것

④ 감염병 전파의 위험성이 있는 음식물의 판매・수령을 금지하거나 그 음식물의 폐기나 그 밖에 필요한 처분을 명하는 것

⑤ 인수공통감염병 예방을 위하여 살처분(殺處分)에 참여한 사람 또는 인수공통감염병에 드러난 사람 등에 대한 예방조치를 명하는 것

⑥ 감염병 전파의 매개가 되는 물건의 소지・이동을 제한・금지하거나 그 물건에 대하여 폐기, 소각 또는 그 밖에 필요한 처분을 명하는 것

⑦ 선박・항공기・열차 등 운송 수단, 사업장 또는 그 밖에 여러 사람이 모이는 장소에 의사를 배치하거나 감염병 예방에 필요한 시설의 설치를 명하는 것

⑧ 공중위생에 관계있는 시설 또는 장소에 대한 소독이나 그 밖에 필요한 조치를 명하거나 상수도・하수도・우물・쓰레기장・화장실의 신설・개조・변경・폐지 또는 사용을 금지하는 것

⑨ 쥐, 위생해충 또는 그 밖의 감염병 매개동물의 구제(驅除) 또는 구제시설의 설치를 명하는 것

⑩ 일정한 장소에서의 어로(漁撈)・수영 또는 일정한 우물의 사용을 제한하거나 금지하는 것

⑪ 감염병 매개의 중간 숙주가 되는 동물류의 포획 또는 생식을 금지하는 것

⑫ 감염병 유행기간 중 의료인・의료업자 및 그 밖에 필요한 의료관계요원을 동원하는 것

⑫의2. 감염병 유행기간 중 의료기관 병상, 연수원・숙박시설 등 시설을 동원하는 것

⑬ 감염병병원체에 오염되었거나 오염되었을 것으로 의심되는 시설 또는 장소에 대한 소독이나 그 밖에 필요한 조치를 명하는 것

⑭ 감염병병원체에 감염되었다고 의심되는 자를 적당한 장소에 일정한 기간 입원 또는 격리시키는 것

(2) 보건복지부장관의 예방조치

보건복지부장관은 감염병을 예방하기 위하여 ②, ②의2, ②의3, ②의4, ⑫, ⑫의2에 해당하는 조치를 할 수 있다(제49조).

(3) 특별자치도지사 또는 시장・군수・구청장의 예방조치

시・도지사 또는 시장・군수・구청장은 ②의2의 조치를 따르지 아니한 관리자・운영자에게 해당 장소나 시설의 폐쇄를 명하거나 3개월 이내의 기간을 정하여 운영의 중단을 명할 수 있다. 다만, 운영중단 명령을 받은 자가 그 운영중단기간 중에 운영을 계속한 경우에는 해당 장소나 시설의 폐쇄를 명하여야 한다. 폐쇄 명령에도 불구하고 운영을 계속하는 경우에는 관계 공무원에게 해당 장소나 시설을 폐쇄하기 위한 해당 장소나 시설의 간판이나 그 밖의 표지판의 제거, 해당 장소나 시설이 폐쇄된 장소나 시설임을 알리는 게시물 등의 부착을 하게 할 수 있다. 장소나 시설의 폐쇄를 명한 시・도지사 또는 시장・군수・구청장은 위기경보 또는 방역지침의 변경으로 장소 또는 시설 폐쇄의 필요성이 없어진 경우, 「재난 및 안전관리 기본법」에 의한 지역위원회 심의를 거쳐 폐쇄 중단 여부를 결정할 수 있다(제49조).

(4) 그 밖의 감염병 예방 조치

육군・해군・공군 소속 부대의 장, 국방부직할부대의 장 및 감염병 신고의무가 있는 세대주와 기관장 등은 감염병환자등이 발생하였거나 발생할 우려가 있으면 소독이나 그 밖에 필요한 조치를 하여야 하고, 특별자치도지사 또는 시장・군수・구청장과 협의하여 감염병 예방에 필요한 추가 조치를 하여야 한다. 교육부장관 또는 교육감은 감염병 발생 등을 이유로 초등학교, 유치원 등에 대해 휴업 또는 휴원을 명령할 경우 질병관리청장과 협의하여야 한다(제50조).

2) 소독의무

특별자치도지사 또는 시장・군수・구청장은 감염병을 예방하기 위하여 청소나 소독을 실시하거나 쥐, 위생해충 등의 구제조치(소독)를 하여야 한다. 이 경우 소독은 사람의 건강과 자연에 유해한 영향을 최소화하여 안전하게 실시하여야 한다. 공동주택, 숙박업소 등 여러 사람이 거주하거나 이용하는 시설을 관리・운영하는 자는 감염병 예방에 필요한 소독을 하여야 한다. 이에 따라 소독을 하여야 하는 시설의 관리・운영자는 소독업의 신고를 한 자에게 소독하게 하여야 한다. 다만, 주택관리업자가 소독장비를 갖추었을 때에는 그가 관리하는 공동주택은 직접 소독할 수 있다(제51조).

3) 소독업

(1) 소독업의 신고 등

소독을 업으로 하려는 자는 시설・장비 및 인력을 갖추어 특별자치도지사 또는 시장・군수・구청장에게 신고하여야 한다. 신고한 사항을 변경하려는 경우에도 또한 같다(제52조). 소독업자가 그 영업을 30일 이상 휴업하거나 폐업하려면 특별자치도지사 또는 시장・군수・구청장에게 신고하여야 한다(제53조).

(2) 소독의 실시

소독업자는 보건복지부령으로 정하는 기준과 방법에 따라 소독하여야 하고, 그 소독에 관한 사항을 기록・보존하여야 한다(제54조).

(3) 소독업자 등에 대한 교육

소독업자(법인인 경우에는 그 대표자를 말함)는 소독에 관한 교육을 받아야 하며, 소독업자는 소독업무 종사자에게 소독에 관한 교육을 받게 하여야 한다(제55조).

(4) 소독업무의 대행

특별자치도지사 또는 시장・군수・구청장은 소독을 실시하여야 할 경우에는 그 소독업무를 소독업자가 대행하게 할 수 있다(제56조).

4) 감염취약계층의 보호 조치

보건복지부장관, 시・도지사 또는 시장・군수・구청장은 중증급성호흡기증후군(SARS), 중동호흡기증후군(MERS) 등 질병관리청장이 정하여 고시하는 호흡기감염병으로부터 저소득층과 사회복지시설을 이용하는 12세 이하의 어린이, 65세 이상 노인, 장애인, 임산부 및 기저 질환자(감염취약계층)를 보호하여야 한다. 이를 위하여 「재난 및 안전관리 기본법」에 따른 주의 이상의 위기경보가 발령된 경우 감염취약계층에게 의료・방역 물품(마스크 등)을 지급하는 등 필요한 조치를 취할 수 있다. 질병관리청장, 시・도지사 또는 시장・군수・구청장은 「재난 및 안전관리 기본법」에 따른 주의 이상의 위기경보가 발령된 경우 감염취약계층이 이용하는 사회복지시설에 대하여 소독이나 그 밖에 필요한 조치를 명할 수 있다(제49조의2).

5) 의료인, 환자 및 의료기관 보호를 위한 한시적 비대면 진료

의료업에 종사하는 의사・치과의사・한의사는 감염병과 관련하여 「재난 및 안전관리 기본법」에 따른 심각 단계 이상의 위기경보가 발령된 때에는 환자, 의료인 및 의료기관 등을 감염의 위험에서 보호하기 위하여 필요하다고 인정하는 경우 보건복지부장관이 정하는 범위에서 유선・무선・화상통신, 컴퓨터 등 정보통신기술을 활용하여 의료기관 외부에 있는 환자에게 건강 또는 질병의 지속적 관찰, 진단, 상담 및 처방을 할 수 있다. 보건복지부장관은 위원회의 심의를 거쳐 위의 한시적 비대면 진료의 지역, 기간 등 범위를 결정한다(제49조의3).

3. 예방 인력 및 기구

1) 예방 인력

(1) 방역관

질병관리청장 및 시・도지사는 감염병 예방 및 방역에 관한 업무를 담당하는 방역관을 소속 공무원 중에서 임명한다. 감염병 예방 및 방역에 관한 업무를 처리하기 위하여 필요한 경우에는 시장・군수・구청장이 방역관을 소속 공무원 중에서 임명할 수 있다.

방역관은 감염병의 예방 및 방역대책, 감염병환자등의 진료 및 보호, 감염병 예방을 위한 예방접종계획의 수립 및 시행, 감염병에 관한 교육 및 홍보, 감염병에 관한 정보의 수집・분석 및 제공, 감염병에 관한 조사・연구, 감염병병원체 수집・검사・보존・관리 및 약제내성 감시(藥劑耐性 監視)의 업무를 담당한다. 다만, 질병관리청 소속 방역관은 감염병 예방을 위한 전문인력의 양성 업무도 담당한다. 방역관은 감염병의 국내 유입 또는 유행이 예견되어 긴급한 대처가 필요한 경우 업무를 수행하기 위하여 통행의 제한 및 주민의 대피, 감염병의 매개가 되는 음식물・물건 등의 폐기・소각, 의료인 등 감염병 관리인력에 대한 임무부여 및 방역물자의 배치 등 감염병 발생지역의 현장에 대한 조치 권한을 가진다. 감염병 발생지역을 관할하는 경찰관서 및 소방관서의 장, 보건소의 장 등 관계 공무원 및 그 지역 내의 법인・단체・개인은 방역관의 조치에 정당한 사유가 없는 한 협조하여야 한다(제60조).

(2) 역학조사관

감염병 역학조사에 관한 사무를 처리하기 위하여 질병관리청 소속 공무원으로 100명 이상, 시・도 소속 공무원으로 각각 2명 이상의 역학조사관을 두어야 한다. 이 경우 시・도 역학조사관 중 1명 이상은 의사로 임명하여야 한다. 인구 10만 명 이상의 시장・군수・구청장은 소속 공무원으로 1명 이상의 역학조사관을 두어야 한다.

역학조사를 하기 위하여 질병관리청에 중앙역학조사반을 두고, 시・도에 시・도역학조사반을 두며, 시・군・구에 시・군・구역학조사반을 둔다.

중앙역학조사반은 30명 이상, 시・도역학조사반 및 시・군・구역학조사반은 각각 20명 이내의 반원으로 구성하고, 각 역학조사반의 반장은 방역관 또는 역학조사관으로 한다. 역학조사반원은 방역, 역학조사 또는 예방접종 업무를 담당하는 공무원, 역학조사관, 공중보건의사, 의료인, 그 밖에 감염병 등과 관련된 분야의 전문가 중에서 질병관리청장, 시·도지사 및 시장·군수·구청장이 각각 임명하거나 위촉한다.

역학조사관은 방역·역학조사 또는 예방접종 업무를 담당하는 공무원, 의료인, 약사, 수의사 등 감염병·역학 관련 분야의 전문가 중에서 역학조사 교육·훈련 과정을 이수한 사람 중에서 임명한다. 역학조사관은 감염병의 확산이 예견되는 긴급한 상황으로서, 즉시 조치를 취하지 않으면 감염병이 확산되어 공중위생에 심각한 위해를 가할 것으로 우려되는 경우 일시적으로 출입금지, 폐쇄, 이동제한, 통행차단 등의 조치를 할 수 있다. 경찰관서 및 소방관서의 장, 보건소의 장 등 관계 공무원은 역학조사관의 조치에 정당한 사유가 없는 한 협조하여야 한다. 역학조사관은 방역조치를 한 경우 즉시 질병관리청장, 시·도지사 또는 시장·군수·구청장에게 보고하여야 한다(제60조의2).

(3) 한시적 종사명령

질병관리청장 또는 시·도지사는 감염병의 유입 또는 유행이 우려되거나 이미 발생한 경우 기간을 정하여 의료인에게 감염병관리기관으로 지정된 의료기관 또는 감염병 전문병원 또는 감염병 연구병원에서 방역업무에 종사하도록 명할 수 있다. 그리고 질병관리청장, 시·도지사 또는 시장·군수·구청장은 감염병이 유입되거나 유행하는 긴급한 경우 역학조사관을 기간을 정하여 방역관으로 임명하여 방역업무를 수행하게 할 수 있다. 또한, 질병관리청장 또는 시·도지사는 감염병의 유입 또는 유행으로 역학조사인력이 부족한 경우 의료인을 기간을 정하여 역학조사관으로 임명하여 역학조사에 관한 직무를 수행하게 할 수 있다. 이에 따라 질병관리청장 또는 시·도지사가 임명한 방역관 또는 역학조사관은 「국가공무원법」에 따른 임기제공무원으로 임용된 것으로 본다(제60조의3).

(4) 검역위원

시·도지사는 감염병을 예방하기 위하여 필요하면 검역위원을 두고 검역에 관한 사무를 담당하게 하며, 특별히 필요하면 운송수단 등을 검역하게 할 수 있다. 이에 따른 사무나 검역을 수행하기 위하여 검역위원은 운송수단 등에 무상으로 승선하거나 승차할 수 있다(제61조).

(5) 예방위원

특별자치도지사 또는 시장·군수·구청장은 감염병이 유행하거나 유행할 우려가 있으면 특별자치도 또는 시·군·구(자치구)에 감염병 예방 사무를 담당하는 예방위원을 둘 수 있다. 이에 따른 예방위원은 무보수로 한다. 다만, 특별자치도 또는 시·군·구의 인구 2만명당 1명의 비율로 유급위원을 둘 수 있다(제62조).

2) 한국건강관리협회

기생충감염병에 관한 조사·연구 등 예방사업을 수행하기 위하여 한국건강관리협회를 둔다. 한국건강관리협회는 법인으로 하며, 이 법에서 정한 사항 외에는「민법」중 사단법인에 관한 규정을 준용한다(제63조).

제5장

경비 등

1. 경비

1) 부담 · 보조 주체 및 내용

(1) 특별자치도 · 시 · 군 · 구

특별자치도 · 시 · 군 · 구가 부담해야 할 경비는 다음과 같다(제64조).

① 한센병의 예방 및 진료 업무를 수행하는 법인 또는 단체에 대한 지원 경비의 일부

② 예방접종에 드는 경비

③ 의료기관이 예방접종을 하는 데 드는 경비의 전부 또는 일부

④ 특별자치도지사 또는 시장 · 군수 · 구청장이 지정한 감염병관리기관의 감염병관리시설의 설치 · 운영에 드는 경비

⑤ 특별자치도지사 또는 시장 · 군수 · 구청장이 설치한 격리소 · 요양소 또는 진료소 및 같은 조에 따라 지정된 감염병관리기관의 감염병관리시설 설치 · 운영에 드는 경비

⑥ 교통 차단 또는 입원으로 인하여 생업이 어려운 사람에 대한 「국민기초생활 보장법」에 따른 최저보장수준 지원

⑦ 특별자치도 · 시 · 군 · 구에서 실시하는 소독이나 그 밖의 조치에 드는 경비

⑧ 특별자치도지사 또는 시장 · 군수 · 구청장이 의사를 배치하거나 의료인 · 의료업자 · 의료관계요원 등을 동원하는 데 드는 수당 · 치료비 또는 조제료

⑧의2. 특별자치도지사 또는 시장 · 군수 · 구청장이 동원한 의료기관 병상, 연수원 · 숙박시설 등 시설의 운영비 등 경비

⑨ 식수 공급에 드는 경비

⑩ 예방위원의 배치에 드는 경비

⑪ 특별자치도지사 또는 시장·군수·구청장이 실시하는 심리지원에 드는 경비

⑫ 특별자치도지사 또는 시장·군수·구청장이 위탁하여 관계 전문기관이 심리지원을 실시하는 데 드는 경비

⑬ 그 밖에 이 법에 따라 특별자치도·시·군·구가 실시하는 감염병 예방 사무에 필요한 경비

(2) 시·도

시·도가 부담해야 할 경비는 다음과 같다(제65조). 한편 시·도(특별자치도는 제외함)는 시·군·구가 부담할 경비에 관하여 대통령령으로 정하는 바에 따라 보조하여야 한다(제66조).

① 한센병의 예방 및 진료 업무를 수행하는 법인 또는 단체에 대한 지원 경비의 일부

② 시·도지사가 지정한 감염병관리기관의 감염병관리시설의 설치·운영에 드는 경비

③ 시·도지사가 설치한 격리소·요양소 또는 진료소 및 같은 조에 따라 지정된 감염병관리기관의 감염병관리시설 설치·운영에 드는 경비

④ 시·도지사가 지정한 감염병의심자 격리시설의 설치·운영에 드는 경비

⑤ 내국인 감염병환자등의 입원치료, 조사, 진찰 등에 드는 경비

⑥ 건강진단, 예방접종 등에 드는 경비

⑦ 교통 차단으로 생업이 어려운 자에 대한 「국민기초생활 보장법」에 따른 최저보장수준 지원

⑧ 시·도지사가 의료인·의료업자·의료관계요원 등을 동원하는 데 드는 수당·치료비 또는 조제료

⑧의2. 시·도지사가 동원한 의료기관 병상, 연수원·숙박시설 등 시설의 운영비 등 경비

⑨ 식수 공급에 드는 경비

⑩ 시·도지사가 의료인 등을 방역업무에 종사하게 하는 데 드는 수당 등 경비

⑪ 검역위원의 배치에 드는 경비

⑫ 시·도지사가 실시하는 심리지원에 드는 경비

⑬ 시·도지사가 위탁하여 관계 전문기관이 심리지원을 실시하는 데 드는 경비

⑭ 그 밖에 이 법에 따라 시·도가 실시하는 감염병 예방 사무에 필요한 경비

(3) 국가

국가가 부담해야 경비는 다음과 같다(제67조). 한편 국가는 "① 한센병의 예방 및 진료 업무를 수행하는 법인 또는 단체에 대한 지원 경비의 일부, ② 시・도가 부담할 경비의 2분의 1 이상"의 경비를 보조하여야 한다(제68조).

① 감염병환자등의 진료 및 보호에 드는 경비
② 감염병 교육 및 홍보를 위한 경비
③ 감염병 예방을 위한 전문인력의 양성에 드는 경비
④ 표본감시활동에 드는 경비
⑤ 역학조사에 관한 교육・훈련에 드는 경비
⑥ 해부에 필요한 시체의 운송과 해부 후 처리에 드는 경비
⑦ 시신의 장사를 치르는 데 드는 경비
⑧ 예방접종약품의 생산 및 연구 등에 드는 경비 및 필수예방접종약품등의 비축에 드는 경비
⑨ 보건복지부장관 및 질병관리청장이 설치한 격리소・요양소 또는 진료소 및 같은 조에 따라 지정된 감염병관리기관의 감염병관리시설 설치・운영에 드는 경비
⑩ 질병관리청장이 지정한 감염병의심자 격리시설의 설치・운영에 드는 경비
⑪ 위원회의 심의를 거친 품목의 비축 또는 장기구매를 위한 계약에 드는 경비
⑫ 국가가 의료인・의료업자・의료관계요원 등을 동원하는 데 드는 수당・치료비 또는 조제료
⑬ 국가가 동원한 의료기관 병상, 연수원・숙박시설 등 시설의 운영비 등 경비
⑭ 국가가 의료인 등을 방역업무에 종사하게 하는 데 드는 수당 등 경비
⑮ 국가가 실시하는 심리지원에 드는 경비
⑯ 국가가 위탁하여 관계 전문기관이 심리지원을 실시하는 데 드는 경비
⑰ 예방접종 등으로 인한 피해보상을 위한 경비

(4) 개인

특별자치도지사 또는 시장・군수・구청장은 감염병으로 인한 입원치료비 외에 본인의 지병이나 본인에게 새로 발병한 질환 등으로 입원, 진찰, 검사 및 치료 등에 드는 경비를 본인이나 그 보호자로부터 징수할 수 있다(제69조).

(5) 외국인

질병관리청장은 국제관례 또는 상호주의 원칙 등을 고려하여 외국인인 감염병환자등 및 감염병의심자에 대한 "① 치료비, ② 조사 · 진찰 · 치료 · 입원 및 격리에 드는 경비"를 본인에게 전부 또는 일부 부담하게 할 수 있다. 다만, 국내에서 감염병에 감염된 것으로 확인된 외국인에 대해서는 그러하지 아니하다(제69조의2).

2) 손실보상과 국가보상

의료기관이 감염병 관리시설로 사용됨에 따라 손해를 받은 경우 또는 예방접종등을 받은 사람이 질병에 걸리거나 장애인이 되거나 사망한 경우 국가 등은 해당 기관 또는 사람에 대하여 보상을 하여야 한다. 이 경우 손실보상(제70조), 국가보상(제71조)을 받을 권리는 양도하거나 압류할 수 없다(제73조).

(1) 손실보상 등

① 손실보상

보건복지부장관, 시 · 도지사 및 시장 · 군수 · 구청장은 "① 감염병 관리기관의 지정 또는 격리소 등의 설치 · 운영으로 발생한 손실, ② 감염병의심자 격리시설의 설치 · 운영으로 발생한 손실, ③ 이 법에 따른 조치에 따라 감염병 환자, 감염병 의사환자 등을 진료한 의료기관의 손실, ④ 이 법에 따른 의료기관의 폐쇄 또는 업무 정지 등으로 의료기관에 발생한 손실, ⑤ 감염병 유행에 대한 방역 및 예방에 따른 조치로 인하여 발생한 손실, ⑥ 감염병환자등이 발생 · 경유하거나 질병관리청장, 시 · 도지사 또는 시장 · 군수 · 구청장이 그 사실을 공개하여 발생한 요양기관의 손실로서 손실보상심의위원회가 심의 · 의결하는 손실"을 입은 자에게 손실보상심의위원회의 심의 · 의결에 따라 그 손실을 보상하여야 한다. 보상액을 산정함에 있어 손실을 입은 자가 이 법 또는 관련 법령에 따른 조치의무를 위반하여 그 손실을 발생시켰거나 확대시킨 경우에는 보상금을 지급하지 아니하거나 보상금을 감액하여 지급할 수 있다(제70조).

② 손실보상심위원회

손실보상에 관한 사항을 심의 · 의결하기 위하여 보건복지부 및 시 · 도에 손실보상심의

위원회(심의위원회)를 둔다. 위원회는 위원장 2인을 포함한 20인 이내의 위원으로 구성하되, 보건복지부에 설치된 심의위원회의 위원장은 보건복지부차관과 민간위원이 공동으로 되며, 시・도에 설치된 심의위원회의 위원장은 부시장 또는 부지사와 민간위원이 공동으로 된다. 심의위원회 위원은 관련 분야에 대한 학식과 경험이 풍부한 사람과 관계 공무원 중에서 보건복지부장관 또는 시・도지사가 임명하거나 위촉한다. 심의위원회는 심의・의결을 위하여 필요한 경우 관계자에게 출석 또는 자료의 제출 등을 요구할 수 있다(제70조의2).

③ 의료인 또는 의료기관 개설자 등에 대한 재정적 지원

질병관리청장, 시・도지사 및 시장・군수・구청장은 이 법에 따른 감염병의 발생 감시, 예방・관리 및 역학조사업무에 조력한 의료인, 의료기관 개설자 또는 약사에 대하여 예산의 범위에서 재정적 지원을 할 수 있다. 질병관리청장, 시・도지사 및 시장・군수・구청장은 감염병 확산으로 인하여 「재난 및 안전관리 기본법」에 따른 심각 단계 이상의 위기경보가 발령되는 경우 이 법에 따른 감염병의 발생 감시, 예방・방역・검사・치료・관리 및 역학조사 업무에 조력한 의료인, 약사 및 한약사, 응급구조사, 간호조무사, 안경사, 보건의료정보관리사, 영양사, 위생사, 보건교육사 등 보건의료인력과 의료기관, 보건소, 보건지소 보건진료소, 약국의 종사자에 대하여 예산의 범위에서 재정적 지원을 할 수 있다(제70조의3).[12)]

④ 감염병환자등에 대한 생활지원

질병관리청장, 시・도지사 및 시장・군수・구청장은 입원 또는 격리된 사람에 대하여 예산의 범위에서 치료비, 생활지원 및 그 밖의 재정적 지원을 할 수 있다. 입원 또는 격리된 사람과 의료인이 입원 또는 격리조치, 감염병의 발생 감시, 예방・관리 및 역학조사업무에 조력 등으로 자녀에 대한 돌봄 공백이 발생한 경우 아이돌봄서비스를 제공하는 등 필요한 조치를 하여야 한다(제70조의4).

12) 특히 코로나19 장기화 등 감염병 위기 상황에서 헌신하는 보건의료인력의 처우를 개선할 필요가 있다는 지적이 있었다. 2021년 9월 2일 전국보건의료산업노동조합과 보건복지부는 "코로나19 등 감염병 상황에서 환자를 돌보는 의사, 간호사 등 보건의료인력의 노동가치를 적정하게 보상할 수 있도록 감염병 대응 의료인력 지원금을 제도화하고, 이를 위해 하반기 정기국회에서 관련 법률 개정 및 예산을 확보하여 2022년 1월부터 시행한다"고 합의했다. 이에 따라 보건의료인력 재정 지원에 관한 법적 근거를 마련했다.

⑤ 손실보상금의 긴급지원

보건복지부장관, 시·도지사 및 시장·군수·구청장은 심의위원회의 심의·의결에 따라 손실보상 지급조건에 해당하는 손실을 입은 자로서 경제적 어려움으로 자금의 긴급한 지원이 필요한 자에게 손실보상금의 일부를 우선 지급할 수 있다(제70조의5).

⑥ 심리지원

보건복지부장관, 시·도지사 또는 시장·군수·구청장은 감염병환자등과 그 가족, 감염병의심자, 감염병 대응 의료인, 그 밖의 현장대응인력에 대하여 심리지원을 할 수 있으며, 심리지원을 국가트라우마센터 또는 관계 전문기관에 위임 또는 위탁할 수 있다(제70조의6).

(2) 국가보상

국가는 예방접종을 받은 사람 또는 생산된 예방·치료 의약품을 투여받은 사람이 그 예방접종 또는 예방·치료 의약품으로 인하여 질병에 걸리거나 장애인이 되거나 사망하였을 때에는 ① 질병으로 진료를 받은 사람 : 진료비 전액 및 정액 간병비, ② 장애인이 된 사람 : 일시보상금, ③ 사망한 사람 : 유족에 대한 일시보상금 및 장제비를 보상하여야 한다.[13] 이 경우 보상받을 수 있는 질병, 장애 또는 사망은 예방접종약품의 이상이나 예방접종 행위자 및 예방·치료 의약품 투여자 등의 과실 유무에 관계없이 해당 예방접종 또는 예방·치료 의약품을 투여받은 것으로 인하여[14] 발생한 피해로서 질병관리청장이 인정하는 경우로 한다. 질병관리청장은 보상청구가 있은 날부터 120일 이내에 질병, 장애 또는 사망에 해당하는지를 결정하여야 한다. 이 경우 미리 위원회의 의견을 들어야 한다(제71조).

한편 국가가 예방접종약품의 이상이나 예방접종 행위자, 예방·치료 의약품의 투여자 등 제3자의 고의 또는 과실로 인하여 피해보상을 하였을 때에는 보상액의 범위에서 보상을 받은

---

13) 예방접종으로 인한 질병 등 피해 발생 여부가 문제되는 경우 보건복지부장관에게 그 결정 권한을 부여한 것일 뿐, 실제 예방접종으로 인한 질병 등 피해가 발생하였다고 인정되는 경우에도 보건복지부장관이 임의로 예방접종으로 인한 피해로 인정하지 않을 수 있는 자유재량을 부여한 것으로 보이지는 않으므로, '예방접종으로 인한 장애인정'을 재량행위 내지 자유재량행위라고 볼 수는 없다(2009구합25101).

14) 보상을 받기 위한 전제로서 요구되는 인과관계는 반드시 의학적·자연과학적으로 명백히 증명되어야 하는 것은 아니고, 간접적 사실관계 등 제반 사정을 고려할 때 인과관계가 있다고 추단되는 경우에는 증명이 있다고 보아야 한다. 인과관계를 추단하기 위해서는 특별한 사정이 없는 한 예방접종과 장애 등의 발생 사이에 시간적·공간적 밀접성이 있고, 피해자가 입은 장애 등이 당해 예방접종으로부터 발생하였다고 추론하는 것이 의학이론이나 경험칙상 불가능하지 않으며, 장애 등이 원인불명이거나 당해 예방접종이 아닌 다른 원인에 의해 발생한 것이 아니라는 정도의 증명이 있으면 족하다(2014두274).

사람이 제3자에 대하여 가지는 손해배상청구권을 대위한다.[15] 예방접종을 받은 자, 예방·치료 의약품을 투여받은 자 또는 유족이 제3자로부터 손해배상을 받았을 때에는 국가는 그 배상액의 범위에서 보상금을 지급하지 아니하며, 보상금을 잘못 지급하였을 때에는 해당 금액을 국세 징수의 예에 따라 징수할 수 있다(제72조).

(3) 손해배상청구권

보건복지부장관, 질병관리청장, 시·도지사 및 시장·군수·구청장은 이 법을 위반하여 감염병을 확산시키거나 확산 위험성을 증대시킨 자에 대하여 입원치료비, 격리비, 진단검사비, 손실보상금 등 이 법에 따른 예방 및 관리 등을 위하여 지출된 비용에 대해 손해배상을 청구할 권리를 갖는다(제72조의2).

2. 기타 사항

1) 비밀누설의 금지

이 법에 따라 건강진단, 입원치료, 진단 등 감염병 관련 업무에 종사하는 자 또는 종사하였던 자는 그 업무상 알게 된 비밀을 다른 사람에게 누설하거나 업무목적 외의 용도로 사용하여서는 아니 된다(제74조).

2) 권한의 위임

이 법에 따른 보건복지부장관의 권한 또는 업무는 그 일부를 질병관리청장 또는 시·도지사에게 위임하거나 관련 기관 또는 관련 단체에 위탁할 수 있으며, 질병관리청장의 권한 또는 업무는 그 일부를 시·도지사에게 위임하거나 관련 기관 또는 관련 단체에 위탁할 수 있다(제76조).

---

15) 피해자가 제3자의 불법행위로 인한 상해로 국민건강보험법에 따라 보험급여를 받은 때에는 그 급여액의 한도에서 국민건강보험공단이 피해자의 손해배상채권을 대위취득한다. 그리고 그 손해발생에 피해자의 과실이 경합된 경우에는 먼저 산정된 손해액에서 과실상계를 한 다음 손해배상채권의 범위 내에서 보험급여를 한 전액에 대하여 국민건강보험공단이 피해자의 손해배상채권을 대위취득하게 되므로, 피해자의 제3자에 대한 손해배상청구권은 그 범위에서 감축된다(2002다50149).

3) 자료의 제공 요청 및 검사

질병관리청장, 시・도지사 또는 시장・군수・구청장은 감염병관리기관의 장 등에게 감염병관리시설, 격리소・요양소 또는 진료소, 감염병의심자 격리시설의 설치 및 운영에 관한 자료의 제공을 요청할 수 있으며, 소속 공무원으로 하여금 해당 시설에 출입하여 관계 서류나 시설・장비 등을 검사하게 하거나 관계인에게 질문을 하게 할 수 있다. 이에 따라 출입・검사를 행하는 공무원은 그 권한을 표시하는 증표를 지니고 이를 관계인에게 제시하여야 한다(제74조의2).

4) 정보 제공 요청 및 정보 확인 등

질병관리청장 또는 시・도지사는 감염병 예방 및 감염 전파의 차단을 위하여 필요한 경우 관계 중앙행정기관의 장, 지방자치단체의 장(교육감을 포함한다), 공공기관, 의료기관 및 약국, 법인・단체・개인에 대하여 감염병환자등 및 감염병의심자에 관한 ① 성명, 주민등록번호, 주소 및 전화번호(휴대전화번호를 포함한다) 등 인적사항, ② 처방전 및 진료기록부등, ③ 질병관리청장이 정하는 기간의 출입국관리기록, ④ 그 밖에 이동경로를 파악하기 위해 정보 제공을 요청할 수 있으며, 요청을 받은 자는 이에 따라야 한다.

질병관리청장은 감염병 예방 및 감염 전파의 차단을 위하여 필요한 경우 감염병환자등 및 감염병의심자의 위치정보를 경찰청, 지방경찰청 및 경찰서(경찰관서)의 장에게 요청할 수 있다. 이 경우 질병관리청장의 요청을 받은 경찰관서의 장은 「위치정보의 보호 및 이용 등에 관한 법률」 및 「통신비밀보호법」에도 불구하고 개인위치정보사업자, 전기통신사업자에게 감염병환자등 및 감염이 우려되는 사람의 위치정보를 요청할 수 있고, 요청을 받은 위치정보사업자와 전기통신사업자는 정당한 사유가 없으면 이에 따라야 한다.

질병관리청장은 수집한 정보를 관련 중앙행정기관의 장, 지방자치단체의 장, 국민건강보험공단 이사장, 건강보험심사평가원 원장 및 감염병 관련 업무를 수행 중인 의료인, 의료기관 그 밖의 단체 등에게 제공할 수 있다. 이 경우 감염병 예방 및 감염병 전파의 차단을 위하여 해당기관의 업무에 관련된 정보로 한정한다. 이에 따라 정보를 제공받은 자는 이 법에 따른 감염병 관련 업무 이외의 목적으로 정보를 사용할 수 없으며, 업무 종료 시 지체 없이 파기하고 질병관리청장에게 통보하여야 한다.

질병관리청장은 수집된 정보의 주체에게 감염병 예방 및 감염 전파의 차단을 위하여 필요한 정보가 수집되었다는 사실, 정보가 다른 기관에 제공되었을 경우 그 사실, 이 법에 따른 감염병 관련 업무 이외의 목적으로 정보를 사용할 수 없으며, 업무 종료 시 지체 없이 파기된다는 사실을 통지하여야 한다. 정보를 제공받은 자가 이 법의 규정을 위반하여 해당 정보를 처리한 경우에는 「개인정보 보호법」에 따른다(제76조의2).

제 6 장

벌칙 등

1. 벌칙

1) 벌칙 내용

벌 칙	위 반 내 용
5년 이하의 징역 또는 5천만원 이하의 벌금 (제77조)	• 고위험병원체의 반입 허가를 받지 아니하고 반입한 자(제22조제1항, 제2항) • 보유허가를 받지 아니하고 생물테러감염병병원체를 보유한 자(제23조의3제1항) • 의료・방역 물품을 수출하거나 국외로 반출한 자(제40조의3제1항)
3년 이하의 징역 또는 3천만원 이하의 벌금 (제78조)	• 허가를 받지 아니하거나 변경허가를 받지 아니하고 고위험병원체 취급시설을 설치・운영한 자(제23조제2항, 제3항) • 변경허가를 받지 아니한 자(제23조의3제3항) • 업무상 알게 된 비밀을 누설하거나 업무목적 외의 용도로 사용한 자(제74조)
2년 이하의 징역 또는 2천만원 이하의 벌금 (제79조)	• 정당한 사유 없이 역학조사를 거부・방해 또는 회피한 자(제18조제3항)[16] • 거짓으로 진술하거나 거짓 자료를 제출하는 행위(제18조제3항) • 고의적으로 사실을 누락・은폐하는 행위(제18조제3항) • 고위험병원체의 이동 신고를 하지 아니하거나 거짓으로 신고한 자(제21조) • 현장조사를 정당한 사유 없이 거부・방해 또는 기피한 자(제21조제4항) • 신고를 하지 아니하고 고위험병원체 취급시설을 설치・운영한 자(제23조제2항) • 고위험병원체의 이동계획 신고를 하지 아니하거나 거짓으로 신고한 자(제22조제3항) • 고위험병원체에 대한 안전관리 점검을 거부・방해 또는 기피한 자(제23조제7항) • 고위험병원체 취급시설의 폐쇄명령 또는 운영정지명령을 위반한 자(제23조의2) • 정당한 사유 없이 폐쇄 명령에 따르지 아니한 자(제49조제4항)

16) 단체나 다중(多衆)의 위력(威力)을 통하여 조직적・계획적으로 이 죄를 범한 경우 그 죄에서 정한 형의 2분의 1까지 가중한다(제81조의2제1항).

벌 칙	위 반 내 용
	• 방역관의 조치에 정당한 사유 없이 협조하지 않는 자(다만, 공무원은 제외한다)(제60조제4항) • 감염병 관련 업무 이외의 목적으로 정보를 상용하는 자 등(제76조의2제4항)
1년 이하의 징역 또는 2천만원 이하의 벌금 (제79조의2)	• 고위험병원체를 취급한 자(제23조의4제1항) • 고위험병원체를 취급하게 한 자(제23조의4제2항) • 질병관리청장 또는 시·도지사의 요청을 거부하거나 거짓자료를 제공한 의료기관 및 약국, 법인·단체·개인(제76조의2제1항) • 감염병환자등 및 감염이 우려되는 사람의 위치정보에 대한 경찰관서의 요청을 거부하거나 거짓자료를 제공한 자(제76조의2제2항 후단)
1년 이하의 징역 또는 1천만원 이하의 벌금 (제79조의3)17)	• 입원치료를 받지 아니한 자(제41조제1항) • 자가치료 또는 시설치료 및 의료기관 입원치료를 거부한 자(제41조제2항) • 입원 또는 격리 조치를 거부한 자(제42조제2항) • 입원 또는 격리 조치를 위반한 자(제47조, 제49조)
500만원 이하의 벌금 (제79조의4)	• 제1급감염병 및 제2급감염병에 대하여 보고 또는 신고 의무를 위반하거나 거짓으로 보고 또는 신고한 의사, 치과의사, 한의사, 군의관, 의료기관의 장 또는 감염병병원체 확인기관의 장 • 제1급감염병 및 제2급감염병에 대하여 의사, 치과의사, 한의사, 군의관, 의료기관의 장 또는 감염병병원체 확인기관의 장의 보고 또는 신고를 방해한 자
300만원 이하의 벌금 (제80조)	• 제3급감염병 및 제4급감염병에 대하여 보고 또는 신고 의무를 위반하거나 거짓으로 보고 또는 신고한 의사, 치과의사, 한의사, 군의관, 의료기관의 장, 감염병병원체 확인기관의 장 또는 감염병 표본감시기관 • 제3급감염병 및 제4급감염병에 대하여 의사, 치과의사, 한의사, 군의관, 의료기관의 장, 감염병병원체 확인기관의 장 또는 감염병 표본감시기관의 보고 또는 신고를 방해한 자 • 감염병병원체 검사를 거부한 자(13조제2항) • 감염병관리시설을 설치하지 아니한 자(제37조제4항) • 강제처분에 따르지 아니한 자(제42조) • 일반인과 접촉하는 일이 많은 직업에 종사한 자 또는 감염병환자등을 그러한 직업에 고용한 자(제45조) • 감염병 유행에 대한 방역 조치에 위반한 자(제47조) • 감염병의 예방조치에 위반한자(제3호 중 건강진단에 관한 사항은 제외)(제49조제1항) • 소독업 신고를 하지 아니하거나 거짓이나 그 밖의 부정한 방법으로 신고하고 소독업을 영위한 자(제52조제1항) • 정해진 기준과 방법에 따라 소독하지 아니한 자(제54조제1항)

17) 제79조의3 각 호의 죄를 범하여 고의 또는 중과실로 타인에게 감염병을 전파시킨 경우 그 죄에서 정한 형의 2분의 1까지 가중한다(제81조의2제2항).

벌 칙	위 반 내 용
200만원 이하의 벌금 (제81조)	• 신고를 게을리한 자(제12조제1항) • 세대주, 관리인 등으로 하여금 신고를 하지 아니하도록 한 자(제12조제1항) • 해부명령을 거부한 자(제20조) • 예방접종증명서를 거짓으로 발급한 자(제27조) • 역학조사를 거부·방해 또는 기피한 자(제29조) • 거짓이나 그 밖의 부정한 방법으로 예방접종을 받은 사람(제32조제2항) • 성매개감염병에 관한 건강진단을 받지 아니한 자를 영업에 종사하게 한 자(제45조제2항) • 건강진단을 거부하거나 기피한 자(제46조 또는 제49조제1항제3호) • 정당한 사유 없이 자료 제공 요청에 따르지 아니하거나 거짓 자료를 제공한 자, 검사나 질문을 거부·방해 또는 기피한 자(제74조의2제1항)

2. 과태료

과태료는 대통령령으로 정하는 바에 따라 질병관리청장, 관할 시·도지사 또는 시장·군수·구청장이 부과·징수한다. 감염병예방법상 과태료부과 기준은 다음과 같다(시행령 제33조 및 [별표 3]). 기타 과태료에 관한 설명은「의료법」내용을 참조하기 바란다.

위반행위	근거 법조문	과태료 금액 (단위: 만원)	
		1차 위반	2차 이상 위반
1. 고위험 병원체 취급시설 변경신고를 하지 않은 경우	법 제83조 제1항제1호	100	200
2. 고위험 병원체 취급 시설 폐쇄신고를 하지 않은 경우	법 제83조 제1항제2호	100	200
3. 예방접종 보고를 하지 않거나 거짓으로 보고한 경우	법 제83조 제3항제1호	50	100
5. 필수 예방접종 약품의 생산 수입 계획보고를 하지 않거나 거짓으로 보고한 경우	법 제83조 제3항제2호	50	100
6. 의료인에 대하여 의료기관 내원(內院)이력 및 진료이력 등 감염 여부 확인에 필요한 사실에 관하여 거짓 진술, 거짓 자료를 제출하거나 고의적으로 사실을 누락·은폐한 경우	법 제83조 제1항제4호	500	1,000

<table>
<tr><th rowspan="2">위반행위</th><th rowspan="2">근거
법조문</th><th colspan="2">과태료 금액
(단위: 만원)</th></tr>
<tr><th>1차 위반</th><th>2차 이상
위반</th></tr>
<tr><td>7. 감염병 환자가 전원등의 조치를 거부한 경우</td><td>법 제83조
제3항제2호의2</td><td>50</td><td>100</td></tr>
<tr><td>8. 감염병 전파의 위험성이 있는 장소 또는 시설의 관리자ㆍ운영자가 출입자 명단 작성, 마스크 착용 등 방역지침의 준수 조치를 따르지 않은 경우</td><td>법 제83조 제2항</td><td>150</td><td>300</td></tr>
<tr><td>9. 감염병 전파의 위험성이 있는 장소 또는 시설의 이용자나 감염병 전파가 우려되는 운송수단의 이용자가 출입자 명단 작성, 마스크 착용 등 방역지침의 준수 또는 버스ㆍ열차ㆍ선박ㆍ항공기 등 감염병 전파가 우려되는 운송수단의 이용자가 마스크 착용 등 방역지침의 준수조치를 따르지 않은 경우</td><td>법 제83조
제4항제1호</td><td>10</td><td>10</td></tr>
<tr><td>10. 감염병 전파가 우려되어 지역 및 기간을 정하여 마스크 착용 등 방역지침 준수조치를 따르지 않은 경우</td><td>법 제83조
제4항제2호</td><td>10</td><td>10</td></tr>
<tr><td>11. 공동주택, 숙박업소 등 여러 사람이 거주하거나 이용하는 시설이 소독을 하지 않은 경우</td><td>법 제83조
제3항제3호</td><td>50</td><td>100</td></tr>
<tr><td>12. 소독업의 휴업, 폐업 또는 재개업 신고를 하지 않은 경우</td><td>법 제83조
제3항제4호</td><td>25</td><td>50</td></tr>
<tr><td>13. 소독업자가 소독에 관한 사항을 기록ㆍ보존하지 않거나 거짓으로 기록한 경우</td><td>법 제83조
제3항제5호</td><td>15</td><td>30</td></tr>
</table>

제4부

후천성면역결핍증 예방법

제1장 후천성면역결핍증 예방법의 개요

제2장 신고 및 보고

제3장 검 진

제4장 감염인의 보호 · 지원

제5장 보 칙

제6장 벌 칙

제 1 장

후천성면역결핍증 예방법의 개요

1. 목적과 용어의 정의

「후천성면역결핍증 예방법」은 후천성면역결핍증의 예방·관리와 그 감염인의 보호·지원에 필요한 사항을 정함으로써 국민건강의 보호에 이바지함을 목적으로 한다(제1조). 이법은 후천성면역결핍증에 감염된 자의 보호·관리와 동 질병의 전파방지를 위한 신속한 조치를 위하여 「법률 제3943호」로 1987. 11. 28 제정되었고 1988. 1. 28.부터 시행되었다. 이는 오스트리아에 이어 세계에서 두 번째로 제정 시행 된 것이다. 이후 수차례 개정을 거쳐 현재에 이르고 있다.

이 법에서 '감염인'이란 인체면역결핍바이러스에 감염된 사람을 말하며(제2조제1호)[1], '후천성면역결핍증 환자'란 감염인 중 세포면역기능에 결함이 있고, 주폐포자충 폐렴(Pneumocystis carinii pneumonia : PCP), 결핵 등의 기회감염 또는 기회질환이 있는 등 후천성면역결핍증 특유의 임상증상이 나타난 사람을 말한다(제2조제2호 및 시행령 제2조).

참고로 후천성면역결핍증(Acquired Immune Deficiency Syndrome, AIDS)이란 면역기능이 저하되어 건강한 인체 내에서는 병을 유발하지 못하던 세균, 바이러스 등이 병원체로 다시 활동하거나 새로운 균이 외부로부터 침입, 증식함으로써 폐결핵 등이 발병하는 일련의 증상들을 총칭하는 것이며, AIDS를 유발하는 바이러스인 HIV(Human Immunodeficiency Virus, 인체면역결핍바이러스)에 감염되었으나 AIDS 증상이 나타나지 않은 사람을 포괄하여 HIV/AIDS 라는 용어가 통용되고 있다. HIV 감염의 주된 경로는 직접적인 성 접촉, 수혈, 임신, 출산, 수유, 감염된 주사바늘의 사용 등이며, 물이나 공기, 악수, 포옹 등 일상적인 접촉, 식사, 공중목욕탕 및 변기 이용, 곤충 등에 의해서는 감염되지 않는바, 주변에 HIV 감염

---

1) 에이즈바이러스를 보유하고 있는 자를 병원체보유자, 항체가 형성된 자를 항체양성반응자, 감염된 후 인체의 면역기능이 저하되어 에이즈 특유의 임상증상이 나타난 자를 에이즈환자라고 하고, 널리 에이즈바이러스에 감염된 자라고 함은 위의 각 경우에 해당하는 자를 말한다(92가합46696).

인이 있다 하여 일반적인 전염 위험성이 높아지는 것은 아니다. 한편 HIV는 발견 초기 치사율이 매우 높은 바이러스였으나, 1900년대 중반 이후 항-HIV 병합요법의 개발, 보급 등으로 비교적 효과적인 약제와 투여 방법이 개발됨으로써 HIV 감염인들의 생명이 많이 연장되었고, 그 전파력 또한 저하되었다(2007구합24500).

후천성면역결핍증 예방법」은 제1장(총칙), 제2장(신고 및 보고), 제3장(검진), 제4장(감염인의 보호・지원), 제5장(보칙), 제6장(벌칙)으로 구성되어 있다.

2. 국가・지방자치단체 및 국민의 의무

1) 국가・지방자치단체의 의무

국가와 지방자치단체는 후천성면역결핍증의 예방・관리와 감염인의 보호・지원을 위한 대책을 수립・시행하고 감염인에 대한 차별 및 편견의 방지와 후천성면역결핍증의 예방을 위한 교육과 홍보를 하여야 한다. 나아가 국제사회와 협력하여 후천성면역결핍증의 예방과 치료를 위한 활동에 이바지하여야 한다(제3조제1항, 제2항).

2) 국민의 의무

국민은 후천성면역결핍증에 관한 올바른 지식을 가지고 예방을 위한 주의를 하여야 하며, 국가나 지방자치단체가 이 법에 따라 하는 조치에 적극 협력하여야 한다(제3조제3항).

3) 기타 사항

국가・지방자치단체 및 국민은 감염인의 인간으로서의 존엄과 가치를 존중하고 그 기본적 권리를 보호하며, 이 법에서 정한 사항 외의 불이익을 주거나 차별대우를 하여서는 아니 된다(제3조제4항). 그리고 사용자는 근로자가 감염인이라는 이유로 근로관계에 있어서 법률에서 정한 사항 외의 불이익을 주거나 차별대우를 하여서는 아니 된다(제3조제5항).

사용자와의 관계에서 감염인이 차별받을 가능성이 큰 현실을 고려하여 세계보건기구(WHO) 및 국제노동기구(ILO)가 권장하는 감염인의 근로권 보장에 관한 기본원칙을 규정할 필요가 있어 사용자가 근로관계에 있어서 감염인에 대하여 불이익을 주거나 차별대우를 하지 아니하도록 하는 선언적 의무규정을 신설하였다.

제 2 장

신고 및 보고

1. 신고와 보고

1) 의사 또는 의료기관의 신고

감염인을 진단하거나 감염인의 사체를 검안한 의사 또는 의료기관은 24시간 이내에 진단·검안 사실을 관할 보건소장에게 신고하고[2], 감염인과 그 배우자(사실혼 포함) 및 성 접촉자에게 후천성면역결핍증의 전파 방지에 필요한 사항을 알리고 이를 준수하도록 지도하여야 한다. 이 경우 가능하면 감염인의 의사(意思)를 참고하여야 한다(제5조제1항). 신고사항은 "① 감염인에 대한 진단방법, 주요 증상 및 주요 감염경로, ② 감염인에 대한 진단 및 초진연월일, ③ 가검물번호, ④ 감염인의 사망 및 검안연월일과 검안 내용(사체를 검안한 경우로 한정함), ⑤ 진단한 의사의 성명과 그가 종사하는 의료기관의 주소 및 명칭"이 있다(시행규칙 제2조제1항).

한편 감염인이 사망한 경우 이를 처리한 의사 또는 의료기관은 24시간 이내에 관할 보건소장에게 신고하여야 한다(제5조제3항). 이 경우 신고사항은 "① 사망자의 성명·주민등록번호 및 주소, ② 사망연월일 및 사망 전의 주요증상, ③ 사망 전 감염인을 진단한 의료기관의 명칭 및 소재지와 진단한 의사의 성명"이 있다(시행규칙 제2조제3항).

2) 연구 또는 검사기관의 신고

학술연구 또는 혈액 및 혈액제제(血液製劑)에 대한 검사에 의하여 감염인을 발견한 사람이나

---

2) 후천성면역결핍증은 감염병예방법에 제3급감염병으로 분류되어 있으나 이 법은 감염병 예방법에 대한 특별법적 성격이므로 우선 적용대상이 된다. 따라서 의사가 직접 보건소장에게 신고하는 것이 적절하나 감염병 예방법에 따라 의료기관의 장에게 신고하고 의료기관의 장이 보건소장에게 신고해도 법에 어긋나는 것은 아니다.

해당 연구 또는 검사를 한 기관의 장은 24시간 이내에 질병관리청장에게 신고하여야 한다(제5조제2항). 이 경우 신고사항은 "① 연구 또는 검사의 방법 및 연구 또는 검사연월일, ② 연구 또는 검사자의 성명과 그가 종사하는 기관의 주소 및 명칭"이 있다(시행규칙 제2조제2항).[3)]

3) 보건소장 등의 보고

1), 2)에서 신고를 받은 보건소장은 특별자치시장・특별자치도지사・시장・군수 또는 구청장에게 이를 보고하여야 하고, 보고를 받은 특별자치시장・특별자치도지사는 질병관리청장에게, 시장・군수・구청장은 특별시장・광역시장 또는 도지사를 거쳐 질병관리청장에게 이를 보고하여야 한다(제5조제4항).

2. 비밀누설금지

"① 국가 또는 지방자치단체에서 후천성면역결핍증의 예방・관리와 감염인의 보호・지원에 관한 사무에 종사하는 사람, ② 감염인의 진단・검안・진료 및 간호에 참여한 사람, ③ 감염인에 관한 기록을 유지・관리하는 사람"은 이 법 또는 이 법에 따른 명령이나 다른 법령으로 정하고 있는 경우 또는 본인의 동의가 있는 경우를 제외하고는 재직 중에는 물론 퇴직 후에도 감염인에 대하여 업무상 알게 된 비밀을 누설하여서는 아니 된다(제7조). 참고로 2008. 3. 21. 개정 후천성면역결핍증 예방법(법률 제8940호)에 의하면, 감염인에 관한 정보를 보고하는 체계가 복잡하고 관리하는 기관이 지나치게 많아 정보의 보고 및 관리과정에서 감염인의 개인정보가 누출될 위험이 크다는 점에서 시・도지사의 감염인 명부의 작성・비치의무와 이에 관한 보고제도를 폐지하였다.

---

3) 참고로 의사 또는 의료기관, 연구 또는 검사기관의 신고시 필요한 경우 구두・전화 등의 방법으로 신고할 수 있다(시행규칙 제2조제4항).

제 3 장

검 진

1. 검진

1) 검진의 대상 및 방법

(1) 필수 검진

질병관리청장, 특별시장・광역시장・도지사 또는 특별자치도지사(시・도지사), 시장・군수・구청장은 공중과 접촉이 많은 업소에 종사하는 사람으로서 "① 감염인의 배우자(사실혼 포함) 및 성 접촉자, ② 그 밖에 후천성면역결핍증의 예방을 위하여 보건복지부장관이 필요하다고 인정하는 사람"에 대하여 후천성면역결핍증에 관한 정기 또는 수시검진을 실시하여야 한다(제8조제1항). 이 경우 정기검진은 6개월 간격으로 1년에 2회 실시한다(시행령 제11조).

(2) 임의적 검진

질병관리청장, 시・도지사, 시장・군수・구청장은 후천성면역결핍증에 감염되었다고 판단되는 충분한 사유가 있는 자 또는 후천성면역결핍증에 감염되기 쉬운 환경에 있는 사람으로서 ① 감염인의 배우자(사실혼 포함) 및 성 접촉자, ② 그 밖에 후천성면역결핍증의 예방을 위하여 질병관리청장이 인정하는 사람에 대하여 후천성면역결핍증에 관한 검진을 실시할 수 있다(제8조제2항).

(3) 장기체류 외국인의 검진

해외에서 입국하는 외국인 중 ① 91일 이상 국내에 체류하기 위하여 입국하는 사람(체류기간을 연장하여 91일 이상 체류하는 사람을 포함함)으로서 수입을 목적으로 한 연예・운동경기, 그 밖의 흥행업을 하려는 사람(배우자를 동반하는 사람은 제외하며, 다른 목적으로 입국하여 수입을 목적으로 한 연예・운동경기, 그 밖의 흥행업을 하는 사람을 포함함), ② 출입국관리법에 따른 재난상륙허가의 대상자(배우자를 동반하는 사람은 제외)로서 보건복지부장관이 후천성면역결핍증의 예방을 위하여 필요하다고 인정하는 사람은 입국전 1월 이내에 발급받은 후천성면역결핍증 음성확인서를 질병관리청장에게 제시하여야 한다. 이를 제시하지 못하는 경우에는 입국 후 72시간 이내에 검진을 받아야 한다(제8조제3항 및 시행령 제10조). 이는 후천성면역결핍증의 제1차 감염경로를 차단하기 위한 조치이다.

2) 익명검진

후천성면역결핍증에 관한 검진을 하는 자는 검진 전에 검진 대상자에게 이름・주민등록번호・주소 등을 밝히지 아니하거나 가명을 사용하여 검진(익명검진)할 수 있다는 사실을 알려주어야 하고, 익명검진을 신청하는 경우에도 검진을 하여야 한다. 이에 따라 검진을 하는 자는 검진 결과 감염인으로 밝혀진 사람이 있는 경우에는 감염인의 성별, 확인진단일, 가검물번호, 검진의사의 성명과 검진기관의 주소 및 명칭을 관할 보건소장에게 신고하여야 한다. 이 경우 감염인의 정보는 익명으로 관리하여야 한다(제8조 제4항, 제5항). 익명검진제도는 후천성면역결핍증에 대한 검진을 받는 것을 꺼려하는 분위기로 인하여 감염인의 발견이 어려운 현실을 고려할 때 잠재된 감염인 그룹을 질병관리체계내로 편입시키기 위하여 검진제도자체를 활성화할 필요가 있어, 이름・주소 등을 밝히지 아니하거나 가명 등을 사용하여 후천성면역결핍증에 관한 검진을 받을 수 있도록 하고, 검진을 실시한 자는 검진결과 감염인으로 밝혀진 자가 있는 경우에는 관할보건소장에게 신고하도록 한 것이다.

3) 검진결과 통보

후천성면역결핍증에 관한 검진을 한 자는 검진 대상자 본인 외의 사람에게 검진 결과를 통보할 수 없다. 다만, 검진 대상자가 군(軍), 교정시설 등 공동생활자인 경우에는 해당 기관의 장에게 통보하고, 미성년자, 심신미약자, 심신상실자인 경우에는 그 법정대리인에게 통보한다. 이에 따른 검진 결과 통보의 경우 감염인으로 판정을 받은 사람에게는 면접통보 등 검진결과의 비밀이 유지될 수 있는 방법으로 하여야 한다. 사업주는 근로자에게 후천성면역결핍증에 관한 검진결과서를 제출하도록 요구할 수 없다(제8조의2). 이는 검진 대상자의 비밀을 유지하기 위함이다.

2. 역학조사

질병관리청장, 시・도지사, 시장・군수・구청장은 감염인 및 감염이 의심되는 충분한 사유가 있는 사람에 대하여 후천성면역결핍증에 관한 검진이나 전파 경로의 파악 등을 위한 역학조사를 할 수 있다(제10조).

3. 증표제시 및 증명서 발급

검진 및 역학조사를 하는 사람은 그 권한을 나타내는 증표를 지니고 이를 관계인에게 보여주어야 한다(제11조). 그리고 검진 및 역학조사를 받은 사람에게는 그 결과를 나타내는 증명서를 발급하여야 한다(제12조).

4. 혈액・장기・조직 등의 검사

혈액원(血液院)과 혈액제제[혈액, 혈장(血漿)을 포함]를 수입하는 자는 해당 혈액원에서 채혈된 혈액이나 수입 혈액제제에 대하여 인체면역결핍바이러스의 감염 여부를 검사하여야 한다. 즉 혈액원은 채혈된 모든 혈액에 대하여, 후천성면역결핍증 감염여부를 검사하고 감염이 의심되는 혈액 및 매개체에 대하여는 확인검사기관의 장(질병관리청장)에게 검사를 의뢰하여 확인검사를 받아야 한다(시행규칙 제8조제1항). 수입혈액제제 또는 원료혈액제제를 수입하는 자는 통관 이전에 식품의약품안전처장의 검사를 받아야 한다. 다만, 인체면역결핍바이러스에 감염되어 있지 아니하다는 해당 제품 수출국가의 증명서류가 첨부되어 있는 수입 혈액제제로서 질병관리청장이 그 검사가 필요 없다고 인정하는 경우[4]에는 그러하지 아니하다.

의사 또는 의료기관은 장기(인공장기를 포함함)・조직의 이식, 정액의 제공, 그밖에 인체면역결핍바이러스감염의 위험이 있는 매개체를 사용하기 전에 각각 후천성면역결핍증 감염여부

4) 수입혈액제제 또는 원료혈액제제를 수입하는 자가 법 제9조제1항 단서의 규정에 해당하는 서류를 첨부하지 아니하고 당해제품을 수입한 때에는 통관 이전에 식품의약품안전처장의 검사를 받아야 한다(시행규칙 제8조제2항).

를 검사하고 감염이 의심되는 혈액·장기·조직·정액 및 매개체에 대하여는 확인검사기관의 장에게 검사를 의뢰하여 확인검사를 받아야 한다.

한편 이러한 검사를 받지 아니하거나 검사를 한 결과 인체면역결핍바이러스에 감염된 것으로 나타난 혈액·수입 혈액제제·장기·조직·정액·매개체는 이를 유통·판매하거나 사용하여서는 아니 된다(제9조).

제 4 장

감염인의 보호 · 지원

1. 감염인에 대한 보호 · 지원 조치

1) 진료기관 및 요양시설의 설치 등

질병관리청장은 후천성면역결핍증의 예방·관리와 그 감염인의 보호·지원 또는 치료를 위하여 필요한 전문진료기관 또는 연구기관을 설치·운영할 수 있다(제13조). 나아가 보건복지부장관 또는 시·도지사는 감염인의 요양 및 치료 등을 위한 시설(요양시설)과 감염인에 대한 정보제공, 상담 및 자활 등을 위한 시설(쉼터)을 설치·운영할 수 있다(제16조).[5)]

2) 치료권고

감염인에 대한 치료지시 및 강제처분제도는 후천성면역결핍증 및 감염인에 대한 부정적인 인식을 가중시키며 감염인의 인권을 침해할 우려가 있었다. 이에 질병관리청장, 시·도지사 또는 시장·군수·구청장은 인체면역결핍바이러스의 전염을 방지하기 위하여 감염인 중 타인에게 감염시킬 우려가 있는 사람 등 "① 검진결과 감염인으로 판명된 자로서 검진을 받아야 할 업소에 종사하거나 종사할 가능성이 높은 감염인, ② 주의능력과 주위환경 등으로 보아 타인에게 감염시킬 우려가 있다고 인정되는 감염인, ③ 생계유지능력이 없고, 타인에 의하여 부양 또는 보호를 받고 있지 아니한 감염인"에 대하여 전문진료기관 또는 요양시설에서 치료 또는 요양을 받도록 권고할 수 있도록 하였다(제14조). 이와 같이 치료명령을 하기 전에 치료권고를 하도록 하고, 치료권고에 응하지 아니하는 감염인 중 감염인의 주의능력과 주위환경 등으로 보아 타인에게 감염시킬 우려가 있다고 인정되는 자에 대하여는 치료명령을 할

5) 1999. 2. 8. 법 개정을 통해 에이즈 감염자의 격리·보호제도와 전문진료기관 지정제도는 에이즈 감염자에 대한 인권침해와 일부 의료기관의 에이즈 감염자에 대한 진료거부등 폐해가 있어 이를 폐지하였다.

수 있도록 한 것이다.

3) 치료 및 보호조치 등

질병관리청장, 시・도지사 또는 시장・군수・구청장은 치료 권고에 따르지 아니하는 감염인 중 감염인의 주의 능력과 주위 환경 등으로 보아 다른 사람에게 감염시킬 우려가 높다고 인정되는 감염인에 대하여는 치료 및 보호조치를 강제할 수 있다. 이에 따라 강제할 경우 그 권한을 나타내는 증표를 지니고 이를 관계인에게 내보여야 한다(제15조).

4) 예방치료기술 확보 등

질병관리청장은 후천성면역결핍증의 예방과 치료를 위한 의약품 및 기술을 확보하기 위하여 노력하여야 한다. 이에 따른 의약품 및 기술 확보를 위한 연구 사업을 지원할 수 있다(제17조의2).

2. 감염인에 대한 제한 조치

1) 취업의 제한

감염인은 그 종사자가 정기검진을 받아야 하는 업소(유흥접객업소)에 종사할 수 없으며, 업소를 경영하는 자는 감염인 또는 검진을 받지 아니한 사람을 그 업소에 종사하게 하여서는 아니 된다(제18조).

2) 전파매개행위의 금지

감염인은 혈액 또는 체액을 통하여 다른 사람에게 전파매개행위를 하여서는 아니 된다(제19조).

제 5 장

보 칙

1. 부양가족의 보호

특별자치시장・특별자치도지사・시장・군수 또는 구청장은 감염인이 속한 가구의 소득인 정액이 「국민기초생활 보장법」 제2조제11호에 따른 기준 중위소득의 100분의 50 이하인 경우에는 감염인과 그 부양가족을 「국민기초생활 보장법」에 따른 수급권자로 보아 부양가족의 생활보호에 필요한 조치를 하여야 한다(제20조 및 시행령 제24조).

2. 협조의무

질병관리청장은 후천성면역결핍증의 예방・관리와 그 감염인의 보호・지원에 필요한 협조를 관계 기관의 장에게 요구할 수 있으며, 이에 따른 요구를 받은 기관의 장은 적극적으로 이에 협조하여야 하며 정당한 사유 없이 그 요구를 거부할 수 없다(제21조).

3. 비용부담

국가 또는 지방자치단체는 다음에 해당하는 비용에 대하여 이를 부담하거나 그 전부 또는 일부를 보조한다(제22조).

① 검진비용은 당해업무를 국가기관이 행할 경우에는 국가에서 이를 부담하고, 지방자치단체가 행할 경우에는 국가가 당해 지방자치단체에 그 비용의 2분의1을 보조한다.

② 역학조사비용은 당해업무를 국가기관이 행할 경우에는 국가에서 이를 부담하고, 지방자

치단체가 행할 경우에는 국가가 당해 지방자치단체에 그 비용의 2분의1을 보조한다.

③ 연구기관 또는 전문진료기관의 설치·운영비용은 국가가 이를 부담한다.

④ 전문진료기관에서의 진료비용은 당해업무를 국가기관이 행할 경우에는 국가에서 이를 부담하고, 지방자치단체가 행할 경우에는 국가가 당해 지방자치단체에 그 비용의 2분의 1을 보조한다.

⑤ 생활보호비용의 부담비율은 「국민기초생활 보장법」에서 정하는 바에 의한다.

⑥ 위탁받은 단체 또는 기관의 후천성면역결핍증예방을 위한 홍보 및 교육비용은 국가 또는 지방자치단체가 그 전부 또는 일부를 보조한다.

⑦ 위탁받은 단체 및 기관의 요양시설 및 쉼터의 설치·운영 비용은 국가 또는 지방자치단체가 그 전부 또는 일부를 보조한다.

4. 권한의 위임·위탁

이 법에 의한 질병관리청장의 권한은 그 일부를 시·도지사 또는 국립검역소장에게 위임할 수 있다. 그리고 질병관리청장 또는 지방자치단체의 장은 예방을 위한 홍보 및 교육을 민간단체 또는 관계전문기관에 위탁할 수 있다. 나아가 질병관리청장 또는 시·도지사는 요양시설 및 쉼터의 설치·운영을 민간단체 또는 관계전문기관에 위탁할 수 있다(제23조).

제 6 장

벌 칙

1. 벌칙 내용

벌 칙	위 반 내 용
3년 이하의 징역 (제25조)	• 혈액 · 수입혈액제제 · 장기 · 조직 · 정액 또는 매개체를 유통 · 판매하거나 사용한 사람(제9조제3항) • 전파매개행위를 한 사람(제19조)
3년 이하의 징역 또는 3,000만원 이하의 벌금 (제26조)	• 비밀을 누설한 사람(제7조) • 검사를 하지 아니한 자(제9조제1항, 제2항) • 감염인을 해당 업소에 종사하도록 한 자(제18조제2항)
1년 이하의 징역 또는 1,000만원 이하의 벌금 (제27조)	• 신고를 하지 아니하거나 거짓으로 신고를 한 자(제5조) • 검진 또는 역학조사에 응하지 아니한 사람(제8조, 제10조) • 검진결과를 통보한 자(제8조의2제1항, 제2항) • 검진결과서 제출을 요구한자(제8조의2제3항) • 치료 및 보호조치에 응하지 아니한 사람(제15조제1항) • 취업이 제한되는 업소에 종사한 사람(제18조제1항) • 검진을 받지 아니한 사람을 해당 업소에 종사하도록 한 자(제18조제2항)

제5부

검역법

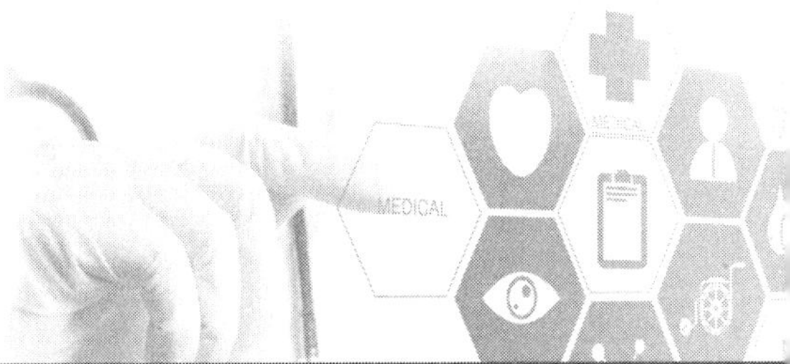

제1장 검역법의 개요

제2장 검역조사

제3장 자료제출 요청 등

제4장 검역공무원

제5장 보 칙

제6장 벌칙 등

제 1 장

검역법의 개요

1. 목적 및 용어의 정의

「검역법」은 우리나라로 들어오거나 외국으로 나가는 사람, 운송수단 및 화물을 검역(檢疫)하는 절차와 감염병을 예방하기 위한 조치에 관한 사항을 규정하여 국내외로 감염병이 번지는 것을 방지함으로써 국민의 건강을 유지・보호하는 것을 목적으로 한다(제1조). 보건복지부장관은 검역전문위원회의 심의를 거쳐 검역관리지역 및 중점검역관리지역을 지정 또는 해제할 수 있으며(제5조), 검역감염병을 예방하기 위하여 필요한 경우에는 오염지역의 인근지역으로서 검역감염병이 발생할 우려가 있는 지역(오염인근지역)에 체류하거나 경유한 자에 대하여 건강상태 질문서를 제출하게 하거나 발열 여부를 검사하는 등 검역조치를 할 수 있다(제5조의2). 이는 국제공중보건 위기상황에 신속하게 대처하여 감염병의 국내유입을 방지하기 위한 것이다. 검역 관련 업무에 관하여는 다른 법률에 특별한 규정이 있는 경우 외에는 이 법에 따른다(제4조).

이 법에서 사용하는 용어의 뜻은 다음과 같다.

'검역감염병'이란 ① 콜레라, ② 페스트, ③ 황열, ④ 중증 급성호흡기 증후군(SARS), ⑤ 동물인플루엔자 인체감염증, ⑥ 신종인플루엔자, ⑦ 중동 호흡기 증후군(MERS), ⑧ 에볼라바이러스병, ⑨ 위의 감염병 이외의 감염병으로서 외국에서 발생하여 국내로 들어올 우려가 있거나 우리나라에서 발생하여 외국으로 번질 우려가 있어 질병관리청장이 긴급 검역조치가 필요하다고 인정하여 고시하는 감염병을 말한다.

그리고 '운송수단'이란 선박, 항공기, 열차, 또는 자동차를 말한다(제2조제2호).

'검역감염병 환자'란 검역감염병 병원체가 인체에 침입하여 증상을 나타내는 사람으로서 의사, 치과의사 또는 한의사의 진단 및 검사를 통하여 확인된 사람을 말하며(제2조제3호), '검역감염병 의사환자'란 검역감염병 병원체가 인체에 침입한 것으로 의심되나 검역감염병 환자로 확인되기 전 단계에 있는 사람을 말하고(제2조제4호), '검역감염병 접촉자'란 검역감염병 환자, 검역감염병 의사환자 및 병원체 보유자(이하 "검역감염병 환자 등"이라 한다)와 접촉하거나 접촉이 의심되는 사람을 말한다(제2조제5호). 감염병 매개체"란 공중보건에 위해한 감염성 병원체를 전파할 수 있는 설치류나 해충을 말한다(제2조제6호).[1)]

'검역관리지역'이란 검역감염병이 유행하거나 유행할 우려가 있어 국내로 유입될 가능성이 있는 지역으로 지정된 지역을 말하며(제2조제7호), '중점검역관리지역'이란 검역관리지역 중 유행하거나 유행할 우려가 있는 검역감염병이 치명적이고 감염력이 높아 집중적인 검역이 필요한 지역으로 지정된 지역을 말한다(제2조제8호).

2. 검역법의 변천과 구조

1954. 2. 2. 국외로부터 전염병이 전입됨을 방시하기 위히어 대한민국해공항에 내항하는 승객·승무원·선박·항공기 또는 하물에 대한 검역절차와 예방조치를 강구하기 위하여「해공항검역법(법률 제307호)」이 제정되었다. 이후 1963. 3. 12. 법의 제명을「검역법(법률 제1273호)」으로 개칭한 이후 수차례의 개정이 있었다. 특히 국제공중보건 문제로 대두되고 있는 중증급성호흡기증후군, 조류인플루엔자 인체감염증 및 신종인플루엔자감염증으로부터 안전한 국가를 만들기 위하여 이를 검역감염병에 포함하여 관리함으로써 국민의 건강을 보호하고, 세계보건기구에서 정한 공중보건조치 이행을 위한 법적 근거를 마련하기 위하여 2009. 12. 29. 검역법을 전부개정(법률 제9846호)하였다. 중동 호흡기 증후군(MERS) 사태 이후 2016. 1. 8. 국회 본회의에서「검역법」이 개정되었으며, 2021. 3. 4. 코로나바이러스감염증-19 관련 대대적인 추가 개정이 있었다.

---

1) 2016. 2. 3. 국회에서는 중동 호흡기 증후군(MERS) 사태 후속 조치로 검역감염병의 종류에 중동 호흡기 증후군(MERS)을 추가하고, 검역의 실효성 확보를 위하여 감염병이 유행하는 오염지역을 방문한 입국자에게는 오염지역 방문사실을 신고하도록 의무화하며, 보건복지부장관이 국내에 입국하는 선박 또는 항공기를 운용하는 자에게 탑승자의 인적사항·여행경로 등 승객예약자료를 열람 또는 제출받을 수 있도록 하는 등 검역관리를 강화하기 위해「검역법」일부 내용을 개정하였다.

3. 국가의 책무와 국민의 권리와 의무

국가는 검역 업무를 수행할 때에 검역 대상자의 인권을 보호하여야 하며, 검역감염병이 국내외로 번지는 것에 신속하게 대처하기 위한 대응 방안을 수립하여야 한다(제3조).

국민은 검역감염병 발생상황, 예방 및 관리 등에 대한 정보와 대응 방법을 알 권리가 있으며, 검역감염병으로 격리 등을 받은 경우 이로 인한 피해를 보상받을 수 있다. 그리고 국민은 검역감염병이 국내외로 번지는 것을 막기 위한 국가와 지방자치단체의 시책에 적극 협력하여야 한다(제3조의2).

4. 검역관리 기본계획의 수립·시행 등

질병관리청장은 검역전문위원회의 심의를 거쳐 검역관리 기본계획을 5년마다 수립·시행하여야 한다. 기본계획은 검역 기본목표와 추진방향, 검역 사업계획과 추진방법, 검역 통계 및 정보의 관리 방안, 검역공무원의 교육과 역량강화 방안, 그 밖에 검역관리에 필요한 사항"을 포함하여야 한다.

검역소장은 기본계획에 따라 소관별로 연도별 시행계획을 수립·시행하여야 한다. 질병관리청장과 검역소장은 기본계획이나 시행계획의 수립·시행에 필요한 자료의 제공을 관계 행정기관 또는 단체에 요청할 수 있으며, 요청받은 관계 행정기관 또는 단체는 특별한 사유가 없으면 이에 따라야 한다(제4조의2).

제 2 장

검역조사

1. 검역조사 대상

1) 검역조사의 대상 등

우리나라로 들어오거나 외국으로 나가는 승객, 승무원 등 모든 사람(출입국자), 운송수단 및 화물, 범죄의 예방, 수사 업무나 피의자 체포 업무 수행 등 사유로 운송수단과 접촉한 사람과 운송수단 및 화물은 검역조사를 받아야 한다. 이에 따른 검역조사를 받지 아니한 운송수단과 사람 및 화물은 검역 절차가 끝나기 전에는 우리나라로 들어오거나 외국으로 나길 수 없다.

다만 검역감염병 환자와 사망자가 없는 운송수단 중 외국으로 나가는 운송수단으로서 질병관리청장이 우리나라에서 검역감염병이 발생하여 국외로 번질 우려가 없다고 인정하는 운송수단(출입국자 및 화물을 포함한다), 연료나 자재 및 생활필수품 등을 공급받을 목적으로 우리나라에 일시 머무르는 운송수단, 군용(軍用) 운송수단으로서 운송수단 안에 검역감염병 환자등과 감염병 매개체가 없다는 사실을 통보한 군용 운송수단, 「남북교류협력에 관한 법률」에 따라 통일부장관이 요청하는 운송수단, 관계 중앙행정기관의 장이 검역조사의 생략을 요청하는 운송수단으로서 질병관리청장이 인정하는 운송수단은 검역조사의 전부 또는 일부를 생략할 수 있다(제6조).

2) 검역통보

검역조사의 대상이 되는 운송수단의 장은 운송수단이 검역 장소에 접근하였을 때에는 해당 검역 장소를 관할하는 검역소장에게 검역감염병 환자등의 유무와 위생 상태 등을 통보하여야 한다. 다만, 운송수단이 긴급한 위난을 피하기 위하여 부득이하게 검역 장소가 아닌 곳에 도착한 경우에는 그 도착장소와 가장 가까운 검역구역을 관할하는 검역소장에게 통보하여야 한다. 이러한 통보를 받은 검역소장은 운송수단의 장에게 검역감염병 환자등에 대한 조치 등 필요한 조치를 하도록 지시할 수 있으며, 지시를 받은 운송수단의 장은 그 지시에 따라야 한다. 다만 나포(拿捕), 귀순 및 조난 등으로 들어오는 경우에는 조사 관련 기관의 장이 통보할 수 있다. 운송수단의 장 또는 조사 관련 기관의 장은 위 통보 이후 변경사항이 발생하면 즉시 그 내용을 검역소장에게 알려야 한다(제9조).

2. 검역 절차

1) 검역 장소

질병관리청장은 관계 중앙행정기관의 장과 협의하여 검역 장소를 정한다. 검역을 받으려는 출입국자 및 운송수단은 검역 장소에 도착하여 검역조사를 받아야 한다. 다만, 검역 장소에서 검역조사를 받기 어렵거나 검역조사가 완료되기 어려운 경우 다른 검역구역에서 검역조사를 받을 수 있다. 한편 나포, 귀순, 조난 및 응급환자 발생 등 부득이한 경우, 날씨나 그 밖의 부득이한 사유가 있는 경우는 검역소장이 정하는 장소에서 검역조사를 받을 수 있다(제10조).

2) 검역 시각

검역소장은 검역조사의 대상이 검역 장소에 도착하는 즉시 검역조사를 하여야 한다. 다만, 즉시 검역조사를 하지 못하는 부득이한 사유가 있는 경우에는 검역 장소에 대기하거나 격리할 것을 조건으로 승객, 승무원 및 화물을 내리게 할 수 있다(제11조).

3) 검역조사

(1) 검역조사

검역소장은 항공기, 선박, 등 검역조사 대상에 대하여 운송수단 및 화물의 ① 보건·위생 상태에 대한 경과(經過)와 현황, ② 출입국자의 검역감염병 감염·위험요인 여부 및 예방관리에 관한 사항, ③ 식품 보관 상태, ④ 쥐 모기 등 감염병 매개체의 서식 유무와 번식 상태에 대하여 검역조사를 한다. 다만, 자동차의 경우에는 출입국자의 검역감염병 감염·위험요인 여부 및 예방관리에 관한 사항 이외의 사항을 생략할 수 있다. 이때 검역소장은 검역조사를 하기 위하여 출입국자와 운송수단의 장에게 필요한 서류를 제출하거나 제시하도록 요구할 수 있으며, 필요한 사항을 질문하거나 검사·조사할 수 있다. 육로를 통하여 들어오는 출입국자는 출입하기 전에 검역구역이나 남북교류협력 출입장소에서 검역조사를 받아야 한다. 검역소장은 검역업무를 신속하고 정확하게 수행하기 위하여 정보화기기, 영상정보처리기기, 전자감지기 등 장비를 활용할 수 있다(제12조).

(2) 항공기 검역조사

항공기 검역조사를 받으려는 운송수단의 장은 검역조사에 필요한 서류를 검역소장에게 제출하여야 한다. 검역소장은 이에 따라 제출한 서류를 심사하여 검역감염병이 국내에 전파될 우려가 없다고 판단한 경우에는 서류 심사로 검역조사를 할 수 있다. 다만, 항공기 내 검역감염병 환자등이 발생했거나 발생이 의심되는 경우, 항공기 내 사망자가 발생한 경우, 항공기 내 감염병 매개체가 서식하거나 서식한 흔적을 발견한 경우, 그 밖에 검역감염병의 전파 위험이 큰 경우로서 탑승하여 검역조사를 할 필요가 있다고 검역소장이 인정하는 경우와 같이 검역감염병의 전파 위험이 큰 경우 탑승하여 검역조사를 하여야 한다. 위 서류 제출 및 서류 심사에 의한 검역조사는 전산시스템을 이용하여 처리할 수 있다(제12조의3).

(3) 선박 검역조사

선박 검역조사를 받으려는 운송수단의 장은 검역조사에 필요한 서류를 검역소장에게 제출하여야 한다. 이 경우 운송수단의 장은 검역 장소에 도착하여 선박에 노란색 기(旗)를 달거나 노란색 전조등을 켜는 등 검역 표시를 하여야 한다. 검역소장은 이에 따라 제출한 서류를 심사하여 검역감염병이 국내에 전파될 우려가 없다고 판단한 경우에는 서류 심사로 검역조사를 할 수 있다. 다만, 선박 내 검역감염병 환자등이 발생했거나 발생이 의심되는 경우, 선박 내 사망자가 발생한 경우, 선박 내 감염병 매개체가 서식하거나 서식한 흔적을 발견한 경우, 중점검역관리지역에서 출항한 후 검역감염병의 최대 잠복기간이 경과하지 않은 경우, 입항 전 검역관리지역에서 검역감염병의 최대 잠복기간 이내에 선원 교대가 있었던 경우, 「국제보건규칙」에 따라 작성된 선박위생관리 증명서나 선박위생관리 면제증명서를 소지하지 않거나 그 유효기간이 지난 후 입항한 경우 또는 이전 출항지의 검역소장의 조치사항을 이행하지 않은 경우, 그 밖에 검역감염병의 전파 위험이 큰 경우로서 승선하여 검역조사를 할 필요가 있다고 검역소장이 인정하는 경우와 같이 검역감염병의 전파 위험이 큰 경우 승선하여 검역조사를 하여야 한다. 서류 제출 및 서류 심사에 의한 검역조사는 전산시스템을 이용하여 처리할 수 있다. 검역소장은 제출한 서류의 사실 확인 및 보건위생관리를 위하여 대상 선박을 선정하여 검역조사 이후에 보건위생조사를 실시할 수 있으며, 제출한 서류정보가 사실과 다른 것으로 확인된 경우에는 재검역 등 필요한 조치를 하여야 한다(제12조의4).

(4) 육로 검역조사

육로를 통하여 들어오는 출입국자 및 운송수단은 검역조사를 받아야 한다. 질병관리청장은 육로를 통하여 들어오는 출입국자 및 운송수단에 대하여 통일부장관이 「남북교류협력에 관한 법률」에 따른 협의를 요청할 때에는 검역통보 절차의 일부를 생략할 수 있다(제12조의5).

4) 검역조사를 위한 신고 등

(1) 신고의무 및 조치 등

"① 검역관리지역에 체류하거나 그 지역을 경유하여 국내에 입국하는 사람 중 검역감염병을 의심할 수 있는 증상이 있는 사람, ② 중점검역관리지역에 체류하거나 그 지역을 경유하여 국내에 입국하는 사람"은 해당 검역관리지역 또는 중점검역관리지역을 출발한 후 검역감염병의 최대 잠복기간이 경과하지 아니한 경우 검역소장에게 건강 상태 등을 신고하여야 한다. 질병관리청장은 ①, ②가 건강 상태 등을 신고할 수 있도록 공항, 항만 및 육로의 입국장 등에 해외감염병신고센터를 설치하여야 한다.

검역소장은 검역감염병의 전파가 우려될 경우에는 신고하는 사람에게 ① 여행지역과 시기에 관한 정보의 요구, ② 검역감염병 관련 건강 상태에 관한 정보의 요구, ③ 예방접종을 증명할 수 있는 서류의 요구, ④ 검역감염병의 감염 여부를 파악하기 위한 검사 또는 검진, ⑤ 그 밖에 검역감염병의 전파를 방지하기 위하여 필요한 조치를 할 수 있다. 검역감염병이 국내에서 발생하여 외국으로 전파될 위험이 있는 경우, 외국으로 나가는 사람 중 검역감염병을 의심할 수 있는 증상이 있는 사람은 해외감염병신고센터에 건강 상태 등을 신고하여야 한다. 이 경우, 검역소장은 건강 상태 등을 신고한 자에 대하여 같은 조치를 할 수 있다(제12조의2).

(2) 검역 전의 승선·탑승

검역조사를 받아야 할 운송수단에 검역조사가 완료되어 검역증이 발급되기 전에는 검역공무원이 아닌 사람은 승선하거나 탑승할 수 없다. 다만, 검역소장의 허가를 받은 경우에는 그러하지 아니한다. 검역소장의 허가를 받지 아니하고 승선하거나 탑승한 사람은 검역조사를 받아야 하며, 검역소장의 허가를 받아 승선하거나 탑승한 사람이 검역감염병 증상이 있거나 검역감염병 환자등과 접촉한 경우 즉시 검역소장에게 신고를 하여야 한다. 검역소장은 신고를 받은 경우 신고한 자에 대해 즉시 검역조사를 실시하여야 한다(제13조).

3. 검역조치

1) 검역조치

질병관리청장은 검역감염병 유입과 전파를 차단하기 위하여 검역감염병에 감염되었거나 감염된 것으로 의심되는 사람, 검역감염병 병원체에 오염되었거나 오염된 것으로 의심되거나 감염병 매개체가 서식하는 것으로 의심되는 운송수단이나 화물에 대하여 다음의 조치를 전부 또는 일부 실시할 수 있다.

① 검역감염병 환자 등을 감시하거나 격리시키는 것
② 검역감염병 접촉자 또는 검역감염병 위험요인에 노출된 사람(검역감염병 위험요인에 노출된 사람)을 감시하거나 격리시키는 것
③ 검역감염병 병원체에 오염되었거나 오염된 것으로 의심되는 화물을 소독 또는 폐기하거나 옮기지 못하게 하는 것
④ 검역감염병 병원체에 오염되었거나 오염된 것으로 의심되는 곳을 소독하거나 사용을 금지 또는 제한하는 것
⑤ 검역감염병 병원체 오염 여부를 확인할 필요가 있다고 인정되는 운송수단 및 화물을 검사하는 것
⑥ 감염병 매개체가 서식하거나 서식하는 것으로 의심되는 운송수단과 화물을 소독하고 감염병 매개체를 없애도록 운송수단의 장이나 화물의 소유자 또는 관리자에게 명하는 것
⑦ 검역감염병의 감염 여부를 확인할 필요가 있다고 인정되는 사람을 진찰하거나 검사하는 것
⑧ 검역감염병의 예방이 필요한 사람에게 예방접종을 하는 것

소독의 명령을 받은 운송수단의 장이나 화물의 소유자 또는 관리자는 자격이 있는 자에게 소독 등의 업무를 대신하게 하고 그 결과를 검역소장에게 제출하여 검역소장의 확인을 받아야 한다. 만약 질병관리청장이 이에 따른 적절한 조치를 시행할 수 없는 경우에는 운송수단의 장에게 그 이유를 알리고 회항 또는 지정하는 장소로 이동할 것을 지시할 수 있다. 이 경우 해당 운송수단의 장은 그 지시에 따라야 한다. 질병관리청장은 위 검역조치를 할 때에 필요한 경우 관계 기관에 협조를 요청할 수 있으며, 그 요청을 받은 관계 기관의 장은 부득이한 사유가 없으면 협조하여야 한다(제15조).

2) 검역감염병 환자 격리 및 검역감염병 접촉자 감시

(1) 검역감염병 환자 등의 격리

질병관리청장은 검역감염병 환자 등을 감시하거나 격리(제15조)할 경우 검역감염병 환자 등을 검역소에서 관리하는 격리시설로서 질병관리청장이 지정한 시설, 감염병관리기관, 격리소・요양소 또는 진료소, 또는 감염병전문병원, 자가(自家), 국내에 거주지가 없는 경우 질병관리청장이 지정하는 시설 또는 장소에 격리한다. 질병관리청장은 검역감염병 환자등이 많이 발생하여 격리시설이나 감염병관리기관 등이 부족한 경우에는 임시 격리시설을 설치・운영할 수 있다. 다만 사람 간 전파가능성이 낮은 경우는 격리 대상에서 제외할 수 있다.

질병관리청장은 격리조치(이송을 포함한다)를 할 때에 필요하면 특별시장・광역시장・특별자치시장・도지사・특별자치도지사 또는 시장・군수・구청장에게 협조를 요청할 수 있다. 이 경우 시・도지사 또는 시장・군수・구청장은 특별한 사유가 없으면 협조하여야 한다. 검역감염병 환자등의 **격리 기간은 검역감염병 환자등의 감염력이 없어질 때까지로 하고,** 격리기간이 지나면 즉시 해제하여야 한다. 격리 기간 동안 **격리된 사람은 검역소장의 허가를 받지 아니하고는 다른 사람과 접촉할 수 없다.** 검역소장은 검역감염병 환자등을 격리하였을 때에는 격리 사실을 격리 대상자 및 격리 대상자의 가족, 보호자 또는 격리 대상자가 지정한 사람에게 알려야 한다(제16조).

(2) 검역감염병 접촉자에 대한 감시 등

질병관리청장은 검역감염병 접촉자 또는 검역감염병 위험요인에 노출된 사람이 입국 했을 때는 거주하거나 체류하는 지역의 특별자치도지사・시장・군수・구청장에게 건강 상태를 감시하거나 격리시킬 것을 요청할 수 있다. 이 경우 감시 또는 격리 기간은 해당 검역감염병의 최대 잠복기간(보건복지부령으로 정함 : (예) 콜레라 5일, 페스트 6일, 황열 6일, 중증 급성 호흡기 증후군 10일, 동물 인플루엔자 인체감염증 10일 등)을 초과할 수 없다. 특별자치도지사・시장・군수・구청장은 감시하는 동안 검역감염병 접촉자 또는 검역감염병 위험요인에 노출된 사람이 검역감염병 환자등으로 확인된 경우에는 지체 없이 격리 등 필요한 조치를 하고 즉시 그 사실을 질병관리청장에게 보고하여야 한다(제17조).

(3) 비용부담

위 격리 및 감시에 드는 경비는 국가가 부담한다.

3) 조치사항

(1) 격리시설 등에서 물품 반출의 금지

격리시설과 임시 격리시설에서 사용하거나 보관 중인 물품은 검역소장의 허락을 받지 아니하고 반출하여서는 아니 된다(제18조).

(2) 오염운송수단 등의 이동금지 등의 조치

질병관리청장은 검역감염병에 감염되었거나 감염이 의심되는 승객, 승무원 및 도보출입자, 검역감염병 병원체에 오염되었거나 오염이 의심되는 운송수단 및 화물(오염운송수단등)에 대하여는 검역소장이 지정하는 장소에서 검역감염병 유무에 관한 검사, 소독 및 물건의 폐기 등의 조치가 끝날 때까지 이동금지 등의 조치를 할 수 있다. 이 경우 검역소장의 허가를 받지 아니하고는 오염운송수단등에 접촉하거나 탑승할 수 없다. 검역소장은 오염운송수단등에 대한 조치를 하여 검역감염병이 국내로 번질 우려가 없다고 인정되면 그 이동금지 등의 조치를 해제하여야 한다(제19조).

(3) 검역감염병 외의 감염병에 대한 예방조치

검역소장은 검역조사에서 검역감염병 외의 감염병 환자나 의사환자, 죽은 사람의 시체, 또는 병원체에 오염되었거나 오염되었을 가능성이 있는 운송수단에는 진찰, 검사, 소독 및 그 밖에 필요한 예방조치를 할 수 있다(제20조).

(4) 소독이 필요한 화물의 보관

검역소장은 운송수단의 화물선적 목록에 적힌 화물 중 소독할 필요가 있다고 인정되는 화물은 다른 화물과 접촉되지 아니하게 따로 보관할 것을 해당 세관장에게 요구할 수 있다(제21조).

(5) 출입국의 금지 또는 정지 요청

질병관리청장은 공중보건상 큰 위해를 끼칠 염려가 있다고 인정되는 검역감염병 환자 등, 검역감염병 접촉자, 검역감염병 위험요인에 노출된 사람, 검역관리지역등에서 입국하거나 이 지역을 경유하여 입국하는 사람에 대하여는 법무부장관에게 출국 또는 입국의 금지 또는 정지를 요청할 수 있다. 다만, 입국의 금지 또는 정지의 요청은 외국인의 경우에만 해당한다(제24조).

(6) 시체 등의 반입 및 조사

국내로 시체를 반입하려는 자는 검역감염병으로 인한 사망 여부를 확인하기 위하여 필요한 서류를 제출하거나 제시하여야 한다. 운송수단의 운행 중 발생한 시체는 검역조사를 받아야 한다. 검역소장은 위 조사 결과 해당 시체의 사인을 확인할 수 없거나 검역감염병에 감염된 것으로 의심되는 시체의 경우에는 검사를 위해 해부를 명할 수 있으며, 필요한 경우 관계기관에 협조를 요청할 수 있다. 검역소장은 검역감염병으로 죽은 사람의 시체, 유골 및 유물로서, 방부처리(防腐處理) 후 불침투성(不浸透性) 관(棺)에 밀봉되어 있지 아니하거나 화장조치(火葬措置)가 되어 있지 아니한 것에 대하여는 국내 반입을 허용하지 아니한다.

검역소장은 검역감염병 환자등이 사망한 경우나 사망 후 사망한 사람이 검역감염병병원체를 보유하였던 것으로 확인된 경우 검역감염병의 차단과 확산 방지 등을 위하여 필요한 범위에서 그 시신의 장사방법 등을 제한할 수 있다(제25조).

(7) 검역구역의 보건위생관리

질병관리청장은 검역감염병이나 검역감염병 외의 감염병이 유행하거나 유행할 우려가 있다고 인정하면 검역구역 내 운송수단, 시설, 건물, 물품 및 그 밖의 장소와 그 관계인에 대하여 보건위생관리에 필요한 검역감염병 및 검역감염병 외의 감염병에 관한 역학조사(疫學調査), 살충・살균을 위한 소독과 감염병 매개체를 없애는 일, 검역감염병 보균자 및 검역감염병 외의 감염병 보균자 색출 검사와 예방접종, 운송수단에 실리는 식재료, 식품 및 식수검사, 어패류와 식품을 다루는 사람에 대한 위생지도와 교육・홍보, 검역구역 안의 감염병 매개체의 서식 분포 등에 대한 조사, 선박의 균형을 유지하기 위하여 선박에 실은 물에 대한 조사, 그 밖에 질병관리청장이 검역감염병 및 검역감염병 외의 감염병을 예방하기 위하여 필요하다고 인정하는 사항을 하거나 필요한 지시를 할 수 있다. 질병관리청장은 위 조치와 지시를 할 때에 필요하면 관계 기관이나 관계인에게 협조를 요청할 수 있으며, 그 요청을 받은 관계 기관의 장이나 관계인은 부득이한 사유가 없으면 협조하여야 한다(제29조).

4. 국제공인예방접종

질병관리청장은 외국으로 나가는 사람의 요청이 있을 경우에는 검역감염병의 예방접종을 실시하고 국제공인예방접종증명서를 내주어야 하며, 검역감염병의 예방접종 후 이상반응에 대비하여 관련 응급처치 비상품을 구비하여야 한다(제28조의2).

질병관리청장은 의료기관, 의무실이 설치되어 있고 의사가 항상 근무하는 국가 및 지방자치단체의 기관, 공공기관 중에서 국제공인예방접종을 실시할 수 있는 기관(국제공인예방접종지정기관)을 지정할 수 있다. 이 경우 질병관리청장은 이를 공고하여야 한다. 질병관리청장은 국제공인예방접종지정기관이 최근 3년간 검역감염병에 대한 예방접종 실적이 없는 경우, 감염병 예방접종과 관련하여 이 법이나 의료 관계 법령을 위반한 경우에는 그 지정을 취소할 수 있다(제28조의3). 질병관리청장은 국제공인예방접종지정기관의 지정을 취소하려는 경우에는 청문을 하여야 한다(제34조의2). 한편 국제공인예방접종기관의 장은 검역감염병의 예방접종을 수행한 경우 예방접종증명서를 발급하여야 하며, 검역소장은 예방접종증명서의 사실을 확인한 후 국제공인예방접종증명서를 발급한다(제28조의2).

5. 검역정보시스템의 구축・운영

질병관리청장은 검역감염병에 감염되었거나 감염되었을 것으로 우려되는 사람과 오염 우려가 있는 운송수단을 신속히 확인하는 등 효율적 검역업무의 수행을 위하여 검역대상자 등의 정보를 전자적으로 처리할 수 있는 검역정보시스템을 구축・운영할 수 있다. 질병관리청장은 검역 업무를 위하여 의약품안전사용정보시스템, 여권정보통합관리시스템, 출입국관리정보를 처리하는 정보시스템, 국가관세종합정보망, 그 밖에 정보시스템을 통하여 검역과 관련된 정보를 관계 기관의 장에게 요청할 수 있다. 이 경우 관계 기관의 장은 정당한 사유가 없으면 이에 따라야 한다. 질병관리청장은 시스템을 통하여 운영하는 정보를 효율적인 검역 업무의 수행 이외의 목적에는 활용할 수 없으며, 사생활의 비밀을 침해하지 아니하도록 관리하여야 한다. 여기에서 정보의 보호 및 관리에 관한 사항은 이 법에서 규정된 것을 제외하고는 「개인정보 보호법」의 규정을 따른다(제29조의2).

6. 증명서 발급

(1) 검역증

검역소장은 검역조사 결과 출입국자, 운송수단 또는 화물에 의하여 검역감염병이 국내외로 번질 우려가 없는 등 이상이 없는 것으로 인정되면 출입국자 또는 운송수단의 장이 요구하는 경우 검역증을 내주어야 한다(제22조).

(2) 조건부 검역증

검역소장은 검역조사 결과 검역소독 등을 실시할 것을 조건으로 운송수단의 장에게 조건부 검역증을 내줄 수 있으며, 조건부 검역증을 받은 운송수단의 장이 해당 조건을 이행하였을 때에는 그 운송수단의 장에게 검역증을 내주어야 한다. 검역소장은 운송수단의 장이 조건부 검역증에 제시된 조건을 이행하지 아니하면 이동금지 등의 조치를 할 수 있다. 검역소장은 조건부 검역증을 받은 운송수단의 장이 운송수단에 대한 조건을 이행하는 것이 곤란하다고 판단될 경우에는 운송수단의 장에게 그 이유를 밝히고 검역소장이 지정하는 장소로 이동할 것을 지시할 수 있다. 이 경우 해당 운송수단의 장은 그 지시에 따라야 한다(제23조).

(3) 선박위생 증명서

검역소장은 선장 또는 선박의 소유자가 선박위생 증명서 발급을 신청하면 그 선박에 대하여 검역감염병 병원체의 오염 여부와 감염병 매개체 유무 등에 관한 조사를 하고, 그 결과 해당 선박에 검역감염병 병원체의 오염 의심이 없고 감염병 매개체가 서식하지 아니한 경우에는 6개월간 유효한 선박위생관리 면제증명서를 내준다. 검역소장은 조사 결과 해당 선박에 검역감염병 병원체의 오염이 의심되거나 감염병 매개체의 서식이 의심되면 자격이 있는 자에게 소독을 하게 하거나 감염병 매개체를 없애도록 한 후 6개월간 유효한 선박위생관리 증명서를 내준다. 검역소장은 조치명령을 받아 소독하거나 감염병 매개체를 없앤 선장 또는 선박의 소유자가 명령 이행에 대한 증명서 발급을 신청하면 6개월간 유효한 선박위생관리 증명서를 내준다. 검역소장은 위 규정 따라 발급된 증명서의 유효기간이 지난 선박이나 그 증명서를 지니지 아니하고 도착한 선박 또는 그 증명서에 재검사가 필요한 것으로 기재되어 있는 선박에 대하여는 검역조사를 하여야 한다. 검역소장은 선박이 선적지(船籍地)로 돌아가거나 검역조사 및 검역조치를 이행할 수 없는 특별한 사유가 있는 경우에는 선박위생관리 면제증명서의 유효기간을 1개월의 범위에서 연장할 수 있다(제27조).

(4) 그 밖의 증명서 발급

검역소장은 운송수단의 장이 감염병 매개체 구제증명서(驅除證明書) 발급을 신청하면 해당 유송수단에 대하여 해당 운송수단의 감염병 매개체 구제 여부를 확인하고 그 증명서를 내주어야 한다. 검역소장은 물품을 수출하려는 사람이 물품에 대한 소독증명확인서: 검역감염병의 유무에 관한 검사, 소독 및 감염병 매개체를 없애는 일, 물품에 대한 병원체 검사증명서: 검역감염병 병원체의 유무에 관한 세균·바이러스 검사 실시에 관한 증명서의 발급을 신청하면 그에 해당하는 검역감염병 예방조치를 하거나 하였는지 확인하고 해당 증명서를 내주어야 한다. 검역소장은 승객 및 승무원 등 외국으로 나가는 사람이 병원체 검사증명서의 발급을 신청하면 검역감염병 감염 여부와 검역감염병 병원체의 유무에 관한 검사를 실시하고 해당 증명서를 내주어야 한다(제28조).

제3장

자료제출 요청 등

1. 승객예약자료의 요청

질병관리청장은 검역감염병 발생국가에서 입국하거나 검역감염병 발생국가를 경유하여 입국한 것으로 의심되는 사람 또는 검역감염병에 감염되었거나 감염되었을 것으로 우려되는 사람이 출국 또는 입국하는 경우의 검역업무 등 검역조사 및 조치를 수행하기 위하여 필요한 경우에는 운송수단의 장에게 승객 예약자료를 정보통신망을 통하여 열람할 수 있도록 하거나 지체 없이 문서(전자문서를 포함한다)로 제출할 것을 요청할 수 있다. 이에 따른 요청을 받은 운송수단의 장은 정당한 사유가 없으면 이에 따라야 한다. 한편 열람하거나 제출받을 수 있는 자료의 범위는 ① 성명, 국적, 생년월일, 여권번호 및 예약번호, ② 주소 및 전화번호, ③ 운송수단의 편명, 입항일시, ④ 예약 및 탑승수속 시점, ⑤ 탑승권 번호・좌석번호・발권일・발권장소, ⑥ 여행경로 및 여행사, ⑦ 가족, 단체여행객 등 동반탑승자 및 동반탑승자의 좌석번호, ⑧ 수하물에 관한 자료"로 한정한다(제29조의4).

2. 관계 기관의 협조

질병관리청장은 검역감염병의 예방・관리를 위하여 검역감염병에 감염되었거나 감염되었을 것으로 우려되는 사람의 주민등록번호, 출입국관리기록, 여행자 휴대품 신고내용 및 금융정보, 그 밖의 긴급하게 필요한 자료・정보를 외교부장관, 법무부장관, 행정안전부장관, 국토교통부장관, 금융위원회위원장, 관세청장, 그 밖에 중앙행정기관의 장에게 요청할 수 있다. 이 경우 요청을 받은 관계 중앙행정기관의 장은 정당한 사유가 없으면 이에 따라야 한다

(제29조의5).

3. 안내 · 교육

공항 또는 항만 등의 시설관리자는 검역관리지역등의 위치, 그 지역에서 발생하고 있는 검역감염병의 종류 및 예방방법, 검역감염병에 감염되었거나 감염이 의심되는 경우 조치방법 등에 관하여 시설을 이용하는 자에게 안내하여야 한다. 검역소장은 검역관리지역등에 대한 안내와 검역감염병의 예방에 관한 교육 등이 필요한 경우 운송수단의 장에게 출입국자를 대상으로 검역관리지역등의 위치, 검역관리지역등에서 발생하고 있는 검역감염병의 종류, 그 위험성 및 예방방법, 검역감염병에 감염되었거나 감염이 의심되는 경우 조치방법, 건강 상태 신고 및 발열여부 검사에 관한 사항, 신고의 절차 · 방법 등에 관한 사항, 그 밖에 검역소장이 필요하다고 인정하여 안내 및 교육을 요청하는 사항에 관하여 안내 및 교육을 실시하도록 요청하여야 한다. 이 경우 검역소장은 운송수단의 장에게 실시할 안내 및 교육의 구체적인 내용을 영상물 등 시각적인 매체의 형태를 포함하여 제공하여야 하고, 요청을 받은 운송수단의 장은 정당한 사유가 없으면 이에 따라야 한다(제29조의6).

4. 검역소

검역감염병이 국내외로 전파되는 것을 방지하고 국민의 건강을 안전하게 보호하기 위하여 공항, 항만, 철도역 및 국경에 국립검역소(검역소)를 설치하여 운영한다. 질병관리청장은 권역별 거점검역소를 운영할 수 있다(제29조의7).

검역소는 "① 검역감염병의 국내유입 및 국외전파를 방지하기 위한 검역, ② 입국자 중 감염병 증상이 있는 자의 역학조사, ③ 검역감염병 환자등 및 검역감염병 접촉자의 격리, 진단검사, ④ 검역구역의 보건위생관리, ⑤ 검역감염병의 예방교육 및 홍보, ⑥ 그 밖에 검역과 관련한 업무"를 수행한다(제29조의8).

제 4 장

검역공무원

1. 검역공무원

이 법에 규정한 직무를 수행하기 위하여 검역소에 검역소장, 검역관 및 그 밖의 공무원을 둔다. 질병관리청장은 검역공무원에 대하여 정기적으로 업무수행에 관한 교육·훈련을 실시하여야 한다(제30조). 검역공무원은 이 법에 규정된 직무를 수행하기 위하여 검역 대상이 되는 운송수단과 그 밖에 필요한 장소에 출입할 수 있으며, 운송수단의 운행과 관련된 서류나 시설·장비 등을 검사·조사할 수 있다. 나아가 검역공무원은 출입국자와 운송수단의 장에게 검역조사를 위한 질문이나 그 밖에 필요한 자료를 제출하거나 제시하도록 요구할 수 있다(제31조).

2. 검역선

검역소장은 검역 사무를 수행하기 위하여 검역선(檢疫船), 검역차량 등을 운용할 수 있다. 검역소장은 환자가 발생한 경우 등 긴급한 검역조치가 필요한 경우에는 관계 기관의 장에게 검역 업무의 수행에 필요한 검역선 등을 제공하도록 요청할 수 있으며, 그 요청을 받은 관계 기관의 장은 부득이한 사유가 없으면 요청에 따라야 한다(제32조).

3. 제복

검역공무원은 이 법에 규정된 직무를 수행할 때에는 제복을 입어야 하며, 권한을 표시하는 증표를 지니고 관계인이 요구하면 보여주어야 한다(제33조).

제 5 장

보 칙

1. 수수료의 징수

질병관리청장은 검역에 필요한 조치를 한 경우, 또는 증명서를 발급한 경우에는 운송수단의 장, 화물의 소유자 또는 관리자 및 승객·승무원 등으로부터 수수료를 받을 수 있다(제34조).

2. 질병관리조직의 설치·운영 및 권한 위임

질병관리청장은 검역 사무와 다른 법률에서 정하는 사무를 맡기기 위하여 질병관리조직을 설치·운영할 수 있다(제36조).

3. 비밀누설 금지

검역조사 등 검역 관련 업무에 종사하거나 종사하였던 사람은 검역조사, 검역조치, 항공기 검역조사, 선박 검역조사, 육로에서의 검역조사, 검역정보시스템의 구축·운영, 승객예약자료 제공 요청 및 관계기관 협조 요청 등에서 업무상 알게 된 비밀을 다른 사람에게 누설하여서는 아니 된다(제38조).

제 6 장

벌칙 등

1. 벌칙

벌 칙	위 반 내 용
1년 이하의 징역 또는 1천만원 이하의 벌금 (제39조제1항)	• 검역조사를 받지 아니하고 우리나라로 들어오거나 외국으로 나간 사람, 운송수단의 장, 화물의 소유자 또는 관리자(제6조제1항) • 서류의 제출 또는 제시 요구를 거부·방해·기피하거나 거짓 서류를 제출 또는 제시한 자(제12조제3항) • 질병관리청장의 조치에 따르지 아니한 자(제15조제1항) • 격리조치에 따르지 아니한 자(제16조제1항, 제17조제1항) • 업무상 알게 된 비밀을 다른 사람에게 누설한 자(제38조)
500만원 이하의 벌금 (제39조제2항)	• 소독 실시 등의 명령을 이행하지 아니하거나 그 실시 결과에 대하여 검역소장에게 제출하여 확인을 받지 아니한 자(제15조제3항) • 이동 지시를 거부한 운송수단의 장(제15조제4항, 제23조제4항) • 격리시설과 임시 격리시설에서 사용하거나 보관 중인 물품을 검역소장의 허락을 받지 아니하고 반출한 자(제18조) • 이동금지 등의 조치에 따르지 아니한 자(제19조제1항)

기타 검역신고를 안하거나 허위로 한 경우, 승객예약자료 제공 거부 등에 대하여 1천만원 이하의 과태료가 부과되는 등 규정이 있다. 과태료는 검역소장이 부과·징수한다.

제6부

국민건강증진법

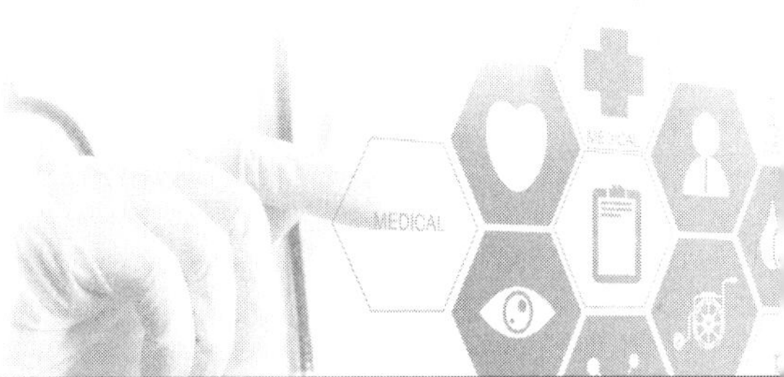

제1장 국민건강증진법의 개요

제2장 국민건강의 관리

제3장 국민건강증진기금

제4장 보 칙

제5장 벌 칙

제 1 장

국민건강증진법의 개요

1. 목적 및 용어의 정의

「국민건강증진법」은 국민에게 건강에 대한 가치와 책임의식을 함양하도록 건강에 관한 바른 지식을 보급하고 스스로 건강생활을 실천할 수 있는 여건을 조성함으로써 국민의 건강을 증진함을 목적으로 한다(제1조).

이 법에서 "국민건강증진사업"이라 함은 보건교육, 질병예방, 영양개선, 신체활동장려, 건강관리 및 건강생활의 실천 등을 통하여 국민의 건강을 증진시키는 사업을 말한다. "보건교육"이라 함은 개인 또는 집단으로 하여금 건강에 유익한 행위를 자발적으로 수행하도록 하는 교육을 말한다. "영양개선"이라 함은 개인 또는 집단이 균형된 식생활을 통하여 건강을 개선시키는 것을 말한다. '신체활동장려'란 개인 또는 집단이 일상생활 중 신체의 근육을 활용하여 에너지를 소비하는 모든 활동을 자발적으로 적극 수행하도록 장려하는 것을 말한다. "건강관리"란 개인 또는 집단이 건강에 유익한 행위를 지속적으로 수행함으로써 건강한 상태를 유지하는 것을 말한다. '건강친화제도'란 근로자의 건강증진을 위하여 직장 내 문화 및 환경을 건강친화적으로 조성하고, 근로자가 자신의 건강관리를 적극적으로 수행할 수 있도록 교육, 상담 프로그램 등을 지원하는 것을 말한다(제2조).

이 법은 국가(중앙정부: 주로 보건복지부장관)와 지방자치단체(시・도지사, 시장, 군수, 구청장, 보건소장)가 국민의 건강증진을 위하여 해야 하는 일을 주로 규정하였으며, 주요 건강증진사업으로 금연, 절주, 영양개선, 운동, 보건교육 등을 규정하고 있다. 특히 건강증진사업을 위해 담배값에서 일정금액의 부담금을 징수하여 건강증진기금을 조성하기 위한 근거법이다. 2004년에 담뱃값을 500원 인상하면서 건강증진기금을 담배 1갑당 354원 부과하여 연간 약 1조 4천억원을 징수하였다. 그 중 약 65%는 건강보험재정에 대한 보조금으로 지급(약

9,000억원)하고, 나머지 5,000억원으로 보건소와 공공의료기관에 지원하고 일부는 연구사업에 지원하였다. 선진국의 사례에 의하면 담배값을 10% 인상하면 금연자가 4% 감소한다는 이론에 의하여 담배부담금을 신설하어 담배값을 올리면서 부담금으로 건강증진기금을 조성하여 건강증진사업을 하고자 하는 것이 이법의 핵심이다. 2004년 당시에 담배 갑당 2,500원의 가격에는 담배소비세(지방세)로 641원, 지방교육세로 320.5원, 폐기물 부담금(꽁초 수거비 등) 7원, 국민건강증진기금 354원, 부가세(국세) 227.27원, 총 1,549.77원(담배값의 약 62%)의 세금과 부담금이 포함되었다.

2014년에는 10년 만에 담뱃값을 2,000원 인상하면서 관련된 세금이 1,550원에서 3,318원으로 약 2배 증가하였다. 가격 인상분 2,000원으로 담배소비세(지방세)가 1,007원으로(366원), 지방교육세가 443원으로(122.5원), 개별소비세가 594원(그중 20%는 소방안전교부세로 소방장비 등 구입, 2018년에 소방안전교부세는 4172.6억원), 국민건강증진기금 부담금이 841원으로(487원), 부가가치세가 409원, 폐기물 부담금(담배꽁초 수거비) 24.4원, 출고가와 유통마진도 950원에서 1,182원으로 인상되었다.

2. 국민건강증진법의 변천과 구조

1995. 1. 5. 국민의 생활수준향상에 따라 급성전염병의 발생은 줄어들고 있으나 식생활변화・운동부족・흡연・음주 등으로 인하여 만성퇴행성질환이 증가하고 있어 보건정책의 방향을 종래의 치료중심의 소극적 방법에서 보건교육・영양개선・건강생활실천등 사전예방적 사업으로 전환하여 국민건강증진을 도모하기 위하여 「국민건강증진법(법률 제4914호)」이 제정되었고, 이 법은 1995. 9. 1.부터 시행되었다. 이후 수차례 개정을 거쳐 현재에 이르고 있다. 현행 「국민건강증진법」은 제1장(총칙), 제2장(국민건강의 관리), 제3장(국민건강증진기금), 제4장(보칙), 제5장(벌칙)으로 구성되어 있다.

3. 국가 · 지방자치단체 및 국민의 책임

1) 책임의 내용

국가 및 지방자치단체는 건강에 관한 국민의 관심을 높이고 국민건강을 증진할 책임을 진다. 그리고 모든 국민은 자신 및 가족의 건강을 증진하도록 노력하여야 하며, 타인의 건강에 해를 끼치는 행위를 하여서는 아니 된다(제3조). 한편 보건에 대한 국민의 이해와 관심을 높이기 위하여 매년 4월 7일을 보건의 날로 정하며, 보건의 날부터 1주간을 건강주간으로 하며, 국가와 지방자치단체는 보건의 날의 취지에 맞는 행사 등 사업을 시행하도록 노력하도록 하였다(제3조의2).

2) 국민건강증진종합계획의 수립

보건복지부장관은 국민건강증진정책심의위원회의 심의를 거쳐 **국민건강증진종합계획을 5년마다 수립**하여야 한다. 이 경우 미리 관계중앙행정기관의 장과 협의를 거쳐야 한다. 종합계획에는 "① 국민건강증진의 기본목표 및 추진방향, ② 국민건강증진을 위한 주요 추진과제 및 추진방법, ③ 국민건강증진에 관한 인력의 관리 및 소요재원의 조달방안, ④ 국민건강증진기금의 운용방안, ⑤ 국민건강증진 관련 통계 및 정보의 관리 방안, ⑥ 그 밖에 국민건강증진을 위하여 필요한 사항"이 포함되어야 한다(제4조). 보건복지부장관, 관계중앙행정기관의 장, 특별시장 · 광역시장 · 특별자치시장 · 도지사 · 특별자치도지사 및 시장 · 군수 · 구청장은 종합계획을 기초로 하여 소관 주요시책의 실행계획을 매년 수립 · 시행하여야 하며, 이때 국가는 실행계획의 시행에 필요한 비용의 전부 또는 일부를 지방자치단체에 보조할 수 있다(제4조의2). 한편 종합계획과 실행계획의 수립 · 시행을 위하여 필요한 때에는 관계 기관 · 단체 등에 대하여 자료 제공 등의 협조를 요청할 수 있으며, 협조요청을 받은 관계 기관 · 단체 등은 특별한 사유가 없는 한 이에 응하여야 한다(제4조의3).

3) 국민건강증진정책심의위원회

국민건강증진에 관한 주요사항을 심의하기 위하여 보건복지부에 국민건강증진정책심의위원회를 두며, 위원회는 "① 국민건강증진종합계획, ② 국민건강증진기금의 연도별 운용계획안 · 결산 및 평가, ③ 2개 이상의 중앙행정기관이 관련되는 주요 국민건강증진시책에 관한 사항으로서 관계중앙행정기관의 장이 심의를 요청하는 사항, ④ 국민영양정책의 목표와 추진방향에 관한 사항 등, ⑤ 다른 법령에서 위원회의 심의를 받도록 한 사항, ⑥ 그 밖에 위원장이 심의에 부치는 사항"을 심의한다(제5조). 이 위원회는 위원장 1인 및 부위원장 1인을 포함한 15인 이내의 위원으로 구성한다. 위원장은 보건복지부차관이 되고, 부위원장은 공무원이 아닌 위원 중에서 위원장이 지명한 자가 된다. 그리고 위원은 국민건강증진·질병관리에 관한 학식과 경험이 풍부한 자, 소비자단체 및 비영리민간단체가 추천하는 자, 관계공무원 중에서 보건복지부장관이 위촉 또는 지명한다(제5조의2). 위원의 임기는 2년으로 하되, 연임할 수 있다. 다만, 공무원인 위원의 임기는 그 재직기간으로 한다(시행령 제4조).

4) 한국건강증진개발원의 설립 및 운영

보건복지부장관은 국민건강증진기금(이하 '기금')의 효율적인 운영과 국민건강증진사업의 원활한 추진을 위하여 필요한 정책 수립의 지원과 사업평가 등의 업무를 수행할 수 있도록 한국건강증진개발원(개발원)을 설립한다. 개발원은 "① 국민건강증진 정책수립을 위한 자료개발 및 정책분석, ② 종합계획 수립의 지원, ③ 위원회의 운영지원, ④ 기금의 관리·운용의 지원 업무, ⑤ 기금의 사용 등에 관한 업무, ⑥ 국민건강증진사업의 관리, 기술 지원 및 평가, ⑦「지역보건법」에 따른 지역보건의료계획에 대한 기술 지원, ⑧ 보건소의 설치와 운영에 필요한 비용의 보조, ⑨ 국민건강증진과 관련된 연구과제의 기획 및 평가, ⑩ 공중보건의사의 효율적 활용을 위한 지원, ⑪ 지역보건사업의 원활한 추진을 위한 지원, ⑫ 그 밖에 국민건강증진과 관련하여 보건복지부장관이 필요하다고 인정한 업무"를 수행한다(제5조의3).

국민건강의 관리

1. 건강생활지원 등

1) 건강친화 환경 조성 및 건강생활의 지원 등

국가 및 지방자치단체는 건강친화 환경을 조성하고, 국민이 건강생활을 실천할 수 있도록 지원하여야 하며, 혼인과 가정생활을 보호하기 위하여 혼인 전에 혼인 당사자의 건강을 확인하도록 권장하여야 한다(제6조).

건강 확인의 내용은 자녀에게 건강상 현저한 장애를 줄 수 있는 유전성질환, 혼인당사자 또는 그 가족에게 건강상 현저한 장애를 줄 수 있는 전염성질환으로 한다. 특별자치시장・특별자치도지사・시장・군수・구청장은 혼인하고자 하는 자가 건강 확인의 내용을 확인하고자 할 때에는 보건소 또는 특별자치시장・특별자치도지사・시장・군수・구청장이 지정한 의료기관에서 그 내용을 확인받을 수 있도록 하여야 한다. 보건소장 또는 의료기관의 장이 혼인하고자 하는 자의 건강을 확인한 경우에는 「의료법」에 의한 진단서에 그 확인내용을 기재하여 교부하여야 한다.

2) 건강친화기업 인증

보건복지부장관은 건강친화 환경의 조성을 촉진하기 위하여 건강친화제도를 모범적으로 운영하고 있는 기업에 대하여 건강친화인증을 할 수 있다. 인증을 받고자 하는 자는 보건복지부장관에게 신청하여야 한다. 인증을 받은 기업은 인증의 표시를 할 수 있으나, 인증을 받지 아니한 기업은 인증표시 또는 이와 유사한 표시를 하여서는 아니 된다. 국가 및 지방자치단체는 인증을 받은 기업에 대하여 행정적・재정적 지원을 할 수 있다(제6조의2). 인증의 유효기간은 인증을 받은 날부터 3년으로 하되, 그 기간을 연장할 수 있다(제6조의3).

보건복지부장관은 인증을 받은 기업이 "① 거짓이나 그 밖의 부정한 방법으로 인증을 받은 경우, ② 인증기준에 적합하지 아니하게 된 경우"에 해당하면 그 인증을 취소할 수 있다. 다만, ①의 경우에는 인증을 취소하여야 하며 보건복지부장관은 인증이 취소된 기업에 대해서는 그 취소된 날부터 3년이 지나지 아니한 경우에는 인증을 하여서는 아니 된다. 보건복지부장관은 인증을 취소하고자 하는 경우에는 청문을 실시하여야 한다(제6조의4).

3) 건강도시의 조성 등

국가와 지방자치단체는 지역사회 구성원들의 건강을 실현하도록 시민의 건강을 증진하고 도시의 물리적·사회적 환경을 지속적으로 조성·개선하는 도시(건강도시)를 이루도록 노력하여야 한다. 보건복지부장관은 지방자치단체가 건강도시를 구현할 수 있도록 건강도시지표를 작성하여 보급하여야 하며, 건강도시 조성 활성화를 위하여 지방자치단체에 행정적·재정적 지원을 할 수 있다(제6조의5): 2023년 시행

2. 광고의 금지 등

1) 광고금지 내용

보건복지부장관은 의학 또는 과학적으로 검증되지 아니한 건강비법 또는 심령술의 광고와 건강에 관한 잘못된 정보를 전하는 광고 등 국민건강의식을 잘못 이끄는 광고를 한 자에 대하여 그 내용의 변경 등 시정을 요구하거나 금지를 명할 수 있다(제7조).[1)]

2) 광고내용 변경 및 광고금지 절차

보건복지부장관은 광고기준을 위반한 광고를 한 자에 대하여 광고내용의 변경 또는 광고의 금지를 명하려면 미리 관계전문가의 의견을 들어야 한다. 다만, 긴급한 필요가 있거나 경미한 사항의 경우에는 그렇지 않다(시행령 제11조).

---

1) 헌법재판소는 2008. 6. 26. 방송광고 사전심의의 근거 규정인 「방송법」 제32조 등에 대하여 「헌법」이 금지하는 사전검열에 해당되어 표현의 자유를 침해하는 것으로 판단하여 위헌 결정을 내렸다(2005헌마506). 이에 따라 효력을 상실한 사전심의에 관한 규정이 삭제되었다. 같은 취지로 「국민건강증진법」에서도 방송 광고 사전 심의를 전제로 한 현행법 규정을 삭제한 것이다.

3) 주류광고의 제한 · 금지 특례

「주류 면허 등에 관한 법률」에 따라 주류 제조면허나 주류 판매업면허를 받은 자 및 주류를 수입하는 자를 제외하고는 주류에 관한 광고를 하여서는 아니 된다. 이에 따른 광고 또는 그에 사용되는 광고물은 "① 음주자에게 주류의 품명 · 종류 및 특징을 알리는 것 외에 주류의 판매촉진을 위하여 경품 및 금품을 제공한다는 내용을 표시하지 아니할 것, ② 직접적 또는 간접적으로 음주를 권장 또는 유도하거나 임산부 또는 미성년자의 인물, 목소리 혹은 음주하는 행위를 묘사하지 아니할 것, ③ 운전이나 작업 중에 음주하는 행위를 묘사하지 아니할 것, ④ 경고문구를 광고와 주류의 용기에 표기하여 광고할 것, 알코올분 1도 이상의 음료의 판매용 용기에 과다한 음주는 건강에 해롭다는 내용과 임신 중 음주는 태아의 건강을 해칠 수 있다는 내용의 경고문구를 표기하여야 한다. 경고문구가 표기되어 있지 아니한 부분을 이용하여 광고를 하고자 할 때에는 경고문구를 주류의 용기하단에 별도로 표기하여야 한다(제8조제4항 및 시행령 제13조). ⑤ 음주가 체력 또는 운동 능력을 향상시킨다거나 질병의 치료 또는 정신건강에 도움이 된다는 표현 등 국민의 건강과 관련하여 검증되지 아니한 내용을 주류광고에 표시하지 아니할 것, ⑥ 그 밖에 광고의 기준에 관한 사항"을 준수하여야 한다. 보건복지부장관은 「주세법」에 따른 주류의 광고가 기준을 위반한 경우 그 내용의 변경 등 시정을 요구하거나 금지를 명할 수 있다(제8조의2).

3. 절주

1) 절주문화 조성 및 알코올 남용 · 의존 관리

국가 및 지방자치단체는 절주문화를 조성하고 알코올 남용 · 의존의 예방과 치료를 위하여 노력하여야 하며, 이를 위한 조사 · 연구 또는 사업을 추진할 수 있다. 이를 위하여 음주폐해 예방위원회를 둔다. 위원회는 ① 절주문화 조성을 위한 정책 수립, ② 주류의 광고기준 마련에 관한 사항, ③ 알코올 남용 · 의존의 예방 및 관리를 위한 사항, ④ 그 밖에 음주폐해 감소를 위하여 필요한 사항에 대하여 보건복지부장관에게 자문한다. 보건복지부장관은 5년마다 「정신건강증진 및 정신질환자 복지서비스 지원에 관한 법률」에 따른 실태조사와 연계하여 알코올 남용 · 의존 실태조사를 실시하여야 한다(제8조의3).

2) 금주구역 지정

지방자치단체는 음주폐해 예방과 주민의 건강증진을 위하여 필요하다고 인정하는 경우 다수인이 모이거나 오고가는 관할구역 안의 일정한 장소를 조례로 금주구역으로 지정할 수 있으며, 금주구역에서는 음주를 하여서는 아니 된다. 지방자치단체는 지정된 금주구역을 알리는 안내표지를 설치하여야 한다(제8조의4).

4. 금연

1) 의의

국가 및 지방자치단체는 국민에게 담배의 직접흡연 또는 간접흡연[2]과 과다한 음주가 국민건강에 해롭다는 것을 교육·홍보하여야 하며, 금연 및 절주에 관한 조사·연구를 하는 법인 또는 단체를 지원할 수 있다(제8조 제1항, 제2항).

2) 경고문구 표기

담배의 제조자 또는 수입판매업자(제조자등)는 담배갑 포장지 앞면·뒷면·옆면 및 포스터, 스티커, 잡지 광고(판매촉진 활동을 포함)에 다음의 내용을 인쇄하여 표기하여야 한다. **① 흡연의 폐해를 나타내는 내용의 경고그림(사진을 포함한다)**(경고그림은 담배갑 포장지에 한정하되 앞면과 뒷면에 하여야 한다), **② 흡연이 폐암 등 질병의 원인이 될 수 있다는 내용 및 다른 사람의 건강을 위협할 수 있다는 내용의 경고문구, ③ 타르 흡입량은 흡연자의 흡연습관에 따라 다르다는 내용의 경고문구, ④ 담배에 포함된 발암성물질(나프틸아민, 니켈, 벤젠, 비닐 크롤라이드, 비소, 카드뮴), ⑤ 금연상담전화의 전화번호.**

경고 그림과 경고 문구는 담배갑 포장지의 경우 그 넓이의 100분의 50 이상에 해당하는 크기로 표기하여야 한다. 이 경우 경고 그림은 담배갑 포장지 앞면, 뒷면 각각의 넓이의 100분의 30 이상에 해당하는 크기로 하여야 한다. 다만, 경고그림은 사실적 근거를 바탕으로 하

---

2) 간접흡연(secondhand smoke, passive smoking)은 일반적으로 비흡연자가 흡연자의 담배연기를 흡입하는 것을 말한다. 간접흡연은 폐암 발생 위험을 20~30% 증가시키고, 심혈관계 질환 발생 위험을 25~35% 정도 증가시키며, 자궁경부암, 허혈성 뇌졸중, 유산 및 저체중아 출산 등에 대한 위험과도 관련되어 있다. 또한 간접흡연은 아동의 신체건강 뿐만 아니라 지능, 집중력, 학습능력 등에 영향을 줄 수 있는 것으로 나타난다.

고, 지나치게 혐오감을 주지 아니하여야 한다.

한편, 전자담배 등의 포장지에 표기하는 경고그림 및 경고문구는 흡연의 폐해, 흡연이 니코틴 의존 및 중독을 유발시킬 수 있다는 사실과 질병의 원인이 될 수 있다는 사실 등을 명확하게 알릴 수 있도록 해야 한다(제9조의2 및 시행령 제16조의2).

제조자 등은 담배에 연초 외의 식품이나 향기가 나는 물질(가향물질)을 포함하는 경우 이를 표시하는 문구나 그림·사진을 제품의 포장이나 광고에 사용하여서는 아니 된다(제9조의3). 전자담배, 씹는담배, 물담배, 머금는 담배에는 니코틴 의존 및 중독을 유발시킬 수 있다는 경고문구와 함께 전자담배는 특히 니트로사민(tobacco specific nitrosamines), 포름알데히드(formaldehyde) 등이 포함되어 있다는 내용을, 씹는 담배 및 머금는 담배는 구강암 등 질병의 원인이 될 수 있다는 내용을, 물 담배는 타르 검출 등 궐련과 동일한 위험성이 있다는 내용과 사용 방법에 따라 결핵 등 호흡기 질환에 감염될 위험성이 있다는 내용을 담배 포장지 앞면·뒷면·옆면에 각각 그 포장지와 보색 대비로 선명하게 표기해야 하고 담배 광고 시에도 담배 포장지 앞면에 표기한 것과 동일하게 표기해야 한다.

3) 금연을 위한 조치

그동안 흡연으로 인한 직·간접적 피해 발생, 각종 질환 발생으로 인한 의료비 부담 증가, 여성 및 청소년의 흡연율의 지속적인 상승 등의 문제가 지적되었다. 이에 2011년 6월 7일 국민건강증진법 일부개정(법률 제10781호)을 통하여 더욱 강력한 금연정책을 추진하기 위한 규정들을 신설하였다. 예를 들면 공중이용시설과 어린이·청소년시설 등에서의 흡연을 강력히 규제할 수 있도록 전체 금연구역을 확대함으로써 비흡연자의 혐연권을 보장하였고, 담뱃갑 포장지에 흡연습관에 따른 담배의 위험성을 알리는 경고문구를 추가하고 금연상담 전화번호를 표기하는 등 표시 규제를 강화하였으며, 담배광고에 대한 규제를 강화하도록 하였다.

(1) 담배에 관한 광고금지 및 제한

담배에 관한 광고는 기본적으로 금지되었다. 다만 ① 지정 소매업소(담뱃가게) 내부에서 광고물을 전시(展示) 또는 부착하는 행위. 영업소 외부에 그 광고내용이 보이게 전시하거나 부착하는 행위는 금지, ② 품종 군별로 연간 10회 이내(1회당 2쪽 이내)에서 잡지(여성 또는 청소년을 대상으로 하는 잡지에는 광고를 금지한다)에 광고를 게재하는 행위. 일정량의 판매부수 이하로 국내에서 판매되는 외국정기간행물로서 외국문자로만 쓰여져 있는 잡지인 경우에는 광고게재의 제한을 받지 아니한다. ③ 사회・문화・음악・체육 등의 행사를 후원하는 행위. 이 경우 후원하는 자의 명칭을 사용하는 외에 제품광고를 하여서는 아니 된다. 이때도 여성 또는 청소년을 대상으로 하는 행사는 광고를 금지한다. ④ 국제선의 항공기 및 여객선 안에서 하는 광고에 한하여 할 수 있다.

위 광고 또는 그에 사용되는 광고물은 "① 흡연자에게 담배의 품명・종류 및 특징을 알리는 정도를 넘지 아니할 것, ② 비흡연자에게 직접적 또는 간접적으로 흡연을 권장 또는 유도하거나 여성 또는 청소년의 인물을 묘사하지 아니할 것, ③ 흡연 경고문구의 내용 및 취지에 반하는 내용 또는 형태가 아닐 것, ④ 국민의 건강과 관련하여 검증되지 아니한 내용을 표시하지 아니할 것" 등의 사항을 준수하여야 한다. 제조자등은 담배에 관한 광고가 위 규정에 위배되지 아니하도록 자율적으로 규제하여야 한다. 보건복지부장관은 문화체육관광부장관에게 위 규정을 위반한 광고가 게재된 외국정기간행물의 수입업자에 대하여 시정조치 등을 할 것을 요청할 수 있다(제9조의4).

(2) 담배자동판매기의 설치장소

담배사업법에 의한 지정소매인 기타 담배를 판매하는 자는 담배 자동판매기를 설치하여 담배를 판매하여서는 안 된다(제9조제2항 및 시행령 제15조). 다만 ① 19세 미만의 자의 출입이 금지되어 있는 장소, ② 담배를 판매하는 자가 운영하는 점포 및 영업장의 내부, ③ 공중이 이용하는 시설 중 흡연자를 위해 설치한 흡연실(다만, 담배자동판매기를 설치하는 자가 19세 미만의 자에게 담배자동판매기를 이용하지 못하게 할 수 있는 흡연실로 한정함)에는 자동판매기를 설치하여 판매할 수 있다.

(3) 성인인증장치 부착

담배자동판매기를 설치하여 담배를 판매하는 자는 "① 담배자동판매기 이용자의 신분증(주민등록증 또는 운전면허증에 한함)을 인식하는 방법에 의하여 이용자가 성인임을 인증할 수 있는 장치, ② 담배자동판매기 이용자의 신용카드・직불카드 등 금융신용거래를 위한 장치를 이용하여 이용자가 성인임을 인증할 수 있는 장치, ③ 그 밖에 이용자가 성인임을 인증할 수 있는 장치를 통하여 이용자가 성인임을 인증할 수 있는 성인인증장치를 부착하여야 한다(제9조제3항 및 시행규칙 제5조의2).

(4) 공중이용시설에 있어 금연구역 지정

다음의 공중이 이용하는 시설의 소유자・점유자 또는 관리자는 **해당 시설의 전체를 금연구역으로 지정하고 금연구역을 알리는 표지를 설치하여야 한다.** 이 경우 흡연자를 위한 흡연실을 설치할 수 있다(제9조제4항).

① 국회의 청사

② 정부 및 지방자치단체의 청사

③ 법원과 그 소속 기관의 청사

④ 공공기관의 청사

⑤ 지방공기업의 청사

⑥ 유치원, 초 중등학교 교사(校舍)[교사(校舍)와 운동장 등 모든 구역을 포함한다]

⑦ 대학교의 교사

⑧ 의료기관, 보건소・보건의료원・보건지소

⑨ 어린이집

⑩ 청소년수련관, 청소년수련원, 청소년문화의집, 청소년특화시설, 청소년야영장, 유스호스텔, 청소년이용시설 등 청소년활동시설

⑪ 도서관

⑫ 어린이놀이시설

⑬ 학원 중 학교 교과교습 학원과 연면적 1천 제곱미터 이상의 학원

⑭ 공항・여객부두・철도역・여객자동차터미널 등 교통 관련 시설의 대합실・승강장, 지하보도 및 16인승 이상의 교통수단으로서 여객 또는 화물을 유상으로 운송하는 것

⑮ 어린이운송용 승합자동차

⑯ 연면적 1천제곱미터 이상의 사무용건축물, 공장 및 복합용도의 건축물

⑰ 공연장으로서 객석 수 300석 이상의 공연장

⑱ 대규모점포와 지하도에 있는 상점가

⑲ 관광숙박업소

⑳ 체육시설로서 1천명 이상의 관객을 수용할 수 있는 체육시설(등록・신고체육시설업에 해당하는 체육시설로서 실내에 설치된 체육시설도 포함함)[3]

---

3) 간접흡연으로부터 체육시설 이용자 등의 건강을 보호할 수 있도록 당구장, 골프연습장 등과 같은 실내 체육시설의 경우 규모에 관계없이 모두 금연시설에 해당하도록 하려는 것이다.

㉑ 사회복지시설

㉒ 목욕장

㉓ 청소년게임제공업소, 일반게임제공업소, 인터넷컴퓨터게임시설제공업소 및 복합유통게임제공업소

㉔ 식품접객업 중 휴게음식점영업소, 일반음식점영업소 및 제과점영업소 와 같은 법에 따른 식품소분·판매업 중 보건복지부령으로 정하는 넓이 이상의 실내 휴게공간을 마련하여 운영하는 식품자동판매기 영업소[4]

㉕ 만화대여업소

㉖ 고속국도에 설치한 휴게시설(주유소, 충전소 및 교통·관광안내소를 포함한다) 및 그 부속시설(지붕이 없는 건물 복도나 통로, 계단을 포함한다)

특별자치시장·특별자치도지사·시장·군수·구청장은 위 각각의 시설 소유자·점유자 또는 관리자가 i) 금연구역을 지정하지 아니하거나 금연구역을 알리는 표지를 설치하지 아니한 경우, ii) 금연구역을 알리는 표지 또는 흡연실의 설치 기준·방법 등을 위반한 경우 일정한 기간을 정하여 그 시정을 명할 수 있다(제9조제9항). 만약 시정명령을 따르지 아니한 자에게는 과태료를 부과한다(제34조제1항제2호).

(5) 공동주택 소유자 또는 거주자에 의한 금연구역 지정

특별자치시장·특별자치도지사·시장·군수·구청장은 300세대 이상의 공동주택(아파트 등)의 소유자 또는 거주하는 사용자 전원(미성년자를 제외한다)이 그 공동주택의 복도, 계단, 엘리베이터 및 지하주차장의 전부 또는 일부를 금연구역으로 지정하여 줄 것을 신청하면 그 구역을 금연구역으로 지정하고, 금연구역임을 알리는 안내표지를 설치하여야 한다(제9조제5항).

(6) 유치원 등에 대한 금연구역 지정

특별자치시장·특별자치도지사·시장·군수·구청장은 흡연으로 인한 피해 방지와 주민의 건강 증진을 위하여 ① 유치원 시설의 경계선으로부터 10미터 이내의 구역(일반 공중의

---

4) 해당 시설의 전체를 금연구역으로 지정하여야 하는 휴게음식점영업소, 일반음식점영업소, 제과점영업소를 "① 2013년 12월 31일까지는 150제곱미터 이상인 영업소, ② 2014년 1월 1일부터 2014년 12월 31일까지는 100제곱미터 이상인 영업소, ③ 2015년 1월 1일부터는 모든 영업소"로 단계적으로 확대하였다(시행규칙 제6조제1항).

통행・이용 등에 제공된 구역을 말한다), ② 어린이집 시설의 경계선으로부터 10미터 이내의 구역(일반 공중의 통행・이용 등에 제공된 구역을 말한다)을 금연구역으로 지정하고, 금연구역임을 알리는 안내표지를 설치하여야 한다(제9조 제6항).

(7) 조례에 의한 금연구역 지정

지방자치단체는 흡연으로 인한 피해 방지와 주민의 건강 증진을 위하여 필요하다고 인정하는 경우 조례로 다수인이 모이거나 오고가는 관할 구역 안의 일정한 장소를 금연구역으로 지정할 수 있다(제9조제7항). 그동안 간접흡연에 의한 피해를 줄이기 위하여 다수의 지방자치단체가 조례로 버스정류장, 어린이보호구역 및 공원 등 공중이 많이 이용하는 장소를 금연권장구역으로 지정하고 있으나 법률에 근거하지 않은 권장에 불과하여 실효를 거두지 못하고 있으므로, 지방자치단체가 조례로 간접흡연의 위험이 높은 장소를 금연구역으로 지정할 수 있는 법적 근거를 마련하고, 금연구역에서 흡연하는 행위에 대하여 10만 원 이하의 과태료를 부과하도록 하여 간접흡연의 피해로부터 국민 건강을 보호하고 금연구역 지정의 실효성을 높이도록 하였다.

(8) 금역구역에서의 흡연 금지

누구든지 (4)~(7)에 따라 지정된 금연구역에서 흡연하여서는 아니 된다(제9조제8항).

5. 보건교육

1) 의의

보건복지부장관은 국민의 보건교육에 관하여 관계중앙행정기관의 장과 협의하여 이를 총괄한다(제11조). 여기에서 "보건교육"이라 함은 개인 또는 집단으로 하여금 건강에 유익한 행위를 자발적으로 수행하도록 하는 교육을 말한다(제2조제2호). 한편 국가 및 지방자치단체는 모든 국민이 올바른 보건의료의 이용과 건강한 생활습관을 실천할 수 있도록 그 대상이 되는 개인 또는 집단의 특성・건강상태・건강의식 수준 등에 따라 적절한 보건교육을 실시한다. 보건교육에는 "① 금연・절주등 건강생활의 실천에 관한 사항, ② 만성퇴행성질환 등 질병의 예방에 관한 사항, ③ 영양 및 식생활에 관한 사항, ④ 구강건강에 관한 사항, ⑤ 공중위생에 관한 사항, ⑥ 건강증진을 위한 체육활동에 관한 사항, ⑦ 그 밖에 건강증진사업에 관한 사항"이 포함되어야 한다(시행령 제17조). 나아가 국민건강증진사업관련 법인 또는 단체 등이 보건교육을 실시할 경우 이에 필요한 지원을 할 수 있다. 이 경우 보건복지부장관, 시・도지사 및 시장・군수・구청장은 보건교육을 실시하는 국민건강증진사업관련 법인 또는 단체 등에 대하여 보건교육의 계획 및 그 결과에 관한 자료를 요청할 수 있다(제12조).

2) 보건교육사

(1) 의의

보건복지부장관은 국민건강증진 및 보건교육에 관한 전문지식을 가진 자에게 보건교육사의 자격증을 교부할 수 있다. 자격증을 교부받은 사람은 다른 사람에게 그 자격증을 빌려주어서는 아니 되고, 누구든지 그 자격증을 빌려서는 아니 되며 이를 알선하여서는 아니 된다(제12조의2). 보건복지부장관은 보건교육사가 다른 사람에게 자격증을 빌려준 경우에는 그 자격을 취소하여야 하며, 이 경우 청문을 하여야 한다(제12조의6).

(2) 결격사유

"① 피성년 후견인, ② 금고 이상의 실형의 선고를 받고 그 집행이 종료되지 아니하거나 그 집행을 받지 아니하기로 확정되지 아니한 자, ③ 법률 또는 법원의 판결에 의하여 자격이 상실 또는 정지된 자"는 보건교육사가 될 수 없다(제12조의2제2항).

(3) 국가시험

보건교육사 1급의 자격증을 교부받고자 하는 자는 보건복지부장관이 시행하는 국가시험(매년 1회 이상)에 합격하여야 한다. 다만, 보건복지부장관은 국가시험의 관리를 한국보건의료인국가시험원에 위탁할 수 있다(제12조의3). 보건교육사의 등급 및 등급별 자격기준(시행령 제18조제1항 및 [별표 2])과 국가시험 응시자격(시행령 제18조의3제1항 [별표 4])은 다음과 같다.

등급	자격기준	응시자격
보건교육사 1급	1. 보건교육사 1급 시험에 합격한 자	1. 보건교육사 2급 자격을 취득한 자로서 시험일 현재 보건교육 업무에 3년 이상 종사한 자 2. 대학원 또는 이와 동등 이상의 교육과정에서 보건교육 관련 교과목을 이수하고 석사 또는 박사학위를 취득한 자로서 시험일 현재 보건복지부장관이 정하여 고시하는 보건교육 업무에 2년 이상 종사한 자
보건교육사 2급	1. 보건교육사 2급 시험에 합격한 자 2. 보건교육사 3급 자격을 취득한 자로서 보건복지부장관이 정하여 고시하는 보건교육 업무에 3년 이상 종사한 자	대학교 또는 이와 동등 이상의 교육과정에서 보건교육 관련 교과목을 이수하고 전문학사 학위 이상을 취득한 자
보건교육사 3급	1. 보건교육사 3급 시험에 합격한 자	1. 시험일 현재 보건복지부장관이 정하여 고시는 보건교육 업무에 3년 이상 종사한 자 2. 2009년 1월 1일 이전에 보건복지부장관이 정하여 고시하는 민간단체의 보건교육사 양성과정을 이수한 자 3. 대학교 또는 이와 동등 이상의 교육과정에서 보건교육 관련 교과목 중 필수과목 5과목 이상, 선택과목 2과목 이상을 이수하고 전문학사 학위 이상을 취득한 자

(4) 보건교육사의 채용

국가 및 지방자치단체는 국민건강증진사업관련 법인 또는 단체 등에 대하여 보건교육사를 그 종사자로 채용하도록 권장하여야 한다(제12조의4).

3) 보건교육의 평가 및 개발

보건복지부장관은 정기적으로 국민의 보건교육의 성과에 관하여 평가를 하여야 한다(제13조). 보건복지부장관은 한국보건사회연구원으로 하여금 보건교육에 관한 정보・자료의 수집・개발 및 조사, 그 교육의 평가 기타 필요한 업무를 행하게 할 수 있다(제14조).

6. 영양개선

1) 영양개선사업

국가 및 지방자치단체는 국민의 영양상태를 조사하여 국민의 영양개선방안을 강구하고 영양에 관한 지도를 실시하여야 하며, 국민의 영양개선을 위하여 "① 영양교육사업, ② 영양개선에 관한 조사·연구사업, ③ 국민의 영양상태에 관한 평가사업, ④ 지역사회의 영양개선사업"을 행한다(제15조 및 시행규칙 제9조). "영양개선"이라 함은 개인 또는 집단이 균형된 식생활을 통하여 건강을 개선시키는 것을 말한다(제2조제3호).

2) 국민영양조사

(1) 의의

질병관리청장은 보건복지부장관과 협의하여 국민의 건강상태·식품섭취·식생활조사 등 국민의 영양에 관한 조사를 정기적으로 실시한다. 특별시·광역시 및 도에는 국민영양조사와 영양에 관한 지도업무를 행하게 하기 위한 공무원을 두어야 한다. 이때 국민영양조사를 행하는 공무원은 그 권한을 나타내는 증표를 관계인에게 내보여야 한다(제16조).

(2) 국민영양조사시기

국민영양조사 시기는 조사연도의 11월에 실시한다(시행규칙 제10조).

(3) 조사대상

보건복지부장관은 매년 구역과 기준을 정하여 선정한 가구 및 그 가구원에 대하여 영양조사를 실시한다. 보건복지부장관은 노인·임산부등 특히 영양개선이 필요하다고 판단되는 사람에 대해서는 따로 조사기간을 정하여 영양조사를 실시할 수 있다(시행령 제20조).

(4) 조사항목

영양조사는 건강상태조사·식품섭취조사 및 식생활조사로 구분하여 행한다. 먼저 건강상태조사는 "① 신체상태, ② 영양관계 증후, ③ 그 밖에 건강상태에 관한 사항"에 대하여 행한다. 그리고 식품섭취조사는 "① 조사가구의 일반사항, ② 일정한 기간의 식사상황, ③ 일정한 기간의 식품섭취상황"에 대하여 행한다. 다음으로 식생활조사는 "① 가구원의 식사 일반사항, ② 조사가구의 조리시설과 환경, ③ 일정한 기간에 사용한 식품의 가격 및 조달방법"에 대해여 행한다(시행령 제21조).

(5) 영양조사원 및 영양지도원

영양조사를 담당하는 자(영양조사원)는 보건복지부장관 또는 시·도지사가 "① 의사·치과의사(구강상태에 대한 조사만 해당)·영양사 또는 간호사의 자격을 가진 사람, ② 전문대학 이상의 학교에서 식품학 또는 영양학의 과정을 이수한 사람" 중에서 임명 또는 위촉한다. 특별자치시장·특별자치도지사·시장·군수·구청장은 영양개선사업을 수행하기 위한 국민영양지도를 담당하는 사람(영양지도원)을 두어야 하며 그 영양지도원은 영양사의 자격을 가진 사람으로 임명한다. 다만, 영양사의 자격을 가진 사람이 없는 경우에는 의사 또는 간호사의 자격을 가진 사람 중에서 임명할 수 있다(시행령 제22조).

7. 신체활동장려사업

국가 및 지방자치단체는 신체활동장려에 관한 사업 계획을 수립·시행하여야 하며(제16조의2), 국민의 건강증진을 위하여 신체활동을 장려할 수 있도록 "① 신체활동장려에 관한 교육사업, ② 신체활동장려에 관한 조사·연구사업, ③ 그 밖에 신체활동장려를 위하여 대통령령으로 정하는 사업"을 한다(제16조의3).

8. 구강건강사업

국가 및 지방자치단체는 구강건강에 관한 사업의 계획을 수립·시행하여야 한다(제17조). 구체적으로 국민의 구강질환의 예방과 구강건강의 증진을 위하여 "① 구강건강에 관한 교육사업, ② 수돗물불소농도조정사업, ③ 구강건강에 관한 조사·연구사업, ④ 충치예방을 위한 치아홈메우기사업, ⑤ 불소용액양치사업, ⑥ 구강건강의 증진을 위하여 보건복지부령이 정하는 사업"을 행한다(제18조 및 시행령 제23조).

9. 건강증진사업

국가 및 지방자치단체는 국민건강증진사업에 필요한 요원 및 시설을 확보하고, 그 시설의 이용에 필요한 시책을 강구하여야 한다.

특별자치시장·특별자치도지사·시장·군수·구청장은 지역주민의 건강증진을 위하여 보건소장으로 하여금 “① 보건교육 및 건강상담, ② 영양관리, ③ 신체활동장려, ④ 구강건강의 관리, ⑤ 질병의 조기발견을 위한 검진 및 처방, ⑥ 지역사회의 보건문제에 관한 조사·연구, ⑦ 기타 건강교실의 운영등 건강증진사업에 관한 사항”의 사업을 하게 할 수 있다. 보건소장이 ①~⑤의 업무를 행한 때에는 이용자의 개인별 건강상태를 기록하여 유지·관리하여야 한다(제19조).

10. 시·도 건강증진사업지원단

시·도지사는 실행계획의 수립 및 건강증진사업의 효율적인 업무 수행을 지원하기 위하여 시·도건강증진사업지원단을 설치·운영할 수 있으며, 지원단 운영을 건강증진사업에 관한 전문성이 있다고 인정하는 법인·단체에 위탁할 수 있다. 이 경우 시·도지사는 그 운영에 필요한 경비의 전부·일부를 지원할 수 있다(제19조의2).

11. 검진

국가는 건강증진을 위하여 필요한 경우에 국민에 대하여 건강검진을 실시할 수 있다(제20조). 건강검진을 한 자 또는 검진기관에 근무하는 자는 국민의 건강증진사업의 수행을 위하여 불가피한 경우를 제외하고는 정당한 사유 없이 검진결과를 공개하여서는 아니 된다(제21조).

12. 건강생활실천협의회

시·도지사 및 시장·군수·구청장은 건강생활의 실천운동을 추진하기 위하여 지역사회의 주민·단체 또는 공공기관이 참여하는 건강생활실천협의회를 구성하여야 한다. 건강생활실천협의회의 조직 및 운영에 관하여 필요한 사항은 지방자치단체의 조례로 정한다(제10조).

제 3 장

국민건강증진기금

1. 국민건강증진기금 설치

보건복지부장관은 국민건강증진사업의 원활한 추진에 필요한 재원을 확보하기 위하여 국민건강증진기금을 설치하며, 기금은 "① 담배부담금, ② 기금의 운용 수익금"으로 한다(제22조).

2. 국민건강증진부담금

1) 국민건강증진 부담금의 내용

보건복지부장관은 제조자등이 판매하는 담배 중 ① 궐련[5]은 20개비당 841원, ② 전자담배의 경우 니코틴 용액을 사용하는 경우 1밀리리터당 525원, 연초 및 연초고형물을 사용하는 경우 궐련형은 20개비당 750원, 기타 유형은 기타 유형은 1그램당 73원, ③ 파이프담배[6]는 1그램당 30.2원, ④ 엽궐련(葉卷煙)[7]은 1그램당 85.8원, ⑤ 각련(刻煙)[8]은 1그램당 30.2원, ⑥ 씹는 담배[9]는 1그램당 34.4원, ⑦ 냄새 맡는 담배[10]는 1그램당 21.4원, ⑧ 물담배[11]는 1그

5) 궐련(卷煙) : 잎담배에 향료 등을 첨가하여 일정한 폭으로 썬 후 궐련제조기를 이용하여 궐련지로 말아서 피우기 쉽게 만들어진 담배 및 이와 유사한 형태의 것으로서 흡연용으로 사용될 수 있는 것

6) 파이프담배 : 고급 특수 잎담배를 중가향(重加香) 처리하고 압착·열처리 등 특수가공을 하여 각 폭을 비교적 넓게 썰어서 파이프를 이용하여 피울 수 있도록 만든 담배

7) 엽궐련(葉券煙) : 흡연 맛의 주체가 되는 전충엽을 체제와 형태를 잡아 주는 중권엽으로 싸고 겉모습을 아름답게 하기 위하여 외권엽으로 만 잎말음 담배

8) 하급 잎담배를 경가향(輕加香)하거나 다소 고급인 잎담배를 가향하여 가늘게 썰어, 담뱃대를 이용하거나 흡연자가 직접 궐련지로 말아 피울 수 있도록 만든 담배

9) 씹는 담배 : 입에 넣고 씹음으로써 흡연과 같은 효과를 낼 수 있도록 가공처리된 담배

램당 1050.1원, ⑨ 머금는 담배[12]는 1그램당 534.5원의 부담금을 부과・징수한다.

국민건강증진부담금은 국민건강증진법이 제정되면서 담배사업자의 부담금과 의료보험자 부담금을 통한 연간 150억원의 재원으로 구성되었으나, 2001. 12. 의료보험자 부담분 50억원은 폐지되고 담배부담금만 남게 되었다. 원래 담배 한 갑(20개비)당 2원이 부과되고 있었으나 2002년 1월 150원, 2004년 12월 다시 354원으로 인상하였고 2014년에는 841원으로 인상하였다.[13] 이와 같이 국민건강과 의료비에 큰 부담을 발생시키고 있는 흡연의 억제를 통하여 국민건강을 증진하고 사회경제적 폐해를 예방하기 위하여 부담금을 인상한 것이다.[14]

2) 기금의 사용

기금은 다음의 사업에 사용한다. 이때 보건복지부장관은 기금을 사용함에 있어서 아동・여성・노인・장애인 등에 대하여 특별히 배려・지원할 수 있으며, 필요한 경우에는 보조금으로 교부할 수 있다(제25조).

① 금연교육 및 광고 등 흡연피해 예방 및 흡연피해자 지원 등 국민건강관리사업

② 건강생활의 지원사업

③ 보건교육 및 그 자료의 개발

④ 보건통계의 작성・보급과 보건의료관련 조사・연구 및 개발에 관한 사업

⑤ 질병의 예방・검진・관리 및 암의 치료를 위한 사업

⑥ 국민영양관리사업

⑦ 신체활동장려사업

⑧ 구강건강관리사업

⑨ 시・도지사 및 시장・군수・구청장이 행하는 건강증진사업

---

10) 냄새 맡는 담배 : 특수 가공된 담배 가루를 코 주위 등에 발라 냄새를 맡음으로써 흡연과 같은 효과를 낼 수 있도록 만든 가루 형태의 담배

11) 물담배 : 장치를 이용하여 담배연기를 물로 거른 후 흡입할 수 있도록 만든 담배

12) 머금는 담배 : 입에 넣고 빨거나 머금으면서 흡연과 같은 효과를 낼 수 있도록 특수가공하여 포장된 담배가루, 니코틴이 포함된 사탕 및 이와 유사한 형태로 만든 담배

13) 담배 1갑 가격 4,500원은 생산비용 및 유통마진 1,182원과 세금 3,318원으로 구성된다. 세금은 건강증진 부담금 841원외에도 시군구에서 징수하는 담배 소비세 1,007원, 지방교육세 443원, 소방장비 등을 구입하는 개별 소비세 594원, 부가가치세 433원으로 구성.

14) 세계보건기구(WHO)에서는 지속적으로 금연을 위한 노력을 하였으며, 특히 2003년 5월 열린 세계보건총회(WHA)에서 "담배규제기본협약(The Framework Convention on Tobacco Control)"을 만장일치로 채택되었으며, 2005년 2월 27일 발효되었다. 우리나라는 2005년 4월 협약에 비준하였으며, 이에 따라 금연을 위한 각종 규제를 강화하고 있다.

⑩ 공공보건의료 및 건강증진을 위한 시설·장비의 확충

⑪ 기금의 관리·운용에 필요한 경비

⑫ 만성퇴행성질환의 관리사업

⑬ 보건교육을 담당하거나 국민영양조사 및 영양에 관한 지도를 담당하는 공무원 또는 보건복지부령이 정하는 단체 및 공공기관에 종사하는 담당자의 자질향상을 위하여 필요한 지도·훈련사업

⑭ 건강증진을 위한 신체활동 지원사업

⑮ 금연지도원 제도 운영 등 지역사회 금연 환경 조성 사업

⑯ 건강친화인증 기업 지원사업

⑰ 절주문화 조성 사업

제 4 장

보 칙

1. 비용의 보조

국가 또는 지방자치단체는 매 회계연도마다 예산의 범위 안에서 건강증진사업의 수행에 필요한 비용의 일부를 부담하거나 이를 수행하는 법인 또는 단체에 보조할 수 있다(제26조).

2. 지도 · 훈련

보건복지부장관 또는 질병관리청장은 보건교육을 담당하거나 국민영양조사 및 영양에 관한 지도를 담당하는 공무원 또는 보건복지부령이 정하는 단체 및 공공기관에 종사하는 담당자의 자질향상을 위하여 필요한 지도와 훈련을 할 수 있다(제27조).

3. 보고 · 검사

보건복지부장관, 시 · 도지사 및 시장 · 군수 · 구청장은 필요하다고 인정하는 때에는 관련 업무를 수행하는 자, 단체 기관에 대하여 당해업무에 관한 보고를 명하거나 관계공무원으로 하여금 그의 사업소 또는 사업장에 출입하여 장부 · 서류 기타의 물건을 검사하게 할 수 있다. 이에 의하여 검사를 하는 공무원은 그 권한을 나타내는 증표를 관계인에게 내보여야 한다(제28조).

4. 권한의 위임 · 위탁

이 법에 의한 보건복지부장관의 권한은 대통령령이 정하는 바에 의하여 그 일부를 시 · 도지사에게 위임할 수 있다. 그리고 보건복지부장관은 이 법에 의한 업무의 일부를 대통령령이 정하는 바에 의하여 건강증진사업을 행하는 법인 또는 단체에 위탁할 수 있다(제29조).

5. 수수료

지방자치단체의 장은 건강증진사업에 소요되는 경비 중 일부에 대하여 그 이용자로부터 조례가 정하는 바에 의하여 수수료를 징수할 수 있으며, 이 경우 지방자치단체의 장은 노인, 장애인, 생활보호법에 의한 생활보호대상자등에 대하여 수수료를 감면하여야 한다(제30조).

제 5 장

벌 칙

1. 벌칙

1) 벌칙 내용

벌 칙	위 반 내 용
3년 이하의 징역 또는 3천만원 이하의 벌금 (제31조)	• 정당한 사유없이 건강검진의 결과를 공개한 자
1년 이하의 징역 또는 1천만원 이하의 벌금 (제33조)	• 정당한 사유 없이 광고내용의 변경 등 명령이나 광고의 금지 명령을 이행하지 아니한 자(제8조의2제3항) • 경고문구를 표기하지 아니하거나 이와 다른 경고문구를 표기한 자(제8조제4항) • 경고그림 · 경고문구 · 발암성물질 · 금연상담전화번호를 표기하지 아니하거나 이와 다른 경고그림 · 경고문구 · 발암성물질 · 금연상담전화번호를 표기한 자(제9조의2) • 규정에 위반하여 담배에 관한 광고를 한 자(제9조의4) • 다른 사람에게 자격증을 빌려주거나 빌린 자(제12조의2제6항) • 자격증을 빌려주거나 빌리는 것을 알선한 자(제12조의2제7항)
100만원 이하의 벌금 (제32조)	• 정당한 사유없이 광고의 내용변경 또는 금지의 명령을 이행하지 아니한 자(제7조제1항)

기타, 자동판매기 설치, 성인 인증, 금연구역 등 규정 위반에 따른 과태료가 규정되어 있다.

제7부

지역보건법

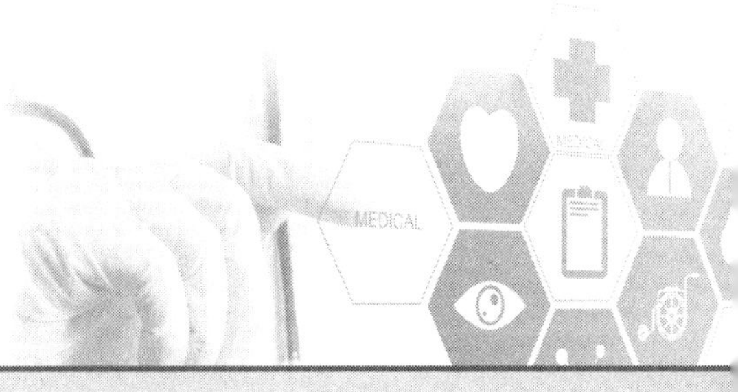

제1장 지역보건법의 개요

제2장 지역보건의료기관의 설치 · 운영

제3장 지역보건의료서비스의 실시

제4장 보 칙

제5장 벌 칙

제 1 장

지역보건법의 개요

1. 목적 및 변천

이 법은 보건소 등 지역보건의료기관의 설치・운영에 관한 사항과 보건의료 관련기관・단체와의 연계・협력을 통하여 지역보건의료기관의 기능을 효과적으로 수행하는 데 필요한 사항을 규정함으로써 지역보건의료정책을 효율적으로 추진하여 지역주민의 건강 증진에 이바지함을 목적으로 한다(제1조).

1956. 12. 13. 6・25전쟁을 겪는 동안 많은 희생자가 있었음은 물론 국민보건 상에 있어서도 여러 가지 질병이 창궐하고 있는 시점에서 전국에 산재하고 있는 500여 보건진료소를 이 법에 의한 보건소로 승격 정리하고, 외국원조가 점차 감소일로에 있음을 감안하여, 제반경비를 자체 조달할 수 있는 법적 근거를 마련하기 위하여 「보건소법(법률 제406호)」이 제정되었다. 이후 1995. 12. 29. 국민소득수준의 향상, 질병 및 인구구조의 변화 등에 따라 그 동안 전염병관리와 가족계획사업 위주로 운영되어 온 보건소를 지역주민의 중추적 건강관리기관으로 육성하기 위하여 「보건소법」을 「지역보건법」으로 전면개정(법률 제5101호)하였고, 2015. 5. 18. 전부개정(법률 제13323호)[1]하였다.

1) 노령화 및 만성질환 증가 등 변화하는 보건의료 환경 및 주민의 건강에 대한 욕구에 효과적으로 대응하기 위하여 보건소의 기능을 건강 증진 및 질병 예방・관리에 적합하도록 재정비하고, 지역보건의료 업무에 필요한 각종 자료 및 정보의 처리와 기록・관리 업무의 효율화를 위하여 구축・운영되고 있는 지역보건의료정보시스템의 법적 근거를 명확히 하는 등 현행 제도의 운영상 나타난 일부 미비점을 개선・보완하는 한편, 법 문장을 원칙적으로 한글로 적고, 어려운 용어를 쉬운 용어로 바꾸며, 길고 복잡한 문장은 체계 등을 정비하여 간결하게 하는 등 국민이 법 문장을 이해하기 쉽게 정비하기 위해 전부개정을 하였다.

2. 총칙

1) 정의

'지역보건의료기관'이란 지역주민의 건강을 증진하고 질병을 예방·관리하기 위하여 설치·운영하는 보건소, 보건의료원, 보건지소 및 건강생활지원센터를 말한다. 그리고 '지역보건의료서비스'란 지역주민의 건강을 증진하고 질병을 예방·관리하기 위하여 지역보건의료기관이 직접 제공하거나 보건의료 관련기관·단체를 통하여 제공하는 서비스로서 보건의료인(「보건의료기본법」에 따른 보건의료인을 말한다)이 행하는 모든 활동을 말한다. 한편, '보건의료 관련기관·단체'란 지역사회 내에서 공중(公衆) 또는 특정 다수인을 위하여 지역보건의료서비스를 제공하는 의료기관, 약국, 보건의료인 단체 등을 말한다(제2조).

2) 국가와 지방자치단체의 책무

국가 및 지방자치단체는 지역보건의료에 관한 조사·연구, 정보의 수집·관리·활용·보호, 인력의 양성·확보 및 고용안정과 자질 향상 등을 위하여 노력하여야 하며, 지역보건의료 업무의 효율적 추진을 위하여 기술적·재정적 지원을 하여야 한다. 그리고 국가 및 지방자치단체는 지역주민의 건강 상태에 격차가 발생하지 아니하도록 필요한 방안을 마련하여야 한다(제3조).

3) 지역사회 건강실태조사

국가와 지방지치단체는 지역주민의 건강 상태 및 건강 문제의 원인 등을 파악하기 위하여 매년 지역사회 건강실태조사를 실시하여야 한다(제4조).

질병관리청장은 보건복지부장관과 협의하여 매년 지방자치단체의 장의 협조를 통해 "① 흡연, 음주 등 건강 관련 생활습관에 관한 사항, ② 건강검진 및 예방접종 등 질병 예방에 관한 사항, ③ 질병 및 보건의료서비스 이용 실태에 관한 사항, ④ 사고 및 중독에 관한 사항, ⑤ 활동의 제한 및 삶의 질에 관한 사항, ⑥ 그 밖에 지역사회 건강실태조사에 포함되어야 한다고 질병관리청장이 정하는 사항"을 포함하여 지역사회 건강실태조사를 실시하여야 한다(시행령 제2조).

4) 지역보건의료업무의 전자화

보건복지부장관은 지역보건의료기관(「농어촌 등 보건의료를 위한 특별조치법」에 따른 보건진료소를 포함한다)의 기능을 수행하는 데 필요한 각종 자료 및 정보의 효율적 처리와 기록・관리 업무의 전자화를 위하여 지역보건의료정보시스템을 구축・운영할 수 있다. 보건복지부장관은 이에 따른 지역보건의료정보시스템을 구축・운영하는 데 필요한 자료로서 ① 지역보건의료서비스의 제공에 관한 자료, ② 지역보건의료서비스 제공의 신청, 조사 및 실시에 관한 자료, ③ 그 밖에 지역보건의료기관의 기능을 수행하는 데 필요한 자료"를 수집・관리・보유・활용(실적보고 및 통계산출을 말한다)할 수 있으며, 관련 기관 및 단체에 필요한 자료의 제공을 요청할 수 있다. 이 경우 요청을 받은 기관 및 단체는 정당한 사유가 없으면 그 요청에 따라야 한다. 누구든지 정당한 접근 권한 없이 또는 허용된 접근 권한을 넘어 지역보건의료정보시스템의 정보를 훼손・멸실・변경・위조・유출하거나 검색・복제하여서는 아니 된다(제5조).

3. 지역보건의료계획 수립・시행

1) 지역보건의료계획의 수립 등

(1) 지역보건의료계획의 수립

특별시장・광역시장・도지사(시・도지사) 또는 특별자치시장・특별자치도지사・시장・군수・구청장(시장・군수・구청장)은 지역주민의 건강 증진을 위하여 "① 보건의료 수요의 측정, ② 지역보건의료서비스에 관한 장기・단기 공급대책, ③ 인력・조직・재정 등 보건의료자원의 조달 및 관리, ④ 지역보건의료서비스의 제공을 위한 전달체계 구성 방안, ⑤ 지역보건의료에 관련된 통계의 수집 및 정리"가 포함된 지역보건의료계획을 4년마다 수립하여야 한다. 시・도지사 또는 시장・군수・구청장은 매년 지역보건의료계획에 따라 연차별 시행계획을 수립하여야 한다(제7조제1항, 제2항).

(2) 지역보건의료계획의 조정권고

지역보건의료계획의 내용이 관계 법령을 위반한 경우, 지역보건의료계획의 내용이 국가 또는 특별시・광역시・특별자치시・특별자치도・도의 보건의료정책에 부합하지 아니하는 경우,

지방자치단체의 생활권역과 행정구역이 서로 다름에도 불구하고 해당 지방자치단체에서 그 사실을 고려하지 아니한 경우, 2개 이상의 지방자치단체에 걸친 광역보건의료행정에 대하여 지방자치단체에서 그 사정을 고려하지 아니한 경우, 지방자치단체 간 지역보건의료계획의 내용에 현저한 불균형이 있는 경우에는 보건복지부장관은 특별자치시장·특별자치도지사 또는 시·도지사에게, 시·도지사는 시장·군수·구청장에게 조정을 권고할 수 있다(제7조제7항).

(3) 지역보건의료심의위원회의 설치 등

지역보건의료에 관하여 ① 지역사회 건강실태조사 등 지역보건의료의 실태조사에 관한 사항, ② 지역보건의료계획 및 연차별 시행계획의 수립·시행 및 평가에 관한 사항, ③ 지역보건의료계획의 효율적 시행을 위하여 보건의료 관련기관·단체, 학교, 직장 등과의 협력이 필요한 사항, ④ 그 밖에 지역보건의료시책의 추진을 위하여 필요한 사항을 심의하기 위하여 특별시·광역시·도(시·도) 및 특별자치시·특별자치도·시·군·구(시·군·구)에 지역보건의료심의위원회(위원회)를 둔다. 위원회는 위원장 1명을 포함한 20명 이내의 위원으로 구성하며, 위원장은 해당 지방자치단체의 부단체장이 된다. 다만, 다른 위원회가 위원회의 기능을 대신하는 경우 위원장은 조례로 정한다. 그리고 위원회의 위원은 지역주민 대표, 학교보건 관계자, 산업안전·보건 관계자, 보건의료 관련기관·단체의 임직원 및 관계 공무원 중에서 해당 위원회가 속하는 지방자치단체의 장이 임명하거나 위촉한다. 한편 위원회는 그 기능을 담당하기에 적합한 다른 위원회가 있고 그 위원회의 위원이 자격을 갖춘 경우에는 시·도 또는 시·군·구의 조례에 따라 위원회의 기능을 통합하여 운영할 수 있다(제6조).

2) 지역보건의료계획의 내용 및 수립

(1) 지역보건의료계획의 내용

시장·군수·구청장(특별자치시장·특별자치도지사는 제외한다)은 해당 시·군·구(특별자치시·특별자치도는 제외한다) 위원회의 심의를 거쳐 지역보건의료계획(연차별 시행계획을 포함한다)을 수립한 후 해당 시·군·구의회에 보고하고 시·도지사에게 제출하여야 한다. 특별자치시장·특별자치도지사 및 관할 시·군·구의 지역보건의료계획을 받은 시·도지사는 해당 위원회의 심의를 거쳐 시·도(특별자치시·특별자치도를 포함한다)의 지역보건의료계획을 수립한 후 해당 시·도의회에 보고하고 보건복지부장관에게 제출하여야 한다(제7조

제3항, 제4항). 지역보건의료계획은 「사회보장기본법」에 따른 사회보장 기본계획 및 「사회보장급여의 이용·제공 및 수급권자 발굴에 관한 법률」에 따른 지역사회보장계획 및 「국민건강증진법」에 따른 국민건강증진종합계획과 연계되도록 하여야 한다(제7조제5항). 특별자치시장·특별자치도지사, 시·도지사 또는 시장·군수·구청장은 지역보건의료계획을 수립하는 데에 필요하다고 인정하는 경우에는 보건의료 관련기관·단체, 학교, 직장 등에 중복·유사 사업의 조정 등에 관한 의견을 듣거나 자료의 제공 및 협력을 요청할 수 있다. 이 경우 요청을 받은 해당 기관은 정당한 사유가 없으면 그 요청에 협조하여야 한다(제7조제6항).

(2) 지역보건의료계획의 수립 방법

시·도지사 또는 특별자치시장·특별자치도지사·시장·군수·구청장(시장·군수·구청장)은 지역보건의료계획을 수립하기 전에 지역 내 보건의료실태와 지역주민의 보건의료의식·행동양상 등에 대하여 조사하고 자료를 수집하여야 한다. 그리고 시·도지사 또는 시장·군수·구청장은 지역 내 보건의료실태 조사 결과에 따라 해당 지역에 필요한 사업 계획을 포함하여 지역보건의료계획을 수립하되 국가 또는 특별시·광역시·도(시·도)의 보건의료시책에 맞춰 수립하여야 한다. 시·도지사 또는 시장·군수·구청장은 지역보건의료계획을 수립하는 경우에 그 주요 내용을 시·도 또는 시·군·구의 홈페이지 등에 2주 이상 공고하여 지역주민의 의견을 수렴하여야 한다(시행령 제5조).

3) 지역보건의료계획의 시행

시·도지사 또는 시장·군수·구청장은 지역보건의료계획을 시행할 때에는 수립된 연차별 시행계획에 따라 시행하여야 한다. 시·도지사 또는 시장·군수·구청장은 지역보건의료계획을 시행하는 데에 필요하다고 인정하는 경우에는 보건의료 관련기관·단체 등에 인력·기술 및 재정 지원을 할 수 있다(제8조).

4) 지역보건의료계획 시행결과의 평가

지역보건의료계획을 시행한 때에는 보건복지부장관은 특별자치시·특별자치도 또는 시·도의 지역보건의료계획의 시행결과를, 시·도지사는 시·군·구(특별자치시·특별자치도는 제외한다)의 지역보건의료계획의 시행 결과를 각각 평가할 수 있다. 보건복지부장관 또는 시·도지사는 필요한 경우 평가 결과를 비용의 보조에 반영할 수 있다(제9조).

제 2 장

지역보건의료기관의 설치 · 운영

1. 보건소

1) 보건소의 설치

지역주민의 건강을 증진하고 질병을 예방 · 관리하기 위하여 시 · 군 · 구에 1개소의 보건소(보건의료원을 포함)를 설치한다. 다만, 시 · 군 · 구의 인구가 30만 명을 초과하는 등 지역주민의 보건의료를 위하여 특별히 필요하다고 인정되는 경우에는 해당 지방자치단체의 조례로 보건소를 추가로 설치할 수 있다. 이 경우 해당 지방사시단체의 장은 보건복지부장관과 미리 협의하여야 한다. 동일한 시 · 군 · 구에 2개 이상의 보건소가 설치되어 있는 경우 해당 지방자치단체의 조례로 정하는 바에 따라 업무를 총괄하는 보건소를 지정하여 운영할 수 있다(제10조).

2) 보건소의 업무

보건소는 해당 지방자치단체의 관할 구역에서 다음의 기능 및 업무를 수행한다(제11조 및 시행령 제9조).

① 건강 친화적인 지역사회 여건의 조성

② 지역보건의료정책의 기획, 조사 · 연구 및 평가

㉠ 지역보건의료계획 등 보건의료 및 건강증진에 관한 중장기 계획 및 실행계획의 수립 · 시행 및 평가에 관한 사항

㉡ 지역사회 건강실태조사 등 보건의료 및 건강증진에 관한 조사 · 연구에 관한 사항

㉢ 보건에 관한 실험 또는 검사에 관한 사항

③ 보건의료인 및 보건의료기관 등에 대한 지도 · 관리 · 육성과 국민보건 향상을 위한 지

도 · 관리

㉠ 의료인 및 의료기관에 대한 지도 등에 관한 사항

㉡ 의료기사 · 보건의료정보관리사 및 안경사에 대한 지도 등에 관한 사항

㉢ 응급의료에 관한 사항

㉣ 공중보건의사, 보건진료 전담공무원 및 보건진료소에 대한 지도 등에 관한 사항

㉤ 약사(藥事)에 관한 사항과 마약 · 향정신성의약품의 관리에 관한 사항

㉥ 공중위생 및 식품위생에 관한 사항

④ 보건의료 관련기관 · 단체, 학교, 직장 등과의 협력체계 구축

⑤ 지역주민의 건강증진 및 질병예방 · 관리를 위한 지역보건의료서비스의 제공

㉠ 국민건강증진 · 구강건강 · 영양관리사업 및 보건교육

㉡ 감염병의 예방 및 관리

㉢ 모성과 영유아의 건강유지 · 증진

㉣ 여성 · 노인 · 장애인 등 보건의료 취약계층 의 건강유지 · 증진

㉤ 정신건강증진 및 생명존중에 관한 사항

㉥ 지역주민에 대한 진료, 건강검진 및 만성질환 등의 질병관리에 관한 사항

㉦ 가정 및 사회복지시설 등을 방문하여 행하는 보건의료 및 건강관리사업. 방문건강관리사업을 담당하게 하기 위하여 지역보건의료기관에 전문인력을 방문건강관리 전담공무원으로 둘 수 있으며, 방문건강관리 전담공무원의 배치에 필요한 비용의 전부 또는 일부를 보조할 수 있다(제16조의2).

㉧ 난임의 예방 및 관리. 보건복지부장관이 지정하여 고시하는 의료취약지의 보건소는 난임의 예방 및 관리 중 난임시술 주사제 투약에 관한 지원 및 정보 제공 업무를 수행할 수 있다.

3) 보건소의 인력 및 시설 · 장비

(1) 보건소장

보건소에 보건소장(보건의료원의 경우에는 원장을 말한다) 1명을 두되, 의사 면허가 있는 사람 중에서 보건소장을 임용한다. 다만, 의사 면허가 있는 사람 중에서 임용하기 어려운 경우에는 「지방공무원 임용령」에 따른 보건 · 식품위생 · 의료기술 · 의무 · 약무 · 간호 · 보건진

료(보건 등) 직렬의 공무원을 보건소장으로 임용할 수 있으며, 이에 따라 보건 등 직렬의 공무원을 보건소장으로 임용하려는 경우에 해당 보건소에서 실제로 관련 업무를 하는 보건 등 직렬의 공무원으로서 보건소장으로 임용되기 이전 최근 5년 이상 보건 등의 업무와 관련하여 근무한 경험이 있는 사람 중에서 임용하여야 한다.

보건소장은 시장・군수・구청장의 지휘・감독을 받아 보건소의 업무를 관장하고 소속 공무원을 지휘・감독하며, 관할 보건지소, 건강생활지원센터 및 보건진료소(보건진료소)의 직원 및 업무에 대하여 지도・감독한다(시행령 제13조).

(2) 전문인력의 적정배치

① 전문인력 배치

지역보건의료기관에는 기관의 장과 해당 기관의 기능을 수행하는 데 필요한 면허・자격 또는 전문지식을 가진 인력(전문인력)을 두어야 한다(제16조제1항). 특별자치시장・특별자치도지사・시장・군수・구청장은 전문인력 최소 배치 기준에 따른 전문인력의 정원을 확보하기 위하여 해당 특별자치시・특별자치도・시・군・구의 직제 및 정원에 관한 규칙에 반영하여야 한다(시행규칙 제4조).

② 시장・군수・구청장은 특별한 사유가 없으면 지역보건의료기관의 전문인력을 보유 면허 또는 자격과 관련되는 직위에 보직하여야 한다.

③ 전문인력의 임용 자격 기준

전문인력의 임용 자격 기준은 지역보건의료기관의 기능을 수행하는 데 필요한 면허・자격 또는 전문지식이 있는 사람으로 하되, 해당 분야의 업무에서 2년 이상 종사한 사람을 우선적으로 임용하여야 한다(시행령 제17조).

④ 전문인력의 교류

시・도지사(특별자치시장・특별자치도지사를 포함한다)는 지역보건의료기관의 전문인력을 적정하게 배치하기 위하여 필요한 경우 「지방공무원법」 제30조의2제2항에 따라 지역보건의료기관 간에 전문인력의 교류를 할 수 있다(제16조제2항).

⑤ 전문인력에 대한 교육훈련

보건복지부장관과 시 · 도지사는 지역보건의료기관의 전문인력의 자질 향상을 위하여 전문인력에 대하여 기본교육훈련과 직무분야별 전문교육훈련을 실시하여야 한다. 이때 '기본교육훈련'은 해당 직급의 공무원으로서 필요한 능력과 자질을 배양할 수 있도록 신규로 임용되는 전문인력을 대상으로 하는 3주 이상의 교육훈련으로 하고, '직무 분야별 전문교육훈련'은 보건소에서 현재 담당하고 있거나 담당할 직무 분야에 필요한 전문적인 지식과 기술을 습득할 수 있도록 재직 중인 전문인력을 대상으로 하는 1주 이상의 교육훈련으로 한다(시행령 제18조, 제19조).

시장 · 군수 · 구청장은 신규로 임용되거나 5급 이상 공무원으로 승진 임용된 전문인력에 대해서는 특별한 사유가 없으면 그 직급과 직무분야에 맞는 기본교육훈련을 받게 한 후에 보직하여야 한다. 다만, 보건복지부장관이 인정하는 교육훈련기관에서 정해진 과정을 마친 사람은 보직 후에 기본교육훈련을 받게 할 수 있다. 시 · 도지사(특별자치시장 · 특별자치도지사를 포함한다)는 전문인력에 대한 교육훈련을 다른 행정기관 소속의 교육훈련기관 또는 민간교육훈련기관에 위탁하여 받게 한 경우에는 교육훈련비용의 전부 또는 일부를 해당 교육훈련기관에 보조할 수 있다(시행규칙 제5조).

⑥ 전문인력 배치 및 운영 실태 조사

보건복지부장관은 지역보건의료기관의 전문인력의 배치 및 운영 실태를 2년마다 조사할 수 있으며, 필요한 경우에는 시 · 도 또는 시 · 군 · 구에 대하여 수시로 조사할 수 있다. 보건복지부장관은 실태 조사 결과 전문인력의 적절한 배치 및 운영에 필요하다고 판단하는 경우에는 시 · 도지사(특별자치시장 · 특별자치도지사를 포함한다)에게 전문인력의 교류를 권고할 수 있으며, 배치 및 운영이 부적절하다고 판단될 때에는 그 시정을 위하여 시 · 도지사 또는 시장 · 군수 · 구청장에게 권고할 수 있다(시행령 제20조). 전문인력 교류는 ① 전문인력의 균형 있는 배치를 위하여 교류하는 경우, ② 보건소 간의 협조를 위하여 인접 보건소 간에 교류하는 경우, ③ 전문인력의 연고지 배치를 위하여 필요한 경우 교류를 권고할 수 있다(시행규칙 제6조).

⑦ 전문인력의 결원 보충

시 · 도지사(특별자치시장 · 특별자치도지사를 포함한다) 또는 시장 · 군수 · 구청장(특별자치시장·특별자치도지사는 제외한다)은 지역보건의료기관에 전문인력의 결원이 생겼을 때에는 지체 없이 결원 보충에 필요한 조치를 하여야 한다(시행령 제21조).

4) 보건의료원

보건소 중 「의료법」에 따른 병원의 요건을 갖춘 보건소는 보건의료원이라는 명칭을 사용할 수 있다(제12조).

2. 보건지소 및 건강생활지원센터

1) 보건지소 설치

지방자치단체는 보건소의 업무수행을 위하여 필요하다고 인정하는 경우에는 해당 지방자치단체의 조례로 보건소의 지소(보건지소)를 설치할 수 있다(제13조). 보건지소는 읍·면(보건소가 설치된 읍·면은 제외한다)마다 1개씩 설치할 수 있다. 다만, 지역주민의 보건의료를 위하여 특별히 필요하다고 인정되는 경우에는 필요한 지역에 보건지소를 설치·운영하거나 여러 개의 보건지소를 통합하여 설치·운영할 수 있다(시행령 제10조).

보건지소에 보건지소장 1명을 두되, 지방의무직공무원 또는 임기제 공무원(공중보건의사)을 보건지소장으로 임용한다. 보건지소장은 보건소장의 지휘·감독을 받아 보건지소의 업무를 관장하고 소속 직원을 지휘·감독하며, 보건진료소의 직원 및 업무에 대하여 지도·감독한다(시행령 제14조).

2) 건강생활지원센터의 설치

지방자치단체는 보건소의 업무 중에서 특별히 지역주민의 만성질환 예방 및 건강한 생활습관 형성을 지원하는 건강생활지원센터를 해당 지방자치단체의 조례로 설치할 수 있다(제14조). 건강생활지원센터는 읍·면·동(보건소가 설치된 읍·면·동은 제외한다)마다 1개씩 설치할 수 있다(시행령 제11조).

건강생활지원센터에 건강생활지원센터장 1명을 두되, 보건 등 직렬의 공무원 또는 보건의료인을 건강생활지원센터장으로 임용한다. 건강생활지원센터장은 보건소장의 지휘·감독을 받아 건강생활지원센터의 업무를 관장하고 소속 직원을 지휘·감독한다(시행령 제15조).

3) 동일 명칭 사용금지 등

이 법에 따른 보건소, 보건의료원, 보건지소 또는 건강생활지원센터가 아닌 자는 각각 보건소, 보건의료원, 보건지소 또는 건강생활지원센터라는 명칭을 사용하지 못한다(제29조). 한편, 보건의료원은 「의료법」에 따른 병원 또는 치과의원 또는 한의원으로 보고, 보건소 · 보건지소 및 건강생활지원센터는 의원 · 치과의원 또는 한의원으로 본다(제31조).

3. 지역보건의료기관의 조직과 운영

1) 지역보건의료기관의 조직

지역보건의료기관의 조직은 지방자치법에 따른 행정기구와 공무원 규정(지방자치법 제125조)에 따른다(제15조). 행정안전부장관은 지역보건의료기관의 조직 기준을 정하는 경우에 미리 보건복지부장관과 협의하여야 하며, 이 경우에 해당 시 · 군 · 구의 인구 규모, 지역 특성, 보건의료 수요 등을 고려하여야 하고, 다른 지방자치단체와의 균형을 유지하도록 합리적으로 정하여야 한다. 지역보건의료기관의 기능과 업무량이 변경될 경우에는 그에 따라 지역보건의료기관의 조직과 정원도 조정하여야 한다(시행령 제12조).

2) 지역보건의료기관의 시설 · 장비 등

지역보건의료기관은 보건복지부령으로 정하는 기준에 적합한 시설 · 장비 등을 갖추어야 한다. 지역보건의료기관의 장은 지역주민이 지역보건의료기관을 쉽게 알아볼 수 있고 이용하기에 편리하도록 표시를 하여야 한다(제17조 및 시행규칙 별표 3).

3) 시설의 이용

지역보건의료기관은 보건의료에 관한 실험 또는 검사를 위하여 의사 · 치과의사 · 한의사 · 약사 등에게 그 시설을 이용하게 하거나, 타인의 의뢰를 받아 실험 또는 검사를 할 수 있다(제18조). 지역보건의료기관의 장은 지역보건의료기관의 시설 이용, 타인이 의뢰한 실험 또는 검사를 정당한 사유 없이 거부할 수 없으며 편의를 제공하여야 하며, 이에 따라 타인의 의뢰를 받아 실험 또는 검사를 하였을 때에는 그 결과를 지체 없이 의뢰인에게 통지하여야 한다(시행령 제22조).

제 3 장

지역보건의료서비스의 실시

1. 지역보건의료서비스 신청

1) 지역보건의료서비스의 신청

소득, 재산, 건강상태 등에 따라 선별하여 제공하는 서비스(지역보건의료서비스)를 필요로 하는 사람(서비스대상자)과 그 친족, 그 밖의 관계인은 관할 시장・군수・구청장에게 지역보건의료서비스의 제공(서비스 제공)을 신청할 수 있다. 시장・군수・구청장이 서비스 제공 신청을 받는 경우 조사하려 하거나 제출받으려는 자료 또는 정보에 관하여 서비스대상자와 그 서비스대상자의 1촌 직계혈족 및 그 배우자(부양의무자)에게 ① 법적 근거, 이용 목적 및 범위, ② 이용 방법, ③ 보유기간 및 파기방법을 알리고, 해당 자료 또는 정보의 수집에 관한 동의를 받아야 한다. 서비스 제공의 신청인은 서비스 제공 신청을 철회하는 경우 시장・군수・구청장에게 조사하거나 제출한 자료 또는 정보의 반환 또는 삭제를 요청할 수 있다. 이 경우 요청을 받은 시장・군수・구청장은 특별한 사유가 없으면 그 요청에 따라야 한다(제19조).

2) 신청에 따른 조사

시장・군수・구청장은 서비스 제공 신청을 받으면 서비스대상자와 부양의무자의 소득・재산 등에 관하여 조사하여야 하며, 이에 따른 조사에 필요한 자료를 확보하기 위하여 서비스대상자 또는 그 부양의무자에게 필요한 자료 또는 정보의 제출을 요구할 수 있다.

3) 서비스 제공의 결정 및 실시

시장・군수・구청장은 조사를 하였을 때에는 예산 상황 등을 고려하여 서비스 제공의 실시 여부를 결정한 후 이를 서면이나 전자문서로 신청인에게 통보하여야 하며, 서비스대상자에게 서비스 제공을 하기로 결정하였을 때에는 서비스 제공기간 등을 계획하여 그 계획에 따라 지역보건의료서비스를 제공하여야 한다. 시장・군수・구청장은 서비스 제공의 실시 여부를 결정할 때 제출된 자료・정보의 전부 또는 일부를 통하여 평가한 서비스대상자와 그 부양의무자의 소득・재산 수준이 보건복지부장관이 정하는 기준 이하인 경우에는 관련 조사의 일부를 생략하고 서비스 제공의 실시를 결정할 수 있다(제21조).

2. 정보의 파기

시장・군수・구청장은 조사하거나 제출받은 정보 중 서비스대상자가 아닌 사람의 정보는 5년을 초과하여 보유할 수 없다. 이 경우 시장・군수・구청장은 정보의 보유기한이 지나면 지체 없이 이를 파기하여야 한다(제22조제1항). 시장・군수・구청장은 정보가 지역보건의료정보시스템 또는 사회복지사업법에 따른 정보시스템에 수집되어 있는 경우 보건복지부장관에게 해당 정보의 파기를 요청할 수 있다. 이 경우 보건복지부장관은 지체 없이 이를 파기하여야 한다(제22조제2항).

3. 건강검진 등의 신고

의료법에 의하여 외국의 의료인 면허를 가진 자, 의과대학, 치과대학, 한의과대학, 의학전문대학원, 치의학전문대학원, 한의학전문대학원, 종합병원 또는 외국 의료원조기관의 의료봉사 또는 연구 및 시범사업을 위하여 의료행위를 하는 자, 의학・치과의학・한방의학 또는 간호학을 전공하는 학교의 학생이 지역주민 다수를 대상으로 건강검진 또는 순회 진료 등 주민의 건강에 영향을 미치는 행위(건강검진등)를 하려는 경우에는 건강검진 등을 하려는 지역을 관할하는 보건소장에게 신고하여야 한다. 의료기관이 의료법에 따라 응급환자를 진료하는 경우, 환자나 환자 보호자의 요청에 따라 진료하는 경우, 국가나 지방자치단체의 장이 공익상 필요하다고 인정하여 요청하는 경우, 가정간호를 하는 경우, 그 밖에 환자가 있는 현장에서 진료를 하여야 하는 부득이한 사유로 의료기관 외의 장소에서 지역주민 다수를 대상으로 건강검진 등을 하려는 경우에도 관할 보건소장에게 신고를 하여야 한다. 보건소장은 위 신고를 받은 경우에는 그 내용을 검토하여 이 법에 적합하면 신고를 수리하여야 한다(제23조). 구체적으로 건강검진 등을 실시하기 10일 전까지 건강검진 등 신고서를 관할 보건소장(보건의료원장을 포함한다)에게 제출하는 방법으로 신고해야 한다. 이 경우 관할 보건소장은 행정정보의 공동이용을 통하여 의료기관 개설허가증 또는 의료기관 개설신고증명서(의료기관만 해당한다)와 의사·치과의사 또는 한의사 면허증을 확인할 수 있는 경우에는 그 확인으로 첨부자료의 제공을 갈음할 수 있고, 신고인이 자료 확인에 동의하지 아니하는 경우에는 해당 자료를 첨부하도록 해야 한다(시행규칙 제9조).

제 4 장

보 칙

1. 비용의 보조 등

1) 비용 보조

국가와 시 · 도는 지역보건의료기관의 설치와 운영에 필요한 비용 및 지역보건의료계획의 시행에 필요한 비용의 일부를 보조할 수 있으며, 이에 따라 보조금을 지급하는 경우 설치비와 부대비에 있어서는 그 3분의 2 이내로 하고, 운영비 및 지역보건의료계획의 시행에 필요한 비용에 있어서는 그 2분의 1 이내로 한다(제24조).

2) 수수료

지역보건의료기관은 그 시설을 이용한 자, 실험 또는 검사를 의뢰한 자 또는 진료를 받은 자로부터 수수료 또는 진료비를 징수할 수 있으며, 이에 따른 수수료와 진료비는 보건복지부령으로 정하는 기준에 따라 해당 지방자치단체의 조례로 정한다(제25조).

2. 보고

보건복지부장관은 지방자치단체에 대하여 지역보건의료기관의 설치 · 운영에 관한 사항을 보고하게 하거나 소속 공무원으로 하여금 지역보건의료기관에 대하여 실태조사 등 지도 · 감독을 할 수 있다(제27조).

3. 권한의 위임 등

이 법에 따른 보건복지부장관의 권한은 대통령령으로 정하는 바에 따라 그 일부를 시・도지사 또는 시장・군수・구청장에게 위임할 수 있다. 시・도지사 또는 시장・군수・구청장은 이 법에 따른 지역보건의료기관의 기능 수행에 필요한 업무의 일부를 보건의료 관련기관・단체에 위탁하거나, 의료인에게 대행하게 할 수 있다. 시・도지사 또는 시장・군수・구청장은 업무를 위탁한 경우에는 그 비용의 전부 또는 일부를 보조할 수 있고, 의료인에게 그 업무의 일부를 대행하게 한 경우에는 그 업무수행에 드는 실비(實費)를 보조할 수 있다. 한편, 보건복지부장관은 지역보건의료정보시스템의 구축・운영 등에 관한 업무를 한국사회보장정보원(사회복지사업법 제6조의3)이 대행하게 할 수 있으며, 이에 따라 업무를 대행하게 한 경우에는 예산의 범위에서 그에 필요한 비용을 보조할 수 있다(제30조).

제 5 장

벌 칙

1. 벌칙

1) 벌칙 내용

벌 칙	위 반 내 용
5년 이하의 징역 또는 5천만원 이하의 벌금 (제32조제1항)	• 정당한 접근 권한 없이 또는 허용된 접근 권한을 넘어 지역보건의료정보시스템의 정보를 훼손·멸실·변경·위조 또는 유출한 자(제5조제3항) • 같은 조 제1호, 제2호 또는 제3호에 따른 정보를 사용·제공·누설한 자 및 그 사정을 알면서도 영리 목적 또는 부정한 목적으로 해당 정보를 제공받은 자(제28조)
3년 이하의 징역 또는 3천만원 이하의 벌금 (제32조제3항)	• 정당한 접근 권한 없이 또는 허용된 접근 권한을 넘어 지역보건의료정보시스템의 정보를 검색 또는 복제한 자(제5조제3항)

기타 건강진단 등의 신고와 명칭 사용을 위반한 경우에 과태료가 규정되어 있다.

제8부

혈액관리법

제1장 혈액관리법의 개요

제2장 혈액관리

제3장 감 독

제4장 보 칙

제5장 벌 칙

제 1 장

혈액관리법의 개요

1. 목적 및 용어의 정의

혈액관리법은 혈액관리업무에 관하여 필요한 사항을 규정함으로써 수혈자와 헌혈자(獻血者)를 보호하고 혈액관리를 적절하게 하여 국민보건의 향상에 이바지함을 목적으로 한다(제1조). 1970. 8. 7. 채・수혈자의 보호 및 혈액제제의 제조를 위한 혈액의 순결과 관리의 적정을 기하고자 「혈액관리법(법률 제2229호)」이 제정되었다. 이후 수차례 개정을 거쳐 현재에 이르고 있다. 이 법에서 사용하는 용어의 뜻은 다음과 같다.

① "혈액"이란 인체에서 채혈(採血)한 혈구(血球) 및 혈장(血漿)을 말한다.

② "혈액관리업무"란 수혈(輸血)이나 혈액제제(血液製劑)의 제조에 필요한 혈액을 채혈・검사・제조・보존・공급 또는 품질 관리하는 업무를 말한다.

③ "혈액원"이란 혈액관리업무를 수행하기 위하여 보건복지부장관의 허가를 받은 의료기관, 대한적십자사, 혈액제재 제조업자를 말한다.

④ "헌혈자"란 자기의 혈액을 혈액원에 무상(無償)으로 제공하는 사람을 말한다.

⑤ "부적격혈액"이란 채혈 시 또는 채혈 후에 이상이 발견된 혈액 또는 혈액제제로서 채혈과정에서 응고 또는 오염된 혈액, 혈액선별검사에서 부적격 기준에 해당하는 혈액, 채혈금지대상자로부터 채혈된 혈액 중 일부, 심한 혼탁을 보이거나 변색 또는 용혈된 혈액, 혈액의 밀봉 또는 표지가 파손된 혈액, 보존기간이 경과된 혈액 등 보건복지부령으로 정하는 혈액 또는 혈액제제를 말한다.

⑥ "채혈금지대상자"란 감염병 환자, 약물복용 환자 등 건강기준에 미달하는 사람으로서 헌혈을 하기에 부적합하다고 보건복지부령으로 정하는 사람을 말한다.

⑦ "특정수혈부작용"이란 수혈한 혈액제제로 인하여 발생한 부작용으로서 사망, 장애, 입

원치료를 요하는 부작용, 바이러스에 의하여 감염되는 질병, 기타 의료기관의 장이 위의 부작용과 유사하다고 판단하는 것을 말한다.

⑧ '혈액제제'란 혈액을 원료로 하여 제조한 「약사법」에 따른 의약품으로서 "㉠ 전혈(全血), ㉡ 농축적혈구(濃縮赤血球), ㉢ 신선동결혈장(新鮮凍結血漿), ㉣ 농축혈소판(濃縮血小板), ㉤ 그 밖에 보건복지부령으로 정하는 혈액 관련 의약품"을 말한다.

⑧의2 "원료혈장"이란 혈액제제 중 혈장분획제제(혈장을 원료로 일련의 제조과정을 거쳐 얻어진 의약품)의 제조를 위하여 혈액원이 혈장분획제제 제조업자에게 공급하는 혈장을 말한다(2023년 시행).

⑨ "헌혈환급예치금"이란 헌혈증서 제출자에게 수혈비용을 보상하거나 헌혈사업에 사용할 목적으로 혈액원이 보건복지부장관에게 예치하는 금액을 말한다.

⑩ "채혈"이란 수혈 등에 사용되는 혈액제제를 제조하기 위하여 헌혈자로부터 혈액을 채취하는 행위를 말한다.

⑪ "채혈부작용"이란 채혈한 후에 헌혈자에게 나타날 수 있는 혈관미주신경반응 또는 피하출혈 등 미리 예상하지 못한 부작용을 말한다.

2. 혈액매매의 금지 및 헌혈기부문화 조성 등

WHO는 총회에서 자국에서 필요한 혈액은 자국에서 공급하는 원칙과 헌혈로서 혈액을 공급받는 원칙을 선포하였다. 우리나라도 과거에 혈액공급의 부족을 해결하기 위하여 대가를 받고 혈액을 제공하는 매혈을 인정하여 왔으나, 헌혈로도 필요한 혈액을 공급할 수 있게 됨에 따라 1999. 2. 8. 혈액관리법을 개정(법률 제5838호)하여 혈액의 매매행위 등을 금지하였다. 즉, 누구든지 금전, 재산상의 이익 또는 그 밖의 대가적 급부(給付)를 받거나 받기로 하고 자신의 혈액(헌혈증서를 포함한다)을 제공하거나 제공할 것을 약속하여서는 아니 되며, 다른 사람의 혈액(헌혈 증서를 포함한다)을 제공받거나 제공받을 것을 약속하여서는 아니 된다. 누구든지 이러한 행위를 교사・방조 또는 알선하여서는 아니 되며, 이러한 위반행위가 있음을 안 때에는 그 행위와 관련되는 혈액을 채혈하거나 수혈하여서는 아니 된다(제3조).

국가와 지방자치단체는 적극적인 헌혈기부문화를 조성하고 건강한 국민의 헌혈을 장려할 수 있도록 대국민 교육 및 홍보 등 필요한 지원책을 수립・시행하여야 한다(제4조). 이를 수행하기 위하여 보건복지부장관 소속으로 국가헌혈추진협의회를 둔다. 국가헌혈협의회는 "① 헌혈기부문화 조성과 헌혈 장려를 위한 정책 방향의 설정 및 협력·조정, ② 헌혈기부문화 조성과 헌혈 장려를 위한 제도 개선 및 예산 지원에 관한 사항, ③ 그 밖에 헌혈기부문화 조성과 헌혈 장려를 위하여 보건복지부장관이 필요하다고 인정하는 사항"을 심의한다(제4조의2).

매년 6월 14일을 헌혈자의 날로 하고, 보건복지부장관은 헌혈자의 날의 취지에 적합한 기념행사를 실시하는 등 건강한 국민에게 헌혈을 권장할 수 있으며, 혈액원에 혈액관리업무에 필요한 경비의 전부 또는 일부를 보조할 수 있다(제4조의3).

3. 헌혈자 보호와 의무

헌혈자는 숭고한 박애정신의 실천자로서 헌혈을 하는 현장에서 존중받아야 하며, 혈액원은 헌혈자에게 채혈직후 필요한 음료를 제공하는 등 헌혈자의 보호를 위한 조치를 하여야 한다(제4조의2 및 시행령 제3조). 그리고 헌혈자는 안전한 혈액의 채혈 및 공급을 위하여 **신상(身上) 및 병력(病歷)에 대한 정보를 사실대로 성실하게 제공하여야 한다**. 한편 혈액원이 헌혈자로부터 채혈할 때에는 쾌적하고 안전한 환경에서 하여야 한다.

혈액원은 헌혈자가 자유의사로 헌혈할 수 있도록 헌혈에 관한 유의 사항을 설명하여야 하며, 헌혈자로부터 채혈에 대한 동의를 받아야 한다. 헌혈 적격 여부를 판정하기 위한 문진(問診) 사항의 기록과 면담은 헌혈자의 개인비밀이 보호될 수 있는 환경에서 하여야 한다. 혈액원은 채혈부작용의 발생 여부를 세심히 관찰하여야 하며, 채혈부작용을 예방하기 위하여 필요한 조치를 하여야 한다. 헌혈자에게 채혈부작용이 나타나는 경우 혈액원은 지체 없이 적절한 조치를 하여야 한다(제4조의4).

4. 혈액관리기본계획의 수립

보건복지부장관은 혈액의 안정적 수급 및 관리에 관한 정책을 효율적으로 추진하기 위하여 혈액관리위원회의 심의를 거쳐 혈액관리에 관한 기본계획을 5년마다 수립하여야 한다. 기본계획에는 ① 헌혈 증진과 혈액관리의 발전 방향 및 목표, ② 혈액관리에 관한 각 부처 및 기관·단체의 협조에 관한 사항, ③ 헌혈 및 수혈의 안전성 향상 방안, ④ 혈액제제의 안전성 향상, 안정적 수급 및 적정한 사용 방안, ⑤ 그 밖에 보건복지부장관이 혈액관리를 위하여 필요하다고 인정하는 사항이 포함되어야 한다. 보건복지부장관은 기본계획을 수립할 때에는 미리 관계 중앙행정기관의 장과 협의하여야 하며, 기본계획의 수립·시행을 위하여 필요한 경우에는 관계 중앙행정기관의 장, 지방자치단체의 장, 관련 기관·단체 등에 필요한 자료 및 정보의 제공을 요청할 수 있다. 이 경우 자료 및 정보의 제공을 요청받은 자는 정당한 사유가 없으면 요청에 따라야 한다(제4조의5).

5. 헌혈추진협의회의 구성

특별시장·광역시장·특별자치시장·도지사·특별자치도지사(시·도지사) 또는 시장·군수·구청장은 헌혈 증진을 위한 홍보 및 적극적인 헌혈기부문화 조성을 위하여 지역사회의 주민·단체 또는 공공기관이 참여하는 헌혈추진협의회를 구성할 수 있다. 헌혈추진협의회의 구성 및 운영 등에 필요한 사항은 해당 특별시·광역시·특별자치시·도·특별자치도 또는 시·군·구의 조례로 정한다(제4조의6).

6. 원료혈장 수급 관리 등

보건복지부장관은 원료혈장의 공급 가격 관리 및 배분 등 안정적 수급을 도모하기 위하여 필요한 조치를 취할 수 있다(제4조의7) : 2023년 시행

7. 헌혈자에 대한 예우 및 지원

국가 및 지방자치단체는 헌혈기부문화 조성을 위하여 헌혈자를 위한 예우 증진 사업을 할 수 있다. 보건복지부장관은 헌혈에 관하여 특히 공로가 있는 자에게 훈장 또는 포장을 추천하거나 표창을 행할 수 있다(제4조의8) : 2023년 시행

제 2 장

혈액관리

1. 헌혈자 관리

1) 헌혈자의 신원확인 · 건강진단

(1) 헌혈자의 신원확인

혈액원은 헌혈자로부터 채혈하기 전에 사진이 붙어 있어 본인임을 확인할 수 있는 주민등록증, 여권, 학생증, 그 밖의 신분증명서에 따라 그 신원을 확인하여야 한다. 다만, 학생, 군인 등의 단체헌혈의 경우 그 관리 · 감독자의 확인으로 갈음할 수 있다(제7조제1항 및 시행규칙 제6조제1항).

(2) 헌혈자의 건강진단

혈액원은 헌혈자에 대한 신원확인 후에 헌혈자에 대하여 채혈을 실시하기 전에 "① 과거의 헌혈경력 및 혈액검사결과와 채혈금지대상자 여부의 조회, ② 문진 · 시진 및 촉진, ③ 체온 및 맥박 측정, ④ 체중 측정, ⑤ 혈압 측정, ⑥ 빈혈 검사(황산구리법에 따른 혈액비중 검사, 혈색소 검사, 적혈구 용적률 검사), ⑦ 혈소판 계수 검사(혈소판 성분채혈의 경우에만 해당함)"에 해당하는 건강진단을 하여야 한다(제7조제1항 및 시행규칙 제6조제2항).

(3) 채혈금지

신원이 확실하지 아니하거나 신원확인에 필요한 요구에 따르지 아니하는 사람으로부터 채혈을 해서는 아니 된다. 감염병환자 및 건강기준에 미달하는 사람으로부터 채혈하여서는 아니 된다. 이를 위해 혈액원은 헌혈자로부터 채혈하기 전에 채혈금지대상 여부 및 과거 헌혈

경력과 그 검사결과를 조회하여야 한다. 다만, ① 헌혈자 본인에게 수혈하기 위하여 채혈하는 경우, ② 천재지변, 재해, 그 밖에 이에 준하는 사유로 인하여 전산 또는 유선 등의 방법으로 정보조회가 불가능한 경우, ③ 긴급하게 수혈하지 아니하면 수혈자의 생명이 위태로운 경우로서 신속한 정보조회가 불가능한 경우에는 조회하지 않고 채혈할 수 있다(제7조제5항 및 시행규칙 제6조제5항).

(4) 정보제공 요청

보건복지부장관은 혈액제제의 안전성을 확보하기 위하여 필요하다고 인정할 때에는 관계 중앙행정기관의 장 또는 공공기관의 장으로 하여금 감염병환자 또는 약물복용환자 등의 감염병환자 및 약물복용환자 등의 주민등록번호 등 인적 사항, 진단명 또는 처방약물명, 진단일 또는 처방일 등 관련 정보를 혈액원 등에 제공하도록 요청할 수 있다. 이 경우 관계 중앙행정기관의 장 또는 공공기관의 장은 정당한 사유가 없으면 그 요청에 따라야 한다(제7조제4항).

2) 채혈금지대상자의 관리

(1) 채혈금지대상자

'채혈금지대상자'란 감염병환자, 약물복용환자 등 건강기준에 미달하는 사람으로서 헌혈을 하기에 부적합한 사람(제2조제6호)으로 구체적으로 다음과 같다(시행규칙 제2조의2 및 제7조, [별표 1의2]).

Ⅰ. 공통기준

1. 건강진단관련 요인

1) 체중이 남자는 50킬로그램 미만, 여자는 45킬로그램 미만인 자
2) 체온이 섭씨 37.5도를 초과하는 자
3) 수축기혈압이 90밀리미터(수은주압) 미만 또는 180밀리미터(수은주압) 이상인 자
4) 이완기혈압이 100밀리미터(수은주압) 이상인 자
5) 맥박이 1분에 50회 미만 또는 100회를 초과하는 자

2. 질병관련 요인

1) 전염병

(1) 만성 B형간염, C형간염, 후천성면역결핍증, 바베스열원충증, 샤가스병 또는 크로이츠펠트-야콥병 등 감염병 중 보건복지부장관이 지정하는 혈액 매개 감염병의 환자, 의사환자, 병원체보유자

(2) 일정기간 채혈금지 대상자

① 말라리아 병력자로 치료종료 후 3년이 경과하지 아니한 자

② 브루셀라증 병력자로 치료종료 후 2년이 경과하지 아니한 자

③ 매독 병력자로 치료종료 후 1년이 경과하지 아니한 자

④ 급성 B형간염 병력자로 완치 후 6개월이 경과하지 아니한 자

⑤ 그 밖에 보건복지부장관이 정하는 혈액매개 감염병환자 또는 병력자

2) 그 밖의 질병

(1) 발열, 인후통, 설사 등 급성 감염성 질환이 의심되는 증상이 없어진지 3일이 경과하지 아니한 자

(2) 암환자, 만성폐쇄성폐질환 등 호흡기질환자, 간경변 등 간질환자, 심장병환자, 당뇨병환자, 류마티즘 등 자가면역질환자, 신부전 등 신장질환자, 혈우병, 적혈구증다증 등 혈액질환자, 한센병환자, 성병환자(매독환자는 제외), 알콜중독자, 마약중독자 또는 경련환자. 다만, 의사가 헌혈가능하다고 판정한 경우에는 그러하지 아니하다.

3. 약물 또는 예방접종 관련 요인

1) 약물

(1) 혈소판 기능에 영향을 주는 약물인 아스피린을 투여 받은 후 3일, 티클로피딘 등을 투여받은 후 2주가 경과하지 아니한 자(혈소판 헌혈의 경우에 한함)

(2) 이소트레티노인, 피나스테라이드 성분의 약물을 투여 받고 4주가 경과하지 아니한 자

(3) 두타스테라이드 성분의 약물을 투여 받고 6개월이 경과하지 아니한 자

(4) B형간염 면역글로불린, 태반주사제를 투여 받고 1년이 경과하지 아니한 자

(5) 아시트레틴 성분의 약물을 투여 받고 3년이 경과하지 아니한 자

(6) 제9조제2호마목에 따라 보건복지부장관이 인정하여 고시하는 약물의 투여자로서 해당 약물의 성격, 효과 및 유해성 등을 고려하여 보건복지부장관이 정하는 기간을 경과하지 아니한 자

(7) 과거에 에트레티네이트 성분의 약물을 투여 받은 적이 있는 자, 소에서 유래한 인슐린을 투여 받은 적이 있는 자, 뇌하수체 유래 성장호르몬을 투여 받은 적이 있는 자, 변종 크로이츠펠트-야콥병의 위험지역에서 채혈된 혈액의 혈청으로 제조된 진단시약 등 투여자, 제9조제2호마목에 따라 보건복지부장관이 인정하여 고시하는 약물의 투여자는 영구 금지

2) 예방접종

(1) 콜레라, 디프테리아, 인플루엔자, A형간염, B형간염, 주사용 장티푸스, 주사용 소아마비, 파상풍, 백일해, 일본뇌염, 신증후군 출혈열(유행성 출혈열), 탄저, 공수병 예방접종을 받은 후 24시간이 경과하지 않은 사람

(2) 홍역, 유행성이하선염, 황열, 경구용 소아마비, 경구용 장티푸스 예방접종을 받은 날부터 2주가 경과하지 않은 사람

(3) 풍진, 수두 예방접종 또는 BCG 접종을 받은 날부터 4주가 경과하지 않은 사람

4. 진료 및 처치 관련 요인

1) 임신 중인 자, 분만 또는 유산 후 6개월 이내인 자. 다만, 본인이 출산한 신생아에게 수혈하고자 하는 경우에는 그러하지 아니하다.

2) 수혈 후 1년이 경과하지 아니한 자

3) 전혈채혈일로부터 8주, 혈장성분채혈, 혈소판혈장성분채혈 및 두단위혈소판성분채혈일로부터 14일, 백혈구성분채혈 및 한단위혈소판성분채혈일로부터 72시간, 두단위적혈구성분채혈일로부터 16주가 경과하지 아니한 자

4) 과거 경막 또는 각막을 이식 받은 경험이 있는 자

5. 선별검사결과 부적격 요인

과거 헌혈검사에서 B형간염검사, C형간염검사, 후천성면역결핍증검사, 인체(T)림프영양성바이러스검사(혈장성분헌혈의 경우는 제외) 및 그 밖에 보건복지부장관이 별도로 정하는 혈액검사 결과 부적격 기준에 해당되는 자

6. 그 밖의 요인

1) 문진 결과 헌혈불가로 판정된 자

2) 그 밖에 의사의 진단에 의하여 건강상태가 불량하거나 채혈이 부적당하다고 인정되는 자

Ⅱ. 개별기준

채혈의 종류	기준
320밀리리터 전혈채혈	1. 16세 미만인 자 또는 70세 이상인 자 2. 혈액의 비중이 1.053 미만인 자, 혈액 100밀리리터당 혈색소량이 12.5그램 미만인 자 또는 적혈구용적률이 38퍼센트 미만인 자 3. 과거 1년 이내에 전혈채혈횟수가 5회 이상인 자
400밀리리터 전혈채혈	1. 17세 미만인 자 또는 70세 이상인 자 2. 체중이 50킬로그램 미만인 자 3. 혈액의 비중이 1.053 미만인 자, 혈액 100밀리리터당 혈색소량이 12.5그램 미만인 자 또는 적혈구용적률이 38퍼센트 미만인 자 4. 과거 1년 이내에 전혈채혈횟수가 5회 이상인 자
혈장 성분채혈	1. 17세 미만인 자 또는 70세 이상인 자 2. 혈액의 비중이 1.052 미만 또는 혈액 100밀리리터당 혈색소량이 12.0그램 미만인 자 3. 직전 헌혈혈액검사 결과 혈액 100밀리리터당 혈청단백량이 6.0그램 미만인 자
한단위 혈소판 성분채혈	1. 17세 미만인 자 또는 60세 이상인 자 2. 혈액의 비중이 1.052 미만 또는 혈액 100밀리리터당 혈색소량이 12.0그램 미만인 자 3. 혈액 1 마이크로 리터 당 혈소판수가 15만개 미만인 자 4. 한단위 혈소판성분채혈 72시간이 경과하지 아니한 자 5. 과거 1년 이내에 성분채혈횟수가 24회 이상인 자
두단위 혈소판 성분채혈	1. 17세 미만인 자 또는 60세 이상인 자 2. 혈액의 비중이 1.052 미만 또는 혈액 100밀리리터당 혈색소량이 12.0그램 미만인 자 3. 혈액 1 마이크로 리터 당 혈소판수가 25만개 미만인 자 4. 과거 1년 이내에 성분채혈횟수가 24회 이상인 자
혈소판 혈장 성분채혈	1. 17세 미만인 자 또는 60세 이상인 자 2. 혈액의 비중이 1.052 미만 또는 혈액 100밀리리터당 혈색소량이 12.0그램 미만인 자 3. 직전 헌혈혈액검사 결과 혈액 100밀리리터당 혈청단백량이 6.0그램 미만인 자 4. 혈액 1 마이크로 리터 당 혈소판수가 15만개 미만인 자 5. 과거 1년 이내에 성분채혈횟수가 24회 이상인 자

두단위 적혈구 성분채혈	1. 17세 미만인 자 또는 60세 이상인 자 2. 체중이 70킬로그램 미만인자 3. 혈액 100밀리리터 당 혈색소량이 14.0그램 미만인 자 4. 과거 1년 이내에 전혈채혈횟수가 4회 이상 또는 성분채혈횟수가 24회 이상 또는 두 단위 적혈구 성분채혈 횟수가 2회 이상인 자

(2) 채혈금지대상자 관리

보건복지부장관은 채혈금지대상자의 명부를 작성·관리할 수 있다. 혈액원은 채혈금지대상자로부터 채혈을 해서는 아니 된다. 그러나 B형간염 검사에서 음성으로 나오는 등 안전성 검사를 통과한 채혈금지대상자에 대해서는 채혈을 할 수 있다. 이 경우 그 결과를 보건복지부장관에게 보고하여야 한다. 보건복지부장관은 채혈금지대상자 명부에 기재된 자의 요청이 있는 경우 채혈금지 사유 및 기간 등 관련 사항을 통지할 수 있다. 통지를 하는 경우 밀봉하는 등의 방법으로 채혈금지대상자 본인 외의 사람은 알 수 없도록 하여야 하며, 채혈금지기간 동안 헌혈하지 않도록 안내하여야 한다(제7조의2 및 시행령 제5조의5). 채혈금지대상자의 명부를 작성·관리하는 업무에 종사하는 사람 또는 종사하였던 사람은 업무상 알게 된 비밀을 정당한 사유 없이 누설해서는 아니 된다.

2. 혈액 관리

1) 혈액관리위원회

혈액관리에 관한 "① 혈액관리제도의 개선 및 헌혈추진방안, ② 헌혈환급적립금의 활용방안, ③ 혈액수가의 조정, ④ 혈액제제의 수급(需給) 및 안전성에 관한 사항, ⑤ 혈액원의 개설 및 혈액관리업무의 심사평가에 관한 사항, ⑥ 특정수혈부작용에 관한 사항, ⑦ 기본계획의 수립에 관한 사항, ⑧ 그 밖에 혈액관리에 관하여 보건복지부장관이 위원회의 회의에 부치는 사항"을 심의하기 위하여 보건복지부장관 소속하에 혈액관리위원회를 둔다. 이 위원회는 위원장 1명과 부위원장 1명을 포함하여 15명 이내의 위원으로 하고, 그 임기는 2년으로 한다. 다만, 공무원인 위원의 임기는 그 재임기간으로 한다. 위원회의 위원장은 혈액관리에 관한 학식과 행정경험을 두루 갖추고 생명윤리에 대한 인식이 확고한 사람 중에서 보건복지부장관이 위촉한다(제5조).

혈액관리위원회의 부위원장은 보건복지부의 3급 공무원, 고위공무원단에 속하는 일반직공무원 또는 이에 상당하는 공무원 중에서 보건복지부장관이 임명하며, 위원회의 위원은 "① 관계행정기관 소속 2급이나 3급 공무원 또는 이에 상당하는 공무원(고위공무원단에 속하는 공무원을 포함함), ② 혈액원에 종사하는 자를 대표하는 자, ③ 비영리민간단체의 장의 추천을 받은 자, ④ 언론계를 대표하는 자, ⑤ 변호사의 자격을 가진 자, ⑥ 혈액관리업무에 관한 학식과 경험이 풍부한 자" 중에서 보건복지부장관이 임명 또는 위촉한다(시행령 제4조).

2) 혈액 관리 기관

혈액관리업무는 의료기관, 대한적십자사, 혈액제제 제조업자에 한하여 할 수 있다. 여기에서 "혈액관리업무"란 수혈이나 혈액제제의 제조에 필요한 혈액을 채혈·검사·제조·보존·공급 또는 품질 관리하는 업무를 말한다(제2조제2호). 이 경우 혈액관리업무를 하려는 자는 의약품 제조업의 허가를 받아야 하며, 품목별로 품목허가를 받거나 품목신고를 하여야 한다(제6조).

(1) 혈액원(의료기관/대한적십자사)

① 허가 등

의료기관이나 **대한적십자사**가 **혈액원을 개설**하거나 허가받은 사항 중 명칭 소재지 등 중요한 사항을 변경할 때에는 **보건복지부장관의 허가**를 받아야 한다. 보건복지부장관의 허가를 받지 아니한 자는 혈액관리업무를 행하지 못하며, 혈액원으로 허가받지 아니한 자는 혈액원 또는 이와 유사한 명칭을 사용하지 못한다(제6조의2).

② 혈액제제 제조관리자

혈액원에는 1명 이상의 의사를 두고 혈액의 검사·제조·보존 등 혈액제제[1) 제조업무를 관리하게 하여야 하며, 혈액제제의 제조 업무를 관리하는 사람은 혈액제제의 제조업무에 종사하는 사람에 대한 지도·감독에 관한 사항과 품질관리, 제조시설의 관리 및 그 밖에

1) "혈액제제"란 혈액을 원료로 하여 제조한 「약사법」 제2조에 따른 의약품으로서 "① 전혈, ② 농축적혈구, ③ 신선동결혈장, ④ 농축혈소판, ⑤ 혈액관련의약품(백혈구제거적혈구, 농축백혈구, 혈소판풍부혈장, 세척혈소판, 동결혈장, 성분채혈혈소판, 성분채혈혈장 등 18개)"을 말한다(제2조제8호).

그 제조관리에 관하여 아래사항을 준수하여야 한다. ① 보건위생상 위해가 없도록 혈액의 검사·혈액제제의 제조·보존 등 혈액제제의 제조 업무에 필요한 시설 및 장비를 위생적으로 관리할 것, ② 혈액제제 제조업무에 종사하는 자에 대한 교육계획을 수립하고 연 2회 이상 교육을 실시할 것, ③ 혈액제제 제조업무가 업무지침서에 맞게 수행되는지 여부를 연 1회 이상 점검하고 그 내용을 기록할 것, ④ 혈액제제 제조과정에 대한 시험검사를 실시할 것" 등이 있다(시행규칙 제5조의4).

혈액원의 장 등은 제조관리자의 관리업무를 방해해서는 아니 되며, 제조관리자가 그 의무 이행을 위하여 필요한 사항을 요청하면 정당한 사유 없이 그 요청을 거부해서는 아니 된다(제6조의3).

③ 혈액원의 휴업 등의 신고

혈액원의 개설자가 그 업무를 휴업·폐업 또는 재 개업하려는 경우에는 보건복지부장관에게 신고하여야 하며, 이 경우 보건복지부장관은 그 내용을 검토하여 이 법에 적합하면 신고를 수리하여야 하며, 기록·보존하고 있는 혈액관리업무기록 등을 대한적십자사회장에게 이관(移管)하여야 한다. 다만, 혈액원의 개설자가 혈액관리업무기록 등의 보관계획서를 제출하여 보건복지부장관의 허가를 받은 경우에는 이를 직접 보관할 수 있다(제6조의4).

(2) 혈액제제제조업자

혈액제제제조업자는 혈액관리업무를 할 수 있으나, 다만 혈액관리업무 중 채혈을 할 수 없다.

3) 혈액 안전관리

(1) 혈액 및 혈액제제 검사

혈액원은 헌혈자로부터 채혈, 헌혈금지약물의 복용 여부 확인을 통해 혈액 및 혈액제제의 적격 여부를 검사하고 그 결과를 확인하여야 한다.[2] 구체적으로 혈액원은 헌혈자로부터 혈액

---

2) 혈액관리법의 관련 규정에 따라 혈액원을 개설하여 수혈 또는 혈액 제제의 제조에 필요한 혈액을 채혈·조작·보존 또는 공급하는 업무는 성질상 전문적인 지식을 요하는 것일 뿐만 아니라 수혈자나 혈액 제제의 이용자 등의 생명·신체에 직접적인 영향을 미치는 것이어서, 만일 그 업무가 적정하게 수행되지 못할 경우에는 국민 보건에 광범위하고도 중대한 위해를 가하게 될 것임이 분명하므로, 이와 같은 혈액원의 업무를 수행하는 자는 수혈 또는 혈액 제제의 제조를 위한 혈액의 순결과 공혈자 및 수혈자를 보호하고 혈액 관리의 적정을 기하기 위하여 최선의 조치를 다하여야 할 고도의 주의의무가 있고, 나

을 채혈한 때에는 지체 없이 그 혈액에 대한 간기능검사(ALT검사), 비(B)형간염검사, 시(C)형 간염검사, 매독검사, 후천성면역결핍증검사, 사람T세포림프친화바이러스(HTLV) 검사(혈장성분은 제외) 그밖에 보건복지부장관이 정하는 검사를 실시하고, 혈액 및 혈액제제의 적격여부를 확인하여야 한다. 다만, 헌혈자 본인에게 수혈하기 위하여 채혈한 혈액에 대하여는 검사를 실시하지 아니할 수 있다(시행규칙 제8조제1항).

(2) 부적격 혈액의 관리

채혈 시 또는 채혈 후 검사결과 이상이 발견된 혈액 또는 혈액제제로 ① 채혈과정에서 응고 또는 오염된 혈액, ② 간기능 검사에서 101 IU/L 이상, B, C형 간염 양성, AIDS 양성, 매독양성인 혈액, ③ 심한 혼탁을 보이거나 변색 또는 용혈된 혈액, ④ 선별검사결과 부적격 요인에 해당하는 자로부터 채혈된 혈액, ⑤ 혈액용기의 밀봉 또는 표지가 파손된 혈액, ⑥ 보존기간이 경과한 혈액, ⑦ 그 밖에 보건복지부장관이 안전성에 문제가 있다고 판단하는 혈액(제2조제5호 및 시행령 제2조 [별표 1]) 등 부적격혈액을 발견하였을 때에는 혈액원 등 혈액관리업무를 하는 자는 「폐기물관리법 시행규칙」 제14조의 규정을 준용하여 폐기처분하고 그 결과를 보건복지부장관에게 보고하여야 한다(시행규칙 제11조). 다만 ① 예방접종약의 원료로 사용되는 경우, ② 의학연구 또는 의약품 개발에 사용되는 경우 ③ 혈액제제 등 의약품의 품질관리를 위한 시험에 사용되는 경우에는 폐기하지 않고 사용할 수 있다.

(3) 혈액의 관리

혈액원등은 채혈시의 혈액량, 혈액관리의 적정온도 등 기준에 따라 혈액관리업무를 하여야 하며, 채혈한 혈액을 안전하고 신속하게 공급하기 위하여 혈액공급차량을 운영할 수 있다(제9조, 시행규칙 제12조).

① 채혈업무

㉠ 의사 또는 간호사는 채혈 전에 건강진단을 실시하고 헌혈기록카드를 작성하여야 한다.

㉡ 채혈은 채혈에 필요한 시설을 갖춘 곳에서 의사의 지도하에 행하여야 한다.

아가 이러한 주의의무의 구체적 내용과 그 위반 여부를 논함에 있어서는 문제로 된 행위 당시의 일반적인 의학의 수준과 그 행위로부터 생기는 결과발생의 가능성의 정도, 피침해법익의 중대성, 결과회피의무를 부담함에 의해서 희생되는 이익 등이 함께 고려되어야 한다(94다47803).

㉢ 1인 1회 채혈량(항응고제 및 검사용 혈액을 제외한다)은 다음 한도의 110퍼센트를 초과하여서는 아니 된다. 다만, 희귀혈액을 채혈하는 경우에는 그러하지 아니하다. 전혈채혈 : 400밀리리터, 성분채혈 : 500밀리리터, 2종류 이상의 혈액성분을 동시에 채혈하는 다종성분채혈 : 600밀리리터

㉣ 채혈은 항응고제가 포함된 혈액백 또는 성분채혈키트를 사용하여 무균적으로 하여야 한다.

㉤ 혈액제제제조를 위하여 채혈된 혈액은 제조하기까지 다음의 방법에 따라 관리하여야 한다.

ⓐ 전혈채혈 : 섭씨 1도 이상 10도 이하에서 관리할 것. 다만, 혈소판제조용의 경우에는 섭씨 20도 이상 24도 이하에서 관리할 것

ⓑ 혈소판성분채혈 : 섭씨 20도 이상 24도 이하에서 관리할 것

ⓒ 혈장성분채혈 : 섭씨 6도 이하에서 관리할 것

② 혈액제제의 보존업무

㉠ 혈액제제의 종류별 보존온도・보존방법 및 보존기간은 별표 2의2의 기준에 따라야 한다(예 : 전혈 1-6도로 보존 채혈 후 21일-35일 보존).

㉡ 보존온도를 유지하는 장치와 그 유지온도를 기록하는 장치를 갖추어야 한다.

㉢ 혈액제제의 부적격여부를 주기적으로 점검하여야 한다.

㉣ 이상이 없는 혈액제제를 보존중에 폐기하거나 변질시키지 말아야 한다.

③ 혈액제제의 공급업무

㉠ 혈액제제의 운송거리 및 시간을 고려하여 규정에 의한 보존온도를 유지할 수 있는 적절한 용기에 넣어 운송・공급하여야 한다.

㉡ 혈액원은 혈액제제를 공급한 때에는 혈액제제 운송 및 수령확인서를 2부 작성하여 1부는 3년간 보관하고 1부는 혈액제제를 수령한 자에게 내주며, 혈액제제를 수령한 자는 해당 확인서를 3년간 보관하여야 한다.

④ **품질관리 업무** : 혈액원등은 제 혈액관리업무를 시행함에 있어 보건복지부장관이 고시하는 업무절차 및 정도관리 등에 관한 표준업무규정을 준수하여야 한다.

(4) 헌혈자 및 혈액검사 정보 관리

혈액원은 헌혈금지약물 복용 여부 확인 결과 부적격혈액을 발견하였으나 그 혈액이 이미 의료기관으로 출고된 경우에는 해당 의료기관에 부적격혈액에 대한 사항을 즉시 알리고, 부적격혈액을 폐기처분하도록 조치를 하여야 한다. 만약 부적격혈액의 수혈 등으로 사고가 발생할 위험이 있거나 사고가 발생하였을 때에는 이를 그 혈액을 수혈받은 사람에게 알려야 한다. 그리고 혈액원은 헌혈자 및 그의 혈액검사에 관한 정보를 보건복지부장관에게 보고하여야 하며, 이를 보고받은 보건복지부장관은 헌혈자 및 그의 혈액검사에 관한 정보를 적절히 유지・관리하여야 한다(제8조 제4항~제7항).

혈액원은 혈액 검사결과를 헌혈자에게 통보하여야 한다. 그러나 후천성면역결핍증 검사결과는 통보하지 아니한다. 헌혈자가 적격으로 판정된 검사결과의 통보를 명시적으로 거부하는 경우에도 통보하지 아니한다.

(5) 혈액사고 발생 시 조치

보건복지부장관은 부적격 혈액의 수혈 등으로 사고가 발생할 위험이 있거나 사고가 발생하였을 때에는 혈액원 등에 대하여 관련 혈액 및 혈액제제의 폐기 등 필요한 조치를 하거나 이를 명할 수 있으며, 식품의약품안전처장 등 유관기관에 협조를 요청할 수 있다. 보건복지부장관은 혈액사고 발생 시 조치 및 협조에 필요한 유관기관 임무수행지침을 제정하여 시행할 수 있으며, 해당 기관은 정당한 사유가 없으면 이를 성실히 이행하여야 한다(제8조의2).

(6) 특정수혈부작용에 대한 조치

의료기관의 장은 특정 수혈부작용 발생사실을 확인한 날부터 15일 이내에 의료기관 소재지의 보건소장을 거쳐 특별시장・광역시장 또는 도지사・특별자치도지사(이하 "시・도지사"라 한다)에게 특정수혈부작용 발생사실을 신고하여야 한다. 다만, 사망의 경우에는 지체 없이 신고하여야 한다.

시・도지사는 특정수혈부작용의 발생 신고를 받은 때에는 이를 보건복지부장관에게 통보하여야 한다. 특정수혈부작용의 발생 신고를 받은 보건복지부장관은 그 발생원인의 파악 등을 위한 실태조사를 하여야 한다. 이 경우 특정수혈부작용과 관련된 의료기관의 장과 혈액원 등은 실태조사에 협조하여야 한다(제10조).

혈액원은 ① 헌혈이 직접적인 원인이 되어 질병이 발생하거나 사망한 채혈부작용자, ② 혈액원이 공급한 혈액이 직접적인 원인이 되어 질병이 발생하거나 사망한 특정수혈부작용자에 대하여 진료비, 장애인이 된 자에 대한 일시보상금, 사망한 자에 대한 일시보상금, 장제비, 일실소득, 위자료 등 보상금을 지급할 수 있다. 다만 ① 채혈부작용이 헌혈자 본인의 고의 또는 중대한 과실로 인하여 발생한 경우, ② 채혈부작용이라고 결정된 사람 또는 그 가족이 손해배상청구소송 등을 제기한 경우 또는 소송제기 의사를 표시한 경우에는 보상금을 지급하지 아니할 수 있다(제10조의2).

(7) 혈액제제의 수가

혈액원이 헌혈자로부터 채혈하여 제조한 혈액제제를 의료기관에 공급하는 가격과 혈액원으로부터 혈액제제를 공급받은 의료기관이 수혈자에게 공급하는 가격은 보건복지부장관이 정하여 고시한다(제11조).

(8) 의료기관의 준수사항

병상 수와 혈액 사용량을 고려하여 의료기관의 장은 안전하고 적정한 혈액 사용을 위하여 수혈관리위원회와 수혈관리실을 설치·운영하고 혈액 관련 업무를 전담하는 인력을 두는 등 필요한 조치를 하여야 한다(제9조의2).

3. 기록의 작성 등

1) 기록 작성 및 보존의무

혈액원 등은 혈액관리업무에 관한 기록(① 헌혈경력 및 검사결과 조회서, ② 부적격혈액처리현황, ③ 헌혈자 혈액정보 통보기록, ④ 헌혈기록카드, ⑤ 특정수혈부작용발생신고기록)을 작성하여 갖추어 두어야 한다(제12조제1항). 이 기록(제12조의2제1항의 규정에 의한 전자혈액관리업무기록을 포함함)은 기록한 날부터 10년 동안 보존하여야 한다(제12조제2항 및 시행규칙 제14조).

2) 비밀누설금지의무

혈액관리업무에 종사하는 자는 이 법 또는 다른 법령에 특별히 규정된 경우를 제외하고는 건강진단·채혈·검사 등 업무상 알게 된 다른 사람의 비밀을 누설하거나 발표해서는 아니 된다(제12조제3항).

3) 전자혈액관리업무기록

혈액원등은 헌혈자 대장(臺帳) 등을 「전자서명법」에 따른 전자서명이 기재된 전자문서 등으로 작성·보관할 수 있다. 이 경우 혈액원등은 전자혈액관리업무기록을 안전하게 관리·보존하는 데에 필요한 시설 및 장비 등을 갖추어야 한다. 누구든지 정당한 사유없이 전자혈액관리업무기록에 저장된 개인정보를 탐지(探知)하거나 누출·변조 또는 훼손해서는 아니 된다. 수혈을 요구받은 의료기관은 헌혈증의 유효성 여부를 확인하기 위하여 전자혈액관리업무기록을 조회할 수 있다(제12조의2).

제3장

감 독

1. 검사

보건복지부장관은 혈액의 품질관리를 위하여 필요하다고 인정되면 혈액원등에 대하여 필요한 보고를 하도록 명하거나, 관계 공무원에게 혈액원등의 사무실, 사업장, 그 밖에 필요한 장소에 출입하여 장부・서류 또는 그 밖의 물건을 검사하게 할 수 있다. 이에 의하여 출입・검사를 하는 공무원은 그 권한을 표시하는 증표를 관계인에게 내보여야 한다(제13조 제1항, 제2항).

보건복지부장관은 혈액제제의 안전성을 보장하고 효과를 높이기 위하여 혈액원의 혈액관리업무에 대한 심사 평가를 할 수 있다. 심사평가는 정기평가와 수시평가로 구분하여 실시한다. 정기평가는 2년마다 실시하고, 수시평가는 정기평가를 받은 혈액원이 그 평가결과에 따른 평가수준을 지속적으로 유지하고 있는지를 확인할 필요가 있는 경우에 실시한다. 심사평가의 기준은 "① 헌혈자 보호 등 채혈과정의 적정성에 관한 사항, ② 혈액검사의 정확성에 관한 사항, ③ 혈액제제의 제조・보존・공급 및 품질관리의 안전성에 관한 사항"이 있다(제13조제3항 및 시행령 제7조의2).

2. 행정처분

보건복지부장관은 혈액원이 다음에 해당하는 때에는 혈액원의 개설허가를 취소하거나 6개월의 범위에서 업무의 정지 또는 위반사항에 대한 시정을 명할 수 있다(제17조의2).

① 혈액원 개설허가를 받은 날부터 3개월이 지나도록 정당한 사유 없이 그 업무를 시작하

지 아니한 경우

② 개설허가를 받은 혈액원의 시설이 시설·장비 기준에 적합하지 아니한 경우

③ 혈액원이 제조관리자를 두지 아니한 경우

④ 혈액원에 대한 감독기관의 또는 심사평가 결과 혈액관리업무가 부적절하였음이 발견된 경우

⑤ 그 밖에 이 법 또는 이 법에 따른 명령을 위반한 경우

3. 혈액원 및 의료기관의 혈액수급정보 제출

혈액원은 혈액 공급량·재고량·폐기량 등 혈액관리에 관한 정보를 보건복지부장관에게 제출하여야 한다. 혈액원(의료기관이 개설한 혈액원 중 혈액제제를 자체에서 소비할 목적으로 공급하는 경우는 제외한다)으로부터 혈액을 공급받은 의료기관의 장은 해당 의료기관의 혈액 사용량·재고량·폐기량 등 혈액 사용에 관한 정보를 보건복지부장관에게 제출하여야 한다(제13조의2).

제4장

보 칙

1. 권한의 위임 · 위탁

1) 지자체장에 대한 위임

보건복지부장관은 이 법에 따른 권한 중 ① 특정수혈부작용 발생신고의 접수업무, ② 과태료의 부과 · 징수업무(시 · 도지사에게 위임된 업무의 위반에 따른 과태료의 부과 · 징수에 한함)을 시 · 도지사에게 위임할 수 있다(제17조제1항 및 시행령 제10조제1항).

2) 대한적십자사회장에 대한 위탁

보건복지부장관은 이 법에 의한 "① 채혈금지대상자 명부의 작성 · 관리 및 통지에 관한 업무, ② 헌혈자의 혈액정보관리에 관한 업무(헌혈자 및 그의 혈액검사에 관한 정보의 보고 접수 및 유지 · 관리에 관한 업무), ③ 보상업무, ④ 헌혈환급예치금의 수납업무, ⑤ 적립금의 조성 · 관리업무"를 대한적십자사회장에게 위탁할 수 있다(제17조제2항). 보건복지부장관은 대한적십자사회장에게 업무를 위탁하는 경우 및 대한적십자사회장이 수행하는 ① 혈액원의 개설자로부터 이관받은 혈액관리업무기록(전자혈액관리업무기록을 포함함)의 보존업무, ② 헌혈자의 헌혈 경력 조회업무, ③ 헌혈자의 혈액 정보관리에 관한 업무, ④ 헌혈증서의 발급 및 수혈비용의 보상"의 경우에는 매년 예산의 범위에서 그 수행에 필요한 경비를 보조할 수 있다(제17조제3항 및 시행령 제10조제2항).

2. 헌혈증서의 발급 및 수혈비용의 보상

혈액원이 헌혈자로부터 헌혈을 받았을 때에는 헌혈증서를 그 헌혈자에게 발급하여야 한다. 이 경우 헌혈증서를 잃어버리거나 훼손되어 못쓰게 된 것이 확인된 경우에는 재발급 받을 수 있다. 헌혈증서는 휴대전화에 의한 문자메시지, 전자우편 등의 수단으로 제공할 수 있다. 헌혈자 또는 그 헌혈자의 헌혈증서를 양도받은 사람은 의료기관에 그 헌혈증서를 제출하면 무상으로 혈액제제를 수혈받을 수 있다. 다만, 재발급되어 유효하지 아니하게 된 헌혈증서를 사용한 경우 혈액제제의 수혈비용은 수혈자가 부담하여야 한다. 수혈을 요구받은 의료기관은 정당한 이유 없이 그 요구를 거부하지 못한다. 보건복지부장관은 의료기관이 헌혈증서 제출자에게 수혈을 하였을 때에는 헌혈환급적립금에서 그 비용을 해당 의료기관에 보상하여야 한다(제14조).

3. 헌혈환급예치금 및 헌혈환급적립금

혈액원이 헌혈자로부터 헌혈을 받았을 때에는 헌혈환급예치금을 보건복지부장관에게 내야 한다. 다만, 헌혈 혈액이 검사 결과 부적격혈액으로 판정된 경우에는 헌혈환급예치금의 전부 또는 일부를 돌려주거나 면제할 수 있다. 여기에서 "헌혈환급예치금"이란 수혈비용을 보상하거나 헌혈사업에 사용할 목적으로 혈액원이 보건복지부장관에게 예치하는 금액을 말한다(제2조제9호). 그리고 보건복지부장관은 헌혈환급예치금으로 헌혈환급적립금을 조성・관리하며, 적립금은 "① 수혈비용의 보상, ② 헌혈의 장려, ③ 혈액관리와 관련된 연구, ④ 특정수혈부작용에 대한 실태조사 및 연구, ⑤ 혈액원 혈액관리업무의 전산화에 대한 지원" 외에는 이를 사용할 수 없다(제15조 및 시행령 제8조). 한편 헌혈환급적립금의 조성・관리업무를 위탁받은 대한적십자사회장는 적립금을 대한적십자사의 다른 회계와 구분하여 독립된 계정으로 운영하여야 한다(시행령 제9조).

4. 군 의료기관에 대한 특례

군 의료기관(軍醫療機關)에 설치하는 혈액원의 혈액관리업무에 관하여는 국방부장관이 보건복지부장관과 협의한 후 국방부령으로 정한다(제16조).

5. 적용의 배제

의료기관에서 개설한 혈액원 중 혈액제제를 자체에서 소비할 목적으로 공급하는 경우에는 의약품제조 허가, 혈액제제 제조관리자 및 사업계획의 제출 규정을 적용하지 아니한다(제17조의4).

제 5 장

벌 칙

1. 벌칙

벌 칙	위 반 내 용
5년 이하의 징역 또는 5천만원 이하의 벌금 (제18조)	• 혈액매매행위등 금지 규정을 위반한 자(제3조) • 혈액관리업무 규정을 위반한 자(제6조제1항 · 제3항 · 제4항) • 보건복지부장관의 허가를 받지 않고 혈액관리업무를 행한 자(제6조의2제1항)
2년 이하의 징역 또는 2천만원 이하의 벌금 (제19조)	• 혈액관리업무에 적합한 시설 · 장비를 갖추지 않은 혈액원(제6조제2항) • 헌혈자의 신원확인 및 건강진단을 실시하지 않은 경우 등(제7조제1항 · 제2항 · 제3항 · 제5항) • 채혈금지대상자 관리 규정을 위반한 경우 등(제7조의2제2항 · 제3항 · 제5항) • 혈액의 안전성 확보 규정을 위반한 경우(제8조제1항 · 제2항) • 부적격혈액의 정보를 해당 의료기관에 알리지 아니하거나 폐기처분하지 아니한 경우(제8조제4항) • 부적격혈액을 수혈받은 사람에게 이를 알리지 아니한 경우(제8조제5항) • 혈액관리 규정을 위반한 경우(제9조제1항) • 건강진단 · 채혈 · 검사 등 업무상 지득한 타인의 비밀을 누설하거나 발표한 자(제12조제3항) • 전자혈액관리업무기록에 저장된 개인정보를 탐지하거나 누출 · 변조 또는 훼손한 자(제12조의2제3항)
1년 이하의 징역 또는 1천만원원 이하의 벌금 (제20조)	• 헌혈증서를 발급하지 않은 혈액원(제14조제1항) • 정당한 이유없이 수혈 요구를 거부한 의료기관(제14조제3항) • 거짓이나 그 밖의 부정한 방법으로 헌혈환급예치금을 내지 아니한 자(제15조제1항)
500만원 이하의 벌금 (제21조제1항)	• 시정명령을 이행하지 아니한 자(제17조의3제2항)
100만원 이하의 벌금 (제21조제2항)	• 준수의무를 위반한 혈액제제 제조관리자(제6조의3제2항) • 고시된 혈액제제의 수가를 위반하여 혈액제제를 공급한 자(제11조)

기타 혈액원 명칭사용 등 위반에 대한 과태료가 규정되어 있다.

제9부

마약류 관리에 관한 법률

제1장 마약류관리법의 개요

제2장 마약류취급자

제3장 마약류의 관리

제4장 마약류 중독자

제5장 감독과 단속

제6장 보 칙

제7장 벌 칙

제 1 장

마약류관리법의 개요

1. 목적 및 용어의 정의

1) 목적

「마약류 관리에 관한 법률(마약류관리법)」은 마약・향정신성의약품(向精神性醫藥品)・대마(大麻) 와 그 원료물질의 취급과 관리를 적정하게 함으로써 오용 또는 남용으로 인한 보건상의 위해(危害)를 방지하여 국민보건 향상에 이바지함을 목적으로 한다(제1조). 이를 위해 국가 및 지방자치단체는 국민이 마약류 등을 남용하는 것을 예방하고, 마약류 중독자에 대한 치료보호와 사회복귀 촉진을 위하여 연구・조사 등 필요한 조치를 하여야 한다. 그리고 국민은 마약류 중독자에 대하여 치료의 대상으로 인식하고 건강한 사회구성원으로 자립할 수 있도록 협조하여야 한다(제2조의2). 한편 마약류 등의 오남용에 대한 사회적 경각심을 높이고 마약류에 관한 범죄를 예방하기 위하여 매년 6월 26일을 마약퇴치의 날로 정하고, 국가와 지방자치단체는 마약퇴치의 날 취지에 적합한 행사와 교육・홍보사업을 실시할 수 있도록 했다(제2조의3).

2) 마약류의 정의 및 범위

(1) 마약류의 정의

'마약류'라 함은 **마약・향정신성의약품 및 대마**를 말한다(제2조제1호).

① **마약**(제2조제2호)

㉠ **양귀비** : 양귀비과(科)의 파파베르 솜니페룸 엘(Papaver somniferum L.), 파파베

르 세티게룸 디시(Papaver setigerum DC.) 또는 파파베르 브락테아툼(Papaver bracteatum)

㉡ **아편** : 양귀비의 액즙(液汁)이 응결(凝結)된 것과 이를 가공한 것. 다만, 의약품으로 가공한 것은 제외한다.

㉢ **코카 잎[葉]** : 코카 관목[(灌木): 에리드록시론속(屬)의 모든 식물을 말한다]의 잎. 다만, 엑고닌·코카인 및 엑고닌 알칼로이드 성분이 모두 제거된 잎은 제외한다.

㉣ **양귀비, 아편 또는 코카 잎에서 추출되는 모든 알카로이드 및 그와 동일한 화학적 합성품으로서** 아세토르핀, 코카인, 헤로인, 모르핀, 코데인 등 대통령령으로 정하는 것(35개)

㉤ ㉠부터 ㉣까지에 규정된 것 외에 그와 동일하게 남용되거나 해독(害毒) 작용을 일으킬 우려가 있는 **화학적 합성품**으로서 펜타닐, 메타돈, 페티딘 등 대통령령으로 정하는 것(81개)

㉤ ㉠부터 ㉤까지에 열거된 것을 **함유하는 혼합물질 또는 혼합제제**
다만, 다른 약물이나 물질과 혼합되어 ㉠부터 ㉤까지에 열거된 것으로 다시 제조하거나 제제(製劑)할 수 없고, 그것에 의하여 신체적 또는 성신적 의존성을 일으키지 아니하는 **'한외마약(限外麻藥)'**은 제외한다.

② **향정신성의약품**(제2조제3호)

'향정신성의약품'이란 인간의 중추신경계에 작용하는 것으로서 이를 오용하거나 남용할 경우 인체에 심각한 위해가 있다고 인정되는 다음 각 목의 어느 하나에 해당하는 것으로서 대통령령이 정하는 것

㉠ 오용하거나 남용할 우려가 심하고 의료용으로 쓰이지 아니하며 안전성이 결여되어 있는 것으로서 이를 오용하거나 남용할 경우 심한 신체적 또는 정신적 의존성을 일으키는 약물 또는 이를 함유하는 물질(디 메톡시 암페타민, LSD, 등 44개)

㉡ 오용하거나 남용할 우려가 심하고 매우 제한된 의료용으로만 쓰이는 것으로서 이를 오용하거나 남용할 경우 심한 신체적 또는 정신적 의존성을 일으키는 약물 또는 이를 함유하는 물질(암페타민, 세코바르비탈 등 44개)

㉢ ㉠ 및 ㉡에 규정된 것보다 오용하거나 남용할 우려가 상대적으로 적고 의료용으로 쓰이는 것으로서 이를 오용하거나 남용할 경우 그리 심하지 아니한 신체적 의존성을

일으키거나 심한 정신적 의존성을 일으키는 약물 또는 이를 함유하는 물질(알로 바르비탈, 펜타조신 등 62개)

㉣ ㉢에 규정된 것보다 오용하거나 남용할 우려가 상대적으로 적고 의료용으로 쓰이는 것으로서 이를 오용하거나 남용할 경우 ㉢에 규정된 것보다 신체적 또는 정신적 의존성을 일으킬 우려가 적은 약물 또는 이를 함유하는 물질(브로마제팜, 디아제팜 등 62개)

㉤ ㉠～㉣에 열거된 것을 함유하는 혼합물질 또는 혼합제제.
다만, 다른 약물이나 물질과 혼합되어 ㉠～㉣에 열거된 것으로 다시 제조 또는 제제할 수 없고, 그것에 의하여 신체적 또는 정신적 의존성을 일으키지 아니하는 것으로서 총리령으로 정하는 것은 제외한다.

③ **대마**(제2조제4호)

'대마'란 다음에 해당하는 것을 말한다.

㉠ 대마초와 그 수지(樹脂)

㉡ 대마초 또는 그 수지를 원료로 하여 제조된 모든 제품

㉢ ㉠ 및 ㉡에 규정된 것과 동일한 화학적 합성품으로서 칸나비놀, 테트라히드로 칸나비놀, 컨나비디올

㉣ ㉠에서 ㉢까지 규정된 것을 함유하는 혼합물질 또는 혼합제제

다만, **대마초**(Cannabis sativa L)**의 종자**(種子)**·뿌리 및 성숙한 대마초의 줄기와 그 제품은 제외**한다.

(3) 임시마약류 지정

최근 신종 마약류로 인한 폐해 발생 시 마약류로 등록하기 위한 지정 절차가 복잡하고 상당 기간이 소요되어 신종 마약류가 이미 유통이 확산된 다음에 단속 근거가 마련되는 문제점이 있었다. 이에 오용 또는 남용으로 인한 보건상의 위해가 우려되어 긴급히 마약류에 준하여 취급·관리할 필요가 인정되는 물질 등을 임시마약류로 지정할 수 있도록 하고, 공무상 취급하는 경우를 제외하고는 임시마약류의 취급을 금지하며, 임시마약류의 취급 및 처분 등에 관하여는 마약류에 관한 규정을 준용하도록 하였다.[1] 구체적인 내용은 다음과 같다(제5조

1) 2011. 4. 28. 보건복지위원장 제안, 마약류관리에 관한 법률 일부 개정 법률안(대안)의 제안이유 및 주요내용

의2).

식품의약품안전처장은 마약류가 아닌 물질·약물·제제·제품 등(물질등) 중 오용 또는 남용으로 인한 보건상의 위해가 우려되어 긴급히 마약류에 준하여 취급·관리할 필요가 있다고 인정하는 물질 등을 임시마약류로 지정할 수 있다. 이 경우 임시마약류는 "① 1군 임시마약류: 중추신경계에 작용하거나 마약류와 구조적·효과적 유사성을 지닌 물질로서 의존성을 유발하는 등 신체적·정신적 위해를 끼칠 가능성이 높은 물질, ② 2군 임시마약류: 의존성을 유발하는 등 신체적·정신적 위해를 끼칠 가능성이 있는 물질"로 구분한다. 다만 ① 식품의약품안전처장으로부터 의약품 품목허가를 받거나 품목신고를 한 의약품, ② 식품의약품안전처장으로부터 승인을 받은 임상시험용 의약품은 임시마약류의 지정 대상에서 제외한다.

식품의약품안전처장이 임시마약류를 지정하려는 때에는 미리 관계 기관과의 협의를 거쳐 1개월 이상 관보 및 인터넷 홈페이지에 예고하여야 하고, 임시마약류를 지정한 때에는 "① 임시마약류의 지정 사유, ② 임시마약류의 명칭, ③ 1군 임시마약류 또는 2군 임시마약류의 구분, ④ 임시마약류 지정의 예고 기간 등 임시마약류의 지정 예고에 관한 사항, ⑤ 임시마약류 지정 기간 등 임시마약류의 지정에 관한 사항"을 관보 및 인터넷 홈페이지에 공고하여야 한다. 이에 따라 지정 전에 예고한 임시마약류(예고 임시마약류)에 대한 효력은 임시마약류로 예고한 날부터 임시마약류 지정 공고 전날까지로 하며, 예고 임시마약류를 임시마약류로 지정하려는 때에는 3년의 범위에서 기간을 정하여 지정하여야 한다. 다만, 마약류 지정을 검토할 필요가 있는 임시마약류에 대하여는 그 지정 기간이 끝나기 전에 예고하여 임시마약류로 다시 지정할 수 있다.

누구든지 예고 임시마약류 또는 임시마약류를 재배·소지·소유·사용·운반·관리·수입·수출·제조·조제·투약·매매·매매의 알선·수수·보관 또는 제공하거나, 이를 기재한 처방전을 발급하여서는 아니 된다. 다만, ① 공무상 예고 임시마약류 또는 임시마약류를 압류·수거 또는 몰수하여 관리하는 경우, ② 그 밖에 공무상 마약류를 취급하는 공무원 또는 마약류취급학술연구자가 식품의약품안전처장의 승인을 받아 예고임시마약류 또는 임시마약류를 취급하는 경우는 그러하지 아니하다(제5조의2).

(4) 마약류안전관리심의위원회

"① 마약류의 오남용 방지를 위한 조치기준에 관한 사항, ② 마약류의 안전사용 기준에 관한 사항, ③ 마약류 통합정보의 제공 및 활용에 관한 사항, ④ 그 밖에 식품의약품안전처장이 필요하다고 인정하는 사항"을 심의하기 위하여 식품의약품안전처에 마약류안전관리심의위원회를 둔다. 심의위원회는 위원장 1명을 포함하여 30명 이내의 위원으로 구성하며, 위원장은 식품의약품안전처 차장이 된다.

위원은 "① 마약류의 안전관리, 범죄수사 등의 업무를 담당하는 공무원, ② 마약류의 오남용 방지 분야의 전문지식을 가진 사람, ③ 비영리민간단체가 추천하는 사람, ④ 그 밖에 마약류 안전관리 또는 관련 법률에 관한 학식과 경험이 풍부한 사람" 중에서 식품의약품안전처장이 임명하거나 위촉한다(제5조의3).

2. 마약류 범죄에 대한 법적 규제

1) 마약류관리법의 변천과 구조

2000. 1. 12. 종전에 「마약법」, 「향정신성의약품관리법」, 「대마관리법」으로 구분되어 있던 내용을 「마약류 관리에 관한 법률(법률 제6146호)」로 통합하여 제정함으로써 불필요한 규제를 폐지・정비하였다. 이후 수차례의 개정을 거쳐 현재의 「마약류관리에 관한 법률(법률 제9932호)」에 이르고 있다. 현행 「마약류관리법」은 제1장(총칙), 제2장(허가 등), 제3장(마약류의 관리), 제4장(마약류취급자), 제5장(마약류중독자), 제6장(감독과 단속), 제7장(보칙), 제8장(벌칙)으로 구성되어 있다.

2) 마약류 범죄 관련 법령

「마약류관리법」 외에 마약류 범죄를 근절하기 위하여 다음과 같이 다양한 법적 장치가 있다.

(1) 「마약류 불법거래 방지에 관한 특례법(시행령)」

이 법은 국제적으로 협력하여 마약류와 관련된 불법행위를 조장하는 행위 등을 방지함으로써 마약류범죄의 진압과 예방을 도모하고, 이에 관한 국제협약을 효율적으로 시행하기 위하여 「마약류관리에 관한 법률」과 그 밖의 관계 법률에 대한 특례 등을 규정함을 목적으로 한다(제1조). 특히 이 법률에서는 업으로서 한 불법수입 등(제6조), 불법수익 등의 은닉 및 가장(제7조), 마약류 물품의 수입 등(제9조), 선동 등(제10조), 불법수익 등에 대한 미신고 등(제11조), 불법수익 등에 대한 몰수(제13조, 제14조, 제15조), 추징(제16조) 등과 같이 불법적인 마약류의 거래행위에 대한 벌칙 및 불법수익 등에 대한 몰수 규정을 두고 있다.

(2) 「형법」 제17장 아편에 관한 죄

형법에서는 아편·몰핀 등의 제조 등(제198조), 아편 흡식기의 제조 등(제199조), 세관공무원의 아편 등의 수입(제200조), 아편 흡식 등, 동장소제공(제201조),[2] 아편 등의 소지(제205조) 등의 행위에 대하여 규정하고 있다. 아편, 몰핀 또는 그 화합물 등은 마약류에 해당하므로 이와 관련하여 형법의 특별법인 마약류관리법이 우선 적용된다.

(3) 「특정범죄 가중처벌 등에 관한 법률(시행령)」

이 법률 제11조에서는 마약사범에 대한 가중처벌 규정을 규정하고 있다. 즉 「마약류관리법」 제58조제1항제1호부터 제4호까지 및 제6호·제7호에 규정된 죄(매매, 수수 및 교부에 관한 죄와 매매목적, 매매 알선목적 또는 수수목적의 소지·소유에 관한 죄는 제외함) 또는 그 미수죄를 범한 사람은 무기 또는 10년 이상의 징역에 처한다. 그리고 「마약류관리법」 제59조제1항부터 제3항까지 및 제60조에 규정된 죄(마약 및 향정신성의약품에 관한 죄만 해당함)를 범한 사람은 ① 소지·소유·재배·사용·수출입·제조 등을 한 마약 및 향정신성의약품의 가액이 5천만원 이상인 경우에는 무기 또는 10년 이상의 징역에 처하고, ② 소지·소유·재배·사용·수출입·제조 등을 한 마약 및 향정신성의약품의 가액이 500만원 이상 5천만원 미만인 경우에는 무기 또는 3년 이상의 징역에 처하도록 하였다. 이러한 행위에 있어서는 「마약류관리법」보다 동 법률이 우선 적용된다.

(4) 기타 법령

기타 마약류 범죄와 관련하여 「군수용마약류의 취급에 관한 규칙」, 「마약류범죄 등의 몰수보전 등에 관한 규칙」, 「마약류보상금 지급규칙」, 「마약류중독자 치료보호규정」 등이 있다.

---

2) 「형법」에서 아편흡식장소제공죄는 장소를 제공하여 그로 인한 '이익'을 얻어야 성립하는 범죄이다. 그러나 「마약류관리법」 제60조제1항제2호에서는 마약류사용을 위한 장소를 제공하기만 하면 처벌하고 있으므로, 동법이 우선 적용되어 장소제공에 대한 이익 발생 유무는 범죄성립에 영향을 주지 못하게 되었다.

3. 일반행위 금지

누구든지 다음에 해당하는 행위를 하여서는 아니 된다(제3조).[3)]

① 이 법에 따르지 아니한 마약류의 사용

② 마약의 원료가 되는 식물을 재배하거나 그 성분을 함유하는 원료·종자·종묘(種苗)를 소지, 소유, 관리, 수출입, 수수, 매매 또는 매매의 알선을 하거나 그 성분을 추출하는 행위. 다만, 식품의약품안전처장의 승인을 받은 경우는 제외한다.

③ 헤로인, 그 염류(鹽類) 또는 이를 함유하는 것을 소지, 소유, 관리, 수입, 제조, 매매, 매매의 알선, 수수, 운반, 사용, 투약하거나 투약하기 위하여 제공하는 행위. 다만, 식품의약품안전처장의 승인을 받은 경우는 제외한다.

④ 마약 또는 향정신성의약품을 제조할 목적으로 원료물질을 제조, 수출입, 매매, 매매의 알선, 수수, 소지, 소유 또는 사용하는 행위. 다만, 식품의약품안전처장의 승인을 받은 경우는 제외한다.

⑤ 제2조제3호가목의 향정신성의약품 또는 이를 함유하는 향정신성의약품을 소지, 소유, 사용, 관리, 수출입, 제조, 매매, 매매의 알선 또는 수수하는 행위. 다만, 식품의약품안전처장의 승인을 받은 경우는 제외한다.

⑥ 제2조제3호가목의 향정신성의약품의 원료가 되는 식물 또는 버섯류에서 그 성분을 추출하거나 그 식물 또는 버섯류를 수출입, 매매, 매매의 알선, 수수, 흡연 또는 섭취하거나 흡연 또는 섭취할 목적으로 그 식물 또는 버섯류를 소지·소유하는 행위. 다만, 식

---

3) 우리 법원은 피고인이 '자신의 집에 메스암페타민을 숨겨두어 소지한 행위'와 그 후 '투약하고 남은 것을 일반 투숙객들의 사용에 제공되는 모텔 화장실 천장에 숨겨두어 소지한 행위'를 별개의 독립한 범죄로 보고 있다. 즉 피고인이 자신의 집에 메스암페타민 0.8g을 숨겨두어 소지하다가(이하 '1차 소지행위'라 한다), 그 후 수차에 걸쳐 투약하고 남은 0.38g을 평소 자신의 지배·관리 아래에 있지 않을 뿐 아니라 일반 투숙객들의 사용에 제공되는 모텔 화장실 천장에 숨겨두어 소지한(이하 '2차 소지행위'라 한다) 사안에서, 1차 소지행위와 2차 소지행위는 소지의 장소와 태양 등에 현저한 차이와 변화가 존재하고, 2차 소지행위는 1차 소지행위보다 수사기관의 압수·수색 등에 의하여 발각될 위험성이 훨씬 낮은 것이어서, 그만큼 메스암페타민의 오·남용으로 인한 보건상의 위해로 이어질 가능성이 상대적으로 높아 이들 소지행위는 그 소지죄의 보호법익과 관련하여서도 법익침해의 동일성을 달리할 정도의 차이를 보이고 있으므로, 비록 1차 소지행위와 2차 소지행위가 시간적으로 하나의 계속성을 가지는 소지행위에 포섭되는 것이긴 하지만, 피고인은 2차 소지행위를 통하여 1차 소지행위와는 별개의 실력적 지배관계를 객관적으로 드러냈다고 평가하기에 충분하다는 이유로, 2차 소지행위를 1차 소지행위와 별개의 독립한 범죄로 보고 마약류관리에 관한 법률 위반(향정)의 공소사실을 유죄로 인정한 원심판단을 정당하다고 보았다(2010도16742).

품의약품안전처장의 승인을 받은 경우는 제외한다.

⑦ 대마를 수출입 제조 매매하거나 매매를 알선하는 행위. 다만, 공무, 학술연구 또는 의료 목적을 위하여 식품의약품안전처장의 승인을 받은 경우는 제외한다.

⑧ 대마 또는 대마초 종자의 껍질을 흡연 또는 섭취하는 행위(제7호 단서에 따라 의료 목적으로 섭취하는 행위는 제외한다), 이를 목적으로 대마, 대마초 종자 또는 대마초 종자의 껍질을 소지하는 행위, 또는 행위를 하려 한다는 정(情)을 알면서 대마초 종자나 대마초 종자의 껍질을 매매하거나 매매를 알선하는 행위

⑨ 금지한 행위를 하기 위한 장소·시설·장비·자금 또는 운반 수단을 타인에게 제공하는 행위

⑩ 마약류 등의 제조·매매 등 금지된 행위를 타인에게 널리 알리거나 제시하는 행위[4)]

4) 최근 인터넷에 게시된 제조방법을 이용해 마약류를 밀조하는 등 마약류 오남용을 유도하는 불법적인 광고행위가 지속되고 있으나, 현재는 해당 게시물이나 광고를 삭제·차단한 후 수사를 통해 마약류 판매, 판매미수 또는 사기죄 등으로 확정해야만 처벌이 가능하며, 광고나 게시글 차단 이외에 처벌 등 제재 수단이 부재하므로, 마약류 판매광고나 제조방법 유포 등을 금지하여 오남용을 유도하는 광고나 게시물에 대한 대응 강화하기 위한 조치이다.

제 2 장

마약류취급자

1. 마약류취급자의 종류 및 의무

마약류관리법상 '마약류취급자'에는 마약류수출입업자, 마약류제조업자, 마약류원료사용자, 대마 재배자, 마약류도매업자, 마약류관리자, 마약류취급학술연구자, 마약류소매업자, 마약류 취급 의료업자가 있다(제2조제6호).

1) 마약류수출입업자

마약류수출입업자란 마약의 수입 또는 향정신성의약품의 수출입을 업으로 하는 자를 말한다. 마약류수출입업자가 아니면 마약 또는 향정신성의약품을 수출입하지 못한다.

그리고 마약류수출입업자가 마약 또는 향정신성의약품을 수출입하거나 허가받은 사항을 변경하려면 안전성・유효성 및 생물학적동등성(生物學的同等性) 등에 관하여 품목마다 식품의약품안전처장의 허가를 받아야 한다. 이 경우 식품의약품안전처장은 허가신청에 대하여 심사 결과 적합한 것으로 인정된 경우에는 이를 허가하여야 한다. 이때 품목 허가의 취소처분을 받고 1년이 지나지 아니한 자에 대하여는 해당 품목의 허가를 하지 못한다. 다만, 피성년후견인, 피한정후견인 또는 미성년자에 해당하여 품목 허가가 취소된 경우는 제외한다(제18조).

마약류수출입업자는 수입한 마약 또는 향정신성의약품을 마약류제조업자, 마약류원료사용자 및 마약류도매업자에게만 판매하여야 한다(제20조).

2) 마약류제조업자

마약류제조업자란 마약 또는 향정신성의약품의 제조(제제 및 소분 포함)를 업으로 하는 자를 말한다. 마약류제조업자가 아니면 마약 및 향정신성의약품을 제조하지 못한다. 마약류 제조업자가 마약 또는 향정신성의약품을 제조하거나 허가받은 사항을 변경하려면 품목마다 식품의약품안전처장의 허가를 받아야 한다(제21조).

마약류제조업자는 제조한 마약을 마약류도매업자에게만 판매하여야 한다.

제조한 향정신성의약품은 마약류수출입업자, 마약류도매업자, 마약류소매업자 또는 마약류 취급 의료업자에게만 판매하여야 한다(제22조).

3) 마약류원료사용자

마약류 원료사용자란 한외마약 또는 의약품을 제조함에 있어서 마약 또는 향정신성의약품을 원료로 사용하는 자를 말한다. 마약류 원료사용자가 아니면 마약 또는 향정신성의약품을 원료로 사용한 한외마약 또는 의약품을 제조하지 못한다. 마약류 원료사용자가 한외마약을 제조하거나 허가받은 사항을 변경 하려면 품목마다 식품의약품안전처장의 허가를 받아야 한다(제24조).

4) 마약류도매업자

마약류도매업자란 마약류소매업자, 마약류취급의료업자, 마약류관리자 또는 마약류취급학술연구자에게 마약 또는 향정신성의약품을 판매하는 것을 업으로 하는 자를 말한다. 마약류도매업자는 그 영업소가 소재하는 특별시・광역시 또는 도내의 마약류소매업자・마약류취급의료업자・마약류관리자 또는 마약류취급학술연구자에게만 마약과 향전신성 의약품을 판매할 수 있다. 다만, 해당 허가관청의 승인을 받은 경우에는 다른 시도에도 판매할 수 있다(제26조).

5) 마약류소매업자

마약류소매업자란 「약사법」에 따라 등록한 약국개설자로서 마약류 취급 의료업자의 처방전에 따라 마약 또는 향정신성의약품을 조제하여 판매하는 것을 업으로 하는 자를 말한다. 마약류소매업자가 아니면 마약류 취급 의료업자가 발부한 마약 또는 향정신성의약품을 기재한 처방전에 따라 조제한 마약 또는 향정신성의약품을 판매하지 못한다. 다만, 마약류취급의료업자가 「약사법」에 따라 자신이 직접 조제할 수 있는 경우는 제외한다. 마약류소매업자는 그 조제한 처방전을 2년간 보존하여야 한다(제28조). 마약류소매업자(약국)는 허가나 지정을 받지 않고 개설과 동시에 마약의 조제를 할 수 있다.

6) 마약류취급의료업자

마약류취급의료업자란 의료기관에서 의료에 종사하는 의사·치과의사·한의사 또는 동물 진료에 종사하는 수의사로서 의료나 동물 진료를 목적으로 마약 또는 향정신성의약품을 투약하거나 투약하기 위하여 제공하거나 마약 또는 향정신성의약품을 기재한 처방전을 발급하는 자를 말한다. 마약류취급의료업자가 아니면 의료나 동물 진료를 목적으로 마약 또는 향정신성의약품을 투약하거나 투약하기 위하여 제공하거나 마약 또는 향정신성의약품을 기재한 처방전을 발급하여서는 아니 된다. 마약류취급의료업자는 투약내역을 확인한 결과 마약 또는 향정신성의약품의 과다·중복 처방 등 오남용이 우려되는 경우에는 처방 또는 투약을 하지 아니할 수 있다(제30조). 마약류 취급 의료업자는 허가 또는 지정을 받지 아니하고 마약류를 사용할 수 있다.

마약류취급의료업자는 처방전에 따르지 아니하고는 마약 또는 향정신성의약품을 투약하거나 투약하기 위하여 제공하여서는 아니 된다. 다만, "① 「약사법」에 따라 자신이 직접 조제할 수 있는(의약분업 예외사례) 마약류취급의료업자(의사)가 진료기록부에 그가 사용하려는 마약 또는 향정신성의약품의 품명과 수량을 적고 이를 직접 투약하거나 투약하기 위하여 제공하는 경우, ② 수의사가 진료부에 사용하려는 마약 또는 향정신성의약품의 품명과 수량을 적고 이를 동물에게 직접 투약하거나 투약하기 위하여 제공하는 경우"에는 처방전 없이 투약이 가능하다. 마약류취급의료업자가 마약 또는 향정신성의약품을 기재한 처방전을 발급할 때에는 그 처방전에 발급자의 업소 소재지, 상호 또는 명칭, 면허번호와 환자나 동물의 소유자·관리자의 성명 및 주민등록번호를 기입하여 서명 또는 날인하여야 한다. 위 처방전 또는 진료기록부(「전자서명법」에 따른 전자서명이 기재된 전자문서를 포함한다)는 2년간 보존하여야 한다(제32조).

7) 마약류관리자

4명 이상의 마약류 취급 의료업자가 의료에 종사하는 의료기관의 대표자는 그 의료기관에 마약류관리자를 두어야 한다. 다만, 향정신성의약품만을 취급하는 의료기관의 경우에는 마약류 관리자를 두지 않아도 된다.

마약류관리자란 의료기관에 종사하는 약사로서 그 의료기관에서 환자에게 투약하거나 또는 투약하기 위하여 제공하는 마약 또는 향정신성의약품의 조제·수수하고 관리하는 책임을 진 자를 말한다. 마약류관리자가 ① 마약류관리자 지정의 효력이 상실된 경우, ② 마약류취급자의 지정이 취소되거나 업무정지처분을 받은 경우에는 해당 의료기관의 대표자는 다른 마약류관리자(약사로 하되 만약 약사가 없을 때에는 후임 약사가 결정될 때까지 그 의료기관에 종사하는 의사 등)에게 관리 중인 마약류를 인계하게 하고 그 이유를 해당 허가관청에 신고하여야 한다(제33조).

마약류관리자가 있는 의료기관에서는 그 마약류관리자가 구입 또는 관리하는 마약 및 향정신성의약품이 아니면 해당 의료기관에서 투약하거나 투약하기 위하여 제공하지 못한다(제34조).

8) 마약류취급 학술연구자

마약류취급학술연구자란 학술연구를 위하여 마약 또는 향정신성의약품을 사용하거나, 대마초를 재배하거나 대마를 수입하여 사용하는 자를 말하며, 마약류취급학술연구자가 아니면 마약류를 학술연구의 목적에 사용하지 못한다. 만약 마약류취급학술연구자가 대마초를 재배하거나 대마를 수입하여 학술연구에 사용하였을 때에는 총리령으로 정하는 바에 따라 그 사용(대마초 재배 현황을 포함한다) 및 연구에 관한 장부를 작성하고, 그 내용을 식품의약품안전처장에게 보고하여야 한다. 그리고 마약류취급학술연구자가 마약 또는 향정신성의약품을 학술연구에 사용하였을 때에는 총리령으로 정하는 바에 따라 그 연구에 관한 장부를 작성하여야 한다. 이 경우 마약류취급학술연구자가 작성한 장부를 2년간 보존하여야 한다(제35조).

9) 대마 재배자

대마 재배자란 섬유 또는 종자를 채취할 목적으로 대마초를 재배하는 자를 말한다.

대마 재배자는 대마초의 재배 면적과 생산 현황 및 수량을 시장·군수 또는 구청장에게 보고하여야 한다. 대마 재배자는 그가 재배한 대마초 중 그 종자·뿌리 및 성숙한 줄기를 제외하고는 이를 소각(燒却)·매몰하거나 그 밖에 그 유출을 방지할 수 있는 방법으로 폐기하고 그 결과를 시장·군수 또는 구청장에게 보고하여야 한다(제36조).

10) 기타 관리의무

마약류제조업자 또는 마약류원료사용자는 그 업무에 종사하는 종업원의 지도·감독과 품질관리, 그 밖에 마약·향정신성의약품 및 한외마약에 관한 업무에 대하여 총리령으로 정하는 사항을 준수하여야 하며, 변질·부패·오염 또는 파손되었거나 사용기간 또는 유효기간이 지난 마약류를 판매하거나 사용하여서는 아니 된다. 기타 마약류취급자는 그 업무에 종사할 때에는 의료용 마약류의 도난 및 유출을 방지하기 위하여 ① 마약류취급자가 보관·소지 또는 관리하는 의료용 마약류의 입고·출고 및 사용에 대한 기록을 작성하고 2년간 보관하고, ② 의료용 마약류의 저장시설에는 마약류취급자 또는 마약류취급자가 지정한 종업원 외의 사람을 출입시켜서는 아니 되며, 저장시설을 주 1회 이상 점검하여 점검부를 작성·비치하고 이를 2년간 보존하고, ③ 종업원에 대한 지도·감독을 철저히 하여 의료용 마약류의 도난사고가 발생하지 아니하도록 하여야 한다(제38조).

2. 마약류취급자의 허가·지정

1) 허가 또는 지정

(1) 마약류취급자

마약류취급자가 되거나 허가받은 사항을 변경하고자 하는 자는 각각 해당 허가권자의 허가를 받아야 한다(제6조제1항). 참고로 마약류취급업자 중 **마약류소매업자(약국의 약사)와 마약류취급의료업자(의료기관의 의사, 치과의사 등)는 허가·지정에서 제외된다.**

① 식품의약품안전처장의 허가

㉠ 마약류수출입업자는 약사법에 의한 수입자로서 식품의약품안전처장의 의약품 품목허가를 받거나 품목신고를 한 자

㉡ 마약류제조업자·마약류원료사용자는 「약사법」에 의하여 의약품제조업의 허가를 받은 자

㉢ **마약류취급학술연구자**는 연구기관 및 학술기관 등에서 학술연구를 위하여 마약류의 사용을 필요로 하는 자

② 특별시장·광역시장·특별자치시장·도지사 또는 특별자치도지사의 허가

마약류도매업자는 「약사법」에 의하여 등록된 약국개설자 또는 의약품도매상의 허가를 받은 자

③ 특별자치시장·시장·군수 또는 구청장의 허가

대마 재배자는 농업인으로서 섬유 또는 종자를 채취할 목적으로 대마초를 재배하려는 자

(2) 마약류관리자

마약류관리자가 되려면 마약류취급의료업자가 있는 의료기관에 종사하는 '약사'로서 특별자치시장·시장·군수 또는 구청장의 지정을 받아야 한다. 지정받은 사항을 변경할 때에도 또한 같다(제6조제2항).

(3) 원료물질수출입업자 등

원료물질의 불법 마약류 전용을 막기 위하여 원료물질의 수출입이나 제조 단계부터 정확한 유통구조 파악이 필요하다. 이에 원료물질의 수출입 또는 제조를 업으로 하려는 자는 식품의약품안전처장의 허가를 받도록 하였다. 허가받은 사항을 변경할 때에도 또한 같다(제6조의2).

2) 허가 또는 지정의 제한

(1) 결격사유

"① 피성년후견인, 피한정후견인 또는 미성년자, ②「정신건강증진 및 정신질환자 복지서비스 지원에 관한 법률」 제3조제1호에 따른 정신질환자(정신건강의학과 전문의가 마약류에 관한 업무를 담당하는 것이 적합하다고 인정한 사람은 제외한다) 또는 마약류 중독자, ③「약사법」·「의료법」·「보건범죄 단속에 관한 특별조치법」 또는 그 밖에 마약류 관련 법률을 위반하거나 이 법을 위반하여 금고 이상의 형을 선고받고 그 집행이 끝나거나 받지 아니하기로 확정된 후 3년이 지나지 아니한 사람"에 해당하는 사람은 마약류수출입업자, 마약류취급학술연구자 또는 대마재배자로 허가를 받을 수 없다(제6조제3항).

(2) 허가취소처분을 받을 경우

마약류취급자의 허가 취소처분을 받고 2년이 지나지 아니한 자 또는 지정 취소처분을 받고 1년이 지나지 아니한 자에 대하여는 허가 또는 지정을 할 수 없다. 다만, 피성년후견인, 피한정후견인 또는 미성년자에 해당하여 허가 또는 지정이 취소된 경우는 제외한다(제6조제4항).

(3) 특정지역 또는 특정품목에 대한 제한

허가관청은 마약류의 오용이나 남용으로 인하여 국민보건에 위해를 끼칠 우려가 있다고 인정하는 경우에는 특정 지역 또는 특정 품목을 한정하여 허가 또는 지정을 하지 아니할 수 있다. 이 경우 특정 지역 또는 특정 품목에 관한 사항은 미리 공고하여야 한다(제37조).

제 3 장

마약류의 관리

1. 마약류 취급 금지

원칙적으로 마약류취급자가 아니면 다음의 어느 하나에 해당하는 행위를 하여서는 아니 된다(제4조제1항). 그리고 마약류취급자는 이 법에 따르지 아니하고는 마약류를 취급하여서는 아니 된다. 다만, 식품의약품안전처장의 승인을 받은 경우에는 할 수 있다(제4조제3항).

① 마약 또는 향정신성의약품을 소지, 소유, 사용, 운반, 관리, 수입, 수출, 제조, 조제, 투약, 수수, 매매, 매매의 알선 또는 제공하는 행위

② 대마를 재배・소지・소유・수수・운반・보관 또는 사용하는 행위

③ 마약 또는 향정신성의약품을 기재한 처방전을 발급하는 행위

④ 한외마약을 제조하는 행위

다음의 경우에는 마약류취급자가 아닌 자도 마약류를 취급할 수 있다(제4조제2항).

① 마약 또는 향정신성의약품을 의사, 치과의사 등(마약류 취급의료업자)으로부터 투약받아 소지하는 경우

② 마약 또는 향정신성의약품을 약사(마약류 소매업자)로부터 구입하거나 양수(讓受)하여 소지하는 경우

③ 마약류취급자를 위하여 마약류를 운반・보관・소지 또는 관리하는 경우

④ 공무상(公務上) 마약류를 압류・수거 또는 몰수하여 관리하는 경우

⑤ 마약류 취급 자격 상실자 등이 마약류취급자에게 그 마약류를 인계하기 전까지 소지하는 경우

⑥ 의료 목적으로 사용하기 위하여 대마를 운반・보관 또는 소지하는 경우

⑦ 의약품제조업자 등이 마약·향정신성의약품 또는 한외마약의 품목허가를 받기 위한 임상연구나 시제품을 제조하기 위하여 취급하는 경우 등, 도핑(doping) 검사 및 그 검사를 위한 시험을 목적으로 마약류 취급을 필요로 하는 경우, 자가치료를 목적으로 마약 또는 향정신성의약품을 휴대하고 출입국하는 경우, 국내에 대체치료수단이 없어 자가치료를 목적으로 한국희귀·필수의약품센터를 통하여 수입된 마약 또는 향정신성의약품을 취급하는 경우, 의료봉사 단체 또는 의료기관 등이 해외 의료봉사·원조·지원을 위하여 취급하는 경우 등

2. 마약류 취급 등의 제한

1) 마약류 취급의 제한

마약류취급자가 마약류를 취급할 수 있더라도 이는 어디까지나 그 업무를 위한 경우로 한정된다. 즉 마약류취급자는 그 업무외의 목적을 위하여[5] 마약류를 취급할 수 없다. 마찬가지로 이 법에 의하여 마약류 또는 임시마약류를 소지·소유·운반 또는 관리하는 자는 다른 목적을 위하여 이를 사용하여서는 아니 된다. 그러나 치료 목적으로 개발된 모든 마약의 수출까지 금지하는 것은 국내 제약 산업의 경쟁력을 제한하는 것이라는 지적이 있었다. 이에 법 개정을 통하여 국내 제약 산업의 경쟁력을 강화하기 위하여 의료용 마약의 수출을 허용하도록 하였다. 그러나 식품의약품안전처장은 공익을 위하여 필요하다고 인정하는 때에는 일정한 경우[6] 마약류(대마는 제외한다) 또는 임시마약류의 수입·수출·제조·판매 또는 사용을 금지 또는 제한하거나 그 밖의 필요한 조치를 할 수 있다(제5조).

---

5) 마약류취급자인 의사가 의학적인 판단에 따라 질병에 대한 치료 기타 의료 목적으로 그에 필요한 범위 내에서 마약 또는 향정신성의약품(이하 '마약 등'이라 한다)을 투약하는 것은 허용되지만, 질병에 대한 치료 기타 의료 목적을 위하여 통상적으로 필요한 범위를 넘어서서 의료행위 등을 빙자하여 마약 등을 투약하는 행위는 '업무 외의 목적'을 위하여 마약 등을 투약하는 경우에 해당한다(2014도8514).

6) 1. 국내의 수요량 및 보유량을 고려하여 마약 또는 향정신성의약품을 제조·수입 또는 수출할 필요가 없다고 인정하는 경우
2. 이미 제조 또는 수입된 품종 또는 품목의 마약 또는 향정신성의약품과 동일한 품종 또는 품목의 마약 또는 향정신성의약품을 국내의 수급여건 등을 고려하여 다른 제조업자 또는 수입업자가 제조 또는 수입할 필요가 없다고 인정하는 경우
3. 마약류 품목허가증에 기재된 용량 이상의 마약 또는 향정신성의약품을 남용하였다고 인정하는 경우
4. 마약 또는 향정신성의약품에 대한 신체적·정신적 의존성을 야기하게 할 염려가 있을 정도로 마약 또는 향정신성의약품을 장기 또는 계속 투약하거나 투약하기 위하여 제공하는 경우
5. 그 밖에 대통령령으로 정하는 경우

2) 수수 등의 제한

마약류취급자 또는 마약류 취급 승인자는 마약류취급자 또는 마약류 취급 승인자가 아닌 자로부터 마약류를 구입하거나 받을 수(양수 : 讓受) 없다. 다만, 허가관청의 승인을 받은 경우에는 그러하지 아니하다. 한편 마약류취급자 또는 마약류 취급 승인자는 이 법에서 정한 경우 외에는 마약류를 팔거나 넘겨 줄 수(양도 : 讓渡) 없다. 다만, ① 품목허가가 취소되어 소지·소유 또는 관리하는 마약 및 향정신성의약품을 다른 마약류취급자에게 양도하려는 경우, ② 마약류취급학술연구자 또는 마약류취급 승인자에게 마약류를 양도하려는 경우, ③ 소유 또는 관리하던 마약 및 향정신성의약품을 사용중단 등의 사유로 원소유자 등인 마약류취급자·마약류 취급승인자 또는 외국의 원소유자 등에게 반품하려는 경우에 해당하여 식품의약품안전처장의 승인을 얻은 경우에는 양도할 수 있다. 만약 마약류제조업자, 마약류원료사용자 또는 마약류취급학술연구자가 다른 마약류제조업자, 마약류원료사용자 또는 마약류취급학술연구자에게 마약류(제제는 제외함)를 양도하려면 식품의약품안전처장의 승인을 받아야 한다(제9조).

3) 광고 제한

마약류제조업자·마약류수출입업자는 품목허가를 받은 마약 또는 향정신성의약품을 의학·약학·수의학에 관한 전문가 등을 대상으로 하는 매체 또는 수단에 의한 경우에 한정하여 광고할 수 있다. 즉, 의학·약학·수의학에 관한 사항을 전문적으로 취급하는 신문 또는 잡지에 광고하거나 마약류에 관한 제품설명회를 할 수 있다. 제품 설명시에는 부작용 등 사용 시 주의사항에 관한 정보가 포함되어야 한다(제14조).

마약 및 향정신성의약품의 광고제한에 관한 구체적 기준은 다음과 같다(시행규칙 제25조).

① 마약 및 향정신성의약품의 명칭, 제조방법, 효능이나 효과에 관하여 허가를 받은 사항 외의 광고를 하여서는 아니 된다.

② 마약 및 향정신성의약품의 효능이나 효과를 광고하는 때에는 아래와 같은 내용의 광고를 하여서는 아니 된다.

㉠ 우수한 치료효과를 나타낸다는 등으로 그 사용결과를 표시 또는 암시하는 광고

㉡ 적응증상을 서술적 또는 위협적인 표현으로 표시 또는 암시하는 광고

㉢ 마약 및 향정신성의약품의 사용을 직접 또는 간접적으로 강요하는 광고

③ 마약 및 향정신성의약품의 사용에 있어서 이를 오·남용하게 할 염려가 있는 표현의 광고를 하여서는 아니 된다.

④ 마약 및 향정신성의약품에 관하여 의사・치과의사・수의사 또는 약사나 기타의 자가 이를 지정・공인・추천・지도 또는 신용하고 있다는 등의 광고를 하여서는 아니 된다.

⑤ 의사・치과의사・수의사 또는 약사가 마약 및 향정신성의약품의 제조방법, 효능이나 효과 등에 관하여 연구 또는 발견한 사실에 대하여 의학 또는 약학 상 공인된 사항 이외의 광고를 하여서는 아니 된다.

⑥ 마약 및 향정신성의약품에 관하여 그 사용자의 감사장이나 체험기를 이용하거나 구입・주문쇄도 기타 이와 유사한 뜻을 표현하는 광고를 하여서는 아니 된다.

⑦ 마약 및 향정신성의약품의 제조방법, 효능이나 효과 등에 관하여 광고에 문헌을 인용하는 경우에는 의학 또는 약학 상 인정된 문헌에 한하여 인용하되, 인용문헌의 본뜻을 정확하게 전하여야 하며 연구자의 성명, 문헌명과 발표연월일을 명시하여야 한다.

⑧ 마약 및 향정신성의약품을 광고할 때에는 다른 의약품・마약 또는 향정신성의약품을 비방하거나 비난한다고 의심되는 광고 또는 외국제품과 유사하다거나 보다 우수하다는 내용 등의 모호한 표현의 광고를 하여서는 아니 된다.

⑨ 마약 및 향정신성의약품의 부작용을 부정하는 표현 또는 부당하게 안전성을 강조하는 표현의 광고를 하여서는 아니 된다.

⑩ 마약 및 향정신성의약품을 판매하는 때에는 사은품 또는 현상품을 제공하거나 마약 및 향정신성의약품을 상품으로 제공하는 방법에 의한 광고를 하여서는 아니 된다.

3. 기타 관리사항

1) 마약류 취급

(1) 마약류 취급의 보고

마약류취급자 또는 마약류취급 승인자는 수출입・제조・판매・양수・양도・구입・사용・폐기・조제・투약하거나 투약하기 위하여 제공 또는 학술연구를 위하여 사용한 마약 또는 향정신성의약품의 품명・수량・취급연월일・구입처・재고량・일련번호와 상대방(마약 또는 향정신성의약품의 조제 또는 투약의 대상이 동물인 경우에는 그 소유자 또는 관리자를 말한다)의 성명 등에 관한 사항을 식품의약품안전처장에게 보고하여야 한다. 이 경우 마약류취급자 또는 마약류취급승인자가 마약류 취급의 상대방일 때에는 취급범위, 허가·승인번호 및 허가·취급 승인일을 함께 보고하여야 한다.

마약류 취급 의료업자(의사 등)와 마약류 소매업자(약사)는 위에서 정한 사항 외에 ① 마약 또는 향정신성의약품을 조제 또는 투약 받거나 투약하기 위하여 제공받은 환자의 주민등록번호(외국인인 경우에는 여권번호 또는 외국인 등록번호를 말한다) 및 한국표준질병·사인분류에 따른 질병분류기호(마약 또는 향정신성의약품의 조제 또는 투약의 대상이 동물인 경우에는 그 종류, 질병명과 소유자 또는 관리자의 주민등록번호를 말한다), ② 마약 또는 향정신성의약품을 투약하거나 투약하기 위하여 제공하거나 이를 기재한 처방전을 발급한 자의 업소명칭, 성명 및 면허번호를 식품의약품안전처장에게 보고하여야 한다. 마약류관리자가 있는 의료기관의 경우 그 의료기관에서 마약류 취급 의료업자 또는 마약류 관리자가 투약하거나 투약하기 위하여 제공하는 마약 또는 향정신성의약품에 대하여는 마약류관리자가 식품의약품안전처장에게 보고하여야 한다. 보고사항을 변경하고자 하는 때에는 변경보고를 하여야 한다

위 규정에도 불구하고 마약류취급의료업자(의사 등) 또는 마약류소매업자(약사)가 조제·투약보고를 하는 경우로서 식품의약품안전처장에게 보고하지 않아도 되는 경우는 다음과 같다. ① 처방전에 질병분류기호 또는 질병명이 기재되지 아니한 경우에 마약류소매업자(약사) : 질병분류기호 ② 수의사가 동물진료를 목적으로 마약 또는 향정신성의약품의 투약을 동물병원 내에서 완료한 경우: 해당 동물의 소유자 또는 관리자의 주민등록번호, ③ 국가안전보장에 관련된 정보 및 보안을 위하여 처방전을 공개할 수 없는 경우: 해당 환자 또는 처방의사의 성명이나 환자의 주민등록번호(제11조).

(2) 마약류통합정보관리센터

식품의약품안전처장은 보고받거나 통지된 정보(마약류 통합정보) 등을 효과적으로 관리하기 위하여 관계 전문기관을 마약류통합정보관리센터(통합정보센터)로 지정[7]하여 ① 마약류 통합정보의 수집·조사·이용 및 제공에 관한 사항, ② 마약류 통합정보 관리를 위한 계획의 수립 및 시행에 관한 사항, ③ 마약류 취급 보고에 관한 교육 및 홍보에 관한 사항, ④ 마약류 통합정보의 표준화 및 활용에 관한 연구·조사 및 교육에 관한 사항, ⑤ 마약류통합관리시스템의 구축 및 운영에 관한 사항, ⑥ 마약류통합관리시스템과의 연계 사용을 위한 외부 소프

7) 식품의약품안전처장은 법 제11조의2제1항에 따라 「약사법」 제68조의3제1항에 따른 한국의약품안전관리원을 마약류통합정보관리센터로 지정하고, 법 제11조의2제1항 각 호의 업무를 위탁한다(마약류 관리에 관한 법률 시행령 제8조).

트웨어의 기능 검사 및 결과 공개에 관한 사항, ⑦ 그 밖에 마약류통합관리시스템의 관리, 대마의 취급·관리에 관하여 보고된 정보의 수집·조사·이용 및 제공, 그 밖에 마약류의 통합정보 관리를 위해 식품의약품안전처장이 필요하다고 인정하는 업무를 위탁할 수 있다.

통합정보센터의 장은 국가, 지방자치단체, 공공기관, 마약류취급자 및 마약류취급승인자 등을 대상으로 보고받은 정보의 진위 여부를 확인하는 등 업무를 수행하거나 마약류 오남용을 분석하는 데 필요한 경우에 한하여 그 업무와 관련성이 있는 주민등록전산정보자료, 「가족관계의 등록 등에 관한 법률」에 따른 전산정보자료, 출입국관리기록, 진료기록, 의약품공급기록 등의 자료를 제공도록 요청할 수 있다. 이 경우 요청을 받은 자는 정당한 사유가 없으면 이에 따라야 하며, 통합정보센터의 장에게 제공하는 자료에 대하여는 사용료 또는 수수료 등을 면제한다. 식품의약품안전처장과 통합정보센터의 장은 보고된 정보나 제공받은 자료와 정보를 철저히 관리하여야 한다(제11조의2).

(3) 마약류통합관리시스템의 구축·운영

식품의약품안전처장은 마약류 통합정보 등을 효과적으로 관리하기 위하여 마약류통합관리시스템(마약류통합관리시스템)을 구축·운영하여야 한다(제11조의3).

(4) 마약류 통합정보의 제공 등

식품의약품안전처장 및 통합정보센터의 장은 마약류의 오남용 방지 및 안전한 취급·관리를 위하여 마약류 통합정보(개인정보는 제외한다)를 행정기관 및 공공기관에 제공할 수 있으나, 마약류 통합정보에 따라 제공받은 자료를 제3자에게 제공해서는 아니 된다. 다만, "① 특별시장·광역시장·특별자치시장·도지사 또는 특별자치도지사(시·도지사) 또는 시장·군수·구청장이 마약류의 취급 감시 등 안전관리 업무 수행을 위하여 필요한 경우, ② 검찰, 경찰, 그 밖의 수사기관이 법원이 발부한 압수·수색영장에 따라 범죄수사에 관련된 자료제공을 요구하는 경우, ③ 마약류취급의료업자가 마약 또는 향정신성의약품의 과다·중복 처방 등 오남용을 방지하기 위하여 투약내역(일자, 약품정보, 수량을 말한다. 이하 같다)을 요청(전자적 방법을 통한 요청을 포함한다)하는 경우. 이 경우 마약류취급의료업자는 환자에게 열람요청 사실을 사전에 알려야 한다. ④ 그 밖에 식품의약품안전처장이 공익목적을 위하여 정보제공이 필요하다고 인정하는 경우(이 경우 심의위원회의 심의를 거쳐야 한다)"에는 마약류 통합정보를 제공할 수 있다. 이에 따라 정보를 제공받은 자는 해당 정보를 요구 또는 요청한 목적이 달성된 때에는 지체 없이 파기하여야 한다(제11조의4).

(5) 마약류 통합정보의 가공 및 활용

식품의약품안전처장 및 통합정보센터의 장은 마약류 오남용으로 인한 보건상의 위해를 방지할 목적으로 "① 관련 행정기관 또는 공공기관 등에 마약류 오남용에 관한 통계 자료 등을 제공하여 관련 정책 수립 및 집행에 활용하도록 하는 경우, ② 마약류소매업자 또는 마약류취급의료업자에게 마약류 오남용 사례 및 통계 자료 등을 제공하여 과다 처방을 억제하도록 하기 위한 경우(이 경우 자료제공의 내용 및 대상 등에 관하여는 심의위원회의 심의를 거쳐야 한다), ③ 마약류 오남용 관련 연구, 조사 및 교육 등을 위하여 마약류 오남용 관련 통계 자료 등을 제공하거나 공개하는 경우, ④ 그 밖에 식품의약품안전처장이 공익목적을 위하여 가공 및 활용이 필요하다고 인정하는 경우"에 한정하여 마약류 통합정보(개인정보는 제외한다)를 가공하여 활용할 수 있다(제11조의5).

(6) 취급정보의 목적 외 이용 · 제공 제한

식품의약품안전처 및 통합정보센터에 종사하는 사람이나 종사하였던 사람, 마약류통합관리시스템을 구축 · 운영하기 위한 용역 · 연구 · 조사를 수행하는 사람이나 수행하였던 사람, 마약류 통합정보를 제공받은 사람은 업무상 알게 된 마약류 통합정보와 관련하여 "① 개인정보를 업무상 목적 외의 용도로 이용하거나 제3자에게 제공하는 행위, ② 개인정보를 제외한 정보를 업무상 목적 외의 용도로 이용하거나 제3자에게 제공하는 행위"를 하여서는 아니 된다(제11조의6).

2) 사고마약류 등의 처리

마약류취급자 또는 마약류 취급승인자는 소지하는 마약류에 대하여 **① 재해로 인한 상실(喪失), ② 분실 또는 도난, ③ 변질 · 부패 또는 파손된 경우에는 해당 허가관청(마약류취급의료업자의 경우에는 해당 의료기관의 개설허가 또는 신고관청(병원급은 시 · 도지사, 의원급은 시장 · 군수 · 구청장, 마약류소매업자의 경우에는 약국 개설 등록관청을 말함)에 사유가 발생한 것을 안 날부터 5일 이내에 증명서류를 첨부하여 보고하여야 한다(변질 · 부패 또는 파손된 경우는 증명서류 필요 없음).** 마약류취급자 또는 마약류 취급승인자가 소지하고 있는 마약류를 ① 변질 · 부패 또는 파손 사유, ② 유효기한 또는 사용기한의 경과, ③ 유효기한 또는 사용기한이 지나지 아니하였으나 재고관리 또는 보관을 하기에 곤란하여 폐기하고자 하는 경우에는 신청서(전자문서로 된 신청서를 포함한다)를 지방식품의약품안전청장, 시・도지사 또는 시장・군수・구청장에게 제출하여야 한다. 폐기신청을 받은 지방식품의약품안전청장, 시・도지사 또는 시장・군수・구청장은 당해 폐기처분대상 마약류가 폐기사유에 해당하는지 여부 등을 관계 공무원 입회하에 확인한 후, 가연성이 있는 마약류는 보건위생상 위해(危害)가 발생할 우려가 없는 장소에서 태워버리거나, 중화・가수분해・산화・환원・희석 또는 그 밖의 방법으로 마약류가 아닌 것으로 변화시키거나, 지하수를 오염시킬 우려가 없는 지하 1미터 이상의 땅속에 파묻거나, 해수면 위에 떠오를 우려가 없는 방법으로 바닷물 속에 가라앉히거나, 그 밖에 보건위생상 위해가 발생할 우려가 없는 방법으로 처리해야 한다(제12조).

3) 자격상실자의 마약류 처분

마약류취급자(마약류관리자는 제외함)가 마약류취급자 자격을 상실한 경우에는 해당 마약류취급자・상속인・후견인・청산인 및 합병 후 존속하거나 신설된 법인은 보유하고 있는 마약류를 해당 허가관청의 승인을 받아 마약류취급자에게 양도하여야 한다. 다만, 그 상속인이나 법인이 마약류취급자인 경우에는 해당 허가관청의 승인을 받아 이를 양도하지 아니할 수 있으며, 대마재배자의 상속인이나 그 상속 재산의 관리인・후견인 또는 법인이 대마 재배자가 되려고 신고하는 경우에는 해당 연도에 한정하여 허가를 받은 것으로 본다. 이에 따라 마약 또는 향정신성의약품의 양도 등을 승인한 허가관청은 승인에 관한 사항을 식품의약품안전처장에게 알려야 한다(제13조).

4) 마약류의 저장

마약류취급자, 마약류취급승인자 또는 마약류나 예고임시마약류 또는 임시마약류를 취급하는 자는 그 보관・소지 또는 관리하는 마약류나 예고임시마약류 또는 임시마약류를 마약류취급자의 업소 또는 사무소 안에 있어야 하고, 일반인이 쉽게 발견할 수 없는 장소에 설치하되 이동할 수 없도록 설치하고, 저장시설은 이중으로 잠금장치가 된 철제금고이어야 한다. 향정신성의약품, 예고임시마약류 또는 임시마약류는 잠금장치가 설치된 장소에 보관하여야 한다. 다만, 마약류소매업자・마약류취급의료업자 또는 마약류관리자가 원활한 조제를 목적으로 업무시간 중 조제대에 비치하는 향정신성의약품을 허용한다. 대마의 저장장소에는 대마를 반출・반입하는 경우를 제외하고는 잠금장치와 다른 사람의 출입제한 조치를 취하여야 한다(제15조, 시행규칙 26조).

5) 봉함

마약류수출입업자 및 마약류제조업자, 마약류원료사용자, 마약류취급학술연구자, 마약류취급승인자는 마약류를 판매하거나 수출 또는 양도할 때에는 그 용기나 포장을 정부가 발행하는 증지(證紙)로 그 봉함증지를 파손하지 아니하면 내용을 꺼낼 수 없도록 밀봉하여 봉함(封緘)하여야 한다. 이 경우 봉함은 그 봉함을 뜯지 아니하고서는 용기나 포장을 개봉할 수 없고, 개봉한 후에는 쉽게 원상으로 회복시킬 수 없도록 하여야 한다. 마약류취급자・마약류취급승인자는 이 규정에 따라 봉함을 하지 아니한 마약류를 수수하지 못한다. 다만 ① 마약류취급자가 소유 또는 관리하던 마약 또는 향정신성의약품을 원소유자 등 마약류취급자에게 반품하려는 경우 ② 보유하고 있는 마약류를 허가관청의 승인을 받아 수수하거나, 마약류취급학술연구자가 학술연구를 위하여 수수하는 경우, 공무상 필요에 따라 연구 및 시험용으로 제품 또는 반제품(半製品)으로 수수하려는 사유로 식품의약품안전처장의 승인을 받은 경우에는 예외로 한다(제16조 및 시행령 제9조).

6) 용기 등의 기재사항

마약・향정신성의약품 및 한외마약의 용기・포장 또는 첨부 문서에는 "① 마약류수출입업자・마약류제조업자 또는 마약류원료사용자의 상호 및 주소, ② 제품명(대한약전 또는 식품의약품안전처장이 인정하는 공정서에 실려 있는 명칭을 말하고 그 명칭이 실려 있지 아니한 경우에는 일반명칭을 말함), ③ 제조번호, ④ 중량・용량 또는 개수, ⑤ 대한약전에 실려 있는 마약・향정신성의약품 또는 한외마약에 있어서는 "대한약전"이라는 문자와 대한약전에서 용기나 포장에 기재하도록 정하여진 사항, ⑥ 저장방법・사용기한 또는 유효기한, ⑦ 대한약전에 실려 있지 아니한 마약・향정신성의약품 또는 한외마약의 경우에는 그 유효성분의 명칭(일반명칭이 있는 것은 일반명칭 및 분량을 말함), ⑧ 성상, ⑨ 효능・효과, ⑩ 방부제를 사용하는 경우 그 명칭 및 분량"을 기재하여야 한다. 마지막으로 ⑪ 마약 및 향정신성의약품의 용기・포장 및 첨부 문서에는 총리령으로 정하는 바에 따라 붉은색으로 표시된 "마약" 또는 "향정신성"이라는 문자를 다른 문자・기사・그림 또는 도안보다 쉽게 볼 수 있는 부분에 표시하여야 한다(제17조 및 시행규칙 제30조).

제4장

마약류 중독자

1. 마약 사용의 금지

마약류 취급 의료업자는 마약 중독자에게 그 중독 증상을 완화시키거나 치료하기 위하여 직접 마약을 투약하거나 마약을 투약하기 위하여 제공하거나 마약을 기재한 처방전을 발급하는 행위를 하여서는 아니 된다. 다만, 치료보호기관에서 보건복지부장관 또는 시・도지사의 허가를 받은 경우에는 할 수 있다(제39조).

2. 마약류 중독자의 치료보호

보건복지부장관 또는 시・도지사는 마약류 사용자의 마약류 중독 여부를 판별하거나 마약류 중독자[8]로 판명된 사람을 치료보호하기 위하여 치료보호기관을 설치・운영하거나 지정할 수 있다. 치료보호기관에서 마약류 사용자에 대하여 마약류 중독 여부의 판별검사를 받게 하거나 마약류 중독자로 판명된 사람에 대하여 치료보호[9]를 받게 할 수 있다. 이 경우 판별검사 기간은 1개월 이내로 하고, 치료보호 기간은 12개월 이내로 한다. 보건복지부장관 또는 시・도지사는 판별검사 또는 치료보호를 하려면 치료보호심사위원회의 심의를 거쳐야 한다. 판별검사 및 치료보호에 관한 사항을 심의하기 위하여 보건복지부, 특별시, 광역시, 도 및 특별자치도에 치료보호심사위원회를 둔다(제40조). 이 제도는 일정기간 치료보호기관에서 수용치료

8) "마약류중독자"란 마약류를 남용하여 마약류에 신체적・정신적으로 의존 상태에 있는 사람을 말한다(마약류중독자치료보호규정 제2조제2호).
9) "치료보호"라 함은 마약류 중독자의 마약류에 대한 정신적・신체적 의존성을 극복시키고 재발을 예방하여 건강한 사회인으로 복귀시키기 위한 입원치료와 통원치료를 말한다(제2조제9호).

를 함으로써 범죄자가 되는 낙인에서 벗어나 건전한 재사회화를 도모하고, 중독현상으로 야기되는 사회 내의 마약류 범람과 기타 범법행위로부터 사회를 보호하기 위한 목적에 근본취지를 두고 있다.[10]

참고로 마약중독 상태 등에서 범죄행위를 한 자로서 재범(再犯)의 위험성이 있고 특수한 교육・개선 및 치료가 필요하다고 인정되는 자에 대하여 적절한 보호와 치료를 함으로써 재범을 방지하고 사회복귀를 촉진하는 것을 목적으로 한 「치료감호법」이 있다. 특히 "마약・향정신성의약품・대마 그 밖에 남용되거나 해독을 끼칠 우려가 있는 물질이나 알코올을 식음・섭취・흡입・흡연 또는 주입받는 습벽이 있거나 그에 중독된 자로서 금고 이상의 형에 해당하는 죄를 지은 자"로서 치료감호시설에서의 치료가 필요하고 재범의 위험성이 있는 자에 대하여 치료감호를 실시한다(치료감호법 제2조제2호).

3. 형벌과 수강명령 등의 병과

1) 형벌과 수강명령

법원은 마약류를 투약, 흡연 또는 섭취한 사람(마약류사범)에 대하여 형의 선고를 유예하는 경우에는 1년 동안 보호관찰을 받을 것을 명할 수 있으며, 마약류사범에 대하여 유죄판결(선고유예는 제외한다)을 선고하거나 약식명령을 고지하는 경우에는 200시간의 범위에서 재범예방에 필요한 교육의 수강명령 또는 재활교육 프로그램의 이수명령을 병과(倂科)하여야 한다.

수강명령 또는 이수명령은 "① 마약류사범 행동의 진단・상담, ② 마약류 폐해에 대한 이해를 위한 교육, ③ 그 밖에 마약류사범의 재범예방을 위하여 필요한 사항"의 내용으로 한다(제40조의2).

10) 진희권, "마약류중독자의 처우에 관한 일고찰", 형사정책연구소식 통권 제25호, 한국형사정책연구원, 1996, 9・10월호, 34면.

제 5 장

감독과 단속

1. 일반적 감독사항

1) 출입·검사와 수거

식품의약품안전처장, 시·도지사 또는 시장·군수·구청장은 마약류, 임시마약류 및 원료물질의 취급을 감시하고 단속할 필요가 있다고 인정하면 관계 공무원으로 하여금 마약류취급자, 마약류취급승인자, 임시마약류를 취급하는 자 및 원료물질취급자에 대하여 해당 업소나 공장·창고, 대마초 재배지, 약국, 조제 장소, 그 밖에 마약류, 임시마약류 및 원료물질에 관계 있는 장소에 출입하여 ① 해당 업소 등의 구조·설비·업무현황, 기록한 서류와 의약품, 그 밖의 물건에 대한 검사, ② 관계인에 대한 질문, ③ 마약류·임시마약류·원료물질 및 이와 관계가 있다고 인정되는 약품과 물건을 수거(이 경우 시험용으로 필요한 최소 분량으로 한정함) 등의 업무를 하게 할 수 있다. 그리고 식품의약품안전처장은 통합정보센터의 감독에 필요하다고 인정하는 경우에는 통합정보센터의 장에게 그 업무 및 재산에 관한 보고 또는 자료의 제출을 명하거나 소속 공무원으로 하여금 현장 출입 또는 서류검사를 하게 하는 등 필요한 조치를 할 수 있다. 이 경우 출입·검사 또는 수거하는 공무원은 그 권한을 표시하는 증표를 지니고 이를 관계인에게 보여주어야 한다(제41조).

2) 업무보고 등

식품의약품안전처장, 시·도지사 또는 시장·군수·구청장은 마약류취급자, 마약류취급승인자 및 원료물질취급자에 대하여 그 업무에 관하여 필요한 사항을 보고하게 하거나, 관계 장부·서류나 그 밖의 물건을 제출할 것을 명할 수 있다(제43조).

2. 행정처분

1) 폐기명령

(1) 폐기대상

식품의약품안전처장, 시・도지사 또는 시장・군수・구청장은 다음에 해당하는 공중위생상의 위해의 발생을 방지할 수 있는 방법으로 폐기하거나 필요한 조치를 마약류취급자 및 마약류취급 승인자에게 명할 수 있다(제42조제1항).

① 사고 마약류

② 자격상실자의 마약류 처분 중 상속인 등에게 양도 승인을 받지 못한 마약류

③ 봉함, 용기 기재사항, 수출입 허가, 제조허가, 또는 원료사용허가를 위반하여 제조・판매・저장 또는 수입한 향정신성의약품이나 불량한 향정신성의약품 등

(2) 폐기 등의 조치

식품의약품안전처장, 시・도지사 또는 시장・군수・구청장은 다음에 해당하는 경우에는 관계 공무원으로 하여금 해당 물품을 폐기 또는 압류하거나 그 밖에 필요한 조치를 하게 할 수 있다(제42조제2항).

① 폐기 명령을 받은 자가 그 명령을 이행하지 아니한 경우

② 대마 재배자가 폐기를 하지 아니한 경우

③ 원료물질이 제조, 수출입, 매매, 매매의 알선, 수수, 소지, 소유 또는 사용되거나 그러한 목적으로 저장된 원료물질이 발견된 경우

2) 허가 등 취소와 업무정지

(1) 개요

마약류취급자, 마약류취급승인자 또는 원료물질수출입업자등이 "① 업무 또는 마약류 및 원료물질 취급의 전부 또는 일부의 정지를 명하는 경우, ② 허가(품목허가를 포함한다), 지정 또는 승인을 취소하는 경우"에는 해당 허가관청은 이 법에 따른 허가(품목허가 포함), 지정

또는 승인을 취소하거나 1년의 범위에서 그 업무 또는 마약류 및 원료물질 취급의 전부 또는 일부의 정지를 명할 수 있다. 다만, 국민보건에 위해를 끼쳤거나 끼칠 우려가 있는 마약, 향정신성의약품 또는 한외마약의 경우에는 그 취급자에게 책임질 사유가 없고 그 약품의 성분・처방 등을 변경함으로써 그 허가 목적을 달성할 수 있다고 인정되는 경우에는 그 변경만을 명할 수 있다(제44조제1항 및 시행규칙 제43조 [별표 2]). 만약 허가관청이 마약류취급자 또는 원료물질수출입업자등의 허가 또는 지정을 취소하려면 청문을 하여야 한다(제45조).

3) 과징금

허가관청은 마약류취급자 또는 원료물질수출입업자 등에 대하여 업무정지처분을 하게 되는 경우에는 업무정지처분을 갈음하여 2억원 이하의 과징금을 부과할 수 있다. 이 경우 과징금 부과는 업무정지처분으로 인하여 국민보건에 큰 위해를 가져오거나 가져올 우려가 있는 경우로 한정하며, 3회를 초과하여 부과할 수 없다. 만약 과징금을 기한까지 내지 아니하면 허가관청은 국세 또는 지방세 체납처분의 예에 따라 징수한다(제46조 및 시행령 제15조 [별표 9]).

4) 기타 감독사항

(1) 부정 마약류의 처분

식품의약품안전처장은 이 법이나 그 밖의 마약에 관한 법령을 위반하여 소지, 소유, 사용, 관리, 재배, 수출입, 제조, 매매, 매매의 알선, 수수, 투약 또는 투약하기 위하여 제공하거나 조제 또는 연구에 사용하는 마약류, 예고임시마약류 및 임시마약류에 대하여는 압류나 그 밖에 필요한 처분을 할 수 있다(제47조).

(2) 마약류 감시원

관계 공무원의 직무와 그 밖에 마약류와 원료물질에 관한 감시 업무를 하게 하기 위하여 식품의약품안전처와 그 소속 기관, 특별시・광역시・도・특별자치도 및 시・군・구(자치구만 해당)에 마약류 감시원을 둔다(제48조).

(3) 유해성 평가

식품의약품안전처장은 마약류의 적정한 지정을 위하여 마약류 또는 임시마약류와 구조적·효과적 유사성이 있는 물질로서 보건상 위해가 우려되는 물질, 오용 또는 남용으로 인한 신체적·정신적 위해를 끼칠 가능성이 있는 물질에 대하여 신체적 또는 정신적 의존성, 독성 등 유해성 평가를 하여야 한다(제52조의2).

(7) 국제협력

식품의약품안전처장은 마약류·원료물질의 안전관리 및 오남용 예방을 위하여 국제기구 및 국외 관계기관 등과 정보교환 등 국제협력에 노력하여야 한다(제52조의3).

(8) 가정 내 의료용 마약류 수거·폐기 사업 실시 등

식품의약품안전처장 또는 시·도지사는 가정 내 의료용 마약류의 오남용을 예방하기 위하여 가정에서 사용하고 남은 의료용 마약류의 수거·폐기를 위한 사업을 실시할 수 있다. 식품의약품안전처장은 사업에 참여하는 개인·기관·단체 또는 법인 등에 예산의 범위에서 사업 수행에 필요한 비용을 지원할 수 있다(제53조의2).

제 6 장

보 칙

1) 한국마약퇴치운동본부의 설립

마약류에 대한 "① 마약류의 폐해에 대한 대국민 홍보·계몽 및 교육 사업, ② 마약류 중독자의 사회복귀를 위한 사회복지 사업, ③ 그 밖에 식품의약품안전처장이 필요하다고 인정하는 불법 마약류 및 약물 오용·남용 퇴치와 관련된 사업"을 수행하기 위하여 한국마약퇴치운동본부를 두며, 식품의약품안전처장은 예산의 범위에서 한국마약퇴치운동본부에 대하여 운영과 이에 따른 사업에 필요한 경비를 지원할 수 있다. 한국마약퇴치운동본부는 법인으로 하며, 이에 대하여 이 법에서 규정한 것을 제외하고는 「민법」 중 재단법인에 관한 규정을 준용한다(제51조의2). 한국마약퇴치운동본부 임직원 중 공무원이 아닌 사람은 뇌물죄 관련 「형법」 제127조 및 제129조부터 제132조까지의 규정을 적용할 때에는 공무원으로 본다(제51조의4).

2) 실태조사

보건복지부장관은 이 법의 적절한 시행을 위하여 마약류 중독자에 대한 실태조사를 5년마다 하여야 한다(제51조의3).

3) 마약류 관계 자료의 수집

보건복지부장관과 식품의약품안전처장은 정부 각 기관으로부터 이 법이나 그 밖의 마약류 관계 법령의 시행에 관한 사항을 수집하며, 마약류에 대하여 필요한 사항에 관하여 그 자료의 제출을 요구할 수 있다(제52조).

4) 몰수마약류의 처분방법 등

이 법이나 그 밖의 법령에서 정하는 바에 따라 몰수된 마약류는 시·도지사에게 인계하여야 하며, 시・도지사가 마약류를 인수하였을 때에는 이를 폐기하거나 그 밖에 필요한 처분을 하여야 한다(제53조).

5) 군수용 마약류의 취급에 관한 특례

이 법의 규정에도 불구하고 군수용 마약류의 소지・관리, 조제・투약・수수, 학술연구를 위한 사용 또는 마약류를 기재한 처방전의 발급에 관하여는 이를 국방부장관 소관으로 한다. 여기에서 '군수용마약류'란 국방부 및 그 직할 기관과 육군・해군・공군에서 관리하는 마약류를 말한다(제2조제8호). 군수용마약류의 취급에 관하여 필요한 사항은 군수용 마약류 취급에 관한 규칙으로 정한다(제56조).

9) 다른 법률의 적용

마약 및 향정신성의약품의 제조・관리 등에 관하여 이 법에 규정된 것을 제외하고는 「약사법」을 적용한다(제57조).

10) 적용의 일부 제외

"① 자가치료를 목적으로 마약 또는 향정신성의약품을 휴대하고 출입국하기 위하여 승인을 받은 경우, ② 한국희귀・필수의약품센터를 통하여 수입된 마약류를 취급하기 위하여 승인받은 경우" 마약류취급승인자에 관하여는 마약류 취급 보고(제11조), 마약류의 저장(제15조) 및 허가취소와 업무정지(제44조)의 규정을 를 적용하지 아니한다(제57조의2).

제 7 장

벌 칙

1. 벌칙

1) 벌칙내용

(1) 무기 또는 5년 이상의 징역(제58조)

다음의 행위를 한 자는 무기 또는 5년 이상의 징역에 처한다. 특히 영리를 목적으로 하거나 상습적으로 이러한 행위를 한 자는 사형·무기 또는 10년 이상의 징역에 처한다. 한편 죄를 범할 목적으로 예비 또는 음모한 자는 10년 이하의 징역에 처하며, 미수범도 처벌한다.

① 허가받지 아니하고 마약을 수출입·제조·매매하거나 매매를 알선한 자 또는 그러할 목적으로 소지·소유한 자, 허가받지 아니하고 마약 또는 향정신성의약품, 대마를 제조할 목적으로 그 원료가 되는 물질을 제조·수출입, 추출하거나 그러할 목적으로 소지·소유한 자[11]

② 허가받지 아니하고 미성년자에게 마약을 수수·조제·투약·제공한 자 또는 향정신성

---

11) 마약류에 관한 범죄 가운데 영리목적의 마약류 공급범죄는 이를 구매하여 소비하는 자에게 중독상태를 유발함으로써 마약류 남용의 폐해를 야기하고 그것을 기화로 높은 수입을 취하는 죄질이 무거운 중대범죄로서 그 폐해가 크다. 따라서 마약류를 영리목적으로 수입하는 행위는 중한 법정형으로 처벌할 필요성이 인정된다. 이와 같은 **마약류 수입부터 공급범죄의 무거운 불법성과 비난가능성 및 국민의 법감정, 형사정책적 목적 등을 종합적으로 고려하여 볼 때, 마약류, 특히 향정신성의약품을 영리목적으로 수입하는 행위를 처벌하는 이 사건 법률조항이 규정한 법정형이 형벌 본래의 목적과 기능을 달성함에 있어 필요한 정도를 일탈한 지나치게 과중한 형벌이라고 보기는 어렵다.** … 청구인은 이 사건 법률조항이 형법상 살인죄보다 법정형의 하한을 높게 규정하여 형벌의 체계정당성 및 평등원칙에 위배된다고 주장한다. 그런데 이 사건 법률조항의 범죄와 살인죄는 보호법익과 죄질에 차이가 있으며, 보호법익과 죄질의 차이를 고려하지 아니하고 살인죄의 법정형과 이 사건 범죄의 법정형을 단순비교하여 본다고 하더라도, 이 사건 범죄의 법정형이 입법재량의 범위를 벗어나 형벌체계상 균형을 잃었다고 보기는 어렵다(2006헌바50).

의약품이나 임시마약류를 매매·수수·조제·투약·제공한 자

③ 1군 임시마약류에 대하여 재배·추출·제조·수출입하거나 그러할 목적으로 소지·소유하거나, 매매·매매의 알선·수수·제공하거나 그러할 목적으로 소지·소유하는 경우

(2) 1년 이상의 유기징역(제59조)

다음의 행위를 한 자는 1년 이상의 유기징역에 처한다. 특히 상습적으로 이러한 죄를 범한 자는 3년 이상의 유기징역에 처한다. 이 경우 미수범은 처벌하며, 죄를 범할 목적으로 예비 또는 음모한 자는 10년 이하의 징역에 처한다.

① 허가받지 아니하고 수출입·매매 또는 제조할 목적으로 마약, 향정신성 의약품, 대마, 헤로인의 원료가 되는 식물을 재배하거나 그 성분을 추출하거나, 성분을 함유하는 원료·종자·종묘를 소지·소유한 자

② 허가받지 아니하고 미성년자에게 대마를 수수·제공하거나 대마 또는 대마초 종자의 껍질을 흡연 또는 섭취하게 한 자

③ 허가받지 아니하고 마약을 소지·소유·관리 또는 수수하거나 제24조제1항을 위반하여 한외마약을 제조한 자

④ 허가받지 아니하고 향정신성의약품 또는 그 물질을 함유하는 향정신성의약품을 제조 또는 수출입, 제조하거나 그러할 목적으로 소지·소유한 자, 또는 의약품을 제조한자

⑤ 허가받지 아니하고 대마의 수출·매매 또는 제조할 목적으로 대마초를 재배한 자

⑥ 허가받지 아니하고 마약류(대마는 제외함)를 취급한 자

⑦ 1군 임시마약류를 소지·소유·사용·운반·관리·투약·보관하는 경우

(3) 10년 이하의 징역 또는 1억원 이하의 벌금(제60조)

다음의 행위를 한 자는 10년 이하의 징역 또는 1억원 이하의 벌금에 처한다. 특히 상습적으로 이러한 죄를 범한 자는 그 죄에 정하는 형의 2분의 1까지 가중한다. 이 경우 미수범은 처벌한다.

① 마약 또는 향정신성의약품을 사용하거나 마약 또는 향정신성의약품과 관련된 금지된 행위를 하기 위한 장소·시설·장비·자금 또는 운반 수단을 타인에게 제공한 자

② 제2조제3호나목 및 다목에 해당하는 향정신성의약품 또는 그 물질을 함유하는 향정신성의약품을 매매, 매매의 알선, 수수, 소지, 소유, 사용, 관리, 조제, 투약, 제공한 자 또는 향정신성의약품을 기재한 처방전을 발급한 자[12)]

③ 제2조제3호라목에 해당하는 향정신성의약품 또는 그 물질을 함유하는 향정신성의약품

을 제조 또는 수출입하거나 그러할 목적으로 소지・소유한 자

④ 마약관리규정을 위반하여 마약을 취급하거나 그 처방전을 발급한 자

⑤ 1군 임시마약류와 관련된 금지행위를 하기 위한 장소・시설・장비・자금 또는 운반 수단을 타인에게 제공하는 경우

⑥ 2군 임시마약류를 재배・추출・제조・수출입하거나 그러할 목적으로 소지・소유하는 경우

(4) 5년 이하의 징역 또는 5천만원 이하의 벌금(제61조)

다음의 행위를 한 자는 5년 이하의 징역 또는 5천만원 이하의 벌금에 처한다. 특히 상습적으로 이러한 죄를 범한 자는 그 죄에 정하는 형의 2분의 1까지 가중한다.

① 향정신성의약품(제2조제3호가목에 해당하는 향정신성의약품은 제외함) 또는 대마를 사용하거나 향정신성의약품(제2조제3호가목에 해당하는 향정신성의약품은 제외함) 및 대마와 관련된 금지된 행위를 하기 위한 장소・시설・장비・자금 또는 운반 수단을 타인에게 제공한 자

② 마약의 원료가 되는 식물을 재배하거나 그 성분을 함유하는 원료・종자・종묘를 소지・소유한 자

②의2. 거짓이나 그 밖의 부정한 방법으로 승인을 받은 자

③ 제2조제3호가목에 해당하는 향정신성의약품의 원료가 되는 식물을 흡연・섭취하거나 그러할 목적으로 소지・소유한 자 또는 다른 사람에게 흡연・섭취하게 할 목적으로 소지・소유한 자

④ 다음 각 목의 어느 하나에 해당하는 행위를 한 자

㉠ 대마 또는 대마초 종자의 껍질을 흡연[13]하거나 섭취한 자

12) 마약류 수사에 협조하기로 하고 마약류 매매행위의 알선에 착수하였으나 수사기관의 지시나 위임의 범위를 벗어나 마약류 매매대금을 개인적으로 취득할 의도하에 매매행위를 한 경우, 마약류 매매 범행의 범의가 인정된다(2006도941).

13) 법 제61조제1항은 대마 흡연자를 법 제2조제4호가목의 향정신성의약품의 원료가 되는 식물을 흡연한 자와 같은 법정형으로 처벌하고 있으나, 대마의 사용자가 흡연 행위를 한 후 그에 그치지 않고 환각상태에서 다른 강력한 범죄로 나아갈 경우와 같은 사회적인 위험성의 측면에서 보면 대마의 흡연 행위가 법 제2조제4호가목 소정의 향정신성의약품 원료식물의 흡연 등의 행위보다 사회적 위험성 면에서 결코 약하다고 만은 할 수 없고, 법 제61조제1항이 위 두 경우를 같은 법정형으로 처벌하도록 규정하고 있으면서도 5년 이하의 징역이나 5천만 원 이하의 벌금에 처하도록 법정형의 상한만을 정하여 그 죄질에 따라 법원이 적절한 선고형을 정하는 것이 가능하도록 하고 있으므로, 단순히 법률규정 자체가 향정신성의약품과 대마 자체가 가진 위험성의 비례관계를 엄격히 지키지 않았다는 이유로 과잉금지의 원칙에

ⓒ 가목의 행위를 할 목적으로 대마, 대마초 종자 또는 대마초 종자의 껍질을 소지하고 있는 자

ⓓ 가목 또는 나목의 행위를 하려 한다는 정을 알면서 대마초 종자나 대마초 종자의 껍질을 매매하거나 매매를 알선한 자

⑤ 제2조제3호라목에 해당하는 향정신성의약품 또는 그 물질을 함유하는 향정신성의약품을 매매, 매매의 알선, 수수, 소지, 소유, 사용, 관리, 조제, 투약, 제공한 자 또는 향정신성의약품을 기재한 처방전을 발급한 자

⑥ 대마를 재배・소지・소유・수수・운반・보관하거나 이를 사용한 자

⑦ 관련규정을 위반하여 향정신성의약품, 대마 또는 임시마약류를 취급한 자

⑧ 2군 임시마약류에 대하여 관련규정을 위반한 자

⑨ 원료물질을 수출입하거나 제조한 자

⑩ 마약류 통합정보에 포함된 개인정보를 업무상 목적 외의 용도로 이용하거나 제3자에게 제공한 자

⑩의2. 허가를 받지 않고 마약 또는 향정신성의약품을 수출입한 자

⑩의3. 허가를 받지 않고 마약 또는 향정신성의약품을 제조한 자

⑩의4. 허가를 받지 않고 마약을 원료로 사용한 한외마약을 제조한 자

⑪ 향정신성의약품을 취급하거나 그 처방전을 발급한 자

⑫ 마약 또는 향정신성의약품을 전자거래를 통하여 판매한 자

(5) 3년 이하의 징역 또는 3천만원 이하의 벌금(제62조)

다음의 행위를 한 자는 3년 이하의 징역 또는 3천만원 이하의 벌금에 처한다. 특히 상습적으로 이러한 죄를 범한 자는 그 죄에 정하는 형의 2분의 1까지 가중한다. 이 경우 미수범은 처벌한다.

① 마약의 취급에 관한 허가증 또는 지정서를 타인에게 빌려주거나 양도한 자 또는 관련규정을 위반하여 마약을 취급한 자

② 관련규정 위반행위의 상대방이 되어 마약을 취급한 자

③ 마약류 통합정보 중 개인정보 이외의 정보를 업무상 목적 외의 용도로 이용하거나 제3자에게 제공한 자

반하여 행복추구권을 침해하는 것이라고 할 수는 없다(2005헌바46).

④ 금지되는 행위에 관한 정보를 타인에게 널리 알리거나 제시한 자

(6) 2년 이하의 징역 또는 2천만원 이하의 벌금(제63조)

다음의 행위를 한 자는 2년 이하의 징역 또는 2천만원 이하의 벌금에 처한다. 특히 상습적으로 죄를 범한 자는 그 죄에 정하는 형의 2분의 1까지 가중한다.

① 마약류 취급 허가를 받지 아니한 자 또는 원료물질 관리 규정을 위반한 자
② 향정신성의약품의 취급에 관한 허가증 또는 지정서를 타인에게 빌려주거나 양도한 자 또는 관련규정을 위반하여 향정신성의약품을 취급한 자
③ 대마의 취급에 관한 허가증을 타인에게 빌려주거나 양도한 자 또는 관련규정을 위반하여 대마를 취급한 자
④ 마약류 수수 등 관련규정 위반행위의 상대방이 되어 향정신성의약품을 취급한 자
⑤ 마약류 수수 등 관련규정 위반행위의 상대방이 되어 대마를 취급한 자
⑥ 마약류 취급 관련 규정을 위반하여 마약을 취급한 자
⑦ 사고 마약류를 거짓으로 보고하여 마약을 취급하거나 폐기한 자
⑧ 마약구입서 또는 마약판매서 또는 처방전에 거짓으로 기재하여 마약을 취급한 자
⑨ 마약류 관리자 관련 규정을 위반하여 마약을 취급한 자
⑩ 마약류 수출입 허가 규정을 위반하여 향정신성의약품을 취급한 자
⑪ 치료보호기관을 정당한 이유 없이 이탈한 자 또는 이탈한 자를 은닉한 자
⑫ 중독 판별검사 또는 치료보호를 정당한 이유 없이 거부·방해 또는 기피한 자
⑬ 마약을 취급하는 자로서 정당한 이유 없이 출입, 검사, 수거 등을 거부·방해 또는 기피한 자 또는 처분을 거부·방해 또는 기피한 자
⑭ 업무정지기간에 그 업무를 하여 마약을 취급한 자
⑮ 기록작성의 의무를 회피할 목적으로 소량으로 나누어 원료물질을 거래한 자

(7) 1년 이하의 징역 또는 1천만원 이하의 벌금(제64조)

① 폐업 또는 휴업 신고를 거짓으로 한 자
② 마약류 취급 보고 또는 변경보고를 하지 아니하거나 거짓으로 보고하여 향정신성의약품을 취급한 자
③ 사고 마약류를 거짓으로 보고하여 향정신성의약품을 취급하거나 또는 용기에 기재를 하

지 아니하거나 거짓으로 기재하여 향정신성의약품을 취급한 자

④ 사고 마약류 처리규정을 위반하여 향정신성의약품을 폐기한 자

⑤ 관리규정에 위반하여 향정신성의약품을 취급한 자

⑥ 자격상실자가 마약류취급자에게 향정신성의약품을 양도 또는 인계하지 아니한 자

⑦ 광고규정을 위반한 자

⑧ 마약류(향정신성의약품은 제외함) 저장규정을 위반한 자

⑨ 마약류 도매 규정 위반행위의 상대방이 되어 향정신성의약품을 취급한 자

⑩ 장부를 작성하지 아니하거나 거짓으로 작성하거나 보고한 자

⑪ 변질 부패 오염된 마약류를 판매하거나 사용한 자

⑫ 향정신성의약품을 취급하는 자 또는 원료물질취급자로서 정당한 이유 없이 명령을 위반하거나 거짓된 보고를 하거나 검사・수거・압류 또는 처분을 거부・방해 또는 기피한 자

⑬ 업무정지기간에 그 업무를 하여 향정신성의약품, 대마를 취급한 자

⑭ 보고를 거짓으로 한 자

2. 과태료

과태료는 위반행위의 종류 및 그 정도 등을 고려하여 식품의약품안전처장, 시・도지사, 시장・군수・구청장이 부과・징수한다(제69조).

위반행위	근거 법조문	과태료 금액		
		1차 위반	2차 위반	3차 이상 위반
1. 예고임시마약류 또는 임시마약류에 대하여 매매, 소지, 사용 등을 한 경우	법 제69조 제1항제10호	300만원		
2. 휴업신고를 하지 않은 경우	법 제69조 제1항제1호	300만원		
3. 마약류취급의료업자, 마약류관리자, 마약류소매업자가 의료행위 또는 동물 진료나 조제를 목적으로 가지고 있는 향정신성의약품이 보고된 재고량과 차이가 있는 경우	법 제69조 제1항제3호	300만원. 다만, 이 목의 위반행위로 업무정지 또는 허가・지정 취소의 처분을 받지 않게 된 경우에는 과태료를 부과하지 않는다.		

위반행위	근거 법조문	과태료 금액		
		1차 위반	2차 위반	3차 이상 위반
4. 사고 마약류의 처리보고를 하지 않은 경우	법 제69조 제1항제5호	500만원		
5. 향정신성의약품과 대마 및 원료물질에 대하여 거래 제조 보고를 하지 않은 경우	법 제69조 제1항제5호	300만원		
6. 향정신성의약품을 저장 규정을 위반한 경우	법 제69조 제1항제6호	300만원		
7. 마약에 관한 기록을 보존하지 않은 경우	법 제69조 제1항제7호	500만원		
8. 향정신성의약품에 관한 기록을 보존하지 않은 경우	법 제69조 제1항제7호	300만원		
9. 마약을 인계 후 그 이유를 해당 관청에 신고하지 않은 경우	법 제69조 제1항제8호	500만원		
10. 향정신성의약품과 대마를 인계 후 그 이유를 해당 관청에 신고하지 않은 경우	법 제69조 제1항제8호	150만원	225만원	300만원
11. 대마에 대해서 연구 보고를 하지 않은 경우	법 제69조 제1항제5호	150만원	225만원	300만원
12. 학술연구 장부를 보존하지 않은 경우	법 제69조 제1항제9호	300만원		

제10부

국민건강보험법

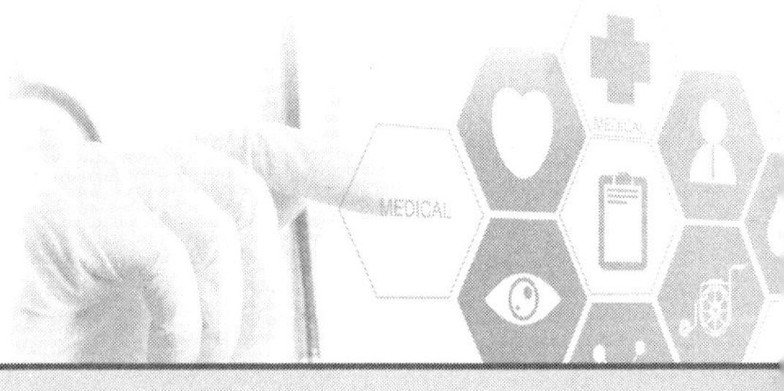

제1장 국민건강보험법의 개요

제2장 가입자

제3장 국민건강보험공단

제4장 보험급여

제5장 건강보험심사평가원

제6장 보험료

제7장 이의신청 및 심사청구 등

제8장 보 칙

제9장 벌 칙

제 1 장

국민건강보험법의 개요

1. 의의 및 목적

모든 국민은 인간다운 생활을 할 권리를 가지며, 국가는 사회보장・사회복지의 증진에 노력할 의무가 있다(「헌법」 제34조). 그리고 모든 국민은 보건에 관하여 국가의 보호를 받는다(헌법 제36조). 이와 같이 국민의 보건에 관한 국민의 권리 및 국가 등의 의무에 관하여 「국민건강보험법」이 있다. 즉 이 법은 국민의 질병・부상에 대한 예방・진단・치료・재활과 출산・사망 및 건강증진에 대하여 보험급여를 실시함으로써 국민보건 향상과 사회보장 증진에 이바지함을 목적으로 한다(제1조). 이 법에 따른 건강보험사업은 보건복지부장관이 맡아 주관한다(제2조).

2. 국민건강보험법의 변천과 구조

1977년 500인 이상 직원을 가진 사업장을 대상으로 시작된 의료보험은 1988년 농어촌 지역의료보험, 1989년 도시 자영업자 지역의료보험으로 확대되어 시작한지 12년 만에 전 국민 의료보험으로 확대되었다. 의료보험 법령체계는 직장가입자에 대해서는 의료보험법[1)]이, 공무원・교직원 및 지역 피보험자에 대해서는 「국민의료보험법」이 적용되었다. 1999년에는 이들을 모두 「국민건강보험법」으로 통합하고 관리조직은 국민건강보험 관리공단으로 단일화 하

1) 「의료보험법」은 「사회보장에관한법률」에 의하여 의료보험사업을 행함으로써 근로자의 업무외의 사유로 인한 질병・부상・사망 또는 분만과 근로자의 부양가족의 질병・부상・사망 또는 분만에 관하여 보험급여를 함을 목적으로 1963. 12. 16. 제정되었다(법률 제1623호). 그리고 「국민의료보험법」은 국민의 질병・부상・분만・사망등에 대하여 보험급여를 실시함으로써 국민 건강을 향상시키고 사회보장의 증진을 도모함을 목적으로 1997. 12. 31. 제정되었다(법률 제5488호).

고 심사조직으로 건강보험심사평가원을 신설하였다. 국민건강보험법 제정취지를 보면[2] 그동안 의료보험관리체계가「의료보험법」및「국민의료보험법」에 의하여 다보험자 방식으로 운영되어 온 의료보험을 단일보험자(국민건강보험공단)로 통합 운영함으로써, 운영의 효율성과 보험료 부담의 형평성을 높이고 질병의 치료 외에 예방・건강증진 등을 포함하는 포괄적인 의료서비스를 제공하여 국민건강의 향상을 도모하기 위하여 제정되었다(법률 제5854호). 2011. 12. 31.에는 국민건강보험법을 전부 개정하였다(법률 제10682호).「국민건강보험법」은 제1장(총칙), 제2장(가입자), 제3장(국민건강보험공단), 제4장(보험급여), 제5장(건강보험심사평가원), 제6장(보험료), 제7장(이의신청 및 심판청구 등), 제8장(보칙), 제9장(벌칙)으로 구성되어 있다.

3. 국민건강보험종합계획

보건복지부장관은 건강보험의 건전한 운영을 위하여 건강보험정책심의위원회의 심의를 거쳐 5년마다 국민건강보험종합계획을 수립하여야 한다. 보건복지부장관은 종합계획에 따라 매년 연도별 시행계획을 건강보험정책심의위원회의 심의를 거쳐 수립・시행하여야 하며, 매년 시행계획에 따른 추진실적을 평가하여야 한다.

종합계획에는 "① 건강보험정책의 기본목표 및 추진방향, ② 건강보험 보장성 강화의 추진계획 및 추진방법, ③ 건강보험의 중장기 재정 전망 및 운영, ④ 보험료 부과체계에 관한 사항, ⑤ 요양급여비용에 관한 사항, ⑥ 건강증진 사업에 관한 사항, ⑦ 취약계층 지원에 관한 사항, ⑧ 건강보험에 관한 통계 및 정보의 관리에 관한 사항, ⑨ 건강보험의 제도적 기반 조

---

2) 건강보험의 문제를 시장경제의 원리에 따라 사보험에 맡기면 상대적으로 질병발생위험이 높거나 소득수준이 낮은 사람들은 보험에 가입하는 것이 매우 어렵거나 불가능하게 되어, 국가가 소득수준이나 질병위험도에 관계없이 모든 국민에게 동질의 의료보장을 제공하고자 하는 목적을 달성할 수 없으므로, 국민건강보험법은 원칙적으로 전국민을 강제로 보험에 가입시키고 경제적 능력에 비례하여 보험료를 납부하도록 함으로써 의료보장과 동시에 소득재분배 효과를 얻고자 하는 것이다. 이와 같이 국가가 국민을 강제로 건강보험에 가입시키고 경제적 능력에 따라 보험료를 납부하도록 하는 것은 행복추구권으로부터 파생하는 일반적 행동의 자유의 하나인 공법상의 단체에 강제로 가입하지 아니할 자유와 정당한 사유 없는 금전의 납부를 강제당하지 않을 재산권에 대한 제한이 되지만, 이러한 제한은 정당한 국가목적을 달성하기 위하여 부득이한 것이고, 가입강제와 보험료의 차등부과로 인하여 달성되는 공익은 그로 인하여 침해되는 사익에 비하여 월등히 크다고 할 수 있으므로, 위의 조항들이 헌법상의 행복추구권이나 재산권을 침해한다고 볼 수 없다(헌법재판소 2003. 10. 30. 선고 2000헌마801 전원재판부 결정 참조).

성에 관한 사항, 건강보험과 관련된 국제협력에 관한 사항, 그 밖에 건강보험의 개선을 위하여 보건복지부장관이 특히 필요하다고 인정하는 사항이 포함되어야 한다.

보건복지부장관은 "① 종합계획의 수립 및 변경, ② 시행계획의 수립, ③ 시행계획에 따른 추진실적의 평가" 에 대한 보고서를 작성하여 지체 없이 국회 소관 상임위원회에 보고하여야 한다. 보건복지부장관은 종합계획의 수립, 시행계획의 수립·시행 및 시행계획에 따른 추진실적의 평가를 위하여 필요하다고 인정하는 경우 관계 기관의 장에게 자료의 제출을 요구할 수 있다. 이 경우 자료의 제출을 요구받은 자는 특별한 사유가 없으면 이에 따라야 한다(제3조의2, 시행령 제2조의3).

4. 건강보험정책심의위원회

1) 심의 및 의결 사항

건강보험정책에 관한 다음의 사항을 심의·의결하기 위하여 보건복지부장관 소속으로 건강보험정책심의위원회를 둔다(제4조제1항 및 시행령 제3조).

① 종합계획 및 시행계획에 관한 사항(제3조의2제1항 및 제3항)

② **요양급여의 기준**(제41조제2항)

③ **요양급여비용에 관한 사항**(제45조제3항 및 제46조)

④ 직장가입자의 **보험료율**(제73조제1항)

⑤ 지역가입자의 보험료 부과 점수 당 금액(제73조제3항)

⑥ 요양급여 각 항목에 대한 **상대가치점수**(시행령 제21조제2항)

⑦ **약제·치료재료 별 요양급여비용의 상한**(시행령 제22조)

⑧ 그 밖에 부가급여에 관한 사항(제23조) 등 건강보험에 관한 주요사항(제5조제1항)으로서 건강보험정책심의위원회의 위원장이 회의에 부치는 사항(제4조)

2) 구성 및 자격

심의위원회는 위원장 1명과 부위원장 1명을 포함하여 **25명의 위원**으로 구성한다. 심의위원회의 위원장은 보건복지부차관이 되고, 부위원장은 공무원, 공단, 심평원에서 추천한 위원 중에서 위원장이 지명하는 사람이 된다. 그리고 심의위원회의 위원은 "① 근로자단체 및 사용자단체가 추천하는 각 2명, 시민단체(「비영리민간단체 지원법」에 따른 비영리민간단체를 말함), 소비자단체, 농어업인 단체 및 자영업자단체가 추천하는 각 1명, ② 의료계를 대표하는 단체 및 약업계를 대표하는 단체가 추천하는 8명, ③ 보건복지부와 기획재정부 공무원 각 1명으로 2명[3], ④ 국민건강보험공단의 이사장 및 건강보험심사평가원의 원장이 추천하는 각 1명, ⑤ 건강보험에 관한 학식과 경험이 풍부한 4명"을 보건복지부장관이 임명 또는 위촉한다. 심의위원회 위원의 임기는 3년으로 한다. 다만, 위원의 사임 등으로 새로 위촉된 위원의 임기는 전임위원 임기의 남은 기간으로 한다(제4조 제2항부터 제5항).

3) 시행령 제4조(공무원인 위원) 법 제4조제4항제4호가목에서 "대통령령이 정하는 중앙행정기관 소속 공무원"이란 기획재정부와 보건복지부 소속의 3급 공무원 또는 고위공무원단에 속하는 일반직공무원 중에서 그 소속기관의 장이 1명씩 지명하는 사람을 말한다.

제 2 장

가입자

1. 국민건강보험의 적용대상

1) 적용대상

원칙적으로 국내에 거주하는 국민은 이 법에 의한 건강보험의 가입자 또는 피부양자가 된다. 다만 ①「의료급여법」에 따라 의료급여를 받는 자(수급권자), ②「독립유공자예우에 관한 법률」 및 「국가유공자 등 예우 및 지원에 관한 법률」에 의하여 의료보호를 받는 자(유공자 등 의료보호대상자)는 제외한다. 그러나 유공자 등 의료보호대상자 중에서 건강보험의 적용을 보험자에게 신청한 자와 건강보험의 적용을 받고 있던 자가 유공자등 의료보호대상자가 된 경우로서 보험자에게 건강보험의 적용배제신청을 하지 않은 사람은 건강보험 가입자가 된다(제5조제1항).

피부양자는 "① 직장가입자의 배우자, ② 직장가입자의 직계존속(배우자의 직계존속을 포함함), ③ 직장가입자의 직계비속(배우자의 직계비속을 포함함) 및 그 배우자, ④ 직장가입자의 형제·자매" 중 직장가입자에 의하여 주로 생계를 유지하는 자로서 소득이 2천만 원 이하인 경우 등에 해당하는 사람을 말한다(제5조제2항).

2) 가입자의 종류

건강보험의 가입자는 직장가입자와 지역가입자로 구분한다(제6조제1항). 먼저 모든 사업장[4]의 근로자[5] 및 사용자[6]와 공무원[7] 및 교직원[8]은 직장가입자가 된다. 다만, ① 1월 미만

---

4) "사업장"이란 사업소나 사무소를 말한다(제3조제3호). 국민건강보험법상 사업장이란 사용자가 당해 근로자와 고용관계를 맺고 일정한 영업활동을 영위하는 영업단위로서의 사업소 또는 사무소를 가리키는 것으로 보아야 하며 이를 단순한 물리적·장소적 개념으로 볼 것은 아니다(2006두8419). 이 사례에서 대법원은 5명의 공동사업자가 공동으로 운영하는 합동법률사무소와 그들이 각자 독립하여 개별적으로

의 기간 동안 고용되는 일용근로자, ② 현역병(지원에 의하지 아니하고 임용된 하사를 포함함), 전환복무된 사람 및 군간부후보생, ③ 선거에 의하여 취임하는 공무원으로서 매월 보수 또는 이에 준하는 급료를 받지 아니하는 사람, ④ 그 밖에 사업장의 특성, 고용 형태 및 사업의 종류 등을 고려하여 1개월 동안의 근로시간이 60시간 미만인 비상근 근로자와 시간제 공무원 및 교직원은 제외된다(제6조제2항).

사업장의 근로자를 고용하는 사용자는 그가 고용한 근로자가 직장가입자가 되는 것을 방해하거나 자신이 부담하는 부담금이 증가되는 것을 피할 목적으로 정당한 사유 없이 근로자의 승급 또는 임금 인상을 하지 아니하거나 해고나 그 밖의 불리한 조치를 할 수 없다(제93조).

지역가입자는 직장가입자와 그 피부양자를 제외한 가입자를 말한다(제6조제3항).

3) 사업자의 신고

사업장의 사용자는 ① 직장가입자가 되는 근로자 · 공무원 및 교직원을 사용하는 사업장(적용대상사업장)이 된 경우(이 경우 보험자에게 신고한 내용이 변경된 경우에도 동일함), ② 휴업 · 폐업 등 사유가 발생한 경우에는 그 때부터 14일 이내에 보험자에게 신고하여야 한다(제7조).

2. 자격취득 및 변동

1) 자격취득

가입자는 국내에 거주하게 된 날에 직장가입자 또는 지역가입자의 자격을 얻는다. 다만, ① 의료보호 수급권자이었던 사람은 그 대상자에서 제외된 날, ② 직장가입자의 피부양자이었

운영하는 개인 법률사무소가 같은 사무실을 이용한다 하더라도, 각각 별개로 사업자등록을 하였고 직원도 별도로 두었으며 사업소득도 구분하여 신고한 점 등에 비추어, 국민건강보험법상 하나의 사업장이 아니라 별개의 사업장이라고 보았다.

5) "근로자"란 직업의 종류와 관계없이 근로의 대가로 보수를 받아 생활하는 사람(법인의 이사와 그 밖의 임원을 포함함)으로서 공무원 및 교직원을 제외한 사람을 말한다(제3조제1호).

6) "사용자"라 함은 ① 근로자가 소속되어 있는 사업장의 사업주, ② 공무원이 소속되어 있는 기관의 장으로서 대통령령으로 정하는 사람, ③ 교직원이 소속되어 있는 사립학교(「사립학교교직원 연금법」 제3조에 규정된 사립학교를 말함)를 설립 · 운영하는 자를 말한다(제3조제2호).

7) "공무원"이란 국가나 지방자치단체에서 상시 공무에 종사하는 사람을 말한다(제3조제4호).

8) "교직원"이란 사립학교나 사립학교의 경영기관에서 근무하는 교원과 직원을 말한다(제3조제5호).

던 사람은 그 자격을 잃은 날, ③ 유공자등 의료보호대상자이었던 사람은 그 대상자에서 제외된 날, ④ 보험자에게 건강보험의 적용을 신청한 유공자 등 의료보호대상자는 그 신청한 날에 각각 자격을 얻는다. 이에 따라 자격을 얻은 경우 그 직장가입자의 사용자 및 지역가입자의 세대주는 그 명세를 자격을 취득한 날부터 14일 이내에 보험자에게 신고하여야 한다(제8조).

2) 자격변동 시기

가입자는 "① 지역가입자가 적용대상사업장의 사용자로 되거나, 근로자·공무원 또는 교직원(근로자등)으로 사용된 날, ② 직장가입자가 다른 적용대상사업장의 사용자로 되거나 근로자등으로 사용된 날, ③ 직장가입자인 근로자등이 그 사용관계가 끝난 날의 다음 날, ④ 적용대상사업장에 휴업 폐업 등 사유가 발생한 날의 다음 날, ⑤ 지역가입자가 다른 세대로 전입한 날"에 그 자격이 변동된다. 이와 같이 가입자가 자격이 변동된 경우, ①, ②에 따라 자격이 변동된 경우에는 '직장가입자의 사용자', ③, ④, ⑤에 따라 자격이 변동된 경우에는 '지역가입자의 세대주'는 그 명세를 자격이 변동된 날부터 14일 이내에 보험자에게 신고하여야 한다. 한편 법무부장관 및 국방부장관은 직장가입자나 지역가입자가 현역병 등이 되면 그 사유에 해당된 날부터 1개월 이내에 보험자에게 알려야 한다(제9조).

3) 자격상실 시기

가입자는 "① 사망한 날의 다음 날, ② 국적을 잃은 날의 다음 날, ③ 국내에 거주하지 아니하게 된 날의 다음 날, ④ 직장가입자의 피부양자가 된 날, ⑤ 수급권자가 된 날, ⑥ 건강보험을 적용받고 있던 사람이 유공자등 의료급여대상자가 되어 건강보험의 적용배제신청을 한 날"에 그 자격을 잃는다. 이에 따라 자격을 잃은 경우 직장가입자의 사용자와 지역가입자의 세대주는 그 명세를 자격을 잃은 날부터 14일 이내에 보험자에게 신고하여야 한다(제10조).

4) 자격취득의 확인

가입자 자격의 취득·변동 및 상실은 자격의 취득·변동 및 상실의 시기로 소급하여 효력을 발생한다. 가입자나 가입자이었던 사람 또는 피부양자나 피부양자이었던 사람은 확인을 요청할 수 있고 보험자는 그 사실을 확인할 수 있다(제11조).

3. 건강보험증

국민건강보험공단은 가입자 또는 피부양자가 신청하는 경우 건강보험증을 발급하여야 한다. 종전에는 가입자 자격 변동 시마다 의무 발급하도록 했던 것을 건강보험증을 가입자 또는 피부양자가 신청할 경우에만 발급하도록 하여 건강보험증 발급·교부 예산을 절감하도록 했다. 가입자 또는 피부양자가 요양급여를 받을 때에는 건강보험증을 요양기관에 제출하여야 한다. 다만, 천재지변이나 그 밖의 부득이한 사유가 있으면 그러하지 아니하다.

가입자는 건강보험증 대신 주민등록증, 운전면허증, 여권, 행정기관이나 공공기관이 발행한 증명서로서 사진이 붙어 있고, 주민등록번호 또는 외국인등록번호가 포함되어 본인임을 확인할 수 있는 국가유공자증, 장애인 등록증, 외국인 등록증, 그 밖에 신분을 확인할 수 있는 증명서 또는 행정기관이나 공공기관이 기록·관리하는 것으로서 사진이 붙어 있고, 주민등록번호 또는 외국인등록번호가 포함되어 본인임을 확인할 수 있는 서류로 요양기관이 그 자격을 확인할 수 있으면 건강보험증을 제출하지 아니할 수 있다.[9]

가입자·피부양자는 자격을 잃은 후 자격을 증명하던 서류를 사용하여 보험급여를 받아서는 아니 된다. 그리고 누구든지 건강보험증이나 신분증명서를 다른 사람에게 양도(讓渡)하거나 대여하여 보험급여를 받게 하여서는 아니 되며, 건강보험증이나 신분증명서를 양도 또는 대여를 받거나 그 밖에 이를 부정하게 사용하여 보험급여를 받아서는 아니 된다(제12조).

9) "① 행정기관이나 공공기관이 발행한 증명서로서 사진이 붙어 있어 본인을 확인할 수 있는 공무원증, 국가유공자증, 장애인 등록증, 외국인 등록증, 국가기술자격증 및 그 밖에 신분을 확인할 수 있는 증명서, ② 행정기관이나 공공기관이 기록·관리하는 것으로서 사진이 붙어 있어 본인을 확인할 수 있는 서류"를 말하며, 이 경우 그 증명서 또는 서류에 유효기간이 명시되어 있는 경우에는 그 유효기간이 지나지 아니하여야 한다(시행규칙 제7조).

제 3 장

국민건강보험공단

1. 성격 및 주요업무

건강보험의 보험자는 국민건강보험공단(공단)으로 한다(제13조).[10] 공단은 "① 가입자 및 피부양자의 자격관리, ② 보험료와 징수금의 부과·징수, ③ 보험급여의 관리, ④ 가입자 및 피부양자의 질병의 조기발견·예방 및 건강관리를 위하여 요양급여 실시 현황과 건강검진 결과 등을 활용하여 실시하는 예방사업, ⑤ 보험급여비용의 지급, ⑥ 자산의 관리·운영 및 증식사업, ⑦ 의료시설의 운영, ⑧ 건강보험에 관한 교육훈련 및 홍보, ⑨ 건강보험에 관한 조사연구 및 국제협력, ⑩ 이 법에서 공단의 업무로 정하고 있는 사항, ⑪ 「국민연금법」, 「고용보험 및 산업재해보상보험의 보험료징수 등에 관한 법률」, 「임금채권보장법」 및 「석면피해구제법」(징수위탁근거법)에 따라 위탁받은 업무, ⑫ 그 밖에 이 법 또는 다른 법령에 따라 위탁받은 업무, ⑬ 그 밖에 건강보험과 관련하여 보건복지부장관이 필요하다고 인정한 업무"를 관장한다. 공단은 당해 업무의 제공 또는 시설의 이용이 특정인을 위한 것일 경우 그 업무의 제공 또는 시설의 사용에 대하여 공단의 정관이 정하는 바에 의하여 수수료 또는 사용료를 징수할 수 있다. 그리고 공단은 「공공기관의 정보공개에 관한 법률」에 의하여 건강보험과 관련하여 보유·관리하고 있는 정보를 공개한다(제14조).

---

10) 공단에 관하여 이 법과 「공공기관의 운영에 관한 법률」에서 정한 사항 외에는 「민법」 중 재단법인에 관한 규정을 준용한다(제40조).

2. 설립 및 해산

공단은 법인으로 하며 주된 사무소의 소재지에서 설립등기를 함으로써 성립한다(제15조). 그리고 공단의 주된 사무소의 소재지는 정관으로 정하며, 공단은 필요하면 정관으로 정하는 바에 따라 분사무소를 둘 수 있다(제16조).

공단의 정관에는"① 목적, ② 명칭, ③ 사무소의 소재지, ④ 임직원에 관한 사항, ⑤ 이사회의 운영, ⑥ 재정운영위원회에 관한 사항, ⑦ 보험료 및 보험급여에 관한 사항, ⑧ 예산 및 결산에 관한 사항, ⑨ 자산 및 회계에 관한 사항, ⑩ 업무와 그 집행, ⑪ 정관의 변경에 관한 사항, ⑫ 공고에 관한 사항"을 적어야 한다. 만약 공단은 정관을 변경하려면 보건복지부장관의 인가를 받아야 한다(제17조).

공단의 설립등기에는 "① 목적, ② 명칭, ③ 주된 사무소 및 분사무소의 소재지, ④ 이사장의 성명·주소 및 주민등록번호"를 포함하여야 한다(제18조).

공단의 해산에 관하여는 법률로 정한다(제19조).

3. 임직원

1) 임원

공단은 임원으로서 이사장 1명, 이사 14명 및 감사 1명을 둔다. 이 경우 이사장, 이사 중 5명 및 감사는 상임으로 한다(제20조제1항). 이사장의 임기는 3년, 이사(공무원인 이사는 제외함)와 감사의 임기는 각각 2년으로 한다(제20조제7항).

"① 대한민국 국민이 아닌 사람, ②「공공기관의 운영에 관한 법률」제34조제1항 각 호의 어느 하나에 해당하는 사람"은 공단의 임원이 될 수 없다(제23조).

임원이 결격사유에 해당하게 되거나 임명 당시 그에 해당하는 사람으로 확인되면 그 임원은 당연 퇴임한다. 그리고 임명권자는 "① 신체장애나 정신장애로 직무를 수행할 수 없다고 인정되는 경우, ② 직무상 의무를 위반한 경우, ③ 고의나 중대한 과실로 공단에 손실이 생기게 한 경우, ④ 직무 여부와 관계없이 품위를 손상하는 행위를 한 경우, ⑤ 이 법에 따른 보건복지부장관의 명령을 위반한 경우"에는 그 임원을 해임할 수 있다(제24조).

공단의 상임임원과 직원은 그 직무 외에 영리를 목적으로 하는 사업에 종사하지 못한다. 다만 공단의 상임임원이 임명권자 또는 제청권자의 허가를 받거나 공단의 직원이 이사장의 허가를 받은 경우에는 비영리 목적의 업무를 겸할 수 있다(제25조).

공단의 주요사항을 심의・의결하기 위하여 공단에 이사회를 두며, 이사회는 이사장과 이사로 구성한다. 감사는 이사회에 출석하여 발언할 수 있다(제26조).

이사장은 정관이 정하는 바에 의하여 직원을 임면(任免)한다(제27조).

공단의 임직원은 「형법」 제129조부터 제132조까지의 규정을 적용할 때 공무원으로 본다(제28조). 건강보험공단은 "준정부기관"이며, 공단의 임원 및 직원은 법률상 정식으로 공무원의 신분은 갖고 있지 않지만 공무원의 신분에 준하는 취급을 받는 "준공무원"의 신분을 갖는다. 이와 같이 공적 업무를 담당하는 특성에 비추어 「형법」의 뇌물에 관한 죄의 적용에 있어서는 공무원으로 보아 공무원과 동일한 청렴성과 도덕성을 요구하는 것이다.

4. 재정운영위원회

요양급여비용의 계약 및 결손처분 등 보험재정에 관련된 사항을 심의・의결하기 위하여 공단에 재정운영위원회를 둔다(제33조제1항).

재정운영위원회 위원은 "① 직장가입자를 대표하는 위원 10명(노동조합과 사용자단체에서 추천하는 각 5명), ② 지역가입자를 대표하는 위원 10명(농어업인 단체 3명・도시자영업자단체 3명, 시민단체에서 추천하는 사람 4명), ③ 공익을 대표하는 위원 10명(기획재정부장관 및 보건복지부장관이 각각 1명씩 지명하는 4급이상 공무원 및 건강보험에 관한 학식과 경험이 풍부한 사람)"을 보건복지부장관이 임명하거나 위촉한다(제34조 제1항, 제2항). 재정운영위원회의 위원장은 공익을 대표하는 위원 중에서 호선(互選)한다(제33조제2항). 한편 재정운영위원회 위원(공무원인 위원은 제외)의 임기는 2년으로 한다. 다만, 위원의 사임 등으로 새로 위촉된 위원의 임기는 전임위원 임기의 남은 기간으로 한다(제34조제3항).

5. 회계 등

공단의 회계연도는 정부의 회계연도에 따른다. 공단은 직장가입자와 지역가입자의 재정을 통합하여 운영한다. 그리고 공단은 건강보험사업 및 징수위탁근거법의 위탁에 따른 국민연금사업·고용보험사업·산업재해보상보험사업·임금채권보장사업에 관한 회계를 공단의 다른 회계와 구분하여 각각 회계처리하여야 한다(제35조).

공단은 회계연도마다 예산안을 그 내용의 성질별로 구분 편성하여 이사회의 의결을 거친 후 보건복지부장관의 승인을 받아야 한다. 예산을 변경할 때에도 또한 같다(제36조).

공단은 지출할 현금이 부족한 경우에는 차입할 수 있다. 다만, 1년 이상 장기로 차입하려면 보건복지부장관의 승인을 받아야 한다(제37조).

공단은 회계연도마다 결산상의 잉여금 중에서 그 연도의 보험급여에 든 비용의 100분의 5 이상에 상당하는 금액을 그 연도에 든 비용의 100분의 50에 이를 때까지 준비금으로 적립하여야 한다. 이에 따른 준비금은 부족한 보험급여 비용에 충당하거나 지출할 현금이 부족할 때 외에는 사용할 수 없으며, 현금 지출에 준비금을 사용한 경우에는 해당 회계연도 중에 이를 보전(補塡)하여야 한다(제38조).

공단은 「재난적의료비 지원에 관한 법률」에 따른 재난적의료비 지원사업에 사용되는 비용에 충당하기 위하여 매년 예산의 범위에서 출연할 수 있다. 출연금액의 상한은 전전년도 보험료 수입액의 1천분의 1로 한다(제39조의2, 시행령 제17조의2).

공단은 회계연도마다 결산보고서와 사업보고서를 작성하여 다음해 2월 말일까지 보건복지부장관에게 보고하여야 한다. 이에 따라 공단은 결산보고서와 사업보고서를 보건복지부장관에게 보고하였을 때에는 그 내용을 일간신문이나 홈페이지 등에 공고하여야 한다(제39조).

공단의 조직·인사·보수 및 회계에 관한 규정은 이사회의 의결을 거쳐 보건복지부장관의 승인을 받아 정한다(제29조).

제4장

보험급여

1. 요양급여 등 기준

1) 요양급여

(1) 요양급여 대상 및 결정

① 요양급여 대상

가입자와 피부양자의 질병·부상·출산 등에 대하여 "① 진찰·검사, ② 약제(藥劑)·치료재료의 지급, ③ 처치·수술 및 그 밖의 치료, ④ 예방·재활, ⑤ 입원, ⑥ 간호, ⑦ 이송(移送)"의 요양급여를 실시한다. 요양급여의 방법·절차·범위·상한 등의 기준은 국민건강보험 요양급여의 기준에 관한 규칙으로 정한다. 보건복지부장관은 요양급여의 기준을 정할 때 업무나 일상생활에 지장이 없는 질환에 대한 치료 등 국민건강보험 요양급여의 기준에 관한 규칙으로 정하는 사항은 요양급여대상에서 제외되는 사항(비 급여대상)으로 정할 수 있다. 요양급여의 범위(요양급여 대상)는 진찰, 검사, 처치, 수술, 예방, 재활, 입원, 간호 등은 모두 요양급여 대상이며 다만 보건복지부 장관이 비급여로 정한 행위는 제외한다. 그러나 약제는 보건복지부장관이 요양급여대상으로 결정하여 고시한 약제에 한해서 건강보험에서 보상한다(제41조).

② 약제에 대한 요양급여비용 상한금액의 감액 등

보건복지부장관은 의료인, 의료기관에게 약품판매 촉진을 위하여 경제적 이익을 준 약제에 대하여는 요양급여비용 상한금액의 100분의 20을 넘지 아니하는 범위에서 그 금액의 일부를 감액할 수 있다. 보건복지부장관은 요양급여비용의 상한금액이 감액된 약제가 감액된 날부터 5년 이내에 다시 감액의 대상이 된 경우에는 요양급여비용 상한금액의 100분의 40을 넘지 아니하는 범위에서 요양급여비용 상한금액의 일부를 감액할 수 있다. 보건복지부장관은 요양급여비용의 상한금액이 100분의 40으로 감액된 약제가 감액된 날부터 5년이내에 다시 위반한 약제에 대하여 1년의 범위에서 기간을 정하여 요양급여의 적용을 정지할 수 있다(제41조의2).

③ 행위·치료재료 및 약제에 대한 요양급여대상 여부의 결정

의료기관 등(요양기관)과 치료재료의 제조업자·수입업자 등은 아직 건강보험에 적용되지 않은 새로운 행위 또는 재료 등에 대하여 건강보험에 적용이 되는지(요양급여 대상)여부의 결정을 보건복지부장관에게 신청하여야 한다. 약제의 제조업자·수입업자 등은 요양급여대상에 포함되지 아니한 약제에 대하여 보건복지부장관에게 요양급여대상 여부의 결정을 신청할 수 있다. 신청을 받은 보건복지부장관은 정당한 사유가 없는 한 일정한 기간이내에 요양급여대상 또는 비급여대상의 여부를 결정하여 신청인에게 통보하여야 한다. 신청이 없는 경우에도 환자의 신료 상 반드시 필요하다고 정하는 경우에는 직권으로 행위·치료재료 및 약제의 요양급여대상의 여부를 결정할 수 있다(제41조의3).

④ 방문요양급여

가입자 또는 피부양자가 중증 장애인, 말기환자, 가정형 인공호흡기를 사용하는 등 일정 수준 이상의 의료적 요구가 있어 방문요양급여를 제공받을 필요가 있는 18세 미만 환자, 그 밖에 질병, 부상, 출산 등으로 거동이 불편하여 방문요양급여가 필요하다고 보건복지부장관이 정하여 고시하는 경우에 해당하는 사람에게는 가입자 또는 피부양자를 직접 방문하여 요양급여를 실시할 수 있다(제41조의5).

(2) 요양급여비용

① 본인일부부담금

요양급여를 받는 자는 입원진료는 진료비의 20%와 식대, 병실에 따른 가산금등을 지급하고 외래진료는 상급종합병원은 진찰료에 진료비의 60%를 더한 금액, 종합병원은 진료비

의 50%, 병원은 진료비의 40%, 의원은 진료비의 30%를 지급하는 등 비용의 일부(이하 "본인일부부담금"이라 한다)를 본인이 부담한다[11]. 이 경우 선별급여에 대해서는 다른 요양급여에 비하여 본인일부부담금을 상향 조정할 수 있다.

본인이 연간 부담하는 본인일부부담금의 총액이 가입자의 보험료 부담수준에 따라 정해지는 금액[12](이하 이 조에서 "본인부담상한액"이라 한다)을 초과한 경우에는 공단이 그 초과 금액을 부담하여야 한다. 요양급여를 받는 자는 비용의 일부를 본인이 부담한다. 이 경우 선별급여에 대해서는 다른 요양급여에 비하여 본인일부부담금을 상향 조정할 수 있다(제44조).

② 요양급여비용의 산정

㉠ 요양급여비용(의료보험 수가)계약과 체결 당사자

요양급여비용은 공단의 이사장과 의약계를 대표하는 사람들의 계약으로 정하며, 계약이 체결된 경우 그 계약은 공단과 각 요양기관 간에 체결된 것으로 본다(제45조제1항). 여기에서 의약계를 대표하는 사람은 다음과 같다(시행령 제20조).

ⓐ 의원에 대한 요양급여비용 : 의사회의 장(의사협회장)

ⓑ 치과의원 및 치과병원에 대한 요양급여비용 : 치과의사회의 장(치과의사협회장)

ⓒ 한의원 및 한방병원에 대한 요양급여비용 : 한의사회의 장(한의사협회장)

ⓓ 조산원에 대한 요양급여비용 : 조산사회 또는 간호사회의 장 중 1명(조산사협회장 또는 간호협회장)

ⓔ 병원・요양병원 및 종합병원에 대한 요양급여비용 : 단체의 장(병원협회장)

ⓕ 약국 및 한국희귀・필수의약품센터에 대한 요양급여비용 : 대한약사회의 장

ⓖ 보건소・보건의료원 및 보건지소와 보건진료소에 대한 요양급여비용 : 보건복지부장관이 지정하는 사람

㉡ 계약의 내용

계약은 공단 이사장과 각 대표자가 요양기관의 유형별로 체결한 수가로 한다.

---

11) 건강보험법 시행령 제19조 제1항 별표 2 참조

12) 건강보험법 시행령 제19조 제4항 별표 3 참조

계약의 내용은 요양급여의 상대가치점수의 점수 당 단가(환산지수)를 정하는 것으로 한다.

요양급여의 상대가치점수는 계약의 대상이 아니며 요양급여에 소요되는 시간・노력 등 업무량, 인력・시설・장비 등 자원의 양과 요양급여의 위험도를 고려하여 산정한 요양급여의 가치를 각 항목 간에 상대적 점수로 나타낸 것으로 하되, 보건복지부장관이 심의위원회의 심의・의결을 거쳐 고시한다.

약제・치료재료에 대한 요양급여비용은 상대가치나 환산지수에 따라 산정하는 것이 아니라 요양기관의 약제・치료재료 구입금액 등을 고려하여 실 구입가로 지급하는 등 달리 산정할 수 있다(제46조).

약제・치료재료(상대가치점수가 적용되는 약제・치료재료는 제외함)에 대한 요양급여비용은 구입금액(요양기관이 해당 약제 및 치료재료를 구입한 금액)이 상한금액(보건복지부장관이 심의위원회의 심의를 거쳐 해당 약제 및 치료재료별 요양급여비용의 상한으로 고시하는 금액)보다 많을 때에는 상한금액으로 다음과 같이 결정한다. 일반 약제는 구입금액+(상한금액−구입금액)×70/100 으로 지급하고 한약제는 고시한 상한금액으로 결정한다.

그러나 저가나 필수의약품과 같은 다음의 약제는 구입금액으로 지급한다.

① 내복제, 외용제 중 상한금액이 70원(액상제는 20원) 이하, 주사제는 상한금액이 700원 이하인 저가의약품, ② 환자의 진료에 반드시 필요하나 경제성이 없어 제조업자・위탁제조판매업자・수입자가 생산 또는 수입을 기피하는 약제로서 보건복지부장관이 고시하는 퇴장방지의약품, ③ 적용 대상이 드물고 대체의약품이 없어 긴급하게 도입할 필요가 있는 의약품으로서 식품의약품안전처장이 정하는 희귀의약품, ④ 마약치료재료는 구입금액으로 지급한다(시행령 제22조).

㉢ 계약체결 및 계약기간

요양급여비용계약은 전년도 5월 31일까지 체결하여야 하며, 그 기한까지 계약이 체결되지 아니하는 경우 보건복지부장관이 6월 30일까지 심의위원회의 의결을 거쳐 요양급여비용을 정한다. 이 경우 보건복지부장관이 정하는 요양급여비용은 요양급여비용계약으로 정한 요양급여비용으로 본다. 한편 계약기간은 1년으로 한다(제45조 제1항부터 제3항).[13]

㉣ 계약체결을 위한 조치

공단의 이사장은 재정운영위원회의 심의·의결을 거쳐 계약을 체결하여야 한다. 심사평가원은 공단의 이사장이 계약을 체결하기 위하여 필요한 자료를 요청하면 그 요청에 성실히 따라야 한다(제45조 제5항, 제6항).

㉤ 고시

요양급여비용이 정해지면 보건복지부장관은 그 요양급여비용의 명세를 지체 없이 고시하여야 한다(제45조제4항).

③ 요양급여비용의 청구와 지급

㉠ 요양급여비용의 청구

요양기관은 공단에 요양급여비용의 지급을 청구할 수 있다(제47조제1항).

㉡ 요양급여비용의 심사

요양급여비용을 청구하려는 요양기관은 심사평가원에 요양급여비용의 심사청구를 하여야 하며 이를 공단에 청구한 것으로 본다. 심사청구를 받은 심사평가원은 이를 심사한 후 지체 없이 그 내용을 공단과 요양기관에 알려야 한다(제47조제2항). 한편 요양기관은 "ⓐ 의사회·치과의사회·한의사회·조산사회 또는 각각의 지부 및 분회, ⓑ 의

13) 요양기관이 실시하는 요양급여의 비용은 보건복지부장관이 각 요양급여행위의 상대가치점수를 정하고 국민건강보험공단의 이사장과 의약계를 대표하는 자 간의 계약으로 그 상대가치점수의 '점수당 단가'를 정하는 방법에 의해 결정하도록 하고 있고, 그 계약기간을 1년으로 규정되어 있는바, ① 국민건강보험공단과 의약계 대표자 간의 위 계약은 각 요양급여의 상대가치점수에 대한 '점수당 단가'를 정하는 것으로 그 내용이 한정되어 있는 점, ② 상대가치점수에 관하여는 보건복지부장관이 심의조정위원회의 심의를 거쳐 정하도록 하고 있을 뿐 그 개정에 관하여 별다른 제한이 없는 점 등에 비추어 보면, 당초의 상대가치점수가 점수당 단가를 정하는 계약의 기준이 되었다고 하더라도, 그 상대가치점수의 변경이 요양급여 제공자인 의약계의 의견을 시기적으로 적절히 반영하여 물가상승 등 유동하는 경제현실에 상응한 요양급여비용이 산정될 수 있도록 한다는 국민건강보험법 제42조 제1항의 취지 자체를 심하게 훼손할 정도의 중대한 변경이 아닌 한, 보건복지부장관은 위 계약기간에 관계없이 요양급여행위 및 그 상대가치점수를 변경할 수 있다. … 보건복지부장관의 요양급여행위 및 그 상대가치점수에 관한 고시가 개정된 경우 새로이 개정된 고시의 경과규정에서 달리 정함이 없는 한 개정 고시를 적용하는 것이 원칙이고, 개정 전 고시의 존속에 대한 국민의 신뢰가 개정 고시의 적용에 관한 공익상의 요구보다 더 보호가치가 있다고 인정되는 경우에 그러한 국민의 신뢰를 보호하기 위하여 그 적용이 제한될 수 있는 여지가 있을 따름이다(2003두11988).

료기관 단체, ⓒ 약사회 또는 지부 및 분회"로 하여금 심사청구를 대행하게 할 수 있다(제47조제6항).

㉢ 요양급여비용의 지급

심사 내용을 통보받은 공단은 지체 없이 요양급여비용을 요양기관에 지급한다. 만약 환자가 지급한 본인일부부담금이 심사 결정된 금액보다 더 많으면 요양기관에 지급할 금액에서 더 많이 낸 금액을 공제하여 해당 가입자에게 지급하여야 한다. 공단은 이에 따라 가입자에게 지급하여야 하는 금액을 그 가입자가 내야 하는 보험료와 그 밖에 이 법에 따른 징수금(보험료등)과 상계(相計)할 수 있다. 공단은 심사평가원이 요양급여의 적정성을 평가하여 공단에 통보하면 그 평가 결과에 따라 요양급여비용을 가산하거나 감액 조정하여 지급한다. 이 경우 평가 결과에 따라 요양급여비용을 가산하거나 감액하여 지급하는 기준은 10% 범위 내에서 보건복지부장관이 고시한 기준에 따라 산정한 금액으로 한다(제47조제3항부터 제5항).

심사평가원은 요양급여에 대한 의료의 질을 향상시키기 위하여 요양급여의 적정성 평가를 실시할 수 있으며, 이 경우 요양기관의 인력・시설・장비, 환자안전 등 요양급여와 관련된 사항을 포함하여 평가할 수 있다. 심사평가원은 평가 결과를 평가대상 요양기관에 통보하여야 하며, 평가 결과에 따라 요양급여비용을 가산 또는 감산할 경우에는 그 결정사항이 포함된 평가 결과를 가감대상 요양기관 및 공단에 통보하여야 한다(제47조의4).

참고로 공단은 ⓐ 현역병, 전환복무된 사람 및 군간부후보생, ⓑ 교도소, 그 밖에 이에 준하는 시설에 수용되어 있는 사람이 요양기관에서 치료 등(요양급여)을 받은 경우 그에 따라 공단이 부담하는 비용(요양급여비용과 요양비)을 법무부장관・국방부장관・경찰청장・소방청장 또는 해양경찰청장으로부터 예탁 받아 지급할 수 있다. 이 경우 법무부장관・국방부장관・경찰청장・소방청장 또는 해양경찰청장은 예산상 불가피한 경우 외에는 연간(年間) 들어갈 것으로 예상되는 요양급여비용과 요양비를 미리 공단에 예탁하여야 한다(제60조).

㉣ 요양급여비용의 차등 지급

지역별 의료자원의 불균형 및 의료서비스 격차의 해소 등을 위하여 지역별로 요양급여비용을 달리 정하여 지급할 수 있다(제47조의3).

㉤ 요양급여비용의 지급 보류

공단은 요양급여비용의 지급을 청구한 요양기관이 명의대여 의료기관 개설, 개설할 수 없는 자의 의료기관 개설, 2개 이상 의료기관 개설, 또는 약사 또는 한약사가 아닌 자가 약국개설, 2개 이상의 약국개설 등 법령을 위반하였다는 사실을 수사기관의 수사 결과로 확인한 경우에는 해당 요양기관이 청구한 요양급여비용의 지급을 보류할 수 있다. 요양급여비용 지급 보류 처분의 효력은 해당 요양기관이 그 처분 이후 청구하는 요양급여비용에 대해서도 미친다. 공단은 요양급여비용의 지급을 보류하기 전에 해당 요양기관에 의견 제출의 기회를 주어야 한다. 법원의 무죄판결 확정 또는 불송치, 불기소로 요양기관의 위반한 혐의가 입증되지 아니한 경우에는 공단은 지급 보류된 요양급여비용에 지급 보류된 기간 동안의 이자를 가산하여 해당 요양기관에 지급하여야 한다(제47조의2).

(3) 기타 급여

① 요양비

가입자나 피부양자가 아래와 같이 긴급하거나 그 밖의 부득이한 사유가 있을 때는 공단에 요양비를 청구할 수 있다.

㉠ 요양기관을 이용할 수 없거나 요양기관이 없는 경우

㉡ 만성신부전증 환자가 의사의 요양비처방전에 따라 복막관류액 또는 자동복막투석에 사용되는 소모성 재료를 요양기관 외의 의약품판매업소에서 구입·사용한 경우

㉢ 산소치료를 필요로 하는 환자가 의사의 산소치료 요양비처방전에 따라 보건복지부장관이 정하여 고시하는 방법으로 산소치료를 받는 경우

㉣ 당뇨병 환자가 의사의 요양비처방전에 따라 혈당검사 또는 인슐린주사에 사용되는 소모성 재료나 당뇨병 관리기기를 요양기관 외의 의료기기판매업소에서 구입·사용한 경우

㉤ 신경인성 방광환자가 의사의 요양비처방전에 따라 자가도뇨에 사용되는 소모성 재료를 요양기관 외의 의료기기판매업소에서 구입・사용한 경우

㉥ 보건복지부장관이 정하여 고시하는 질환이 있는 사람으로서 인공호흡기 또는 기침유발기를 필요로 하는 환자가 의사의 요양비처방전에 따라 인공호흡기 또는 기침유발기를 대여받아 사용하는 경우

㉦ 수면무호흡증 환자가 의사의 요양비처방전에 따라 양압기(수면 중 좁아진 기도에 지속적으로 공기를 불어 넣어 기도를 확보해 주는 기구를 말한다)를 대여받아 사용하는 경우

요양비는 요양기관과 비슷한 기능을 하는 기관으로서 건강보험에서 제외되거나 업무정지 기간 중인 의료기관이나 약국 등, 의약품 판매소, 산소치료서비스 제공 기관, 인공호흡기 등 대여기관, 양압기 대여기관 등(준 의료기관)을 이용하거나 의료기관이 아닌곳(가정)에서 출산한 경우에는 그 요양급여에 상당하는 금액의 요양비 명세서 또는 세금계산서, 현금 영수증 등을 첨부하여 공단에 청구하면 가입자나 피부양자에게 요양비로 지급한다. 준요양기관은 요양비 명세서나 요양 명세를 적은 영수증을 요양을 받은 사람에게 내주어야 한다. 한편 준요양기관은 요양을 받은 가입자나 피부양자의 위임이 있는 경우 공단에 요양비의 지급을 직접 청구할 수 있다. 공단은 지급이 청구된 내용의 적정성을 심사하여 준요양기관에 요양비를 지급할 수 있다(제49조).

② 부가급여

공단은 요양급여 외에 **임신・출산 진료비, 장제비, 상병수당**, 그 밖의 급여를 실시할 수 있다. 임신・출산 진료비는 공단의 이용권을 사용하되 이용권은 한명의 아기는 100만원, 2명의 아이는 140만원으로 발급하고 2년간 사용할 수 있다(제50조).

③ 장애인에 대한 특례

공단은 장애인인 가입자 및 피부양자에게는 보조기기에 대하여 보험급여를 할 수 있다. 장애인인 가입자 또는 피부양자에게 보조기기를 판매한 자는 가입자나 피부양자의 위임이 있는 경우 공단에 보험급여를 직접 청구할 수 있다. 이 경우 공단은 지급이 청구된 내용의 적정성을 심사하여 보조기기를 판매한 자에게 보조기기에 대한 보험급여를 지급할 수 있다(제51조).

(4) 급여의 제한

① 급여의 제한

㉠ 일반적인 급여 제한 사유

공단은 보험급여를 받을 수 있는 사람이 ⓐ **고의 또는 중대한 과실로 인한 범죄행위**에 그 원인이 있거나[14] 고의로 사고를 일으킨 경우, ⓑ 고의 또는 중대한 과실로 공단이나 요양기관의 요양에 관한 지시에 따르지 아니한 경우, ⓒ 고의 또는 중대한 과실로 문서와 그 밖의 물건의 제출을 거부하거나 질문 또는 진단을 기피한 경우, ⓓ 업무 또는 공무로 생긴 질병·부상·재해로 다른 법령에 따른 보험급여나 보상(報償) 또는 보상(補償)을 받게 되는 경우에는 보험급여를 하지 아니한다(제53조제1항). 참고로 중대한 과실을 이유로 한 건강보험 급여의 제한과 관련하여, 국민건강보험법은 제1조에 명시되어 있는 바와 같이 국민의 질병·부상에 대한 예방·진단·치료·재활과 출산·사망 및 건강증진에 대하여 보험급여를 실시함으로써 국민보건을 향상시키고 사회보장을 증진함을 목적으로 하고 있음에 비추어 볼 때, 위의 급여제한 사유로 되는 '중대한 과실'이라는 요건은 되도록 엄격하게 해석하여야 한다는 것이 대법원의 입장이다(2002두12175).

㉡ 다른 법령에 의한 급여를 받는 경우

공단은 보험급여를 받을 수 있는 사람이 다른 법령에 따라 국가나 지방자치단체로부터 보험급여에 상당하는 급여를 받거나 보험급여에 상당하는 비용을 지급받게 되는 경

---

14) 국민건강보험법 제48조제1항제1호에서는 고의 또는 중대한 과실로 인한 범죄행위에 기인하거나 고의로 보험사고를 발생시킨 경우 이에 대한 보험급여를 제한하도록 규정하고 있는데, 같은 법 제1조에 명시하고 있는 바와 같이 국민의 질병·부상에 대한 예방·진단·치료·재활과 출산·사망 및 건강증진에 대하여 보험급여를 실시함으로써 국민보건을 향상시키고 사회보장을 증진함을 목적으로 하고 있음에 비추어 볼 때 위 법조 소정의 급여제한 사유로 되는 요건은 되도록 엄격하게 해석하여야 할 것이므로, 위 법 제48조제1항제1호에 규정된 '고의 또는 중대한 과실로 인한 범죄행위에 기인한 경우'는 '고의 또는 중대한 과실로 인한 자기의 범죄행위에 전적으로 기인하여 보험사고가 발생하였거나 고의 또는 중대한 과실로 인한 자신의 범죄행위가 주된 원인이 되어 보험사고가 발생한 경우'를 말하는 것으로 해석함이 상당하다(2010도1777). 타인의 폭행으로 상해를 입고 병원에서 치료를 받으면서, 상해를 입은 경위에 관하여 거짓말을 하여 국민건강보험공단으로부터 보험급여 처리를 받아 사기죄로 기소된 사안에서, 대법원은 위 상해는 '전적으로 또는 주로 피고인의 범죄행위에 기인하여 입은 상해'라고 할 수 없다고 보아 무죄로 판단하였다.

우에는 그 한도에서 보험급여를 하지 아니한다(제53조제2항).

ⓒ 보험료를 체납한 경우

공단은 가입자가 1개월 이상 ⓐ 소득월액보험료, ⓑ 세대단위의 보험료를 체납한 경우 그 체납한 보험료를 완납할 때까지 그 가입자 및 피부양자에 대하여 보험급여를 실시하지 아니할 수 있다. 다만, 월별 보험료의 총 체납횟수가 6회 미만이거나 가입자 및 피부양자의 소득·재산 등이 없거나 100만원 미만인 경우, 장애인, 미성년자, 65세 이상인 경우에는 보험급여를 할 수 있다(제53조제3항).

보험료를 체납한 경우에도 공단으로부터 분할납부 승인을 받고 보험료를 1회 이상 낸 경우에는 보험급여를 할 수 있다. 그러나 분할납부 승인을 받은 사람이 정당한 사유 없이 5회 이상 보험료를 내지 아니한 경우에는 보험급여를 실시하지 않는다(제53조제5항).

보험급여를 하지 아니하는 기간(급여제한기간)에 받은 보험급여는 공단이 가입자에게 통지한 날부터 2개월 이내에 체납된 보험료를 완납한 경우, 또는 분할납부 승인을 받은 체납보험료를 1회 이상 낸 경우는 보험급여로 인정한다(제53조제6항).

② 급여의 정지

보험급여를 받을 수 있는 사람이 ㉠ 국외에 체류하는 경우, ㉡ 현역병으로 입대한 경우 등, ㉢ 교도소, 그 밖에 이에 준하는 시설에 수용되어 있는 경우에 해당하면 그 기간에는 보험급여를 하지 아니한다(제54조).

(5) 기타사항

① 급여의 확인

공단은 보험급여를 할 때 필요하다고 인정되면 보험급여를 받는 사람에게 문서와 그 밖의 물건을 제출하도록 요구하거나 관계인을 시켜 질문 또는 진단하게 할 수 있다(제55조).

② 부당이득의 징수

공단[15]은 속임수나 그 밖의 부당한 방법으로 보험급여를 받은 사람[16][17]·준요양기관 및

15) 국민건강보험법 제52조 제1항에 의한 국민건강보험공단의 환수처분 또는 징수처분은 요양기관이 환자

보조기기 판매업자나 보험급여 비용을 받은 요양기관에 대하여 그 보험급여나 보험급여 비용에 상당하는 금액의 전부 또는 일부를 징수한다. 공단은 속임수나 그 밖의 부당한 방법으로 보험급여 비용을 받은 ㉠ 의료기관을 개설할 수 없는 자가 의료인의 면허나 의료법인 등의 명의를 대여 받아 개설·운영하는 의료기관, ㉡ 약국을 개설할 수 없는 자가 약사 등의 면허를 대여 받아 개설·운영하는 약국, ㉢ 명의대여, 개설, 또는 자격 없는 자의 개설 등 의료법을 위반하여 개설·운영하는 의료기관, ㉣ 명의대여 개설 등 약사법을 위반하여 개설·운영하는 약국인 경우 해당 요양기관과 개설한 자에게 징수금을 납부하게 할 수 있다. 사용자나 가입자의 거짓 보고나 거짓 증명(건강보험증이나 신분증명서를 양도·대여하여 다른 사람이 보험급여를 받게 하는 것을 포함한다) 또는 요양기관의 거짓 진단 또는 준요양기관이나 보조기기를 판매한 자의 속임수 및 그 밖의 부당한 방법으로 보험급여가 실시된 경우 공단은 이들에게 보험급여를 받은 사람과 연대하여 징수금을 내게 할 수 있다. 한편 공단은 속임수나 그 밖의 부당한 방법으로 보험급여를 받은 사람과 같은 세대에 속한 가입자(보험급여를 받은 사람이 피부양자인 경우에는 그 직장가입자)에게 속임수나 그 밖

에게 실제로 제공한 진료행위 등에 비하여 과다한 요양급여비용을 받았다고 하여 곧바로 행할 수 있는 것이 아니라 그러한 과다한 요양급여비용을 지급받은 것이 요양기관의 사위 기타 부당한 방법에 의한 것일 때 행할 수 있는 것이고, 그러한 경우 요양기관이 사위 기타 부당한 방법으로 요양급여비용을 지급받았다는 점을 증명할 책임은 국민건강보험공단에 있다(2011두16025).

16) 국민건강보험법 제52조 제1항에서 '사위 기타 부당한 방법으로 보험급여비용을 받은 경우'란 요양기관이 요양급여 비용을 받기 위하여 허위의 자료를 제출하거나 사실을 적극적으로 은폐할 것을 요하는 것은 아니고, 관련 법령에 의하여 요양급여 비용으로 지급받을 수 없는 비용임에도 불구하고 이를 청구하여 지급받는 행위를 모두 포함하므로, 신고 및 검사·측정 의무를 이행하지 않은 장비를 사용하여 실시한 요양급여 비용을 받는 경우도 '사위 기타 부당한 방법으로 보험급여비용을 받은 경우'에 해당한다(2008두3975).

17) 국민건강보험법 제52조 제1항에 의한 부당이득의 징수 대상자는 사위 기타 부당한 방법으로 '보험급여비용을 받은 요양기관'인바, 설령 의료기관이 과잉 원외처방을 함으로써 국민건강보험공단의 비용지출을 증가시켰다고 하더라도 그로 인하여 공단으로부터 약제비 상당의 보험급여비용을 받은 요양기관은 약국 등 제3자이지 의료기관이 아니고, 과잉 원외처방과 관련하여 약국 등 보험급여비용을 받은 요양기관이 스스로 사위 기타 부당한 방법으로 급여비용을 받은 것도 아니므로, 의료기관은 물론이고 약국 등 보험급여를 받은 자 역시 위 조항에 근거한 징수의무를 부담한다고 볼 수 없다. 나아가 의료기관이 과잉 원외처방을 하였다는 것만으로 허위의 진단을 한 것으로 볼 수 없어 같은 법 제52조 제2항에 따라 보험급여를 받은 자와 연대하여 징수의무를 부담한다고 볼 수도 없다. 따라서 공단이 같은 법 제52조 제1항 또는 제2항에 근거하여 의료기관으로부터 위 약제비용에 상당하는 금액을 징수한 처분은 법률상 근거가 없을 뿐만 아니라 그 하자가 중대하고 명백하여 당연무효이다(2008나89189). 다만 이 사례에서 법원은, 의료기관이 요양급여기준에 위배되는 원외처방을 하였음을 이유로 국민건강보험공단이 약국에게 지급한 약제비 상당의 요양급여비용을 의료기관으로부터 징수한 사안에서, 그 징수처분은 당연무효이므로 의료기관은 공단에 대하여 부당이득반환채권을 가지게 되나, 요양급여기준에 위배되는 원외처방을 한 의료기관으로서는 공단에 대하여 불법행위에 기한 손해배상책임을 부담하므로, 공단은 의료기관의 부당이득반환청구에 대하여 위 손해배상채권으로 상계할 수 있다고 보았다.

의 부당한 방법으로 보험급여를 받은 사람과 연대하여 징수금을 내게 할 수 있다. 요양기관이 가입자나 피부양자로부터 속임수나 그 밖의 부당한 방법으로 요양급여비용을 받은 경우 공단은 해당 요양기관으로부터 이를 징수하여 가입자나 피부양자에게 지체 없이 지급하여야 한다. 이 경우 공단은 가입자나 피부양자에게 지급하여야 하는 금액을 그 가입자 및 피부양자가 내야 하는 보험료등과 상계할 수 있다(제57조).[18]

③ 부당이득 징수금 체납자의 인적사항 등 공개

공단은 징수금을 납부할 의무가 있는 요양기관 또는 요양기관을 개설한 자가 납입 고지 문서에 기재된 납부기한의 다음 날부터 1년이 경과한 징수금을 1억원 이상 체납한 경우 징수금 발생의 원인이 되는 위반행위, 체납자의 인적사항 및 체납액 등 인적사항 등을 공개할 수 있다. 다만, 체납된 징수금과 관련하여 이의신청, 심판청구가 제기되거나 행정소송이 계류 중인 경우 또는 그 밖에 체납된 금액의 일부 납부 등 사유가 있는 경우에는 그러하지 아니하다. 인적사항 등의 공개 여부를 심의하기 위하여 공단에 부당이득 징수금 체납정보공개 심의위원회를 두며, 공단은 부당이득 징수금 체납 정보공개심의위원회의 심의를 거친 인적사항 등의 공개대상자에게 공개대상자인을 서면으로 통지하여 소명의 기회를 부여하여야 하며, 통지일부터 6개월이 경과한 후 체납자의 납부이행 등을 고려하여 공개대상자를 선정한다. 인적사항 등의 공개는 관보에 게재하거나 공단 인터넷 홈페이지에 게시하는 방법으로 한다(제57조의2).

④ 구상권

공단은 제3자의 행위로 보험급여사유가 생겨 가입자 또는 피부양자에게 보험급여를 한 경우에는 그 급여에 들어간 비용 한도에서 그 제3자에게 손해배상을 청구할 권리를 얻는다.[19] 이에 따라 보험급여를 받은 사람이 제3자로부터 이미 손해배상을 받은 경우에는 공

18) 국민건강보험법 제52조 제1항에 의한 부당이득의 징수의무자는 사위 기타 부당한 방법으로 '보험급여를 받은 자' 또는 '보험급여비용을 받은 요양기관'이라 할 것이고, 다만 피고는 사위 기타 부당한 방법으로 보험급여를 받은 자 또는 보험급여비용을 받은 요양기관에 대하여 위 법 제52조 제1항에 따라 그 급여 또는 급여비용에 상당하는 금액의 전부 또는 일부를 징수하는 경우에 사용자 또는 가입자의 허위의 보고 또는 증명에 의하거나 요양기관의 허위의 진단에 의하여 보험급여가 실시된 때에는 위 법 제52조 제2항에 의하여 그 사용자, 가입자 또는 요양기관에 대하여 사위 기타 부당한 방법에 의하여 보험급여를 받은 자와 연대하여 징수금을 납부하게 할 수 있는 것이다(2006두6642). 이 사례에서 대법원은 의사가 과잉 원외처방을 하였더라도 국민건강보험법 제52조에 정한 부당이득징수금의 납부의무자 또는 연대납부의무자가 아니므로 그에 대한 요양급여비용환수처분은 당연무효라고 보았다.

19) 국민건강보험법상의 요양급여는 원칙적으로 요양기관에 의하여 질병 또는 부상이 치유되기까지 요양케

단은 그 배상액 한도에서 보험급여를 하지 아니한다(제58조).

⑤ 수급권의 보호

보험급여를 받을 권리는 양도하거나 압류할 수 없다(제59조).

⑥ 요양급여 비용의 정산

공단은 근로복지공단이 이 법에 따라 요양급여를 받을 수 있는 사람에게 「산업재해보상보험법」에 따라 지급한 후 그 지급결정이 취소되어 해당 비용을 청구하는 경우에는 그 요양급여가 이 법에 따라 실시할 수 있는 요양급여에 상당한 것으로 인정되면 그 요양급여에 해당하는 금액을 지급할 수 있다(제61조).

2) 비급여(보험에서 급여하지 않는 의료행위)

(1) 의의

보건복지부장관은 요양급여의 기준을 정할 때 업무 또는 일상생활에 지장이 없는 질환, 그 밖에 「국민건강보험 요양급여의 기준에 관한 규칙」으로 정하는 사항은 요양급여의 대상에서 제외할 수 있다(제41조제4항). 국민건강보험법에서 인정하는 비급여대상 및 내용은 다음과 같다(국민건강보험 요양급여의 기준에 관한 규칙 제9조제1항 및 [별표 2]).

① 다음의 질환으로서 업무 또는 일상생활에 지장이 없는 경우에 실시 또는 사용되는 행위

· 약제 및 치료재료

㉠ 단순한 피로 또는 권태

하는 현물급여의 형태로 이루어진다고 할 것이므로, 피보험자가 요양기관에서 치료를 받았을 때 현실적으로 보험급여가 이루어지고 국민건강보험공단은 그 보험급여의 한도 내에서 제3자에 대한 구상권을 취득한다. 그리고 국민건강보험법에 따라 보험급여를 받은 피해자가 제3자에 대하여 손해배상청구를 할 경우 그 손해발생에 피해자의 과실이 경합된 때에는 먼저 산정된 손해액에서 과실상계를 한 다음 거기에서 보험급여를 공제하여야 하고, 그 공제되는 보험급여에 대하여는 다시 과실상계를 할 수 없으며, 보험자가 불법행위로 인한 피해자에게 보험급여를 한 후 피해자의 가해자에 대한 손해배상채권을 대위하는 경우 그 대위의 범위는 손해배상채권의 범위 내에서 보험급여를 한 전액이다(2010다7294). 교통사고로 상해를 입고 국민건강보험공단으로부터 요양급여를 받은 피해자가 가해자에 대하여 갖는 치료비 손해배상채권 금액은 공단이 지급한 요양급여비용과 피해자 본인이 부담한 치료비를 합산한 총 치료비에서 과실상계를 하고 남은 금액이고, 공단이 지급한 요양급여비용은 위 금액을 초과하므로, 결국 공단은 위 금액 전부에 대하여 구상할 수 있다고 보았다.

㉡ 주근깨・다모(多毛)・무모(無毛)・백모증(白毛症)・딸기코(주사비)・점(모반)・사마귀・여드름・노화현상으로 인한 탈모 등 피부질환

㉢ 발기부전(impotence)・불감증 또는 생식기 선천성기형 등의 비뇨생식기 질환

㉣ 단순 코골음

㉤ 질병을 동반하지 아니한 단순포경(phimosis)

㉥ 검열반 등 안과질환

㉦ 기타 ㉠부터 ㉥에 상당하는 질환으로서 보건복지부장관이 정하여 고시하는 질환

② 다음의 진료와 같이 신체의 필수 기능개선 목적이 아닌 경우에 실시 또는 사용되는 행위・약제 및 치료재료

㉠ 쌍꺼풀수술(이중검수술), 코성형수술(융비술), 유방확대・축소술, 지방흡인술, 주름살제거술 등 미용목적의 성형수술과 그로 인한 후유증치료

㉡ 사시교정, 안와격리증의 교정 등 시각계 수술로써 시력개선의 목적이 아닌 외모개선 목적의 수술

㉢ 치과교정(다만, 선천성 기형으로 저하된 씹는 기능 및 발음 기능을 개선하기 위한 치과교정으로서 보건복지부장관이 정하여 고시하는 경우는 제외함)

㉣ 씹는 기능 및 발음 기능의 개선 목적이 아닌 외모개선 목적의 턱얼굴(악안면) 교정술

㉤ 관절운동 제한이 없는 반흔구축성형술 등 외모개선 목적의 반흔제거술

㉥ 안경, 콘텍트렌즈 등을 대체하기 위한 시력교정술

㉦ 질병 치료가 아닌 단순히 키 성장을 목적으로 하는 진료

㉧ 기타 ㉠ 내지 ㉦에 상당하는 외모개선 목적의 진료로서 보건복지부장관이 정하여 고시하는 진료

③ 다음과 같은 예방진료로서 질병・부상의 진료를 직접목적으로 하지 아니하는 경우에 실시 또는 사용되는 행위・약제 및 치료재료

㉠ 본인의 희망에 의한 건강검진(공단이 가입자등에게 실시하는 건강검진은 보험급여)

㉡ 예방접종(파상풍 혈청주사 등 치료목적으로 사용하는 예방주사는 보험급여)

㉢ 구취제거, 치아 착색물질 제거, 치아 교정 및 보철을 위한 치석제거 및 구강보건증진 차원에서 정기적으로 실시하는 치석제거(다만, 치석제거만으로 치료가 종료되는 전체 치석제거로서 보건복지부장관이 정하여 고시하는 경우는 보험급여)

㉣ 불소부분도포, 치면열구전색(치아홈메우기) 등 치아우식증(충치) 예방을 위한 진료

(다만, 18세 이하인 사람의 치아 중 치아우식증(충치)이 생기지 않은 순수 건전치아인 제1큰어금니 또는 제2큰어금니에 대한 치면열구전색(치아홈메우기)은 보험급여)

㉤ 멀미 예방, 금연 등을 위한 진료

㉥ 유전성질환 등 태아 또는 배아의 이상 유무를 진단하기 위한 유전학적 검사

㉦ 장애인 진단서 등 각종 증명서 발급을 목적으로 하는 진료

㉧ 기타 ㉠ 내지 ㉤에 상당하는 예방진료로서 보건복지부장관이 정하여 고시하는 예방진료

④ 보험급여 시책 상 요양급여로 인정하기 어려운 경우와 건강보험급여원리에 부합하지 아니하는 경우로서 보건복지부장관이 고시하는 것

(2) 요양급여 대상여부의 확인

가입자나 피부양자는 본인일부부담금 외에 자신이 부담한 비용이 요양급여 대상에서 제외되는 비용인지 여부에 대하여 심사평가원에 확인을 요청할 수 있다. 확인 요청을 받은 심사평가원은 그 결과를 요청한 사람에게 알려야 한다. 이 경우 확인을 요청한 비용이 요양급여 대상에 해당되는 비용으로 확인되면 그 내용을 공단 및 관련 요양기관에 알려야 한다. 통보받은 요양기관은 받아야 할 금액보다 더 많이 징수한 금액(과다본인부담금)을 지체 없이 확인을 요청한 사람에게 지급하여야 한다. 다만, 공단은 해당 요양기관이 과다본인부담금을 지급하지 아니하면 해당 요양기관에 지급할 요양급여비용에서 과다본인부담금을 공제하여 확인을 요청한 사람에게 지급할 수 있다(제48조).

(3) 임의비급여

임의비급여는 법적인 용어는 아니며 「국민건강보험 요양급여의 기준에 관한 규칙」에서 정하는 건강보험의 비급여 항목이 아닌 내용을 진료하면서 환자본인의 동의를 얻어 환자에게 진료비를 받는 것을 말하며 의료계에서 사용되는 용어이다.

우리 법원은 "치료행위 등은, 전문적인 지식과 기술을 갖춘 요양기관이 질병 등에 대하여 전문지식이 없고 질병 등으로 곤궁한 상태에 있는 불특정 다수자인 환자를 상대로 베푸는 행위로서, 치료행위 등의 내용이나 그 비용 부담 등에 관하여는 당사자의 계약에 의하여 정하게 할 수는 없는 것이므로, 요양기관이 치료행위를 하고 그 비용을 징수함에 있어서는 요양급여기준과 진료수가기준에서 정한 기준과 절차에 따라야 하고, 급여대상에 대하여 임의로 비급여

대상으로 진료행위를 하고 환자 본인과 보험비급여로 하기로 상호 합의하여 그 진료비용 등을 환자 본인으로부터 지급받는 행위를 허용할 수는 없다(2005구합27925)."고 하였다. 그러나 최근 의학의 발달에 따라 건강보험이 제도적으로 적용하지 못하는 불가피한 진료가 늘어남에 따라 법원에서도 다른 방법이 없으며, 환자가 동의한 경우 일부 인정해 주고 있다.

3) 선별급여

(1) 선별급여 지정

보험급여로 등재되기에는 경제성이나 치료효과성 등이 부족한 의료서비스 등에 대하여 예비적인 건강보험 적용으로 선별급여 형태로 요양급여 체계에 포함될 수 있도록 하였다. 그에 따른 선별급여에 대한 안전성과 효과성을 확보하기 위하여 선별급여에 대한 주기적인 평가 및 선별급여 제공 요양기관에 대한 관리시스템을 마련하였다. 즉, 요양급여를 결정함에 있어 경제성 또는 치료효과성 등이 불확실하여 그 검증을 위하여 추가적인 근거가 필요하거나, 경제성이 낮아도 가입자와 피부양자의 건강회복에 잠재적 이득이 있는 등 대통령령으로 정하는 경우에는 예비적인 요양급여인 선별급여로 지정하여 실시할 수 있다. 그리고 보건복지부장관은 치료효과, 비용효과, 대체가능성 등을 5년마다 주기적으로 적합성을 평가하여 요양급여 여부를 다시 결정하고, 요양급여의 기준을 조정하여야 한다(제41조의4).

(2) 요양기관의 선별급여 실시에 대한 관리

요양급여 원칙에도 불구하고, 선별급여 중 자료의 축적 또는 의료 이용의 관리가 필요한 경우에는 보건복지부장관이 해당 선별급여의 실시 조건을 사전에 정하여 이를 충족하는 요양기관만이 해당 선별급여를 실시할 수 있다. 선별급여를 실시하는 요양기관은 해당 선별급여의 평가를 위하여 필요한 자료를 제출하여야 한다. 보건복지부장관은 요양기관이 선별급여의 실시 조건을 충족하지 못하거나 자료를 제출하지 아니할 경우에는 해당 선별급여의 실시를 제한할 수 있다(제42조의2).

4) 요양급여 기준

(1) 요양급여의 절차

① 의료전달체계

현재 요양급여의 절차는 크게 2단계로 구분하고 있으며, 국민건강보험 요양급여의 기준에 관한 규칙(보건복지부령 제30호)에서 자세하게 규정하고 있다. 즉 요양급여는 1단계 요양급여와 2단계 요양급여로 구분하며, 1단계 요양급여는 상급종합병원을 제외한 요양기관에서 받는 요양급여(건강진단 또는 건강검진을 포함함)를 말하며, 2단계 요양급여는 상급종합병원에서 받는 요양급여를 말한다. 가입자 또는 피부양자(가입자등)는 1단계 요양급여를 받은 후 2단계 요양급여를 받아야 한다(규칙 제2조제1항, 제2항).

② 예외

의료전달체계에 따라 원칙적으로 가입자등은 1단계 요양급여를 받은 후에 2단계 요양급여를 받아야 함에도 불구하고 다음의 경우에는 상급종합병원에서 1단계 요양급여를 받을 수 있다(규칙 제2조제3항).

㉠ 응급환자인 경우
㉡ 분만의 경우
㉢ 치과에서 요양급여를 받는 경우
㉣ 장애인 또는 단순 물리치료가 아닌 작업치료·운동치료 등의 재활치료가 필요하다고 인정되는 자가 재활의학과에서 요양급여를 받는 경우
㉤ 가정의학과에서 요양급여를 받는 경우
㉥ 당해 요양기관에서 근무하는 가입자가 요양급여를 받는 경우
㉦ 혈우병환자가 요양급여를 받는 경우

③ 진료의뢰 및 진료회송

요양기관은 가입자등에게 적절한 요양급여를 행하기 위하여 필요한 경우에는 다른 요양기관에게 요양급여를 의뢰할 수 있다(규칙 제6조제1항). 가입자등이 상급종합병원에서 2단계 요양급여를 받고자 하는 때에는 상급종합병원에서의 요양급여가 필요하다는 의사소견

이 기재된 건강진단·건강검진결과서 또는 요양급여의뢰서를 건강보험증 또는 신분증명서(주민등록증, 운전면허증 및 여권을 말함)와 함께 제출하여야 한다(규칙 제2조제4항). 요양급여를 의뢰받은 요양기관은 가입자 등의 상태가 호전되었을 때에는 요양급여를 의뢰한 요양기관이나 1단계 요양급여를 담당하는 요양기관으로 가입자등을 회송할 수 있다(규칙 제6조제2항). 요양기관은 의뢰 또는 회송받은 요양기관의 요청이 있는 때에는 진료기록의 사본 등 요양급여에 관한 자료를 제공하여야 한다(규칙 제6조제3항).

5) 기타사항

(1) 건강검진

① 의의

공단은 가입자와 피부양자에 대하여 질병의 조기 발견과 그에 따른 요양급여를 하기 위하여 건강검진을 실시한다. 건강검진의 검진항목은 성별, 연령 등의 특성 및 생애 주기에 맞게 설계되어야 한다(제52조). 건강검진은 2년마다 1회 이상 실시하되, 사무직에 종사하지 아니하는 직장가입자에 대하여는 1년에 1회 실시한다. 다만, 암 검진과 영유아건강검진은 암의 종류별 특성과 영유아의 나이 등을 고려하여 검진주기와 검진횟수를 다르게 할 수 있다. 이때 건강검진은 지정된 건강검진기관에서 실시하여야 한다(시행령 제25조 제1항, 제2항).

② 건강검진 대상

건강검진을 받을 수 있는 자는 다음과 같다(제52조제2항).

㉠ **일반건강검진** : 직장가입자, 세대주인 지역가입자, 20세 이상인 지역가입자 및 20세 이상인 피부양자

㉡ **암검진** : 암의 종류별 검진주기와 연령 기준 등에 해당하는 사람

㉢ **영유아건강검진** : 6세 미만의 가입자 및 피부양자

③ 건강검진 대상 통보

공단은 건강검진을 실시하려면 건강검진의 실시에 관한 사항을 일반건강검진 및 암검진

을 직장가입자에게 실시하는 경우에는 해당 사용자에게, 직장가입자의 피부양자 및 지역가입자에게 실시하는 건강검진의 경우에는 검진을 받는 사람에게, 영유아건강검진은 직장가입자 또는 세대주에게 통보하여야 한다. 건강검진을 실시한 검진기관은 공단에 건강검진의 결과를 통보하여야 하며, 공단은 이를 건강검진을 받은 사람에게 통보하여야 한다. 다만, 검진기관이 건강검진을 받은 사람에게 직접 통보한 경우에는 공단은 그 통보를 생략할 수 있다(시행령 제25조 제3항, 제4항).

2. 요양기관

1) 요양기관의 범위

(1) 요양기관

요양급여(간호 및 이송을 제외함)는 다음의 요양기관에서 실시한다(제42조제1항).

① 의료기관

② 약국

③ 한국희귀・필수의약품센터

④ 보건소・보건의료원 및 보건지소

⑤ 보건진료소

보건복지부장관은 공익이나 국가정책에 비추어 부속의료기관, 사회복지시설 수용자를 주로 진료하는 의료기관, 영리행위 등으로 과징금 처분 받은 의료기관, 면허정지처분을 받은 의료인이 개설한 의료기관, 또는 업무정지 처분을 받은 의료기관 등은 요양기관에서 제외할 수 있다(제42조제1항).

(2) 요양기관 현황 신고

요양기관은 요양급여비용을 최초로 청구하는 때에 요양기관의 시설・장비 및 인력 등에 대한 현황을 건강보험심사평가원(심사평가원)에 신고하여야 하며, 이에 따라 신고한 내용(제45조에 따른 요양급여비용의 증감에 관련된 사항만 해당함)이 변경된 경우에는 그 변경된 날부터 15일 이내에 심사평가원에 신고하여야 한다(제43조).

2) 전문요양기관

보건복지부장관은 효율적인 요양급여를 위하여 필요하면 시설·장비·인력 및 진료과목 등 기준에 해당하는 요양기관을 전문요양기관으로 인정할 수 있다. 이 경우 해당 전문요양기관에 인정서를 발급하여야 한다(제42조제2항). 보건복지부장관은 이에 따라 인정받은 요양기관이 인정기준에 미달하거나 발급받은 인정서를 반납한 경우에는 그 인정을 취소한다(제42조제3항). 전문요양기관으로 인정된 요양기관 또는 상급종합병원에 대하여는 요양급여의 절차 및 요양급여비용을 다른 요양기관과 달리 할 수 있다(제42조제4항).

3) 요양급여 거부 금지

요양기관 및 전문요양기관은 정당한 이유 없이 요양급여를 거부하지 못한다(제42조제5항).

제 5 장

건강보험심사평가원

1. 설립 및 법인격

요양급여비용을 심사하고 요양급여의 적정성을 평가하기 위하여 건강보험심사평가원을 설립한다(제62조). 심사평가원은 법인으로 하며, 주된 사무소의 소재지에서 설립등기를 함으로써 성립한다(제64조).

2. 운영

1) 주요업무

심사평가원은 다음의 업무를 관장한다(제63조). 심사평가원은 요양급여 등의 적정성에 대한 평가를 하는 경우에는 의약학적 측면과 비용효과적 측면에서 요양급여를 적정하게 행하였는지를 평가하여야 한다. 이에 따른 평가는 요양기관별・진료과목별 또는 상병별로 구분하여 평가한다(시행규칙 제29조).

① 요양급여비용의 심사
② 요양급여의 적정성 평가
③ 심사기준 및 평가기준의 개발
④ ①부터 ③까지의 규정에 따른 업무와 관련된 조사연구 및 국제협력
⑤ 다른 법률에 따라 지급되는 급여비용의 심사 또는 의료의 적정성 평가에 관하여 위탁받은 업무
⑥ 그 밖에 이 법 또는 다른 법령에 따라 위탁받은 업무

⑦ 건강보험과 관련하여 보건복지부장관이 필요하다고 인정한 업무와 관련된 교육・홍보
⑧ 그 밖에 보험급여 비용의 심사와 보험급여의 적정성 평가와 관련하여 요양급여비용의 심사청구와 관련된 소프트웨어의 개발・공급・검사 등 전산 관리, 요양급여의 적정성 평가 결과의 공개, 요양비에 대한 심사, 환자 분류체계 및 요양급여 관련 질병・부상 분류체계의 개발・관리 업무, 교육 홍보 등 업무

2) 자금의 조달

심사평가원은 업무를 하기 위하여 공단으로부터 부담금을 징수할 수 있다. 그리고 심사평가원은 급여비용의 심사 또는 의료의 적정성 평가에 관한 업무를 위탁받은 경우에는 위탁자로부터 수수료를 받을 수 있다(제67조).

3. 임원

심사평가원에 임원으로서 원장, 이사 15명 및 감사 1명을 둔다. 이 경우 원장, 이사 중 4명 및 감사는 상임으로 한다. 한편 원장의 임기는 3년, 이사(공무원인 이사는 제외함)와 감사의 임기는 각각 2년으로 한다.

먼저 원장은 임원추천위원회가 복수로 추천한 사람 중에서 보건복지부장관의 제청으로 대통령이 임명한다. 다음으로 상임이사는 보건복지부령으로 정하는 추천 절차를 거쳐 원장이 임명한다. 비상임이사는 '① 공단이 추천하는 1명, ② 의약관계단체가 추천하는 5명, ③ 노동조합・사용자단체・소비자단체 및 농어업인단체가 추천하는 각 1명' 중에서 10명과 관계 공무원 1명을 보건복지부장관이 임명한다. 비상임이사는 정관으로 정하는 바에 따라 실비변상을 받을 수 있다. 그리고 감사는 임원추천위원회가 복수로 추천한 사람 중에서 기획재정부장관의 제청으로 대통령이 임명한다(제65조).

4. 진료심사평가위원회

심사평가원의 업무를 효율적으로 수행하기 위하여 심사평가원에 진료심사평가위원회(심사

위원회)를 둔다. 심사위원회는 위원장을 포함하여 90명 이내의 상근 심사위원과 1천명 이내의 비상근 심사위원으로 구성하며, 진료과목별 분과위원회를 둘 수 있다. 상근 심사위원은 심사평가원의 원장이 임명하며, 비상근 심사위원은 심사평가원의 원장이 위촉한다. 한편 심사평가원의 원장은 심사위원이 "① 신체장애나 정신장애로 직무를 수행할 수 없다고 인정되는 경우, ② 직무상 의무를 위반하거나 직무를 게을리한 경우, ③ 고의나 중대한 과실로 심사평가원에 손실이 생기게 한 경우, ④ 직무 여부와 관계없이 품위를 손상하는 행위를 한 경우"에 해당하면 그 심사위원을 해임 또는 해촉할 수 있다(제66조).

제 6 장

보험료

1. 보험료 징수

공단은 건강보험사업에 드는 비용에 충당하기 위하여 보험료의 납부의무자로부터 보험료를 징수한다. 이에 따른 보험료는 가입자의 자격을 취득한 날이 속하는 달의 다음 달부터 가입자의 자격을 잃은 날의 전날이 속하는 달까지 징수한다(제69조).

2. 보험료 산정

1) 직장가입자의 월별 보험료액

직장가입자의 구체적인 월별 보험료액은 “① **보수월액보험료** : 보수를 기준으로 산정한 보수월액에 보험료율을 곱하여 얻은 금액, ② **소득월액보험료** : 보수를 제외한 소득을 기준으로 산정한 소득월액에 보험료율을 곱하여 얻은 금액”으로 하되, 월별 보험료액은 가입자의 보험료 평균액의 일정비율에 해당하는 금액을 고려하여 상한 및 하한을 정한다(제69조제4항, 제6항).[20][21] 직장가입자의 보험료율은 1천분의 80의 범위에서 심의위원회의 의결을 거쳐 대통령령으로 정한다(2023년 7.09%). 참고로 국외에서 업무에 종사하고 있는 직장가입자에 대한 보험료율은 정해진 보험료율의 100분의 50으로 한다(제73조).[22]

20) 시행령 제44조(보험료율 및 보험료부과점수당 금액) ① 법 제73조제1항에 따른 직장가입자의 보험료율은 1만분의 709로 한다.

21) 직장가입자에 대한 보험료를 보수월액보험료와 소득월액보험료로 구분하여 별도로 산정・징수하도록 한 취지는, 보험료를 가입자의 경제적 능력인 소득에 비례하여 징수할 때에 직장가입자의 구체적인 소득원이 보수인지 또는 보수외소득인지에 따라 그에 맞는 합리적 산정방식을 마련함으로써 가입자 간 보험료 부담의 형평과 건강보험 재정의 건전성 확보를 함께 도모하려는 데 있다(2015두44479 판결).

직장가입자의 보수월액은 직장가입자가 지급받는 보수를 기준으로 하여 산정한다. 여기에서 보수는 근로자등이 근로를 제공하고 사용자・국가 또는 지방자치단체로부터 지급받는 금품(실비변상적인 성격을 갖는 금품은 제외함)을 말한다. 보수 관련 자료가 없거나 불명확한 경우 등에 해당하면 보건복지부장관이 정하여 고시하는 금액을 보수로 본다. 휴직이나 그 밖의 사유로 보수의 전부 또는 일부가 지급되지 아니하는 가입자(휴직자등)의 보수월액보험료는 해당 사유가 생기기 전 달의 보수월액을 기준으로 산정한다(제70조).[23]

소득월액은 보수월액의 산정에 포함된 보수를 제외한 직장가입자의 소득(보수외소득)이 2,000만 원을 초과하는 경우 다음의 계산식에 따라 산정한다(제71조).

(연간 보수 외소득 – 2,000만 원) × 1/12

2) 지역가입자의 월별 보험료액

지역가입자의 월별 보험료액은 세대 단위로 산정한다. 지역가입자가 속한 세대의 월별 보험료액은 산정한 보험료부과점수에 보험료부과점수당 금액을 곱한 금액으로 한다. 월별 보험료액은 가입자의 보험료 평균액의 일정비율에 해당하는 금액을 고려하여 상한 및 하한을 정한다. 상한은 직장가입자 보수월액 보험료의 상한은 평균 보수액의 30배 이내, 소득은 평균 보수액의 15배 이내에서 정하고 하한은 평균보수월액의 7.5–8.5%, 지역가입자는 평균 보수월액의 9–10% 이내에서 보건복지부장관이 정한다(제69조제5항, 제6항). 한편 지역가입자의 보험료부과점수당 금액은 심의위원회의 의결을 거쳐 대통령령(2023년 보험료부과 점수당 금

22) 직장가입자와 지역가입자 사이에는 소득파악률, 소득신고의 방법, 소득결정방법, 보험료 부과대상소득의 발생시점 등에서 근본적인 차이가 있고, 특히 직장가입자의 소득은 거의 전부 파악되는데 반하여, 지역가입자의 소득은 일부분밖에 파악되지 않는다는 점에서 현저한 차이가 있다. 이처럼 현저한 차이가 있는 직장가입자와 지역가입자의 보험료부담의 형평을 보장하기 위하여 국민건강보험법 제62조 제3항・제4항, 제63조 제1항・제4항, 제64조 제1항은 직장가입자의 경우에는 표준보수월액을, 지역가입자의 경우에는 부과표준소득을 기준으로 보험료를 산정하도록 규정함으로써 직장근로자의 경우에는 소득만을 기준으로 하고, 소득 파악이 어려운 지역가입자의 경우에는 소득뿐만 아니라 재산, 생활수준, 직업, 경제활동참가율 등 다양한 변수를 참작한 추정소득을 기준으로 하도록 하는 것인바, 이러한 차별취급은 경제적 능력에 따른 부담의 원칙에 입각하고 있고, 지역가입자와 직장가입자의 본질적인 차이를 고려하여 그에 상응하게 보험료의 산정을 달리 하도록 한 것이므로 헌법상의 평등권을 침해하는 것이라 할 수 없다(2000헌마801).

23) 국민건강보험법 제63조 제2항 이 휴직자도 직장가입자의 자격을 유지함을 전제로 기존의 보험료 부담을 그대로 지우고 있는 것은 일시적・잠정적 근로관계의 중단에 불과한 휴직제도의 본질, 휴직자에 대한 보험급여의 필요성, 별도의 직장가입자인 배우자 등이 있는 휴직자와 그렇지 않은 휴직자간의 형평성, 보험공단의 재정부담 등 여러 가지 사정을 고려한 것으로서, 입법형성의 범위 내에서 합리적으로 결정한 것이라 볼 수 있으므로 사회국가원리에 어긋난다거나 휴직자의 사회적 기본권 내지 평등권 등을 침해한다고 볼 수 없다(2001헌마699).

액 208.4원)으로 정한다(제73조제3항).

3. 보험료의 부담 및 납부의무

1) 직장가입자

(1) 보험료 부담

직장가입자의 보수월액보험료는 직장가입자가 근로자인 경우에는 사업장의 사업주, 직장가입자가 공무원인 경우에는 국가 또는 지방자치단체, 직장가입자가 교직원(사립학교에 근무하는 교원은 제외한다)인 경우에는 사용자가 각각 보험료액의 100분의 50씩 부담한다. 다만, 사립학교에 근무하는 교원이면 보험료액은 그 직장가입자가 100분의 50을, 교직원이 소속되어 있는 사립학교를 설립・운영하는 자에 해당하는 사용자가 100분의 30을, 국가가 100분의 20을 각각 부담하되, 교직원이 소속되어 있는 사립학교를 설립・운영하는 자에 해당하는 사용자가 그 부담액 전부를 부담할 수 없으면 그 부족액을 학교에 속하는 회계에서 부담하게 할 수 있다(제76조).

(2) 보험료의 납부의무

직장가입자[24]의 보수월액보험료는 사용자[25]가, 소득월액보험료는 직장가입자가 납부한다(제77조제1항). 사용자는 보수월액보험료 중 직장가입자가 부담하여야 하는 그 달의 보험료액을 그 보수에서 공제하여 납부하여야 한다. 이 경우 직장가입자에게 공제액을 알려야 한다(제77조제3항).

---

24) 국민건강보험법 제68조 제1항에 따라 사용자가 보험료 납부의무를 부담하는 직장가입자란 사용자 본인과 그 사용자와 고용관계를 맺고 보수에서 보험료를 공제할 수 있는 근로자 등에 한정된다고 봄이 상당하고, 같은 직장가입자라도 그러한 관계에 있지 않은 당해 사업장의 다른 공동사용자는 이에 포함된다고 볼 수 없다. 나아가 건강보험이 강제보험이라는 점을 감안한다 하더라도, 공동사용자 개인의 보험료채무가 공동사용자들 사이에 성질상 불가분채무에 해당한다고 할 수도 없다(2006두8419). 참고로 대법원은 5명의 공동사업자가 공동으로 운영하는 합동법률사무소와 그들이 각자 독립하여 개별적으로 운영하는 개인 법률사무소가 같은 사무실을 이용한다 하더라도, 각각 별개로 사업자등록을 하였고 직원도 별도로 두었으며 사업소득도 구분하여 신고한 점 등에 비추어, 국민건강보험법상 하나의 사업장이 아니라 별개의 사업장으로 보았다.

25) 이 경우 사업장의 사용자가 2명 이상인 때에는 그 사업장의 사용자는 해당 직장가입자의 보험료를 연대하여 납부한다.

2) 지역가입자

지역가입자의 보험료는 그 가입자가 속한 세대의 지역가입자 전원이 연대하여 납부한다. 다만, 소득 및 재산이 없는 미성년자와 소득 및 재산 등을 고려하여 미성년자는 납부의무를 부담하지 아니한다(제77조제2항).

4. 보험료 납부 등

1) 보험료 납부기한

보험료 납부의무가 있는 자는 가입자에 대한 그 달의 보험료를 그 다음 달 10일까지 납부하여야 한다. 다만, 직장가입자의 소득월액보험료 및 지역가입자의 보험료는 분기별로 납부할 수 있다. 공단은 납입 고지의 송달 지연 등 사유가 있는 경우 납부의무자의 신청에 따라 납부기한부터 1개월의 범위에서 납부기한을 연장할 수 있다(제78조).

2) 보험료 등의 납입고지

공단은 보험료 등을 징수하려면 그 금액을 결정하여 납부의무자에게 "① 징수하려는 보험료등의 종류, ② 납부해야 하는 금액, ③ 납부기한 및 장소"를 적은 문서로 납입 고지를 하여야 한다. 이에 따라 공단이 납입 고지를 할 때 납부의무자의 신청이 있으면 전자문서교환방식 등에 의하여 전자문서로 고지할 수 있다(제79조).

5. 보험료의 면제와 경감

1) 보험료의 면제

공단은 직장가입자가 ① 국외에 체류하는 경우(3개월 이상 국외에 체류하는 경우에 한정), ② 현역병(지원에 의하지 아니하고 임용된 하사를 포함함), 전환복무된 사람 및 군간부후보생에 해당한 경우, ③ 교도소, 그 밖에 이에 준하는 시설에 수용되어 있는 경우에 해당하면 그 가입자의 보험료를 면제한다. 다만, 국외에 체류하는 경우에 해당하는 직장가입자의 경우에는 국내에 거주하는 피부양자가 없을 때에만 보험료를 면제한다. 공단은 지역가입자가 위 사유에 해당하면 그 가입자가 속한 세대의 보험료를 산정할 때 그 가입자의 보험료부과점수를 제외한다. 이에 따른 보험료의 면제나 보험료의 산정에서 제외되는 보험료부과점수에 대하여는 해당 사유에 따라 급여정지 사유가 생긴 날이 속하는 달의 다음 달부터 사유가 없어진 날이 속하는 달까지 적용한다(제74조).

2) 보험료의 경감

"① 섬・벽지(僻地)・농어촌 등 지역에 거주하는 사람, ② 65세 이상인 사람, ③ 장애인, ④ 국가유공자, ⑤ 휴직자, ⑥ 그 밖에 생활이 어렵거나 천재지변 등의 사유로 보험료를 경감할 필요가 있다고 보건복지부장관이 정하여 고시하는 사람"에 대하여는 그 가입자 또는 그 가입자가 속한 세대의 보험료의 일부를 경감할 수 있다. 한편 보험료 납부의무자가 ① 보험료의 납입 고지를 전자문서로 받는 경우, ② 보험료를 계좌 또는 신용카드 자동이체의 방법으로 내는 경우에는 보험료를 감액하는 등 재산상의 이익을 제공할 수 있다(제75조).

3) 고액・상습체납자의 인적사항 공개

공단은 납부기한의 다음 날부터 1년이 경과한 보험료, 연체금과 체납 처분비의 총액이 1천만 원 이상인 체납자가 납부능력이 있음에도 불구하고 체납한 경우 그 인적사항・체납액 등(인적사항 등)을 공개할 수 있다. 다만, 체납된 보험료, 연체금과 체납처분비와 관련하여 이의신청, 심판청구가 제기되거나 행정소송이 계류 중인 경우 또는 그 밖에 체납된 금액의 일부 납부 등 사유가 있는 경우에는 그러하지 아니하다. 이에 따른 체납자의 인적사항 등에 대한 공개 여부를 심의하기 위하여 공단에 보험료정보공개심의위원회를 둔다. 공단은 보험료정보공개심의위원회의 심의를 거친 인적사항 등의 공개대상자에게 공개대상자임을 서면으로 통지하여 소명의 기회를 부여하여야 하며, 통지일부터 6개월이 경과한 후 체납액의 납부이행 등을 감안하여 공개대상자를 선정한다. 그리고 체납자 인적사항 등의 공개는 관보에 게재하거나 공단 인터넷 홈페이지에 게시하는 방법에 따른다(제83조).

제 7 장

이의신청 및 심판청구 등

1. 이의신청

1) 주체 및 대상

가입자 및 피부양자의 자격, 보험료등, 보험급여, 보험급여 비용에 관한 공단의 처분에 이의가 있는 자는 '**공단**'에 이의신청을 할 수 있다. 반면 요양급여비용 및 요양급여의 적정성 평가 등에 관한 심사평가원의 처분에 이의가 있는 공단, 요양기관 또는 그 밖의 자는 '**심사평가원**'에 이의신청을 할 수 있다(제87조 제1항, 제2항).

2) 기간

이의신청은 처분이 있음을 안 날부터 90일 이내에 문서(전자문서를 포함함)로 하여야 하며 처분이 있은 날부터 180일을 지나면 제기하지 못한다. 다만, 정당한 사유로 그 기간에 이의신청을 할 수 없었음을 소명한 경우에는 그러하지 아니하다. 요양기관이 심사평가원의 확인에 대하여 이의신청을 하려면 통보받은 날부터 30일 이내에 하여야 한다(제87조 제3항부터 제5항).

2. 심판청구 등

1) 심판청구

이의신청에 대한 결정에 불복하는 자는 건강보험분쟁조정위원회에 심판청구를 할 수 있다. 심판청구를 하려는 자는 심판청구서를 처분을 한 공단 또는 심사평가원에 제출하거나 건강보험분쟁조정위원회에 제출하여야 한다(제88조).

2) 건강보험분쟁조정위원회

심판청구에 따른 심판청구를 심리·의결하기 위하여 보건복지부에 건강보험분쟁조정위원회(분쟁조정위원회)를 둔다. 분쟁조정위원회는 위원장을 포함하여 60명 이내의 위원으로 구성하고, 위원장을 제외한 위원 중 1명은 당연직위원으로 한다. 이 경우 공무원이 아닌 위원이 전체 위원의 과반수가 되도록 하여야 한다. 분쟁조정위원회의 회의는 위원장, 당연직위원 및 위원장이 매 회의마다 지정하는 7명의 위원을 포함하여 총 9명으로 구성하되, 공무원이 아닌 위원이 과반수가 되도록 하여야 한다. 분쟁조정위원회는 구성원 과반수의 출석과 출석위원 과반수의 찬성으로 의결한다. 한편 분쟁조정위원회를 실무적으로 지원하기 위하여 분쟁조정위원회에 사무국을 두도록 하였다. 한편 분쟁조정위원회의 위원 중 공무원이 아닌 사람은 「형법」 제129조부터 제132조까지의 규정을 적용할 때 공무원으로 본다(제89조).

3. 행정소송

공단 또는 심사평가원의 처분에 이의가 있는 자와 이의신청 또는 심판청구에 대한 결정에 불복하는 자는 「행정소송법」에서 정하는 바에 따라 행정소송을 제기할 수 있다(제90조).

제 8 장

보 칙

1. 일반적인 감독사항

1) 가족관계등록 전산정보의 공동이용

공단은 「전자정부법」에 따라 「가족관계의 등록 등에 관한 법률」에 따른 전산정보자료를 공동이용(「개인정보 보호법」에 따른 처리를 포함한다)할 수 있다. 법원행정처장은 공단이 전산정보자료의 공동이용을 요청하는 경우 그 공동이용을 위하여 필요한 조치를 취하여야 한다. 누구든지 공동 이용하는 전산정보자료를 그 목적 외의 용도로 이용하거나 활용하여서는 아니 된다(제96조의3).

2) 서류의 보존

요양기관은 요양급여가 끝난 날부터 5년간 요양급여비용의 청구에 관한 서류를 보존하여야 한다. 다만, 약국 등은 처방전을 요양급여비용을 청구한 날부터 3년간 보존하여야 한다. 사용자는 3년간 자격 관리 및 보험료 산정 등 건강보험에 관한 서류를 보존하여야 한다. 요양비를 청구한 준요양기관은 요양비를 지급받은 날부터 3년간 요양비 청구에 관한 서류를 보존하여야 한다. 보조기기에 대한 보험급여를 청구한 자는 보험급여를 지급받은 날부터 3년간 보험급여 청구에 관한 서류를 보존하여야 한다(제96조의4).

3) 보고와 검사

보건복지부장관은 사용자, 직장가입자 또는 세대주에게 가입자의 이동·보수·소득이나 그 밖에 필요한 사항에 관한 보고 또는 서류 제출을 명하거나, 소속 공무원이 관계인에게 질문하게 하거나 관계 서류를 검사하게 할 수 있다. 그리고 보건복지부장관은 요양기관에 대하여 요양・약제의 지급 등 보험급여에 관한 보고 또는 서류 제출을 명하거나, 소속 공무원이 관계인에게 질문하게 하거나 관계 서류를 검사하게 할 수 있다. 나아가 보건복지부장관은 보험급여를 받은 자에게 해당 보험급여의 내용에 관하여 보고하게 하거나, 소속 공무원이 질문하게 할 수 있다. 나아가 보건복지부장관은 요양급여비용의 심사청구를 대행하는 단체(대행청구단체)에 필요한 자료의 제출을 명하거나, 소속 공무원이 대행청구에 관한 자료 등을 조사・확인하게 할 수 있다. 보건복지부장관은 약제에 대한 요양급여비용 상한금액의 감액 및 요양급여의 적용 정지를 위하여 필요한 경우에는 의약품공급자에 대하여 금전, 물품, 편익, 노무, 향응, 그 밖의 경제적 이익등 제공으로 인한 의약품 판매 질서 위반 행위에 관한 보고 또는 서류 제출을 명하거나, 소속 공무원이 관계인에게 질문하게 하거나 관계 서류를 검사하게 할 수 있다. 이 경우 질문・검사・조사 또는 확인을 하는 소속 공무원은 그 권한을 표시하는 증표를 지니고 관계인에게 보여주어야 한다(제97조).

4) 공단 등에 대한 감독

보건복지부장관은 공단과 심사평가원의 경영목표를 달성하기 위하여 "① 공단의 업무 및 심사평가원의 업무, ② 경영지침이 이행과 관련된 사업, ③ 이 법 또는 다른 법령에서 공단과 심사평가원이 위탁받은 업무, ④ 그 밖에 관계 법령에서 정하는 사항과 관련된 사업"이나 업무에 대하여 보고를 명하거나 그 사업이나 업무 또는 재산상황을 검사하는 등 감독을 할 수 있다. 이에 따른 감독상 필요한 경우 보건복지부장관은 정관이나 규정의 변경 또는 그 밖에 필요한 처분을 명할 수 있다(제103조).

2. 행정처분 등

1) 업무정지

(1) 업무정지처분의 사유

보건복지부장관은 요양기관이 ① 속임수나 그 밖의 부당한 방법으로 보험자・가입자 및 피부양자에게 요양급여비용을 부담하게 한 경우[26], ② 보건복지부 장관의 명령에 위반하거나

26) '속임수'란 요양기관이 어떤 진료행위에 관하여 국민건강보험법령과 그 하위 규정들에 따르면 요양급여

거짓 보고를 하거나 거짓 서류를 제출하거나, 소속 공무원의 검사 또는 질문을 거부·방해 또는 기피한 경우, ③ 정당한 사유 없이 요양기관이 요양급여 대상 결정을 신청하지 않고 속임수나 그 밖의 부당한 방법으로 행위·치료재료를 가입자 또는 피부양자에게 실시 또는 사용하고 비용을 부담시킨 경우에 해당하면 그 요양기관에 대하여 1년의 범위에서 기간을 정하여 업무정지를 명할 수 있다(제98조제1항). 이와 관련하여 우리 법원은, 요양기관이 의료법 등 관련 법령을 위반한 경우에는 원칙적으로 '속임수나 그 밖의 부당한 방법으로 보험자·가입자 및 피부양자에게 요양급여비용을 부담하게 한 때'에 해당한다고 보고 있다. 참고로 여기에서의 업무정지의 기간 및 과징금의 금액을 정하여야 할 것이므로 그 기간부터 금액은 확정적인 것이 아니라 최고한도를 의미한다.[27] 이에 따라 업무정지 처분을 받은 자는 해당 업무정지 기간 중에는 요양급여를 하지 못한다(제98조 제2항, 제5항).

(2) 업무정지처분의 승계

요양기관 업무정지 처분의 효과는 그 처분이 확정된 요양기관을 양수한 자 또는 합병 후 존속하는 법인이나 합병으로 설립되는 법인에 승계되고, 업무정지 처분의 절차가 진행 중인 때에는 양수인 또는 합병 후 존속하는 법인이나 합병으로 설립되는 법인에 대하여 그 절차를 계속 진행할 수 있다. 다만, 양수인 또는 합병 후 존속하는 법인이나 합병으로 설립되는 법인이 그 처분 또는 위반사실을 알지 못하였음을 증명하는 경우에는 그러하지 아니하다. 만약

비용으로 지급받을 수 없다는 사정을 알면서도 요양급여비용을 지급받을 수 있는 진료행위가 이루어진 것처럼 요양급여비용청구서나 진료기록부 등의 관련 서류를 실제와 다르게 거짓으로 또는 부풀려 작성하여 제출하는 등의 적극적인 방법으로 공단 등을 기망한 경우를 말하고, '그 밖의 부당한 방법'이란 요양기관이 과실로 국민건강보험법령과 그 하위 규정들에 따르면 요양급여비용으로 지급받을 수 없다는 사정을 알지 못한 채 요양급여비용을 청구하였을 뿐 공단 등을 기망하기 위하여 관련 서류를 거짓으로 작성하는 등의 적극적인 방법을 사용하지 않은 경우를 말한다. 요양기관이 요양급여비용을 받기 위하여 허위의 자료를 제출하거나 사실을 적극적으로 은폐할 것을 요하는 것은 아니고, 국민건강보험법령과 그 하위 규정들에 따르면 요양급여비용으로 지급받을 수 없는 비용임에도 불구하고, 이를 청구하여 지급받는 행위를 모두 포함한다(2019두52980).

27) 국민건강보험법 제85조 제1항, 제2항에 따른 같은 법 시행령(2001. 12. 31. 대통령령 제17476호로 개정되기 전의 것) 제61조 제1항 [별표 5]의 업무정지처분 및 과징금부과의 기준은 법규명령이기는 하나 모법의 위임규정의 내용과 취지 및 헌법상의 과잉금지의 원칙과 평등의 원칙 등에 비추어 같은 유형의 위반행위라 하더라도 그 규모나 기간·사회적 비난 정도·위반행위로 인하여 다른 법률에 의하여 처벌받은 다른 사정·행위자의 개인적 사정 및 위반행위로 얻은 불법이익의 규모 등 여러 요소를 종합적으로 고려하여 사안에 따라 적정한 업무정지의 기간 및 과징금의 금액을 정하여야 할 것이므로 그 기간부터 금액은 확정적인 것이 아니라 최고한도라고 할 것이다. 또한, 제재적 행정처분이 사회통념상 재량권의 범위를 일탈하였거나 남용하였는지 여부는 처분사유로 된 위반행위의 내용과 당해 처분행위에 의하여 달성하려는 공익 목적 및 이에 따르는 제반 사정 등을 객관적으로 심리하여 공익 침해의 정도와 그 처분으로 인하여 개인이 입게 될 불이익을 비교 교량하여 판단하여야 한다(2005두11982).

업무정지 처분을 받았거나 업무정지 처분의 절차가 진행 중인 자는 행정처분을 받은 사실 또는 행정처분절차가 진행 중인 사실을 내용증명 우편으로 양수인 또는 합병 후 존속하는 법인이나 합병으로 설립되는 법인에 지체 없이 알려야 한다(제98조 제3항, 제4항).

2) 과징금

보건복지부장관은 ① 요양기관이 속임수나 그 밖의 부당한 방법으로 보험자・가입자 및 피부양자에게 요양급여비용을 부담하게 한 경우에 해당하여 업무정지 처분을 하여야 하는 경우, ② 정당한 사유없이 요양기관이 요양급여 결정을 신청하지 않고 속임수나 그 밖의 부당한 방법으로 행위・치료재료를 가입자 또는 피부양자에게 실시 또는 사용하고 비용을 부담시킨 경우로서 그 업무정지 처분이 해당 요양기관을 이용하는 사람에게 심한 불편을 주거나 보건복지부장관이 정하는 특별한 사유가 있다고 인정되면 업무정지 처분을 갈음하여 속임수나 그 밖의 부당한 방법으로 부담하게 한 금액의 5배 이하의 금액을 과징금으로 부과・징수할 수 있다. 이 경우 보건복지부장관은 12개월의 범위에서 분할 납부를 하게 할 수 있다.

보건복지부장관은 약제를 요양급여에서 적용 정지하는 경우 ① 환자 진료에 불편을 초래하는 등 공공복리에 지장을 줄 것으로 예상되는 때에는 해당 약제에 대한 요양급여비용 총액의 200%를 넘지 아니하는 범위, ② 국민 건강에 심각한 위험을 초래할 것이 예상되는 등 특별한 사유가 있다고 인정되는 때에는 해당 약제에 대한 요양급여비용 총액의 60%를 넘지 아니하는 범위에서 요양급여의 적용 정지에 갈음하여 과징금을 부과・징수할 수 있다. 이 경우 보건복지부장관은 12개월의 범위에서 분할납부를 하게 할 수 있다. 그리고 보건복지부장관은 과징금 부과 대상이 된 약제가 과징금이 부과된 날부터 5년 내에 다시 과징금 부과 대상이 되는 경우에는 ① 환자 진료에 불편을 초래하는 등 공공복리에 지장을 줄 것으로 예상되는 때에는 해당 약제에 대한 요양급여비용 총액의 350%를 넘지 아니하는 범위, ② 국민 건강에 심각한 위험을 초래할 것이 예상되는 등 특별한 사유가 있다고 인정되는 때에는 해당 약제에 대한 요양급여비용 총액의 100%를 넘지 아니하는 범위에서 과징금을 부과・징수할 수 있다. 해당 약제에 대한 요양급여비용 총액을 정할 때에는 그 약제의 과거 요양급여 실적 등을 고려하여 1년간의 요양급여 총액을 넘지 않는 범위에서 정하여야 한다.

보건복지부장관은 과징금을 납부하여야 할 자가 납부기한까지 이를 내지 아니하면 그 과징금 부과 처분을 취소하고 업무정지 처분을 하거나 국세 체납처분의 예에 따라 이를 징수한다. 다만, 요양기관의 폐업 등으로 업무정지 처분을 할 수 없으면 국세 체납처분의 예에 따라 징수하며, 과징금을 납부하여야 할 자가 납부기한까지 이를 내지 아니하면 국세 체납처분의 예에 따라 징수한다.

한편, 보건복지부장관은 과징금을 징수하기 위하여 필요하면 "납세자의 인적사항, 사용 목적, 과징금 부과 사유 및 부과 기준"을 적은 문서로 관할 세무관서의 장 또는 지방자치단체의 장에게 과세정보의 제공을 요청할 수 있다. 과징금은 ① 공단이 요양급여비용으로 지급하는 자금, ②「응급의료에 관한 법률」에 따른 응급의료기금의 지원, ③「재난적의료비 지원에 관한 법률」에 따른 재난적의료비 지원사업에 대한 지원 외의 용도로는 사용할 수 없다(제99조).

3) 위반사실의 공표

보건복지부장관은 관련 서류의 위조·변조로 요양급여비용을 거짓으로 청구하여 행정처분을 받은 요양기관이 "① 거짓으로 청구한 금액이 1천 500만원 이상인 경우, ② 요양급여비용 총액 중 거짓으로 청구한 금액의 비율이 20% 이상인 경우"에 해당하면 그 위반 행위, 처분 내용, 해당 요양기관의 명칭·주소 및 대표자 성명, 그 밖에 다른 요양기관과의 구별에 필요한 사항으로서 의료기관장의 성명, 면허번호 등을 공표할 수 있다. 이 경우 공표 여부를 결정할 때에는 그 위반행위의 동기, 정도, 횟수 및 결과 등을 고려하여야 한다. 이에 따른 공표 여부 등을 심의하기 위하여 보건복지부장관은 건강보험공표심의위원회(공표심의위원회)를 설치·운영한다. 특히 보건복지부장관은 공표심의위원회의 심의를 거친 공표대상자에게 공표대상자인 사실을 알려 소명자료를 제출하거나 출석하여 의견을 진술할 기회를 주어야 한다. 그리고 보건복지부장관은 공표심의위원회가 제출된 소명자료 또는 진술된 의견을 고려하여 공표대상자를 재심의한 후 공표대상자를 선정한다(제100조).

4) 포상금 등의 지급

공단은 "① 속임수나 그 밖의 부당한 방법으로 보험급여를 받은 사람, ② 속임수나 그 밖의 부당한 방법으로 다른 사람이 보험급여를 받도록 한 자, ③ 속임수나 그 밖의 부당한 방법으로 보험급여 비용을 받은 요양기관 또는 보험급여를 받은 준요양기관 및 보조기기 판매업자, ④ 징수금을 납부하여야 하는 자의 은닉재산"을 신고한 사람에 대하여 포상금을 지급할 수 있으며, 건강보험 재정을 효율적으로 운영하는 데에 이바지한 요양기관에 대하여 장려금을 지급할 수 있다(제104조).

3. 위임 및 위탁

1) 권한의 위임 및 위탁

이 법에 따른 보건복지부장관의 권한은 그 일부를 특별시장・광역시장・도지사 또는 특별자치도지사에게 위임할 수 있다. 보건복지부장관의 권한은 공단이나 심사평가원에 위탁할 수 있다(제111조).

2) 업무의 위탁

공단은 "① 보험료의 수납 또는 보험료납부의 확인에 관한 업무, ② 보험급여비용의 지급에 관한 업무, ③ 징수위탁근거법의 위탁에 따라 징수하는 연금보험료, 고용보험료, 산업재해보상보험료, 부담금 및 분담금 등(징수위탁보험료등)의 수납 또는 그 납부의 확인에 관한 업무[28]"를 체신관서, 금융기관 또는 그 밖의 자에게 위탁할 수 있다. 한편 공단은 그 업무의 일부를 국가기관, 지방자치단체 또는 다른 법령에 따른 사회보험 업무를 수행하는 법인이나 그 밖의 자에게 위탁할 수 있다. 다만, 보험료와 징수위탁보험료등의 징수 업무는 그러하지 아니하다(제112조).

4. 기타 사항

1) 시효와 기간 계산

"① 보험료・연체금・가산금을 징수할 권리, ② 보험료・연체금・가산금으로 과오납부한 금액을 환급받을 권리, ③ 보험급여를 받을 권리, ④ 보험급여 비용을 받을 권리, ⑤ 과다납부된 본인일부부담금을 돌려받을 권리, ⑥ 근로복지공단의 권리"는 3년 동안 행사하지 아니하면 소멸시효가 완성된다. 다만 이에 따른 시효는 "① 보험료의 고지 또는 독촉, ② 보험급여 또는 보험급여 비용의 청구"의 사유로 중단된다. 한편 휴직자등의 보수월액보험료를 징수

---

28) 공단은 자신이 징수한 보험료와 그에 따른 징수금 또는 징수위탁보험료등의 금액이 징수하여야 할 총액에 부족한 경우에는 대통령령으로 정하는 기준, 방법에 따라 이를 배분하여 납부 처리하여야 한다. 다만, 납부의무자가 다른 의사를 표시한 때에는 그에 따른다. 그리고 공단은 징수위탁보험료등을 징수한 때에는 이를 지체 없이 해당 보험별 기금에 납입하여야 한다(제113조).

할 권리의 소멸시효는 고지가 유예된 경우 휴직 등의 사유가 끝날 때까지 진행하지 아니한다. 소멸시효기간, 시효 중단 및 시효 정지에 관하여 이 법에서 정한 사항 외에는「민법」에 따른다(제91조). 한편 이 법이나 이 법에 따른 명령에 규정된 기간의 계산에 관하여 이 법에서 정한 사항 외에는「민법」의 기간에 관한 규정을 준용한다(제92조).

2) 특례규정

(1) 외국인 등에 대한 특례

정부는 외국 정부가 사용자인 사업장의 근로자의 건강보험에 관하여는 외국 정부와 한 합의에 따라 이를 따로 정할 수 있다. 국내에 체류하는 재외국민 또는 외국인(국내체류 외국인등)이 적용대상사업장의 근로자, 공무원 또는 교직원이고 ①「주민등록법」에 따라 등록한 사람, ②「재외동포의 출입국과 법적 지위에 관한 법률」에 따라 국내거소신고를 한 사람, ③「출입국관리법」에 따라 외국인등록을 한 사람의 경우에는 직장가입자가 된다.

직장가입자에 해당하지 아니하는 국내체류 외국인등이 ① 6개월 이상 국내에 거주하였거나 해당 기간 동안 국내에 지속적으로 거주할 것으로 예상할 수 있는 사유로서 결혼이민의 체류자격을 받은 경우에 해당되고, ②「주민등록법」에 따라 등록하거나,「재외동포의 출입국과 법적 지위에 관한 법률」 제6조에 따라 국내거소신고를 하거나,「출입국관리법」 제31조에 따라 외국인등록을 한 사람으로서 보건복지부령으로 정하는 체류자격이 있는 경우에는 공단에 신청하면 지역가입자가 된다.

그리고 ① 직장가입자와의 관계가 제5조제2항 각 호의 어느 하나에 해당하거나, ② 피부양자 자격의 인정 기준에 해당하는 국내체류 외국인등이 다음 각 호의 요건을 모두 갖춘 경우에는 공단에 신청하면 피부양자가 될 수 있다. 그러나 ① 국내체류가 법률에 위반되는 경우로서 체류기간 연장허가를 받지 아니하고 체류하는 경우, 강제퇴거명령서를 발급받은 경우, ② 국내체류 외국인등이 외국의 법령, 외국의 보험 또는 사용자와의 계약 등에 따라 요양급여에 상당하는 의료보장을 받을 수 있어 사용자 또는 가입자가 가입 제외를 신청한 경우에는 가입자 및 피부양자가 될 수 없다. 나아가 이 이외에 국내체류 외국인등의 가입자 또는 피부양자 자격의 취득 및 상실에 관한 시기·절차 등에 필요한 사항은 국내의 규정을 준용한다. 다만, 국내체류 외국인등의 특성을 고려하여 특별히 규정해야 할 사항은 다르게 정할 수 있다.

가입자인 국내체류 외국인등이 매월 2일 이후 지역가입자의 자격을 취득하고 그 자격을 취득한 날이 속하는 달에 보건복지부장관이 고시하는 사유로 해당 자격을 상실한 경우에는 그 자격을 취득한 날이 속하는 달의 보험료를 부과하여 징수한다. 결혼이민 또는 영주체류 자격이 있는 사람 또는 별도로 고시한 외국인의 지역가입자의 보험료는 그 직전 월 25일까지 납부하여야 한다. 다만, "① 자격을 취득한 날이 속하는 달의 보험료를 징수하는 경우, ② 매월 26일 이후부터 말일까지의 기간에 자격을 취득한 경우"에는 공단이 정하는 바에 따라 납부하여야 한다. 공단은 지역가입자인 국내체류 외국인등이 보험료를 체납한 경우에는 체납일부터 체납한 보험료를 완납할 때까지 보험급여를 하지 아니한다(제109조).

(2) 실업자에 대한 특례

사용 관계가 끝난 사람 중 실업 전 사업장에서 근무한 기간이 통산 1년 이상인 사람은 지역가입자가 된 이후 최초로 지역가입자 보험료를 고지 받은 날부터 2개월 이내에 공단에 직장가입자로서의 자격을 유지할 것을 신청할 수 있다. 이에 따라 공단에 신청한 가입자(임의계속가입자)는 24개월간 직장가입자의 자격을 유지한다. 다만, 신청 후 최초로 내야 할 직장가입자 보험료를 그 납부기한부터 2개월이 지난 날까지 내지 아니한 경우에는 그 자격을 유지할 수 없다. 임의계속가입자의 보수월액은 보수월액보험료가 산정된 최근 12개월간의 보수월액을 평균한 금액으로 한다. 임의계속가입자의 보험료는 보건복지부장관이 정하여 고시하는 바에 따라 그 일부를 경감할 수 있다. 임의계속가입자의 보수월액보험료는 그 임의계속가입자가 전액을 부담하고 납부한다. 임의계속가입자가 보험료를 납부기한까지 내지 아니하는 경우는 그 급여가 제한된다(제110조).

3) 기타

(1) 제조업자 등의 금지행위 등

의약품의 제조업자・위탁제조판매업자・수입자・판매업자 및 의료기기 제조업자・수입업자・수리업자・판매업자・임대업자(제조업자등)는 약제・치료재료와 관련하여 요양급여대상 여부를 결정하거나 요양급여비용을 산정할 때에 ① 환자에게 부당하게 본인부담을 징수하는 요양기관의 행위에 개입, ② 보건복지부, 공단 또는 심사평가원에 거짓 자료의 제출, ③ 그 밖에 속임수나 부당한 방법으로 요양급여대상 여부의 결정과 요양급여비용의 산정에 영향을 미치는 행위를 하여 보험자·가입자 및 피부양자에게 손실을 주어서는 아니 된다. 보건복지부장관은 제조업자등이 제1항에 위반한 사실이 있는지 여부를 확인하기 위하여 그 제조업자등에게 관련 서류의 제출을 명하거나, 소속 공무원이 관계인에게 질문을 하게 하거나 관계 서류를 검사하게 하는 등 필요한 조사를 할 수 있다. 이 경우 소속 공무원은 그 권한을 표시하는 증표를 지니고 이를 관계인에게 보여주어야 한다.

공단은 부당하게 본인부담을 징수하는 행위에 관여하여 보험자·가입자 및 피부양자에게 손실을 주는 행위를 한 제조업자등에 대하여 손실에 상당하는 금액(손실 상당액)을 징수하며, 이에 따라 징수한 손실 상당액 중 가입자 및 피부양자의 손실에 해당되는 금액을 그 가입자나 피부양자에게 지급하여야 한다. 이 경우 공단은 가입자나 피부양자에게 지급하여야 하는 금액을 그 가입자 및 피부양자가 내야하는 보험료등과 상계할 수 있다(제101조).

(2) 정보의 유지

공단, 심사평가원 및 대행청구단체에 종사하였던 사람 또는 종사하는 사람은 ① 가입자 및 피부양자의 개인정보(「개인정보 보호법」 제2조제1호의 개인정보를 말함)를 누설하거나 직무상 목적 외의 용도로 이용 또는 정당한 사유 없이 제3자에게 제공하는 행위, ② 업무를 수행하면서 알게 된 정보(①의 개인정보는 제외함)를 누설하거나 직무상 목적 외의 용도로 이용 또는 제3자에게 제공하는 행위를 해서는 아니 된다(제102조).

(3) 유사명칭의 사용금지

공단이나 심사평가원이 아닌 자는 국민건강보험공단, 건강보험심사평가원 또는 이와 유사한 명칭을 사용하지 못한다. 이 법으로 정하는 건강보험사업을 수행하는 자가 아닌 자는 보험계약 또는 보험계약의 명칭에 국민건강보험이라는 용어를 사용하지 못한다(제105조).

(4) 보험재정에 대한 정부지원

국가는 매년 예산의 범위에서 해당 연도 보험료 예상 수입액의 100분의 14에 상당하는 금액을 국고에서 공단에 지원한다. 공단은 이에 따라 지원된 재원을 "① 가입자 및 피부양자에 대한 보험급여, ② 건강보험사업에 대한 운영비, ③ 보험료 경감에 대한 지원" 사업에 사용한다. 그리고 공단은 국민건강증진기금에서 자금을 지원받을 수 있다. 공단은 이에 따라 지원된 재원을 "① 건강검진 등 건강증진에 관한 사업, ② 가입자와 피부양자의 흡연으로 인한 질병에 대한 보험급여, ③ 가입자와 피부양자 중 65세 이상 노인에 대한 보험급여" 사업에 사용한다(제108조).[29]

4) 벌칙 적용에서 공무원 의제

건강보험심의위원회 및 건강보험공표심의위원회 위원 중 공무원이 아닌 사람은 「형법」의 규정을 적용할 때에는 공무원으로 본다(제114조의2).

29) 건강보험재정의 안정적인 운영을 위하여 건강보험재정에 대한 국고지원의 기한을 2022년 12월 31일일까지 연장하였다(법률 제11141호).

제 9 장

벌 칙

1. 벌칙

벌 칙	위 반 내 용
5년 이하의 징역 또는 5천만원 이하의 벌금 (제115조제1항)	• 가입자 및 피부양자의 개인정보를 누설하거나 직무상 목적 외의 용도로 이용 또는 정당한 사유 없이 제3자에게 제공한 자(제102조제1호)
3년 이하의 징역 또는 3천만원 이하의 벌금 (제115조제2항)	• 대행청구단체의 종사자로서 거짓이나 그 밖의 부정한 방법으로 요양급여 비용을 청구한 자 • 업무를 수행하면서 알게 된 정보를 누설하거나 직무상 목적 외의 용도로 이용 또는 제3자에게 제공한 자(제102조제2호)
3년 이하의 징역 또는 1천만원 이하의 벌금 (제115조제3항)	• 공동이용하는 전산정보자료를 목적 외의 용도로 이용하거나 활용한 자(제96조의3제3항)
2년 이하의 징역 또는 2천만원 이하의 벌금 (제115조제4항)	• 거짓이나 그 밖의 부정한 방법으로 보험급여를 받거나 타인으로 하여금 보험급여를 받게 한 사람
1년 이하의 징역 또는 1천만원 이하의 벌금 (제115조제5항)	• 선별급여를 제공한 요양기관의 개설자(제42조의2제1항 및 제3항) • 대행청구단체가 아닌 자로 하여금 대행하게 한 자(제47조제6항) • 근로자의 권익보호의 규정을 위반한 사용자(제93조) • 업무정지의 인계의 규정을 위반한 요양기관의 개설자(제98조제2항)
1천만원 이하의 벌금 (제116조)	• 보고 또는 서류 제출을 하지 아니한 자, 거짓으로 보고하거나 거짓 서류를 제출한 자, 검사나 질문을 거부·방해 또는 기피한 자(제97조제2항)
500만원 이하의 벌금 (제117조)	• 정당한 이유없이 요양급여를 거부한 요양기관(제42조제5항) • 요양비 명세서나 요양 명세를 적은 영수증을 내주지 아니한 자(제49조제2항)

2. 과태료

1) 위반행위의 종류별 과태료 부과기준

(단위: 만원)

위반행위	근거 법조문	과태료 금액		
		1차 위반	2차 위반	3차 이상 위반
가. 사업장 신고를 하지 않거나 거짓으로 신고한 경우	법 제119조 제3항제1호	150	300	500
나. 정당한 사유 없이 가입자 보수, 거주지 변경 등 신고·서류제출을 하지 않거나 거짓으로 신고·서류제출을 한 경우	법 제119조 제3항제2호	150	300	500
다. 요양급여비용 청구 서류를 보존하지 않은 경우	법 제119조 제4항제4호	30	60	100
라. 정당한 사유 없이 보고·서류제출을 하지 않거나 거짓으로 보고·서류제출을 한 경우	법 제119조 제3항제3호	150	300	500
마. 행정처분을 받은 사실 또는 행정처분절차가 진행 중인 사실을 지체 없이 알리지 않은 경우	법 제119조 제3항제4호	500	500	500
바. 정당한 사유 없이 제조업자가 서류를 제출하지 않거나 거짓으로 제출한 경우	법 제119조 제3항제5호	150	300	500
사. 공단의 감독과 명령을 위반한 경우	법 제119조 제4항제5호	30	60	100
아. 유사명칭 사용금지 위반	법 제119조 제4항제6호	30	60	100

제11부

호스피스 완화의료 및 임종과정에 있는 환자의 연명의료결정에 관한 법률(연명의료결정법)

제1장 연명의료결정법의 개요

제2장 연명의료 중단 등 결정의 관리체계

제3장 연명의료 중단 등 결정의 이행

제4장 호스피스・완화의료

제5장 보 칙

제6장 벌 칙

제 1 장

연명의료결정법의 개요

1. 배경 및 목적

의학의 발전으로 인하여 회복가능성이 없는 경우에도 생명유지 기술·장치로 인하여, 환자가 인간으로서 진정한 품위를 잃고 고통만 받으며 연명하는 등 죽음의 질이 낮아지는 사례가 발생하게 되었고, 이로 인해 무의미한 연명치료를 중단할 수 있는 제도적 장치를 마련하자는 논의가 지속적으로 제기되었다. 연명의료 문제는 보라매병원 사건(1997)[1], 김할머니 사건(2008)[2]을 계기로 사회적으로 공론화되었다. 이에 따라 2013년 대통령 소속 국가생명윤리심의위원회에서 특별위원회를 구성하여 연명의료중단등결정과 관련된 구체적인 기준과 내용을 제시하면서 특별법 제정을 권고하였고, 2015년 임종과정에 있는 환자에 대한 연명의료 유보 및 중단에 관한 법률이 제안되었다. 국회에서는 제18대 국회에서 3건의 법안의 발의되었으나 임기만료 폐기되었다. 이후 제19대 국회에서는 「호스피스·완화의료의 이용 및 임종과정에 있는 환자의 연명의료 결정에 관한 법률안」 등 7개 법률안의 발의되었고, 2016년 2월 7개 법안을 병합 심의해 「호스피스·완화의료 및 임종과정에 있는 환자의 연명의료결정에 관한 법률(연명의료결정법)」이 제정되었다.

연명의료결정법에서는 연명의료에 대한 기본원칙, 연명의료결정의 관리 체계, 연명의료의 결정 및 그 이행 등에 필요한 사항을 정하여 임종과정에 있는 환자의 연명의료결정을 제도화함으로써 환자의 자기결정을 존중하고 환자의 존엄과 가치를 보장하며, 그동안 암환자에만

---

1) 환자가 회복가능성이 있었음에도 불구하고 환자보호자의 요구에 따라 조기에 퇴원조치 되어 사망에 이르게 된 사건으로, 환자보호자와 담당 의료진에 대하여 살인죄 및 살인방조죄의 유죄가 선고되었다(대법원 2004. 6. 24.선고 2002도995판결).

2) 지속적 식물인간 상태로서 병원 중환자실에서 인공호흡기를 부착한 상태로 항생제 투여, 인공영양 공급, 수액 공급 등의 치료를 받아오고 있고 인공호흡기를 제거하면 곧 사망에 이르게 되는 환자에 대해 인공호흡기를 제거해달라는 청구에 대하여, 대법원은 회복 불가능한 사망단계에 진입한 환자는 연명치료를 중단할 수 있다고 판시하면서 환자에게 부착된 인공호흡기를 제거하도록 판결을 선고했다(대판 2009.5.21. 선고 2008다17417 무의미한 연명치료장치제거 등).

국한되어 있는 호스피스 서비스를 일정한 범위의 말기환자에게 확대 적용하도록 하고, 호스피스에 대한 체계적이고 종합적인 근거 법령을 마련하여 국민 모두가 인간적인 품위를 지키며 편안하게 삶을 마무리할 수 있도록 하였다.

연명의료결정법은 '임종과정에 있는 환자'라는 의학적 판단이 선행된 환자에 대하여 연명의료를 시행하거나 중단할지를 환자 스스로 결정할 수 있도록 하고, 그 결정을 법적으로 보호함으로써, 환자의 자기결정을 존중하고 환자 최선의 이익을 보장할 수 있도록 했다. 즉 이 법은 호스피스・완화의료와 임종과정에 있는 환자의 연명의료와 연명의료중단등결정 및 그 이행에 필요한 사항을 규정함으로써 환자의 최선의 이익을 보장하고 자기결정을 존중하여 인간으로서의 존엄과 가치를 보호하는 것을 목적으로 한다(제1조).

2. 기본내용

1) 용어의 정의

"임종과정"이란 회생의 가능성이 없고, 치료에도 불구하고 회복되지 아니하며, 급속도로 증상이 악화되어 사망에 임박한 상태를 말한다.

"임종과정에 있는 환자"란 담당의사와 해당 분야의 전문의 1명으로부터 임종과정에 있다는 의학적 판단을 받은 자를 말한다.

"말기환자(末期患者)"란 적극적인 치료에도 불구하고 근원적인 회복의 가능성이 없고 점차 증상이 악화되어 임상적 증상, 다른 질병 또는 질환의 존재 여부, 약물 투여 또는 시술 등에 따른 개선 정도, 종전의 진료 경과, 다른 진료 방법의 가능 여부, 그 밖에 말기환자의 진단을 위하여 보건복지부장관이 특히 필요하다고 인정하는 기준에 따라 담당의사와 해당 분야의 전문의 1명으로부터 수개월 이내에 사망할 것으로 예상되는 진단을 받은 환자를 말한다.

"연명의료"란 임종과정에 있는 환자에게 하는 심폐소생술, 혈액 투석, 항암제 투여, 인공호흡기 착용 및 체외생명유지술(ECLS), 수혈, 혈압상승제 투여, 그 밖에 담당의사가 환자의 최선의 이익을 보장하기 위해 시행하지 않거나 중단할 필요가 있다고 의학적으로 판단하는 시술로서 치료효과 없이 임종과정의 기간만을 연장하는 것을 말한다.

"연명의료 중단 등 결정"이란 임종과정에 있는 환자에 대한 연명의료를 시행하지 아니하거나 중단하기로 하는 결정을 말한다.

"호스피스 · 완화의료"(이하 "호스피스"라 한다)란 암, 후천성면역결핍증, 만성 폐쇄성 호흡기질환, 만성 간경화 중 어느 하나에 해당하는 질환으로 말기환자로 진단을 받은 환자 또는 임종과정에 있는 환자(이하 "호스피스대상환자"라 한다)와 그 가족에게 통증과 증상의 완화 등을 포함한 신체적, 심리사회적, 영적 영역에 대한 종합적인 평가와 치료를 목적으로 하는 의료를 말한다.

"연명의료계획서"란 말기환자 등의 의사에 따라 담당의사가 환자에 대한 연명의료 중단 등 결정 및 호스피스에 관한 사항을 계획하여 문서(전자문서를 포함한다)로 작성한 것을 말한다.

"사전연명의료의향서"란 19세 이상인 사람이 자신의 연명의료 중단 등 결정 및 호스피스에 관한 의사를 직접 문서(전자문서를 포함한다)로 작성한 것을 말한다(제2조).

2) 기본원칙

호스피스와 연명의료 및 연명의료 중단 등 결정에 관한 모든 행위는 환자의 인간으로서의 존엄과 가치를 침해하여서는 아니 된다. 그리고 모든 환자는 최선의 치료를 받으며, 자신이 앓고 있는 상병(傷病)의 상태와 예후 및 향후 본인에게 시행될 의료행위에 대하여 분명히 알고 스스로 결정할 권리가 있다.

의료인은 환자에게 최선의 치료를 제공하고, 호스피스와 연명의료 및 연명의료 중단등 결정에 관하여 정확하고 자세하게 설명하며, 그에 따른 환자의 결정을 존중하여야 한다(제3조).

3) 다른 법률과의 관계

이 법은 호스피스와 연명의료, 연명의료 중단 등 결정 및 그 이행에 관하여 다른 법률에 우선하여 적용한다(제4조).

4) 국가 및 지방자치단체의 책무

국가와 지방자치단체는 환자의 인간으로서의 존엄과 가치를 보호하는 사회적 · 문화적 토대를 구축하기 위하여 노력하여야 하며, 환자의 최선의 이익을 보장하기 위하여 호스피스 이용의 기반 조성에 필요한 시책을 우선적으로 마련하여야 한다(제5조).

5) 호스피스의 날 지정

삶과 죽음의 의미와 가치를 널리 알리고 범국민적 공감대를 형성하며 호스피스를 적극적으로 이용하고 연명의료에 관한 환자의 의사를 존중하는 사회 분위기를 조성하기 위하여 매년 10월 둘째 주 토요일을 "호스피스의 날"로 하며, 국가와 지방자치단체는 호스피스의 날의 취지에 부합하는 행사와 교육·홍보를 실시하도록 노력하여야 한다(제6조).

6) 종합계획의 시행·수립

보건복지부장관은 호스피스와 연명의료 및 연명의료 중단 등 결정의 제도적 확립을 위하여 관계 중앙행정기관의 장과 협의하고, 국가호스피스연명의료위원회의 심의를 거쳐 호스피스와 연명의료 및 연명의료 중단 등 결정에 관한 종합계획을 5년마다 수립·추진하여야 한다.

종합계획에는 "① 호스피스와 연명의료 및 연명의료 중단 등 결정의 제도적 확립을 위한 추진방향 및 기반조성, ② 호스피스와 연명의료 및 연명의료 중단 등 결정 관련 정보제공 및 교육의 시행·지원, ③ 의료기관 윤리위원회의 설치·운영에 필요한 지원, ④ 말기환자 등과 그 가족의 삶의 질 향상을 위한 교육프로그램 및 지침의 개발·보급, ⑤ 호스피스전문기관의 육성 및 전문 인력의 양성, ⑥ 다양한 호스피스 사업의 개발, ⑦ 호스피스와 연명의료 및 연명의료 중단 등 결정에 관한 조사·연구에 관한 사항, ⑧ 그 밖에 호스피스와 연명의료 및 연명의료 중단 등 결정의 제도적 확립을 위하여 필요한 사항"이 포함되어야 한다.

보건복지부장관은 종합계획을 수립할 때 생명윤리 및 안전에 관하여 사회적으로 심각한 영향을 미칠 수 있는 사항에 대하여는 미리 국가생명윤리심의위원회와 협의하여야 한다. 보건복지부장관은 종합계획에 따라 매년 시행계획을 수립·시행하고 그 추진실적을 평가하여야 하며, 종합계획을 수립하거나 주요 사항을 변경한 경우 지체 없이 국회에 보고하여야 한다(제7조).

7) 국가호스피스연명의료위원회

보건복지부는 종합계획 및 시행계획을 심의하기 위하여 보건복지부장관 소속으로 국가호스피스연명의료위원회를 둔다. 위원회는 위원장을 포함한 15인 이내의 위원으로 구성하며, 위원장은 보건복지부차관이 된다. 위원은 말기환자 진료, 호스피스 및 임종과정에 관한 학식과 경험이 풍부한 다양한 분야의 전문가들 중에서 보건복지부장관이 임명 또는 위촉하며, 위원의 임기는 3년으로 하며 한차례만 연임할 수 있다(제8조).

제 2 장

연명의료 중단 등 결정의 관리체계

1. 국립연명의료관리기관

보건복지부장관은 연명의료, 연명의료중단등결정 및 그 이행에 관한 사항을 적정하게 관리하기 위하여 국립연명의료관리기관을 둔다. 관리기관은 "① 등록된 연명의료계획서 및 등록된 사전연명의료의향서에 대한 데이터베이스의 구축 및 관리, ② 사전연명의료의향서 등록기관에 대한 관리 및 지도・감독, ③ 연명의료계획서 및 사전연명의료의향서 확인 조회 요청에 대한 회답, ④ 연명의료, 연명의료중단 등 결정 및 그 이행의 현황에 대한 조사・연구, 정보

〈연명의료결정 관리체계〉

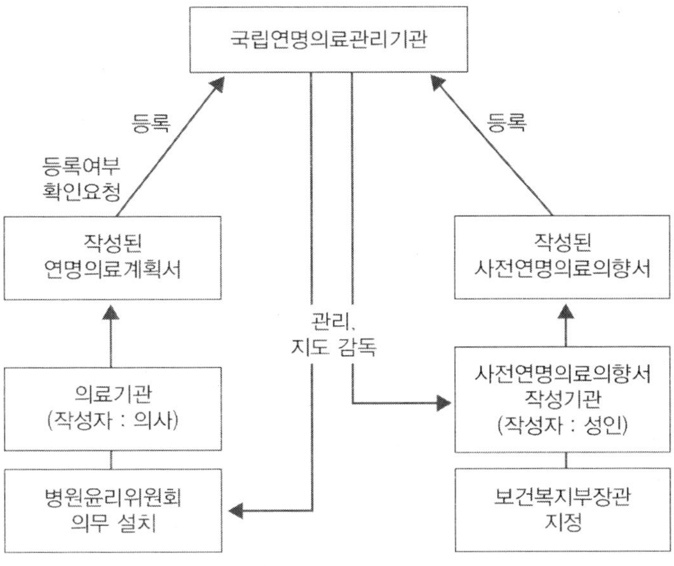

＊보건복지위원회, 김재원 의원 대표발의 연명의료결정법안 검토보고서, 2015.11.

수집 및 관련 통계의 산출, ⑤ 그 밖에 업무수행에 필요한 정보처리시스템의 구축・운영 연명의료, 연명의료중단등결정 및 그 이행과 관련하여 의료기관 개설자, 의료인 또는 의료기관 종사자에 대한 교육 및 정보제공 등의 업무를 수행한다(제9조).

2. 연명의료계획서의 작성・등록 등

'연명의료계획서'란 말기환자등의 의사(意思 ; 하고자 하는 생각)에 따라 담당의사가 환자에 대한 연명의료중단등결정 및 호스피스에 관한 사항을 계획하여 문서(전자문서를 포함한다)로 작성한 것을 말한다(제2조제8조). 담당의사는 말기환자[3]등에게 연명의료중단등결정, 연명의료계획서 및 호스피스에 관한 정보를 제공할 수 있다. 말기환자등은 의료기관(의료기관 중 의원・한의원・병원・한방병원・요양병원 및 종합병원을 말한다)에서 담당의사에게 연명의료계획서의 작성을 요청할 수 있다. 요청을 받은 담당의사는 해당 환자에게 연명의료계획서를 작성하기 전에 "① 환자의 질병 상태와 치료방법에 관한 사항, ② 연명의료의 시행방법 및 연명의료중단등결정에 관한 사항, ③ 호스피스의 선택 및 이용에 관한 사항, ④ 연명의료계획서의 작성・등록・보관 및 통보에 관한 사항, ⑤ 연명의료계획서의 변경・철회 및 그에 따른 조치에 관한 사항, ⑥ 의료기관 윤리위원회 이용에 관한 사항"에 관하여 설명하고, 환자로부터 내용을 이해하였음을 확인받아야 한다. 이 경우 해당 환자가 미성년자인 때에는 환자 및 그 법정대리인에게 설명하고 확인을 받아야 한다.

연명의료계획서는 "① 환자의 연명의료중단등결정 및 호스피스의 이용에 관한 사항, ② 위 설명을 이해하였다는 환자의 서명, 기명날인, 녹취, 녹화의 방법으로의 확인, ③ 담당의사의 서명 날인, ④ 작성 연월일, ⑤ 환자의 성명, 주민등록번호, ⑥ 환자가 말기 또는 임종과정에 있는 환자인지 여부, ⑦ 연명의료계획서의 열람 허용 여부, ⑧ 담당의사의 소속 의료기관 및 면허번호를 포함하여야 한다.

환자는 연명의료계획서의 변경 또는 철회를 언제든지 요청할 수 있으며, 이 경우 담당의사는 이를 반영한다. 의료기관의 장은 작성된 연명의료계획서를 등록・보관하여야 하며, 연명의료계획서가 등록・변경 또는 철회된 경우 그 결과를 관리기관의 장에게 통보하여야 한다(제10조).

---

3) "말기환자(末期患者)"란 적극적인 치료에도 불구하고 근원적인 회복의 가능성이 없고 점차 증상이 악화되어 보건복지부령으로 정하는 절차와 기준에 따라 담당의사와 해당 분야의 전문의 1명으로부터 수개월 이내에 사망할 것으로 예상되는 진단을 받은 환자를 말한다(제2조제3호).

3. 사전연명의료의향서

1) 사전연명의료의향서의 작성·등록 등

'사전연명의료의향서'란 19세 이상인 사람이 자신의 연명의료중단등결정 및 호스피스에 관한 의사를 직접 문서(전자문서를 포함한다)로 작성한 것을 말한다(제2조제9호). 사전연명의료의향서를 작성하고자 하는 사람은 직접 작성하여야 한다.

등록기관은 작성자에게 그 작성 전에 "① 연명의료의 시행방법 및 연명의료 중단 등 결정에 대한 사항, ② 호스피스의 선택 및 이용에 관한 사항, ③ 사전연명의료의향서의 효력 및 효력 상실에 관한 사항, ④ 사전연명의료의향서의 작성·등록·보관 및 통보에 관한 사항, ⑤ 사전연명의료의향서의 변경·철회 및 그에 따른 조치에 관한 사항, ⑥ 기록의 이관에 관한 사항을 충분히 설명하고, 작성자로부터 내용을 이해하였음을 확인받아야 한다.

사전연명의료의향서는 "① 연명의료중단등결정, ② 호스피스의 이용, ③ 작성 연월일, ④ 작성자의 성명 및 주민등록번호, ⑤ 작성자가 설명을 이해하였다는 확인 ⑥ 사전연명의료의향서의 열람 허용여부, ⑦ 등록기관 및 상담자에 관한 사항이 포함되어야 한다.

사전연명의료의향서는 "① 본인이 직접 작성하지 아니한 경우, ② 본인의 자발적 의사에 따라 작성되지 아니한 경우, ③ 작성 전에 설명이 제공되지 아니하거나 작성자의 확인을 받지 아니한 경우, ④ 사전연명의료의향서 작성·등록 후에 연명의료계획서가 다시 작성된 경우는 효력이 없다. 특히 사전연명의료의향서 작성·등록 후에 연명의료계획서가 다시 작성된 경우는 그 때부터 효력을 잃는다.

사전연명의료의향서를 작성한 사람은 언제든지 그 의사를 변경하거나 철회할 수 있다. 이 경우 등록기관의 장은 지체 없이 사전연명의료의향서를 변경하거나 등록을 말소하여야 한다. 등록기관의 장은 사전연명의료의향서를 제출받을 때 본인의 작성 여부를 확인한 후 작성된 사전연명의료의향서를 등록·보관하여야 하며, 등록 결과를 관리기관의 장에게 통보하여야 한다. 등록기관의 장은 사전연명의료의향서가 변경 또는 철회된 경우 그 결과를 관리기관의 장에게 통보하여야 한다(제10조).

2) 사전연명의료의향서의 등록기관

보건복지부장관은 ① 지역보건의료기관(보건소, 보건지소), ② 의료기관, ③ 사전연명의료의향서에 관한 사업을 수행하는 비영리법인 또는 비영리단체, ④ 공공기관, ⑤ 노인복지관" 중에서 시설·인력 등 요건을 갖춘 기관 단체를 사전연명의료의향서 등록기관으로 지정할 수 있다.

등록기관은 "① 사전연명의료의향서 등록에 관한 업무, ② 사전연명의료의향서에 관한 설명 및 작성 지원, ③ 사전연명의료의향서에 관한 상담, 정보제공 및 홍보, ④ 관리기관에 대한 사전연명의료의향서의 등록·변경·철회 등의 결과 통보, ⑤ 사전연명의료의향서의 보존 및 관리 업무를 수행한다.

등록기관의 장은 업무 수행의 결과를 기록·보관하고, 관리기관의 장에게 보고하여야 한다. 등록기관의 장은 등록기관의 업무를 폐업 또는 1개월 이상 휴업하거나 운영을 재개하는 경우 보건복지부장관에게 신고하여야 한다. 등록기관의 업무를 폐업 또는 1개월 이상 휴업하는 경우 3일 전까지 관련 기록을 관리기관의 장에게 이관하여야 한다. 다만, 휴업하려는 등록기관의 장이 휴업 예정일 전일까지 관리기관의 장의 허가를 받은 경우에는 관련 기록을 직접 보관할 수 있다.

국가와 지방자치단체는 등록기관의 운영 및 업무 수행에 필요한 행정적·재정적 지원을 할 수 있다(제11조).

3) 사전연명의료의향서의 등록기관 지정 취소

보건복지부장관은 등록기관이 "① 거짓이나 그 밖의 부정한 방법으로 지정을 받은 경우, ② 지정기준에 미달하는 경우, ③ 업무를 정당한 사유 없이 이행하지 아니한 경우, ④ 정당한 사유 없이 명령·조사에 응하지 아니한 자"에 해당하는 경우 그 지정을 취소할 수 있다. 다만, 거짓이나 그 밖의 부정한 방법으로 지정을 받은 경우에는 그 지정을 취소하여야 한다. 지정이 취소된 등록기관은 지정이 취소된 날부터 2년 이내에 등록기관으로 지정받을 수 없으며, 등록기관의 장은 지정이 취소된 경우 30일 이내에 보관하고 있는 기록을 관리기관의 장에게 이관하여야 한다(제13조).

연명의료계획서와 사전연명의료의향서 비교

구분	정의 및 개념	작성시기	작성 주체	대리 결정	설명 주체	연명의료결정
연명의료계획서	담당의사가 성인 환자에게 의학적 상태와 임종과정에서 가능한 연명의료 계획에 대해 설명한 후 환자 의사에 따라 작성한 문서	임종과정에 있거나, 임종과정 예견가능 시	담당의사	불인정	의사	이행
사전연명의료의향서	성인이 향후 의사능력 상실을 대비하여 평소 임종과정의 연명의료에 대한 본인의 의사를 직접 기록한 문서	평소	모든 성인	불인정	작성기관 종사자	① (의식 有) 담당의사 확인 ② (의식 無) 의사 2인 확인

4. 의료기관윤리위원회의 설치 및 운영 등

1) 근거

연명의료 중단 등 결정 및 그 이행에 관한 업무를 수행하려는 의료기관은 의료기관윤리위원회를 설치하고 10일 이내에 보건복지부장관에게 등록하여야 한다(제14조).

2) 윤리위원회의 업무범위

윤리위원회는 "① 연명의료중단등결정 및 그 이행에 관하여 임종과정에 있는 환자와 그 환자가족 또는 의료인이 요청한 사항에 관한 심의, ② 담당의사의 교체에 관한 심의, ③ 환자와 환자가족에 대한 연명의료 중단 등 결정 관련 상담, ④ 의료기관의 의료인에 대한 의료윤리교육, ⑤ 연명의료중단 결정에 관한 통계분석, 평가 및 개선방안, 등의 활동을 수행한다. 보건복지부장관은 의료기관이 윤리위원회의 업무의 수행을 위탁할 수 있도록 공용윤리위원회를 지정할 수 있다. 다른 의료기관의 윤리위원회 또는 공용윤리위원회와 윤리위원회 업무의 수행을 위탁하기로 협약을 맺은 의료기관은 윤리위원회를 설치한 것으로 본다(제14조).

3) 윤리위원회 구성 및 등록

윤리위원회의 위원은 위원장 1명을 포함하여 5명 이상 20명 이하로 구성하되, 해당 의료기관에 종사하는 사람으로만 구성할 수 없으며, 의료인이 아닌 사람으로서 종교계·법조계·윤리학계·시민단체 등의 추천을 받은 사람 2명 이상을 포함하여야 한다.

윤리위원회 위원은 해당 의료기관의 장이 위촉하고, 위원장은 위원 중에서 호선한다(제14조).

제 3 장

연명의료 중단 등 결정의 이행

1) 개요

'연명의료'란 임종과정[4]에 있는 환자에게 하는 심폐소생술, 혈액 투석, 항암제 투여, 인공호흡기 착용, 체외생명유지술(ECLS), 수혈, 혈압상승제 투여, 그 밖에 담당의사가 환자의 최선의 이익을 보장하기 위해 시행하지 않거나 중단할 필요가 있다고 의학적으로 판단하는 의학적 시술로서 치료효과 없이 임종과정의 기간만을 연장하는 것을 말하며, '연명의료중단등결정'이란 임종과정에 있는 환자에 대한 연명의료를 시행하지 아니하거나 중단하기로 하는 결정을 말한다(제2조).

담당의사와 해당분야 전문의 1명으로부터 임종과정에 있다는 의학적 판단을 받은 환자로서 환자 본인이 직접 사전연명의료의향서 또는 연명의료계획서를 통해 연명의료를 원치 않는다는 분명한 의사를 표명하거나, 환자의 의식이 없는 상태에서 환자 가족 2인이 동일하게 연명의료에 관한 환자의 의사를 진술하거나, 환자가족 전원이 합의한 경우 심폐소생술, 혈액 투석, 항암제, 인공호흡기 착용의 연명의료를 시행하지 않거나 중단하는 결정을 할 수 있다.

2) 연명의료 중단 등 결정 이행의 대상

담당의사는 임종과정에 있는 환자가 "① 연명의료계획서, 사전연명의료의향서 또는 환자가족의 진술을 통하여 환자의 의사(意思)로 보는 의사(意思)가 연명의료 중단 등 결정을 원하는 것이고, 임종과정에 있는 환자의 의사에도 반하지 아니하는 경우, ② 환자의 의사를 확인할 수 없는 경우의 연명의료 중단 등 결정이 있는 경우에만 연명의료 중단 등 결정을 이행할 수 있다(제15조 및 제18조).

---

4) '임종과정'이란 회생의 가능성이 없고, 치료에도 불구하고 회복되지 아니하며, 급속도로 증상이 악화되어 사망에 임박한 상태를 말하며, '임종과정에 있는 환자'란 제16조에 따라 담당의사와 해당 분야의 전문의 1명으로부터 임종과정에 있다는 의학적 판단을 받은 자를 말한다(제2조).

3) 환자가 임종과정에 있는지 여부에 대한 판단

담당의사[5]는 환자에 대한 연명의료 중단 등 결정을 이행하기 전에 해당 환자가 임종과정에 있는지 여부를 해당 분야의 전문의 1명과 함께 판단하고 그 판단결과를 양식에 따라 기록(전자문서로 된 기록을 포함한다)하여야 한다. 다만 호스피스전문기관에서 호스피스를 이용하는 말기환자가 임종과정에 있는지 여부에 대한 판단은 담당의사의 판단으로 갈음할 수 있다(제16조).

4) 환자의 의사 확인

연명의료 중단 등 결정을 원하는 환자의 의사(意思)는 다음의 방법으로 확인한다(제17조).

1. 의료기관에서 작성된 연명의료계획서가 있는 경우 이를 환자의 의사로 본다.
2. 담당의사가 사전연명의료의향서의 내용을 환자에게 확인하는 경우 이를 환자의 의사로 본다. 담당의사 및 해당 분야의 전문의 1명이 ① 환자가 사전연명의료의향서의 내용을 확인하기에 충분한 의사능력이 없다는 의학적 판단과 ② 사전연명의료의향서가 법에 따라 작성되었다는 사실을 모두 확인한 경우에도 같다.

담당의사는 연명의료계획서 또는 사전연명의료의향서 확인을 위하여 관리기관에 등록 조회를 요청할 수 있으며, 환자의 의사를 확인한 담당의사 및 해당 분야의 전문의는 확인 결과를 기록(전자문서로 된 기록을 포함한다)하여야 한다.

3. 연명의료계획서나 사전연명의료의향서가 없는 19세 이상의 환자가 의사를 표현할 수 없는 의학적 상태인 경우 환자의 연명의료 중단 등 결정에 관한 의사로 보기에 충분한 기간 동안 일관하여 표시된 연명의료 중단 등에 관한 의사에 대하여 환자가족(19세 이상인 자로서 "① 배우자, ② 직계비속, ③ 직계존속, ④ ①부터 ③까지에 해당하는 사람이 없는 경우 형제자매" 중 어느 하나에 해당하는 사람을 말한다) 2명 이상의 일치하는 진술(환자가족이 1명인 경우에는 그 1명의 진술을 말한다)이 있으면 담당의사와 해당 분야의 전문의 1명의 확인을 거쳐 이를 환자의 의사로 본다. 다만, 그 진술과 배치되는 내용의 다른 환자가족의 진술이 있거나 환자 본인이 직접 작성한 문서, 녹음물, 녹화물 또는 이에 준하는 기록물에서 본인이 연명의료 중단 등 결정에 관한

---

5) '담당의사'란 「의료법」에 따른 의사로서 말기환자 또는 임종과정에 있는 환자(말기환자등)를 직접 진료하는 의사를 말한다(제2조제7호).

의사를 직접 표명하는 경우 등 객관적인 증거가 있는 경우에는 그러하지 아니하다.

5) 환자의 의사를 확인할 수 없는 경우의 연명의료 중단 등 결정

환자의 의사를 확인할 수 없고 환자가 의사표현을 할 수 없는 의학적 상태인 경우 다음 어느 하나에 해당할 때에는 해당 환자를 위한 연명의료 중단 등 결정이 있는 것으로 본다. 다만, 담당의사 또는 해당 분야 전문의 1명이 환자가 연명의료 중단 등 결정을 원하지 아니하였다는 사실을 확인한 경우는 제외한다.

1. 미성년자인 환자의 법정대리인(친권자에 한정한다)이 연명의료 중단 등 결정의 의사표시를 하고 담당의사와 해당 분야 전문의 1명이 확인한 경우
2. 환자가족 중 "① 배우자, ② 1촌 이내의 직계 존속·비속, ③ ① 및 ②에 해당하는 사람이 없는 경우 2촌 이내의 직계 존속·비속, ④ ①부터 ③까지에 해당하는 사람이 없는 경우 형제자매"에 해당하는 사람 (19세 이상인 사람에 한정하며, 행방불명자, 의식불명, 실종신고 등의 사유에 해당하는 사람은 제외한다) 전원의 합의로 연명의료 중단 등 결정의 의사표시를 하고 담당의사와 해당 분야 전문의 1명이 확인한 경우

연명의료 중단 등 결정을 확인한 담당의사 및 해당 분야의 전문의는 확인 결과를 기록(전자문서로 된 기록을 포함한다)하여야 한다(제18조).

연명의료 중단 등 결정에 관한 환자 의사 확인 방법

환자 상태	확인 방법
환자의 의사능력이 있을 때	• 연명의료계획서(말기·임종기 환자 작성 가능) • 사전연명의료의향서(원하는 사람 작성가능) + 담당의사의 확인
환자의 의사능력이 없으나, 환자의 의사를 확인할 수 있을 때	• 사전연명의료의향서 + 의사 2인의 확인 • 가족 2인 이상의 일치하는 진술 + 의사 2인의 확인 * 가족 : ① 배우자 ② 직계 존·비속 ③ 형제자매(①②없는 경우) * 환자 가족이 1인뿐인 경우, 1인의 진술로도 가능
환자가 의사능력이 없고, 환자의 의사를 확인할 수도 없을 때	• 환자가족 전원의 합의* + 의사 2인의 확인 * ① 배우자, ② 1촌 이내의 직계 존속·비속, ③ 2촌 이내의 존속·비속(①②없는 경우), ④ 형제자매(①~③없는 경우) • 미성년자의 경우, 친권자인 법정대리인의 결정 + 의사 2인의 확인

〈연명의료중단등결정의 절차〉

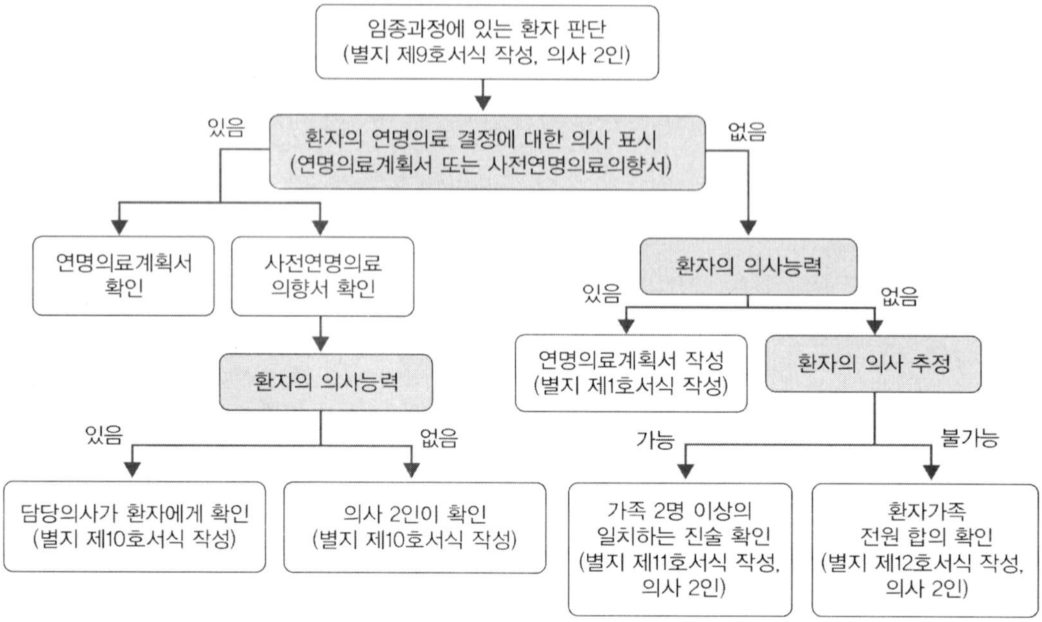

＊보건복지부, 연명의료결정 제도 안내, 2017.12.

6) 연명의료 중단 등 결정의 이행 등

담당의사는 ① 연명의료계획서, 사전연명의료의향서 또는 환자가족의 진술을 통하여 환자의 의사(意思)로 보는 의사(意思)가 연명의료 중단 등 결정을 원하는 것이고, 임종과정에 있는 환자의 의사에도 반하지 아니하는 경우, ② 환자의 의사를 확인할 수 없는 경우의 연명의료 중단 등 결정이 있는 것으로 보는 경우에 해당하는 환자에 대하여 즉시 연명의료 중단 등 결정을 이행하여야 하며, 담당의사는 연명의료 중단 등 결정을 이행하는 경우 그 과정 및 결과를 기록(전자문서로 된 기록을 포함한다)하여야 한다. 연명의료 중단 등 결정 이행 시 통증 완화를 위한 의료행위와 영양분 공급, 물 공급, 산소의 단순 공급은 시행하지 아니하거나 중단되어서는 아니 된다. 의료기관의 장은 연명의료 중단 등 결정을 이행하는 경우 그 결과를 지체 없이 정보처리시스템을 통하여 관리기관의 장에게 통보하여야 한다. 한편, 담당의사가 연명의료중단등결정의 이행을 거부할 때에는 해당 의료기관의 장은 윤리위원회의 심의를 거쳐 담당의사를 교체하여야 한다. 이 경우 의료기관의 장은 연명의료중단등결정의 이행 거부를 이유로 담당의사에게 해고나 그 밖에 불리한 처우를 하여서는 아니 된다(제19조).

7) 기록의 보존

의료기관의 장은 연명의료중단등결정 및 그 이행에 관한 “① 연명의료계획서, ② 기록된 임종과정에 있는 환자 여부에 대한 담당의사와 해당 분야 전문의 1명의 판단 결과, ③ 연명의료계획서 또는 사전연명의료의향서에 대한 담당의사 및 해당 분야 전문의의 확인 결과, ④ 환자가족의 진술에 대한 자료 · 문서 및 그에 대한 담당의사와 해당 분야 전문의의 확인 결과, ⑤ 의사표시에 대한 자료 · 문서 및 그에 대한 담당의사와 해당 분야 전문의의 확인 결과, ⑥ 연명의료중단등결정 이행의 결과, ⑦ 의료기관윤리위원회의 심의위원회의 심의에 관련된 기록”을 연명의료 중단 등 결정 이행 후 10년 동안 보존하여야 한다(제20조).

제4장

호스피스 · 완화의료

1. 호스피스사업

'호스피스 · 완화의료(호스피스)'란 "① 암, ② 후천성면역결핍증, ③ 만성 폐쇄성 호흡기질환, ④ 만성 간경화로 말기환자 진단을 받은 환자 또는 임종과정에 있는 환자(호스피스대상환자)와 그 가족에게 통증과 증상의 완화 등을 포함한 신체적, 심리사회적, 영적 영역에 대한 종합적인 평가와 치료를 목적으로 하는 의료를 말한다(제2조제6호).

보건복지부장관은 호스피스를 위하여 "① 말기환자등의 적정한 통증관리 등 증상 조절을 위한 지침 개발 및 보급, ② 입원형, 자문형, 가정형 호스피스의 설치 및 운영, 그 밖에 다양한 호스피스 유형의 정책개발 및 보급, ③ 호스피스의 발전을 위한 연구 · 개발 사업, ④ 호스피스전문기관의 육성 및 호스피스 전문 인력의 양성, ⑤ 말기환자등과 그 가족을 위한 호스피스 교육프로그램의 개발 및 보급, ⑥ 호스피스 이용 환자의 경제적 부담능력 등을 고려한 의료비 지원사업, ⑦ 말기환자, 호스피스의 현황과 관리실태에 관한 자료를 지속적이고 체계적으로 수집 · 분석하여 통계를 산출하기 위한 등록 · 관리 · 조사 사업(등록통계사업), ⑧ 호스피스에 관한 홍보, ⑨ 그 밖에 보건복지부장관이 필요하다고 인정하는 사업"의 사업을 실시하여야 한다. 보건복지부장관은 위 사업을 관계 전문기관 및 단체에 위탁할 수 있다(제21조).

보건복지부장관은 등록통계사업에 필요한 경우 관계 기관 또는 단체에 자료의 제출이나 의견의 진술 등을 요구할 수 있다. 이 경우 자료의 제출 등을 요구받은 자는 정당한 사유가 없으면 이에 따라야 한다(제22조).

2. 호스피스센터

1) 중앙호스피스센터의 지정 등

보건복지부장관은 "① 말기환자의 현황 및 진단・치료・관리 등에 관한 연구, ② 호스피스 사업에 대한 정보・통계의 수집・분석 및 제공, ③ 호스피스사업 계획의 작성, ④ 호스피스에 관한 신기술의 개발 및 보급, ⑤ 호스피스대상환자에 대한 호스피스 제공, ⑥ 호스피스사업 결과의 평가 및 활용, ⑦ 그 밖에 말기환자 관리에 필요한 업무를 수행하게 하기 위하여 기준을 충족하는 종합병원을 중앙호스피스센터로 지정할 수 있다. 이 경우 국공립 의료기관을 우선하여 지정한다.

보건복지부장관은 중앙센터가 위 사업을 하지 아니하거나 잘못 수행한 경우에는 시정을 명할 수 있으며, 중앙센터가 "① 지정 기준에 미달한 경우, ② 위 사업을 하지 아니하거나 잘못 수행한 경우, ③ 시정명령을 따르지 아니한 경우" 그 지정을 취소할 수 있다(제23조).

2) 권역별호스피스센터의 지정 등

보건복보건복지부장관은 "① 말기환자의 현황 및 진단・치료・관리 등에 관한 연구, ② 해당 권역의 호스피스사업의 지원, ③ 해당 권역의 호스피스전문기관들에 관한 의료 지원 및 평가, ④ 호스피스대상환자의 호스피스 제공, ⑤ 해당 권역의 호스피스사업에 관련된 교육・훈련 및 지원 업무, ⑥ 해당 권역의 호스피스에 관한 홍보, ⑦ 말기환자 등록통계자료의 수집・분석 및 제공, ⑧ 그 밖에 말기환자 관리에 필요한 사업을 수행하게 하기 위하여 기준을 충족하는 종합병원을 권역별호스피스센터로 지정할 수 있다. 이 경우 국공립 의료기관을 우선하여 지정한다.

보건복지부장관은 권역별센터가 위 사업을 하지 아니하거나 잘못 수행한 경우에는 시정을 명할 수 있으며, 권역별센터가 "① 지정 기준에 미달한 경우, ② 위 사업을 하지 아니하거나 잘못 수행한 경우, ③ 시정명령을 따르지 아니한 경우"의 어느 하나에 해당하는 경우에는 그 지정을 취소할 수 있다(제24조).

3. 호스피스전문기관

1) 호스피스전문기관의 지정 등

보건복지부장관은 호스피스대상환자를 대상으로 호스피스전문기관을 설치·운영하려는 의료기관 중 시설·인력·장비 등의 기준을 충족하는 의료기관을 입원형, 자문형, 가정형으로 구분하여 호스피스전문기관으로 지정할 수 있다. 호스피스전문기관 지정을 받으려는 의료기관은 보건복지부장관에게 신청하여야 한다. 보건복지부장관은 지정받은 호스피스전문기관에 대하여 평가결과를 반영하여 호스피스사업에 드는 비용의 전부 또는 일부를 차등 지원할 수 있다(제25조).

2) 변경·폐업 등 신고

호스피스전문기관의 장은 인력·시설·장비 등 중요한 사항을 변경하려는 경우 보건복지부장관에게 그 변경사항을 신고하여야 하며, 호스피스사업을 폐업 또는 휴업하려는 경우 보건복지부장관에게 미리 신고하여야 한다(제26조).

3) 호스피스전문기관의 평가

보건복지부장관은 호스피스의 질을 향상시키기 위하여 호스피스전문기관에 대하여 "① 시설·인력 및 장비 등의 질과 수준, ② 호스피스 질 관리 현황, ③ 지원받은 예산 집행의 적절성, ④ 설명의무 이행의 적절성, ⑤ 그 밖의 호스피스전문기관의 업무 평가를 위하여 보건복지부장관이 특히 필요하다고 인정하는 사항을 평가할 수 있다. 보건복지부장관은 평가결과를 공개할 수 있으며, 지원 및 감독에 반영할 수 있으며, 평가업무를 관계 전문기관 또는 단체에 위탁할 수 있다(제29조).

4) 호스피스전문기관의 지정 취소 등

보건복지부장관은 호스피스전문기관이 "① 거짓이나 그 밖의 부정한 방법으로 지정을 받은 경우, ② 지정 기준에 미달한 경우, ③ 정당한 사유 없이 평가를 거부한 경우" 그 지정을 취소하거나, 6개월 이내의 기간을 정하여 호스피스 업무의 정지를 명할 수 있다. 다만, 거짓이나 그 밖의 부정한 방법으로 지정을 받은 경우에는 그 지정을 취소하여야 한다. 지정이 취소된 호스피스전문기관은 지정이 취소된 날부터 2년 이내에는 호스피스전문기관으로 지정받을 수 없다(제30조).

4. 호스피스의 신청

호스피스대상환자가 호스피스전문기관에서 호스피스를 이용하려는 경우에는 호스피스 이용동의서(전자문서로 된 동의서를 포함한다)와 의사가 발급하는 호스피스대상환자임을 나타내는 의사소견서(전자문서로 된 소견서를 포함한다)를 첨부하여 호스피스전문기관에 신청하여야 하며, 호스피스대상환자는 언제든지 직접 또는 대리인을 통하여 호스피스의 신청을 철회할 수 있다. 호스피스대상환자가 의사결정능력이 없을 때에는 미리 지정한 지정대리인이 신청할 수 있고 지정 대리인이 없을 때에는 배우자, 직계비속, 직계 존속, 형제 자매의 순서대로 신청할 수 있다(제28조).

5. 의료인의 설명의무

호스피스전문기관의 의료인은 호스피스대상환자나 그 가족 등에게 호스피스의 선택과 이용 절차에 관하여 설명하여야 한다. 호스피스전문기관의 의사 또는 한의사는 호스피스를 시행하기 전에 치료 방침을 호스피스대상환자나 그 가족에게 설명하여야 하며, 호스피스대상환자나 그 가족이 질병의 상태에 대하여 알고자 할 때에는 이를 설명하여야 한다(제27조).

제 5 장

보 칙

1. 민감정보 및 고유식별정보의 처리

관리기관, 등록기관, 의료기관, 중앙센터, 권역별센터, 호스피스전문기관, 담당의사 및 해당 분야 전문의는 이 법에서 정한 연명의료의 결정 및 호스피스에 관한 사무를 수행하기 위하여 불가피한 경우 「개인정보 보호법」에 따른 건강에 관한 정보 및 고유식별정보가 포함된 자료를 처리할 수 있다(제31조).

2. 기록 열람 등

환자가족(이 조에서는 연령을 제한하지 아니한다)은 관리기관의 장 또는 해당 의료기관의 장에게 환자의 연명의료 중단 등 결정 또는 그 이행에 관한 기록의 열람을 요청할 수 있으며, 이 경우 요청을 받은 자는 정당한 사유가 없으면 사본을 교부하거나 그 내용을 확인할 수 있도록 하여야 한다(제33조).

3. 보고 · 조사 등

보건복지부장관 또는 관리기관의 장은 연명의료중단등결정의 이행 또는 호스피스 등과 관련하여 필요하다고 인정하는 경우 등록기관 또는 의료기관의 장 및 그 종사자에게 그 업무에 관하여 필요한 명령을 하거나, 보고 또는 관련 서류의 제출을 명할 수 있으며, 이와 관련 서류 등을 관계 공무원에게 조사하게 할 수 있다. 이 경우 조사를 담당하는 관계 공무원은 그 권한을 표시하는 증표를 지니고 이를 내보여야 한다. 등록기관 또는 의료기관의 장 및 그 종사자는 위 명령・조사에 정당한 사유가 없으면 응하여야 한다(제34조).

4. 청문

보건복지부장관 또는 관리기관의 장은 연명의료 중단 등 결정의 이행 또는 호스피스 등과 관련하여 보건복지부 장관은 "① 등록기관의 지정 취소, ② 호스피스전문기관의 지정 취소"에 해당하는 처분을 하고자 하는 경우에는 청문을 하여야 한다(제35조).

5. 금지사항

1) 정보 유출 금지

관리기관, 등록기관, 의료기관, 중앙센터, 권역별센터 및 호스피스전문기관에 종사하거나 종사하였던 사람은 연명의료중단등결정 및 그 이행 또는 호스피스 업무상 알게 된 정보를 유출하여서는 아니 된다(제32조).

2) 유사명칭의 사용 금지

이 법에 따른 관리기관, 등록기관, 중앙센터, 권역별센터 또는 호스피스전문기관이 아니면 국립연명의료관리기관, 사전연명의료의향서 등록기관, 중앙호스피스센터, 권역별호스피스센터, 호스피스전문기관 또는 이와 유사한 명칭을 사용하지 못한다(제36조).

3) 보험 등의 불이익 금지

이 법에 따른 연명의료중단등결정 및 그 이행으로 사망한 사람과 보험금수령인 또는 연금수급자를 보험금 또는 연금급여 지급시 불리하게 대우하여서는 아니 된다(제37조).

6. 연명의료 결정 등 비용의 부담

연명의료계획서 작성(제10조), 임종과정에 있는 환자인지 여부에 대한 판단(제16조) 및 호스피스의 신청을 위한 의사소견서 발급 및 호스피스의 이용 등(제28조)에 따른 비용은 건강보험에서 정하는 바에 따른다(제38조).

제6장

벌칙

1. 벌칙

벌 칙	위 반 내 용
3년 이하의 징역 또는 3천만원 이하의 벌금 (제39조)	• 기록을 허위로 기록한 자(제20조) • 정보를 유출한 자(제32조)
1년 이하의 징역 또는 1천만원 이하의 벌금 (제40조제1항)	• 보건복지부장관으로부터 지정받지 아니하고 사전연명의료의향서의 등록에 관한 업무를 한 자(제11조제1항) • 임종과정에 있는 환자에 대하여 환자의 의사(제17조) 또는 연명의료중단등결정(제18조)에 반하여 연명의료를 시행하지 아니하거나 중단한 자
300만원 이하의 벌금 (제40조제2항)	• 기록을 보존하지 아니한 자(제20조)

2. 과태료

과 태 료	위 반 내 용
500만원 이하의 과태료 (제43조제1항)	• 윤리위원회를 설치하지 아니한 자(제14조제1항) • 연명의료중단등결정의 이행 결과를 관리기관의 장에게 알리지 아니한 자(제19조제5항)
300만원 이하의 과태료 (제43조제2항)	• 업무 수행 결과를 기록·보관 또는 보고하지 아니한 자(제11조제3항) • 연명의료중단등결정의 이행 또는 호스피스 등과 관련 명령에 정당한 사유 없이 응하지 아니한 자(제34조제3항)

과 태 료	위 반 내 용
200만원 이하의 과태료 (제43조제3항)	• 폐업 또는 휴업 등의 변경 사항을 신고하지 아니한 자(제11조제5항, 제26조) • 기록이관 의무를 하지 아니한 자(제11조제6항, 제13조제3항) • 국립연명의료관리기관, 사전연명의료의향서 등록기관, 중앙호스피스센터, 권역별호스피스센터, 호스피스전문기관 또는 이와 유사한 명칭을 사용한 자(제36조)

제12부

보건의료기본법

제1장 보건의료기본법의 개요

제2장 보건의료에 관한 국민의 권리와 의무

제3장 보건의료발전계획의 수립 · 시행

제4장 보건의료자원의 관리 등

제5장 보건의료의 제공과 이용

제6장 보건의료의 육성 · 발전 등

제7장 보건의료 통계 · 정보 관리

제 1 장

보건의료기본법의 개요

1. 의의

「보건의료기본법」은 보건의료에 관한 기본법으로서의 성격을 갖는다. 즉 이 법에는 우리나라 보건의료의 정책목표, 가치와 이념이 반영되어 있으며, 각 구성원의 권리・의무에 관한 기본적인 사항을 규정하고 있다.[1] 이와 같이 이 법은 보건의료에 관한 기본법이라는 점에서 보건의료에 관한 법률을 제정 또는 개정할 경우 이 법에 부합되도록 하여야 한다(제9조).

2. 목적과 이념

이 법은 보건의료에 관한 국민의 권리・의무와 국가 및 지방자치단체의 책임을 정하고 보건의료의 수요 및 공급에 관한 기본적인 사항을 규정함으로써 보건의료의 발전과 국민의 보건 및 복지의 증진에 이바지함을 목적으로 한다(제1조). 나아가 이 법은 보건의료를 통하여 모든 국민이 인간으로서의 존엄과 가치를 가지며 행복을 추구할 수 있도록 하고 국민 개개인이 건강한 삶을 영위할 수 있도록 제도와 여건을 조성하며, 보건의료의 형평과 효율의 조화를 기할 수 있도록 함으로써 국민의 삶의 질을 향상시키는 것을 기본이념으로 한다(제2조).

1) 이러한 의미에서 다른 법률과 달리 이 법에서 규정한 각종 의무를 위반한 경우에도 별도의 형벌 또는 행정처분을 부과하고 있지 않다.

3. 보건의료기본법의 변천과 구조

2000. 1. 12. 21세기를 맞이하여 국민의 새로운 보건의료수요의 변화에 대응하여 국민의 건강권을 보장하고, 보건의료법령간의 체계성・연계성을 제고시키며, 각 부처의 보건의료기능에 대한 종합・조정기능을 강화하여 종합적이고 체계적인 보건의료정책의 수립・시행 체계를 마련함으로써 보건의료제도의 효율적인 운영과 국민보건의 향상을 도모하고자 「보건의료기본법(법률 제6150호)」이 제정되었다. 이후 수차례의 개정을 거쳐 현재의 「보건의료기본법률(제9847호)」에 이르고 있다. 현행 「보건의료기본법」은 제1장(총칙), 제2장(보건의료에 관한 국민의 권리와 의무), 제3장(보건의료발전계획의 수립・시행), 제4장(보건의료자원의 관리 등), 제5장(보건의료의 제공과 이용), 제6장(보건의료의 육성・발전 등), 제7장(보건의료 통계・정보 관리)으로 구성되어 있다.

4. 보건의료기본법상 용어의 정의

1) 보건의료

국민의 건강을 보호・증진하기 위하여 국가・지방자치단체・보건의료기관 또는 보건의료인 등이 행하는 모든 활동을 말한다.

2) 보건의료서비스

국민의 건강을 보호・증진하기 위하여 보건의료인이 행하는 모든 활동을 말한다.

3) 보건의료인[2)]

보건의료 관계 법령에서 정하는 바에 따라 자격・면허 등을 취득하거나 보건의료서비스에 종사하는 것이 허용된 자를 말한다.

2) 가령 의사, 치과의사, 한의사, 간호사(의료법), 약사(약사법), 임상병리사, 방사선사, 물리치료사, 작업치료사, 치과기공사, 치과위생사, 보건의료정보관리사, 안경사(의료기사법), 응급구조사(응급의료법), 영양사(국민건강증진법), 간호조무사(간호조무사 및 의료유사업자에 관한 규칙) 등이 있다.

4) 보건의료기관

보건의료인이 공중 또는 특정 다수인을 위하여 보건의료서비스를 행하는 보건기관, 의료기관, 약국, 그 밖에 대통령령으로 정하는 기관을 말한다.

5) 공공보건의료기관

국가·지방자치단체 그 밖의 공공단체가 설립·운영하는 보건의료기관을 말한다.

6) 보건의료정보

보건의료와 관련한 지식 또는 부호·숫자·문자·음성·음향·영상 등으로 표현된 모든 종류의 자료를 말한다.

5. 국가 등의 책임

1) 국가 및 지방자치단체의 책임

국가 및 지방자치단체는 보건의료정책과 관련되는 사회보장정책간이 연계되도록 하여야 하며(제7조), 국민의 권리·의무 등 국민생활에 중대한 영향을 미치는 보건의료정책을 수립·시행하려면 이해관계인 등 국민의 의견을 수렴하여야 한다(제8조). 특히 국가 및 지방자치단체에게 다음과 같은 책임이 있다(제4조).

① 국민건강의 보호·증진을 위하여 필요한 법적·제도적 장치를 마련하고 이에 필요한 재원을 확보하도록 노력하여야 한다.

② 모든 국민의 기본적인 보건의료 수요를 형평성 있게 충족시킬 수 있도록 노력하여야 한다.

③ 식품, 의약품, 의료기기 및 화장품 등 건강관련 물품이나 건강관련 활동으로부터 발생할 수 있는 위해를 방지하고, 각종 국민건강 위해요인으로부터 국민의 건강을 보호하기 위한 시책을 강구하도록 노력하여야 한다.

④ 민간이 행하는 보건의료에 대하여 보건의료 시책상 필요하다고 인정하면 행정적·재정적 지원을 할 수 있다.

2) 보건의료인의 책임

한편 보건의료인에게 다음과 같은 책임이 있다(제5조).

① 자신의 학식과 경험, 양심에 따라 환자에게 양질의 적정한 보건의료서비스를 제공하기 위하여 노력하여야 한다.

② 보건의료서비스의 제공을 요구받으면 정당한 이유없이 이를 거부하지 못한다.

③ 적절한 보건의료서비스를 제공하기 위하여 필요하면 보건의료서비스를 받는 자를 다른 보건의료기관에 소개하고 그에 관한 보건의료 자료를 다른 보건의료기관에 제공하도록 노력하여야 한다.

④ 국가나 지방자치단체가 관리하여야 할 질병에 걸렸거나 걸린 것으로 의심되는 대상자를 발견한 때에는 그 사실을 관계 기관에 신고·보고 또는 통지하는 등 필요한 조치를 하여야 한다.

6. 환자 및 보건의료인의 권리

1) 환자의 권리

모든 환자는 자신의 건강보호 및 증진을 위하여 적절한 보건의료서비스를 받을 권리를 가진다(제6조제1항).

2) 보건의료인의 권리

보건의료인은 보건의료서비스를 제공할 때에 학식과 경험, 양심에 따라 환자의 건강보호를 위하여 적절한 보건의료기술과 치료재료 등을 선택할 권리를 가진다. 다만, 이 법 또는 다른 법률에 특별한 규정이 있는 경우에는 그러하지 아니하다(제6조제2항).

제 2 장

보건의료에 관한 국민의 권리와 의무

1. 국민의 권리

이 법에서는 '국민의 권리'로 건강권, 알 권리, 자기결정권, 비밀보장을 받을 권리 등을 인정하고 있으며, 각종 보건의료 관계 법률에서 이에 대한 세부사항을 규정하고 있다. 구체적인 내용은 다음과 같다.

1) 건강권

모든 국민은 이 법 또는 다른 법률에서 정하는 바에 따라 자신과 가족의 건강에 관하여 국가의 보호를 받을 권리를 가지며, 성별, 나이, 종교, 사회적 신분 또는 경제적 사정 등을 이유로 자신과 가족의 건강에 관한 권리를 침해받지 아니한다(제10조).

2) 알 권리

모든 국민은 관계 법령에서 정하는 바에 따라 국가 및 지방자치단체의 보건의료시책에 관한 내용의 공개를 청구할 권리를 가진다. 그리고 모든 국민은 관계 법령에서 정하는 바에 따라 보건의료인 또는 보건의료기관에 대하여 자신의 보건의료와 관련한 기록 등의 열람이나 사본의 교부를 요청할 수 있다.[3] 다만, 본인이 요청할 수 없는 경우에는 그 배우자·직계존비속 또는 배우자의 직계존속이, 그 배우자·직계존비속 및 배우자의 직계존속이 없거나 질병이나 그 밖에 직접 요청을 할 수 없는 부득이한 사유가 있는 경우에는 본인이 지정하는 대리인이 기록의 열람 등을 요청할 수 있다(제11조).

3) 이는 환자의 의료정보에 대한 적극적 권리 중 하나로 의료법 제21조에서 자세하게 규정하고 있다.

3) 자기결정권

모든 국민은 보건의료인으로부터 자신의 질병에 대한 치료방법, 의학적 연구대상 여부, 장기이식 여부 등에 관하여 충분한 설명[4]을 들은 후 이에 관한 동의 여부를 결정할 권리를 가진다(제12조). 다만 ① 응급환자가 의사결정능력이 없는 경우, ② 설명 및 동의절차로 인하여 응급의료가 지체되면 환자의 생명이 위험하여지거나 심신상의 중대한 장애를 가져오는 등 응급의료의 경우에는 응급환자에 대한 응급의료종사자의 설명의무는 면제된다. 다만 응급상황으로 인하여 응급환자가 의사결정능력이 없는 경우 법정대리인이 동행하였을 때에는 응급의료종사자는 그 법정대리인에게 응급의료에 관하여 설명하고 그 동의를 받아야 하며, 법정대리인이 동행하지 아니한 경우에는 동행한 자에게 설명한 후 응급처치를 하고, 의사의 의학적 판단에 따라 응급진료를 할 수 있다(「응급의료에 관한 법률」 제9조).

4) 비밀보장

모든 국민은 보건의료와 관련하여 자신의 신체상·건강상의 비밀과 사생활의 비밀을 침해받지 아니한다(제13조). 보건의료정보는 매우 민감한 정보(sensitive information)로 이러한 보건의료정보가 누출될 경우 환자의 사생활의 비밀과 자유를 침해할 수 있으므로 엄격하게 보호되어야 한다. 특히 보건의료정보와 관련하여 소극적 의미로 프라이버시권이, 적극적 의미로 개인정보자기결정권[5]이 인정되고 있다.

---

4) 일반적으로 의사는 환자에게 수술 등 침습을 가하는 과정 및 그 후에 나쁜 결과 발생의 개연성이 있는 의료행위를 하는 경우 또는 사망 등의 중대한 결과 발생이 예측되는 의료행위를 하는 경우에 있어서 응급환자의 경우나 그 밖에 특단의 사정이 없는 한 진료계약상의 의무부터 침습 등에 대한 승낙을 얻기 위한 전제로서 당해 환자나 그 법정대리인에게 **질병의 증상, 치료방법의 내용 및 필요성, 발생이 예상되는 위험** 등에 관하여 당시의 의료수준에 비추어 상당하다고 생각되는 사항을 설명하여 당해 환자가 그 필요성이나 위험성을 충분히 비교해 보고 그 의료행위를 받을 것인가의 여부를 선택할 수 있도록 할 의무가 있고, 의사의 설명의무는 그 의료행위에 따르는 후유증이나 부작용 등의 위험 발생 가능성이 희소하다는 사정만으로 면제될 수 없으며, 그 후유증이나 부작용이 당해 치료행위에 전형적으로 발생하는 위험이거나 회복할 수 없는 중대한 것인 경우에는 그 발생가능성의 희소성에도 불구하고 설명의 대상이 된다(2005다5867).

5) 인간의 존엄과 가치, 행복추구권을 규정한 헌법 제10조 제1문에서 도출되는 일반적 인격권 및 헌법 제17조의 사생활의 비밀과 자유에 의하여 보장되는 개인정보자기결정권은 자신에 관한 정보가 언제 누구에게 어느 범위까지 알려지고 또 이용되도록 할 것인지를 그 정보주체가 스스로 결정할 수 있는 권리이다. 즉 정보주체가 개인정보의 공개와 이용에 관하여 스스로 결정할 권리를 말한다. 개인정보자기결정권의 보호대상이 되는 개인정보는 개인의 신체, 신념, 사회적 지위, 신분 등과 같이 개인의 인격주체성을 특징짓는 사항으로서 그 개인의 동일성을 식별할 수 있게 하는 일체의 정보라고 할 수 있고, 반드시 개인의 내밀한 영역이나 사사(私事)의 영역에 속하는 정보에 국한되지 않고 공적 생활에서 형성되었거나 이미 공개된 개인정보까지 포함한다. 또한 그러한 개인정보를 대상으로 한 조사·수집·보관·처리·이용 등의 행위는 모두 원칙적으로 개인정보자기결정권에 대한 제한에 해당한다(99헌마513).

2. 국민의 의무

모든 국민은 자신과 가족의 건강을 보호·증진하기 위하여 노력하여야 하며, 관계 법령에서 정하는 바에 따라 건강을 보호·증진하는 데에 필요한 비용을 부담하여야 하며, 보건의료인의 정당한 보건의료서비스와 지도에 대하여 협조한다. 그리고 누구든지 건강에 위해한 정보를 유포·광고하거나 건강에 위해한 기구·물품을 판매·제공하는 등 다른 사람의 건강을 해치거나 해칠 우려가 있는 행위를 하여서는 아니 된다(제14조).

제 3 장

보건의료발전계획의 수립 · 시행

1. 보건의료발전계획

1) 보건의료발전계획의 수립 및 시행

보건복지부장관은 관계 중앙행정기관의장과의 협의와 보건의료정책심의위원회의 심의를 거쳐 '보건의료발전계획'을 5년마다 수립하여야 한다. 특히 보건의료발전계획에 다음의 사항이 포함되어야 하며 국무회의의 심의를 거쳐 확정한다(제15조). 보건복지부장관과 관계 중앙행정기관의 장은 보건의료발전계획이 확정되면 이를 기초로 하여 보건의료와 관련된 소관 주요 시책의 추진방안을 매년 수립 · 시행하여야 한다(제16조). 한편, 보건복지부장관은 매년 보건의료발전계획의 주요 내용, 해당 연도 주요 시책의 추진방안 및 전년도 추진실적을 확정한 후 지체 없이 국회 소관 상임위원회에 보고하여야 한다(제18조의2).

① 보건의료 발전의 기본목표 및 그 추진방향

② 주요 보건의료사업계획 및 그 추진방법

③ 보건의료자원의 조달 및 관리방안

④ 지역별 병상 총량의 관리에 관한 시책

⑤ 보건의료의 제공 및 이용체계 등 보건의료의 효율화에 관한 시책

⑥ 중앙행정기관간의 보건의료 관련 업무의 종합 · 조정

⑦ 노인 · 장애인 등 보건의료 취약계층에 대한 보건의료사업계획

⑧ 보건의료 통계 및 그 정보의 관리방안

⑨ 그 밖에 보건의료 발전을 위하여 특히 필요하다고 인정되는 사항

2) 지역보건의료계획의 수립 및 시행

특별시장 · 광역시장 · 도지사 · 특별자치도지사(시 · 도지사) 및 시장 · 군수 · 구청장(자치구의 구청장에 한함)은 보건의료발전계획이 확정되면 관계 법령에서 정하는 바에 따라 지방자치단체의 실정을 감안하여 지역보건의료계획을 수립 · 시행하여야 한다(제17조). 보건복지부장관, 관계 중앙행정기관의 장, 시 · 도지사 및 시장 · 군수 · 구청장은 보건의료발전계획과 소관 주요시책 추진방안 및 지역보건의료계획의 수립 · 시행을 위하여 필요하면 관계 기관 · 단체 등에 대하여 자료 제공 등의 협조를 요청할 수 있으며, 이에 따른 협조 요청을 받은 관계 기관 · 단체 등은 특별한 사유가 없으면 협조 요청에 따라야 한다(제18조). 한편 국가는 예산의 범위 안에서 지역보건의료계획의 시행에 필요한 비용의 전부 또는 일부를 지방자치단체에 보조할 수 있다(제19조).

2. 보건의료정책심의위원회

1) 위원회의 구성

보건의료에 관한 주요시책을 심의하기 위하여 보건복지부장관 소속으로 보건의료정책심의위원회를 둔다(제20조). 위원회는 위원장 1명을 포함한 25명 이내의 위원으로 구성하되, 공무원이 아닌 위원이 전체 위원의 과반수가 되도록 하여야 한다. 위원장은 보건복지부장관이 된다. 위원은 ① 기획재정부차관, 교육부차관, 과학기술정보통신부차관, 행정안전부차관, 환경부차관, 고용노동부차관, 식품의약품안전처장, ② 보건의료 수요자를 대표하는 사람으로서 노동자단체, 소비자 · 환자 관련 시민단체(비영리민간단체) 등에서 추천하는 사람, ③ 보건의료 공급자를 대표하는 사람으로서 의료인 단체, 의료기관단체, 약사회 등에서 추천하는 사람, ④ 보건의료에 관한 학식과 경험이 풍부한 사람 중에서 보건복지부장관이 임명 또는 위촉한다. 이때 ②와 ③의 위원은 같은 수로 구성한다. 위원의 임기는 2년으로 하고 연임할 수 있다. 위원회의 회의를 효율적으로 운영하기 위하여 위원회에 실무위원회를 두고, 위원회의 심의사항을 보다 전문적으로 검토하기 위하여 분야별로 분과위원회를 둘 수 있다(제21조).

2) 위원회의 기능

위원회는 "① 보건의료발전계획, ② 주요 보건의료제도의 개선, ③ 주요 보건의료정책, ④ 보건의료와 관련되는 국가 및 지방자치단체의 역할, ⑤ 그 밖에 위원장이 심의에 부치는 사항"을 심의한다(제22조).

3) 관계 행정기관의 협조

위원회는 관계 행정기관에 대하여 보건의료에 관한 자료의 제출과 위원회의 업무에 관하여 필요한 협조를 요청할 수 있으며, 이에 따른 요청을 받은 관계 행정기관은 특별한 사유가 없으면 요청에 따라야 한다(제23조).

제 4 장

보건의료자원의 관리 등

1. 보건의료자원 관리

국가와 지방자치단체는 보건의료에 관한 인력, 시설, 물자, 지식 및 기술 등 보건의료자원을 개발·확보하기 위하여 종합적이고 체계적인 시책을 강구하여야 하며, 보건의료자원의 장·단기 수요를 예측하여 보건의료자원이 적절히 공급될 수 있도록 보건의료자원을 관리하여야 한다(제24조). 국가와 지방자치단체는 우수한 보건의료인력의 양성과 보건의료인력의 자질 향상을 위하여 교육 등 필요한 시책을 강구하여야 한다(제25조). 보건의료인은 국민에게 양질의 보건의료서비스를 제공하고 국민의 보건 향상에 이바지하기 위하여 보건의료서비스를 제공할 때에 그 전문 분야별로 또는 전문 분야 간에 상호 협력하도록 노력하여야 한다(제26조).

2. 공공·민간 보건의료기관의 역할분담 등

국가와 지방자치단체는 공공보건의료기관과 민간보건의료기관간의 역할분담과 상호협력체계를 마련하여야 한다. 나아가 기본적인 보건의료 수요를 충족시키기 위하여 필요하면 공공보건의료기관을 설립·운영할 수 있으며, 이에 드는 비용의 전부 또는 일부를 지원할 수 있다. 그리고 국가와 지방자치단체는 공공보건의료를 효율적으로 운영하고 관리하기 위하여 필요한 시책을 수립·시행하여야 한다(제27조). 한편 공공보건의료기관의 설립·운영 등 공공보건의료에 관한 기본적인 사항은 「공공보건의료에 관한 법률」로 규정하고 있다.

3. 보건의료 지식 및 기술

국가와 지방자치단체는 보건의료 지식과 보건의료 기술의 발전을 위하여 필요한 시책을 수립·시행하여야 한다. 그리고 보건복지부장관은 효율적인 보건의료서비스를 제공하기 위하여 새로운 보건의료 기술의 평가 등 필요한 조치를 강구하여야 한다(제28조).

제 5 장

보건의료의 제공과 이용

1. 보건의료의 제공 및 이용체계

국가와 지방자치단체는 보건의료에 관한 인력, 시설, 물자 등 보건의료자원이 지역적으로 고루 분포되어 보건의료서비스의 공급이 균형 있게 이루어지도록 노력하여야 하며, 양질의 보건의료서비스를 효율적으로 제공하기 위한 보건의료의 제공 및 이용체계를 마련하도록 노력하여야 한다. 그리고 국가와 지방자치단체는 보건의료의 제공 및 이용체계를 구축하기 위하여 필요한 행정상·재정상의 조치와 그 밖에 필요한 지원을 할 수 있다(제29조). 한편 국가와 지방자치단체는 모든 국민(국내에 체류하고 있는 외국인을 포함한다)이 응급 상황에서 신속하고 적절한 응급의료서비스를 받을 수 있도록 응급의료체계를 마련하여야 한다(제30조).

2. 평생국민건강관리체계

1) 평생국민건강관리사업

국가와 지방자치단체는 생애주기별 건강상 특성과 주요 건강위험요인을 고려한 평생국민건강관리를 위한 사업을 시행하여야 하며, 공공보건의료기관이 평생국민건강관리사업에서 중심 역할을 할 수 있도록 필요한 시책을 강구하여야 한다. 그리고 국가와 지방자치단체는 평생국민건강관리사업을 원활하게 수행하기 위하여 건강지도·보건교육 등을 담당할 전문인력을 양성하고 건강관리정보체계를 구축하는 등 필요한 시책을 강구하여야 한다(제31조).

2) 노약자 등의 건강증진

(1) 여성과 어린이의 건강증진

국가와 지방자치단체는 여성과 어린이의 건강을 보호·증진하기 위하여 필요한 시책을 강구하여야 한다. 이 경우 여성의 건강증진시책에 연령별 특성이 반영되도록 하여야 한다(제32조).

(2) 노인의 건강증진

국가와 지방자치단체는 노인의 질환을 조기에 발견하고 예방하며 질병상태에 따라 적절한 치료와 요양이 이루어질 수 있도록 하는 등 노인의 건강을 보호·증진하기 위하여 필요한 시책을 강구하여야 한다(제33조).

(3) 장애인의 건강증진

국가와 지방자치단체는 선천적·후천적 장애가 발생하는 것을 예방하고 장애인의 치료와 재활이 이루어질 수 있도록 하는 등 장애인의 건강을 보호·증진하기 위하여 필요한 시책을 강구하여야 한다(제34조).

3) 학교와 직장에서의 건강관리

(1) 학교 보건의료

국가와 지방자치단체는 학생의 건전한 발육을 돕고 건강을 보호·증진하며 건강한 성인으로 성장하기 위하여 요구되는 생활습관·정서 등을 함양하기 위하여 필요한 시책을 강구하여야 한다(제35조).

(2) 산업 보건의료

국가는 근로자의 건강을 보호·증진하기 위하여 필요한 시책을 강구하여야 한다(제36조).

4) 환경과 영양관리

(1) 환경 보건의료

국가와 지방자치단체는 국민의 건강을 보호·증진하기 위하여 쾌적한 환경의 유지와 환경오염으로 인한 건강상의 위해방지 등에 필요한 시책을 강구하여야 한다(제37조). 질병관리청장은 국민의 건강을 보호·증진하기 위하여 지구온난화 등 기후변화가 국민건강에 미치는 영향을 5년마다 조사·평가(기후보건영향평가)하여 그 결과를 공표하고 정책수립의 기초자료로 활용하여야 하며, 기후보건영향평가에 필요한 기초자료 확보 및 통계의 작성을 위하여 실태조사를 실시할 수 있다. 질병관리청장은 관계 중앙행정기관의 장, 지방자치단체의 장 및 보건의료 관련 기관이나 단체의 장에게 기후보건영향평가에 필요한 자료의 제공 또는 실태조사의 협조를 요청할 수 있다. 이 경우 자료제공 또는 실태조사 협조를 요청받은 관계 중앙행정기관의 장 등은 정당한 사유가 없으면 이에 따라야 한다(제37조의2).

기후보건영향평가의 내용은 다음 각 호와 같다.

1. 국민건강에 영향을 미치는 기후변화의 유형, 내용 및 특성 등에 관한 사항
2. 기후변화와 관련이 있는 질병·질환 등의 임상적 증상, 발생 추이 및 진료경과 등에 관한 사항
3. 기후변화와 관련이 있는 질병·질환 등의 성별·연령별·지역별 분포 및 특성 등에 관한 사항
4. 기후변화가 노인·장애인·임산부·어린이 등 보건의료 취약계층의 건강 및 생활 등에 미치는 영향
5. 기후변화가 국민건강에 미치는 영향을 고려하여 질병관리청장이 특히 필요하다고 인정하는 사항

질병관리청장은 기후보건영향평가에 대한 전문적 검토가 필요하다고 인정하는 경우에는 기후보건영향평가의 결과를 공표하기 전에 위원회의 심의를 거치게 할 수 있다.

질병관리청장은 국민건강의 보호·증진을 위하여 필요하다고 인정하는 경우에는 기후보건영향평가의 결과를 관계 중앙행정기관의 장, 시·도지사 및 시장·군수·구청장에게 알려야 한다. 질병관리청장은 기후보건영향평가의 결과를 공표하는 경우에는 질병관리청장이 지정하는 인터넷 홈페이지에 게재하여야 한다. 기타 기후보건영향평가의 내용·방법 및 절차 등에 필요한 세부 사항은 질병관리청장이 정한다(시행령 제13조의2).

기후보건영향평가에 필요한 실태조사(실태조사)의 내용은 다음과 같다.

1. 기후변화에 따른 질병·질환 등의 발생 경로, 발생 현황 및 임상정보 등에 관한 사항
2. 기후변화에 따른 질병·질환 등의 진단·검사·처방 등 진료정보에 관한 사항
3. 기후변화에 따른 질병·질환 등의 분석·연구와 관련된 각종 문헌 및 자료 등의 조사에 관한 사항
4. 기후변화에 따른 질병·질환 등과 관련하여 노인·장애인·임산부·어린이 등 보건의료 취약계층의 진료경과에 관한 사항
5. 그 밖에 질병관리청장이 실태조사를 위하여 특히 필요하다고 인정하는 사항

질병관리청장은 실태조사의 실시를 위하여 필요하다고 인정하는 경우에는 질병관리청장이 정하는 바에 따라 실태조사반을 구성·운영할 수 있으며 보건의료 관계 연구기관·단체 또는 전문가 등에게 실태조사를 의뢰하여 실시할 수 있다. 질병관리청장은 기후변화에 따른 국민건강의 보호 및 관리를 위하여 필요하다고 인정하는 경우에는 실태조사 결과를 공개할 수 있다. 실태조사의 내용·방법 및 절차 등에 필요한 세부 사항은 질병관리청장이 정한다(시행령 제13조의3).

(2) 식품위생·영양

국가와 지방자치단체는 국민의 건강을 보호·증진하기 위하여 식품으로 인한 건강상의 위해방지와 국민의 영양상태의 향상 등에 필요한 시책을 강구하여야 한다(제38조).

3. 주요질병관리체계

1) 주요질병관리체계의 확립

(1) 의의

보건복지부장관은 국민건강을 크게 위협하는 질병 중에서 국가가 특별히 관리하여야 할 필요가 있다고 인정되는 질병을 선정하고, 이를 관리하기 위하여 필요한 시책을 수립·시행하여야 한다(제39조).

(2) 감염병의 예방 및 관리

국가와 지방자치단체는 감염병의 발생과 유행을 방지하고 감염병환자에 대하여 적절한 보건의료를 제공하고 관리하기 위하여 필요한 시책을 수립·시행하여야 한다(제40조).

(3) 만성질환의 예방 및 관리

국가와 지방자치단체는 암·고혈압 등 주요 만성질환의 발생과 증가를 예방하고 말기질환자를 포함한 만성질환자에 대하여 적절한 보건의료의 제공과 관리를 위하여 필요한 시책을 수립·시행하여야 한다(제41조).

질병관리청장은 만성질환의 예방 및 관리 등을 위하여 만성질환의 발생원인과 위험요인을 규명하는 만성질환 장기 역학조사를 실시한다. 역학조사를 실시할 때 필요하면 관계 중앙행정기관의 장, 시·도지사, 시장·군수·구청장 및 공공기관의 장에게 협조를 요청할 수 있다(시행령 제13조의2).

질병관리청장은 만성질환 장기 역학조사를 수행하기 위하여 불가피한 경우 개인정보 보호법에 따른 건강에 관한 정보, 주민등록번호 또는 외국인등록번호가 포함된 자료를 처리할 수 있다(시행령 제15조).

(4) 정신 보건의료

국가와 지방자치단체는 정신질환의 예방과 정신질환자의 치료 및 사회복귀 등 국민의 정신건강 증진을 위하여 필요한 시책을 수립·시행하여야 한다(제42조).

(5) 구강 보건의료

국가와 지방자치단체는 구강질환의 예방 및 치료와 구강건강에 관한 관리 등 국민의 구강건강 증진을 위하여 필요한 시책을 수립·시행하여야 한다(제43조).

제 6 장

보건의료의 육성 · 발전 등

1. 보건의료 시범사업 및 보건의료사업 서비스 평가

국가와 지방자치단체는 새로운 보건의료제도를 시행하기 위하여 필요하면 시범사업을 실시할 수 있으며, 이에 따라 시범사업을 실시한 경우에는 그 결과를 평가하여 새로이 시행될 보건의료제도에 반영하여야 한다(제44조). 한편 국가와 지방자치단체는 매년 주요 보건의료사업의 성과를 평가하여 이를 보건의료시책에 반영하도록 하여야 한다(제51조). 그리고 보건복지부장관은 보건의료서비스의 질적 향상을 위하여 관계 법령에서 정하는 바에 따라 보건의료서비스에 대한 평가를 실시하여야 한다(제52조).

2. 취약계층 등에 대한 보건의료서비스 제공

국가와 지방자치단체는 노인 · 장애인 등 보건의료 취약계층에 대하여 적절한 보건의료서비스를 제공하기 위하여 필요한 시책을 수립 · 시행하여야 하며, 특히 농 · 어업인 등의 건강을 보호 · 증진하기 위하여 필요한 시책을 수립 · 시행하여야 한다(제45조).

3. 분쟁 조정

국가와 지방자치단체는 보건의료서비스로 인하여 분쟁이 발생하면 그 분쟁이 신속하고 공정하게 해결되도록 하기 위하여 필요한 시책을 강구하여야 하며, 보건의료서비스로 인한 피해를 원활하게 구제하기 위하여 필요한 시책을 강구하여야 한다(제46조).

4. 건강위해원인자의 비용 부담

국가와 지방자치단체는 국민건강에 위해를 일으키거나 일으킬 우려가 있는 물품 등을 생산·판매하는 자 등에 대하여는 관계 법령에 정하는 바에 따라 국민건강의 보호·증진에 드는 비용을 부담하게 할 수 있다(제47조).

5. 보건의료 관련 산업의 진흥

국가와 지방자치단체는 보건의료 기술의 연구개발과 지원 등 보건의료 관련 산업의 진흥을 위하여 필요한 시책을 강구하여야 한다(제48조).

6. 한방의료의 육성·발전

국가와 지방자치단체는 한방의료를 육성·발전시키도록 노력하여야 한다(제49조).

7. 국제협력

국가와 지방자치단체는 외국정부 및 국제기구 등과의 협력을 통하여 보건의료정과 보건의료에 관한 기술을 교류하고 전문인력을 양성하며, 보건의료의 발전을 위한 국제적인 노력에 적극 참여하여야 한다(제50조).

제 7 장

보건의료 통계 · 정보 관리

1. 보건의료 통계 · 정보 관리시책 등

국가와 지방자치단체는 보건의료에 관한 통계와 정보를 수집 · 관리하여 이를 보건의료정책에 활용할 수 있도록 필요한 시책을 수립 · 시행하여야 하며(제53조), 보건의료 정보화를 촉진하기 위하여 필요한 시책을 강구하여야 한다(제54조). 그리고 보건복지부장관은 보건의료기관, 관련 기관 · 단체 등이 보유하고 있는 보건의료정보를 널리 보급 · 확대하기 위하여 필요한 시책을 강구하여야 하며(제56조), 보건의료정보의 효율적 운영과 호환성 확보 등을 위하여 보건의료정보의 표준화를 위한 시책을 강구하여야 한다(제57조).

2. 보건의료 실태조사

보건복지부장관은 국민의 보건의료 수요 및 이용 행태, 보건의료에 관한 인력 · 시설 및 물자 등 보건의료 실태에 관한 전국적인 조사를 5년마다 실시하고 그 결과를 공표하여야 한다. 다만, 보건의료정책 수립에 필요하다고 인정하는 경우에는 임시 보건의료 실태조사를 실시할 수 있다. 보건복지부장관은 위 실태조사를 위하여 관계 중앙행정기관, 지방자치단체 및 관계 기관 · 법인 · 단체에 자료의 제출 또는 의견의 진술을 요청할 수 있다. 이 경우 요청을 받은 자는 정당한 사유가 없으면 이에 협조하여야 한다(제55조). 이 경우 관계 중앙행정기관의 장과 협의를 거쳐 조사의 범위 · 내용 · 일시 등을 포함한 보건의료 실태조사 계획을 수립하여야 한다.

보건의료 실태조사의 내용은 다음 각 호와 같다.

1. 보건의료 수요 및 보건의료서비스의 이용 행태
2. 보건의료에 관한 인력·시설 및 물자 등의 현황
3. 그 밖에 보건복지부장관이 보건의료 실태조사를 위하여 필요하다고 인정하는 사항

보건복지부장관은 실태조사를 최근 3년간 보건의료에 관한 연구실적이 있는 연구기관, 법인 또는 단체에 의뢰하여 실시할 수 있다. 보건복지부장관은 실태조사의 결과를 보건복지부 인터넷 홈페이지에 60일 이상 공개해야 한다.

보건복지부장관은 필요하면 임시 보건의료 실태조사를 할 수 있다(시행령 제14조).

제13부

의료기사 등에 관한 법률

제1장 의료기사법의 개요

제2장 의료기사의 종류 및 면허

제3장 의료기사 등의 의무

제4장 치과기공소와 안경업소의 개설 운영 등

제5장 감 독

제6장 벌 칙

제 1 장

의료기사법의 개요

1. 의의 및 목적

이 법은 의료기사, 보건의료정보관리사 및 안경사의 자격 · 면허 등에 관하여 필요한 사항을 정함으로써 국민의 보건 및 의료 향상에 이바지함을 목적으로 한다(제1조). 여기에서 '의료기사'란 의사 또는 치과의사의 지도 아래 진료나 의화학적(醫化學的) 검사에 종사하는 사람을 말하며, '보건의료정보관리사'란 의료 및 보건지도 등에 관한 기록 및 정보의 분류 · 확인 · 유지 · 관리를 주된 업무로 하는 사람을 말한다. 그리고 '안경사'란 안경(시력보정용에 한정)의 조제 및 판매와 콘택트렌즈(시력보정용이 아닌 경우를 포함함)의 판매를 주된 업무로 하는 사람을 말한다(제1조의2). 특히 의료기사는 의료인은 아니지만 의사 또는 치과의사의 지도하에 진료 또는 의화학적 검사 등 의료행위의 일부를 할 수 있다.

2. 의료기사법의 변천과 구조

1973. 2. 16. 의료 또는 치과의료를 행함에 있어서 필요불가결한 전문분야의 기술자를 의료기사로 하고 그 자격요건을 법률로 명문화하여 의료기술자에 대한 대우와 질적 향상을 기함으로써 국민의 보건 및 의료발전에 기여하게 하기 위하여 종전의 「의료보조원법」을 폐지하고 「의료기사법(법률 제2534호)」이 제정되었다. 이후 1995. 1. 5. 법명을 「의료기사 등에 관한 법률」로 변경하였으며 수차례 개정을 거쳐 현재에 이르고 있다.

제 2 장

의료기사의 종류 및 면허

1. 의료기사의 종별 및 업무범위

1) 의료기사 등의 종류

이 법에서는 크게 의료기사, 보건의료정보관리사, 안경사의 자격·면허에 관하여 필요한 사항을 규정하고 있다. 특히 의료기사에는 임상병리사, 방사선사, 물리치료사, 작업치료사, 치과기공사, 치과위생사(제2조)가 있다.[1] 주의할 점은 보건의료정보관리사와 안경사는 의료기사가 아니지만 의료기사와 동일하게 이 법이 적용되고 있다.

2) 업무범위와 한계

의료기사, 보건의료정보관리사, 안경사의 구체적인 업무범위와 한계는 다음과 같다(제1조의2). 의료기사는 의사 또는 치과의사의 지도 아래 진료나 의화학적(醫化學的) 검사에 종사하는 사람을 말한다. 즉 의료기사가 단독으로 기관을 개설하여 그 업을 할 수 없다. 이와 관련하여 의료기사 단독 개설을 위한 각종 노력이 있으나 이에 대하여 헌법재판소는 "의료기사 제도의 입법목적이 의사의 진료행위를 지원하는 업무도 국민의 보건과 관련되어 있는 이상 일

1) 의료행위는 의료인만이 할 수 있음을 원칙으로 하되, '의료기사 등에 관한 법률'에 의하여 임상병리사, 방사선사, 물리치료사, 작업치료사, 치과기공사, 치과위생사의 면허를 가진 자가 의사 또는 치과의사의 지도하에 진료 또는 의학적 검사에 종사하는 행위는 허용된다. 그러나 '의료기사 등에 관한 법률'이 의료기사 제도를 두고 그들에게 한정된 범위 내에서 의료행위 중의 일부를 할 수 있도록 한 취지는, 의료인만이 할 수 있도록 제한한 의료행위 중에서 그 행위로 인하여 사람의 생명이나 신체 또는 공중위생에 위해를 발생시킬 우려가 적은 특정 부분에 관하여, 인체에 가해지는 그 특정 분야의 의료행위가 가져올 수 있는 위험성 등에 대한 지식과 경험을 획득하여 그 분야의 의료행위로 인한 인체의 반응을 확인하고 이상 유무를 판단하며 상황에 대처할 수 있는 능력을 가졌다고 인정되는 자에게 면허를 부여하고, 그들로 하여금 그 특정 분야의 의료행위를 의사의 지도하에서 제한적으로 행할 수 있도록 허용한 것이라고 보아야 한다(2009도794 판결).

정한 자격자로 하여금 담당하게 함으로써 위험을 예방하려는 것이므로, 의료기사가 국민을 상대로 독자적으로 업무를 수행할 수 없도록 하고 반드시 의사의 지도하에서만 업무를 수행하도록 한 것은 그 입법목적에서 비추어 당연한 것이다. 따라서 헌법상 의료기사의 직업수행의 자유부터 영업의 자유는 의료기사법에 의해 인정되는 자격제도의 내용에 의해 비로소 창출되는 것이고, 자격제도 자체가 위헌이 아닌 이상 의료기사가 그러한 자격제도하에서 허용되는 범위 내에서만 업무를 수행할 수 있는 것은 당연하다(94헌마129, 95헌마121)."고 하였다.

'보건의료정보관리사'란 의료 및 보건지도 등에 관한 기록 및 정보의 분류·확인·유지·관리를 주된 업무로 하는 사람', '안경사'란 안경(시력보정용에 한정)의 조제 및 판매와 콘택트렌즈(시력보정용이 아닌 경우도 포함)의 판매를 주된 업무로 하는 사람을 말한다(법 제1조의2).

의료기사, 보건의료정보관리사 및 안경사(이하 "의료기사등"이라 한다)의 구체적인 업무의 범위와 한계는 다음과 같다(법 제3조, 시행령 제2조).

(1) 임상병리사 : 각종 화학적 또는 생리학적 검사

① 기생충학·미생물학·법의학·병리학·생화학·세포병리학·수혈의학·요화학(尿化學)·혈액학·혈청학 분야, 방사성동위원소를 사용한 검사물 분야 및 기초대사·뇌파·심전도·심폐기능 등 생리기능 분야의 화학적·생리학적 검사에 관한 다음의 구분에 따른 업무

- 검사물 등의 채취·검사
- 검사용 시약의 조제
- 기계·기구·시약 등의 보관·관리·사용
- 혈액의 채혈·제제·제조·조작·보존·공급

② 그 밖의 화학적·생리학적 검사

(2) 방사선사 : 방사선 등의 취급 또는 검사 및 방사선 등 관련 기기의 취급 또는 관리

① 방사선 등의 취급·검사 및 방사선 등 관련 기기의 취급·관리에 관한 다음의 구분에 따른 업무

- 방사선기기와 부속 기자재의 선택·관리
- 방사성동위원소를 이용한 핵의학적 검사

- 의료영상진단기와 초음파진단기의 취급
- 전리방사선(電離放射線, 물질을 통과할 때에 이온화를 일으키는 방사선)·비전리방사선의 취급

② 그 밖에 방사선 등의 취급·검사 및 방사선 등 관련 기기의 취급·관리에 관한 업무

(3) 물리치료사 : 신체의 교정 및 재활을 위한 물리요법적 치료

① 신체의 교정 및 재활을 위한 물리요법적 치료에 관한 다음의 구분에 따른 업무

- 물리요법적 기능훈련·재활훈련
- 기계·기구를 이용한 물리요법적 치료
- 도수치료: 기구나 약물을 사용하지 않고 손으로 하는 치료
- 도수근력(손근력)·관절가동범위 검사
- 마사지
- 물리요법적 치료에 필요한 기기·약품의 사용·관리
- 신체 교정운동
- 온열·선기·광선·수(水)치료
- 물리요법적 교육

② 그 밖에 신체의 교정 및 재활을 위한 물리요법적 치료에 관한 업무

(4) 작업치료사 : 신체적·정신적 기능장애를 회복시키기 위한 작업요법적 치료

① 신체적·정신적 기능장애를 회복시키기 위한 작업요법적 치료에 관한 다음의 구분에 따른 업무

- 감각·지각·활동 훈련
- 삼킴장애 재활치료
- 인지 재활치료
- 일상생활 훈련: 일상생활에서 사용하는 물체나 기구를 활용한 훈련
- 운전 재활훈련
- 직업 재활훈련
- 작업수행능력 분석·평가
- 작업요법적 치료에 필요한 기기의 사용·관리

- 팔보조기 제작 및 팔보조기를 사용한 훈련
- 작업요법적 교육

② 그 밖에 신체적·정신적 기능장애를 회복시키기 위한 작업요법적 훈련·치료에 관한 업무

(5) 치과기공사 : 보철물의 제작, 수리 또는 가공

① 치과의사의 진료에 필요한 다음의 구분에 따른 치과기공물을 전산설계(CAD/CAM), 삼차원(3D)프린터 또는 주조기 등을 이용해 디자인, 제작, 수리 또는 가공하는 업무

- 교정장치·충전물(充填物)·작업 모형
- 보철물
- 임플란트 맞춤 지대주(支臺柱, 인공치관과 인공치근을 연결하는 구조물)·상부구조

② 그 밖에 치과의사의 진료에 필요한 치과기공물의 디자인, 제작, 수리 또는 가공에 관한 업무

(6) 치과위생사 : 치아 및 구강질환의 예방과 위생 관리 등

① 치아 및 구강질환의 예방과 위생 관리 등에 관한 다음의 구분에 따른 업무

- 교정용 호선(弧線: 둥근 형태의 교정용 줄)의 장착·제거
- 불소 바르기
- 보건기관 또는 의료기관에서 수행하는 구내 진단용 방사선 촬영
- 임시 충전
- 임시 부착물의 장착
- 부착물의 제거
- 치석 등 침착물(沈着物)의 제거
- 치아 본뜨기

② 그 밖에 치아 및 구강질환의 예방과 위생 관리 등에 관한 업무

(7) 보건의료정보관리사

① 의료기관에서의 의료 및 보건지도 등에 관한 기록 및 정보의 분류·확인·유지·관리에 관한 다음의 구분에 따른 업무

- 보건의료정보의 분석
- 보건의료정보의 전사(轉寫)
- 암 등록
- 진료통계 관리
- 질병・사인(死因)・의료행위의 분류

② 그 밖에 의료기관에서의 의료 및 보건지도 등에 관한 기록 및 정보의 분류・확인・유지・관리에 관한 업무

(8) 안경사

① 안경(시력보정용에 한정)의 조제(調製) 및 판매와 콘택트렌즈(시력보정용이 아닌 경우를 포함)의 판매에 관한 다음의 구분에 따른 업무

- 안경의 조제 및 판매. 다만, 6세 이하의 아동을 위한 안경은 의사의 처방에 따라 조제・판매해야 한다[2].
- 콘택트렌즈의 판매. 다만, 6세 이하의 아동을 위한 콘택트렌즈는 의사의 처방에 따라 판매해야 한다.
- 안경・콘택트렌즈의 도수를 조정하기 위한 목적으로 수행하는 자각적(주관적) 굴절검사로서 약제를 사용하지 않는 검사
- 안경・콘택트렌즈의 도수를 조정하기 위한 목적으로 수행하는 타각적(객관적) 굴절검사로서 약제를 사용하지 않는 검사 중 자동굴절검사기기를 이용한 검사

② 그 밖에 안경의 조제 및 판매와 콘택트렌즈의 판매에 관한 업무

---

2) 보건에 관한 국가의 국민보호의무에 정면으로 저촉되지 않는 한 국가는 국민에 대한 보건의료정책에 관하여 폭넓은 입법재량권을 보유하며, 직업수행의 영역조정은 일반 공익과의 비교형량 문제로서 입법자의 합리적 재량에 속하는 문제일 것인바, 의료기사법 및 동 법시행령에 의하여 인정되는 안경사의 업무인 안경조제행위 및 그 전제가 되는 도수측정행위는 국민의 보건 및 의료향상행위로서 그것은 의료법 소정의 의료행위와는 별개의 법령에 의하여 안경사에 허용된 업무행위이며 의료법을 근거로 해서 그 가부를 논할 성질의 것이 아닐뿐더러, 안경사에게 허용된 자동굴절기기를 사용하여 하는 안경의 조제, 판매까지 안과의사가 전담하는 것이 공익상 필수적인 것이라고 하기는 어렵고, 이 사건에서 문제된 직업수행의 영역조정은 일반 공익과의 비교형량 문제로서 입법자의 합리적 재량에 속하는 문제라 할 것이므로 안경사에게 한정된 범위 내의 시력검사를 허용하고 있는 심판대상규정(의료기사법시행령 제2조 제1항 제8호)이 안과의사의 전문적인 의료영역을 정면으로 침해하는 것이라고 할 수는 없고, 나아가 그 규정이 청구인의 직업선택(수행)의 자유를 침해하는 것이라고도 보기 어렵다(92헌마87).

2. 의료기사 등의 면허

의료기사 등이 되고자 하는 자는 ① 일정한 학위를 취득하고, ② 의료기사 등의 국가시험에 합격한 후, ③ 보건복지부장관의 면허를 받아야 한다(제4조).

1) 학위취득 등

① 대학·산업대학·전문대학에서 취득하려는 면허에 상응하는 보건의료에 관한 학문을 전공하고 졸업한 사람(다만, 보건의료정보관리사의 경우 보건의료정보관리사 교육과정 인증을 받은 대학 등에서 보건의료정보 관련 학문을 전공하고 교과목을 이수하여 졸업한 사람이어야 한다. 이 경우 입학 당시 인정기관의 인증을 받은 대학 등에 입학하여 보건의료정보 관련 학문을 전공하고 교과목을 이수하여 졸업하였으나 졸업 당시 해당 대학 등이 인정기관의 인증을 받지 못한 경우와 대학 등이 인증을 신청하여 인증신청의 결과가 나오기 전에 대학 등에 입학한 사람이 보건의료정보 관련 학문을 전공하고 교과목을 이수하여 졸업한 경우에는 보건의료정보관리사 국가시험 응시자격을 갖춘 것으로 본다.

② 보건복지부장관이 인정하는 외국의 대학 등에서 같은 수준 이상의 교육과정을 이수하고 외국의 해당 의료기사등의 면허를 받은 사람

2) 국가시험

국가시험은 각각의 전문과목과 보건의료관계법규에 대한 지식과 기능을 필기시험과 실기시험으로 해마다 1회 이상 보건복지부장관이 실시한다. 보건복지부장관은 한국보건의료인국가시험원으로 하여금 국가시험을 관리하게 할 수 있다(제6조). 한편 결격사유에 해당하는 사람은 국가시험에 응시할 수 없다. 그리고 부정한 방법으로 국가시험에 응시한 사람 또는 국가시험에 관하여 부정행위[3]를 한 사람에 대하여는 그 시험을 정지시키거나 합격을 무효로

---

3) 응시자가 경력이 5년이 되지 아니하였거나 실제의 경력이 5년 이상 되더라도 근무장소와 근무기간을 허위로 기재한 확인원을 그 내용을 알지 못하는 보건소장이나 관할권조차 없는 보건소장에게 제출하여 허위의 확인서를 발급받은 후 이를 응시원서에 첨부하여 필기시험을 면제받고 실기시험에 응시하여 안경사시험에 합격하였다면 그와 같은 행위는 필기시험면제의 요건을 갖추지 못한 자가 불법적인 방법으로 필기시험을 면제받고 국가시험에 합격한 것으로서 부정한 방법으로 국가시험에 응시하였거나 시험에 관하여 부정행위를 한 경우에 해당한다(92누6112).

하며, 그 다음에 치러지는 국가시험 응시를 3회의 범위에서 제한할 수 있다(제7조).

3) 면허의 등록 등

보건복지부장관은 의료기사등의 면허를 할 때에는 그 종류에 따르는 면허대장에 그 면허에 관한 사항을 등록하고 그 면허증을 발급하여야 한다(제8조).

4) 결격사유

다음에 해당하는 사람에 대하여는 의료기사등의 면허를 하지 아니한다(제5조).

① 「정신건강증진 및 정신질환자 복지서비스 지원에 관한 법률」에 따른 정신질환자 : 망상, 환각, 사고(思考)나 기분의 장애 등으로 인하여 독립적으로 일상생활을 영위하는 데 중대한 제약이 있는 사람(법 제 3조 1호)으로 기질성 정신장애, 알코올 또는 약물중독에 따른 정신장애, 조현병 또는 망상장애, 기분장애, 정서장애, 불안장애 또는 강박장애, 이에 준하는 장애로서 보건복지부장관이 정하여 고시하는 장애(시행령 2조). 다만, 전문의가 의료기사등으로서 적합하다고 인정하는 사람의 경우에는 그러하지 아니하다.

② 「마약류 관리에 관한 법률」에 따른 마약류 중독자

③ 피성년 후견인, 한정치산자

④ 이 법 또는 「형법」 중 제234조(위조 사문서 등의 행사), 제269조(낙태), 제270조제2항부터 제4항까지(의사 등의 낙태, 부동의 낙태), 제317조제1항(업무상 비밀누설), 「보건범죄 단속에 관한 특별조치법」, 「지역보건법」, 「국민건강증진법」, 「후천성면역결핍증 예방법」, 「의료법」, 「응급의료에 관한 법률」, 「시체해부 및 보존에 관한 법률」, 「혈액관리법」, 「마약류 관리에 관한 법률」, 「모자보건법」 또는 「국민건강보험법」을 위반하여 금고 이상의 실형을 선고받고 그 집행이 끝나지 아니하거나 면제되지 아니한 사람

제 3 장

의료기사 등의 의무

1. 무면허자의 업무금지 등

의료기사 등이 아니면 의료기사 등의 업무를 하지 못한다. 다만, 대학 등에서 취득하려는 면허에 상응하는 교육과정을 이수하기 위하여 실습 중에 있는 사람의 실습에 필요한 경우에는 업무를 할 수 있다. 그리고 의료기사 등이 아니면 의료기사 등의 명칭 또는 이와 유사한 명칭을 사용하지 못한다. 의료기사등은 면허를 다른 사람에게 대여하여서는 아니 되며, 누구든지 면허를 대여 받아서는 아니 되며 면허 대여를 알선하여서도 아니 된다(제9조).

2. 비밀누설의 금지

의료기사 등은 이 법 또는 다른 법령에 특별히 규정된 경우를 제외하고는 업무상 알게 된 비밀을 누설하여서는 아니 된다(제10조).

3. 실태 등의 신고

의료기사 등은 최초로 면허를 받은 후부터 3년마다 그 실태와 취업상황을 보건복지부장관에게 신고하여야 한다. 보건복지부장관은 보수교육을 받지 아니한 의료기사등에 대하여 신고를 반려할 수 있다. 의료기사등은 실태와 취업상황을 면허증을 발급 받은 날부터 매 3년이 되는 해의 12월 31일까지 보건복지부장관에게 신고하여야 한다. 보건복지부장관은 위의 신고 업무를 전자적으로 처리할 수 있는 전자정보처리시스템을 구축·운영할 수 있다(제11조 및 시행령 제8조).

제4장

치과기공소와 안경업소의 개설 운영 등

1. 치과기공소의 개설등록 및 준수사항

1) 치과기공소의 개설등록

치과의사 또는 치과기공사가 아니면 치과기공소를 개설할 수 없으며, 1개소의 치과기공소만을 개설할 수 있다. 치과기공소를 개설하려는 자는 보건복지부령으로 정하는 시설 및 장비를 갖추어 특별자치시장・특별자치도지사・시장・군수・구청장(자치구의 구청장에 한함)에게 개설등록을 하여야 한다(제11조의2).

2) 치과기공사 등의 준수사항

치과기공사는 치과 기공물제작 등 업무를 수행할 때 치과의사가 발행한 치과 기공물제작 의뢰서에 따라야 한다. 이때 치과 기공물제작 등 업무를 의뢰한 치과의사 및 치과기공소 개설자는 치과 기공물제작 의뢰서를 2년간 보존하여야 한다. 그리고 치과 기공물제작 등 업무를 의뢰한 치과의사는 실제 기공물 제작 등이 치과 기공물제작 의뢰서에 따라 적합하게 이루어지고 있는지 여부를 확인할 수 있으며 해당 치과기공소 개설자는 이에 따라야 한다(제11조의3).

2. 안경업소의 개설 및 운영

1) 안경업소의 개설등록

안경사가 아니면 안경을 조제하거나 안경 및 곤택트렌즈의 판매업소(안경업소)를 개설할 수 없으며, 안경사는 1개의 안경업소만을 개설할 수 있다. 안경업소를 개설하려는 사람은 특별자치시장・특별자치도지사・시장・군수・구청장에게 개설등록을 하여야 한다. 주의할 점은, 누구든지 안경 및 콘택트렌즈를 ① 전자상거래 및 통신판매의 방법, ② 판매자의 사이버몰(컴퓨터 등과 정보통신설비를 이용하여 재화 등을 거래할 수 있도록 설정된 가상의 영업장) 등으로부터 구매 또는 배송을 대행하는 등의 방법으로 판매하여서는 아니 된다(제12조).

2) 폐업신고

치과기공소 또는 안경업소의 개설자는 폐업을 하거나 등록사항을 변경한 경우에는 지체 없이 특별자치시장・특별자치도지사・시장・군수・구청장에게 신고하여야 한다(제13조).

3) 과장광고 등의 금지

치과기공소 또는 안경업소는 해당 업무에 관하여 거짓광고 또는 과대광고를 하지 못한다. 과장광고 등의 금지와 관련하여 필요한 사항은 「표시・광고의 공정화에 관한 법률」 및 「독점규제 및 공정거래에 관한 법률」에서 정하는 바에 따른다(제14조제1항, 제3항).

※ 표시・광고의 공정화에 관한 법률(법 제3조, 시행령 제3조)에 의한 금지된 광고

① 거짓・과장의 표시・광고 : 사실과 다르게 표시・광고하거나 사실을 지나치게 부풀려 표시・광고하는 것으로 한다.

② 기만적인 표시・광고 : 사실을 은폐하거나 축소하는 등의 방법으로 표시・광고 하는 것으로 한다.

③ 부당하게 비교하는 표시・광고 : 비교 대상 및 기준을 분명하게 밝히지 아니하거나 객관적인 근거 없이 자기 또는 자기의 상품이나 용역을 다른 사업자 또는 사업자단체나 다른 사업자 등의 상품등과 비교하여 우량 또는 유리하다고 표시・광고하는 것으로 한다.

④ 비방적인 표시・광고 : 다른 사업자등 또는 다른 사업자등의 상품 등에 관하여 객관적인 근거가 없는 내용으로 표시・광고하여 비방하거나 불리한 사실만을 표시・광고하여 비방하는 것으로 한다.

4) 고객유인행위 금지

누구든지 영리를 목적으로 특정 치과기공소・안경업소 또는 치과기공사・안경사에게 고객을 알선・소개 또는 유인하여서는 아니 된다(제14조제2항).[4]

3. 기타 사항

1) 중앙회

의료기사등은 그 면허의 종류에 따라 전국적으로 조직을 가지는 단체(중앙회)를 설립하여야 한다. 중앙회는 법인으로 하며, 중앙회에 관하여 이 법에 규정되지 아니한 사항은 「민법」 중 사단법인에 관한 규정을 준용한다(제16조). 중앙회를 설립하려면 정관과 그 밖에 필요한 서류를 보건복지부장관에게 제출하여 설립 인가를 받아야 한다. 중앙회가 정관을 변경하고자 하는 때에도 또한 같다. 보건복지부장관은 위 인가를 하였을 때에는 그 사실을 공고하여야 한다(제17조). 중앙회는 보건복지부장관으로부터 국민의 보건 및 의료 향상에 관한 협조 요청을 받으면 협조하여야 한다(제18조). 한편 보건복지부장관은 중앙회나 그 지부가 ① 정관이 정하는 사업 외의 사업을 한 때, ② 국민의 보건 및 의료향상에 장애가 되는 행위를 한 때, ③ 보건복지부장관의 요청을 받고 협조하지 아니한 때에는 정관의 변경 또는 시정을 명할 수 있다(제19조). 각 중앙회의 장은 의료기사등이 품위를 현저히 손상시키는 행위를 한 경우에는 윤리위원회의 심의·의결을 거쳐 보건복지부장관에게 자격정지 처분을 요구할 수 있다(제22조의2).

2) 보수교육

보건기관·의료기관·치과기공소·안경업소 등에서 각각 그 업무에 종사하는 의료기사등(1년 이상 그 업무에 종사하지 아니하다가 다시 업무에 종사하려는 의료기사등을 포함한다)은 연간 8시간 이상 보수(補修)교육을 받아야 한다(제20조). 보수교육은 매년 8시간 이상씩 대면 교육 또는 정보통신망을 활용한 온라인 교육으로 받아야 한다. 보수교육의 내용에는 직업윤리에 관한 사항, 업무 전문성 향상 및 업무 개선에 관한 사항, 의료 관계 법령의 준수에 관한 사항, 그 밖에 유사한 사항으로서 보건복지부장관이 보수교육에 필요하다고 인정하는 사항이 포함되어야 한다.

---

4) 안경업소가 제품의 가격에 대한 객관적인 기준없이 모든 제품 또는 특정 제품을 할인판매 한다는 광고를 하는 경우에는 판매가격에 관하여 소비자가 오인하거나 정상적인 판단을 못하게 될 우려가 있어 과대광고에 해당할 여지가 있다고 하겠으나, 특정한 신분을 가진 자에 대하여서만 특별할인 한다는 내용의 광고는 일반소비자에 대한 판매가격을 기준으로 일정 비율을 저감하겠다는 것으로서 실제로 할인의 기준이 되는 일반소비자 판매가격을 제품에 표시하지 않았다거나 할인대상자에게 일반소비자에 비하여 매우 미미한 할인율로 제품을 판매하였다는 등의 특별한 사정이 없는 한 과대광고에 해당하지 않는다고 봄이 타당하다(99구1822).

보건복지부장관은 대학원 및 의학전문대학원 · 치의학전문대학원에서 해당 의료기사등의 면허에 상응하는 보건의료에 관한 학문을 전공하고 있는 사람, 군 복무 중인 사람(군에서 해당 업무에 종사하는 의료기사등은 제외한다), 해당 연도에 의료기사등의 신규 면허를 받은 사람, 보건복지부장관이 해당 연도에 보수교육을 받을 필요가 없다고 인정하는 요건을 갖춘 사람은 해당 연도의 보수교육을 면제할 수 있다.

보건복지부장관은 해당 연도에 보건기관 · 의료기관 · 치과기공소 또는 안경업소 등에서 그 업무에 종사하지 않은 기간이 6개월 이상인 사람, 보건복지부장관이 해당 연도에 보수교육을 받기가 어렵다고 인정하는 요건을 갖춘 사람은 해당 연도의 보수교육을 유예할 수 있다.

보건기관 · 의료기관 · 치과기공소 또는 안경업소 등에서 그 업무에 종사하지 않다가 다시 그 업무에 종사하려는 사람은 보수교육이 유예된 연도(보수교육이 2년 이상 유예된 경우에는 마지막 연도를 말한다)의 다음 연도에 12-20시간의 보수교육을 받아야 한다.

3) 권한의 위임 또는 위탁

이 법에 따른 보건복지부장관의 권한은 그 일부를 소속 기관의 장, 특별시장 · 광역시장 · 특별자치시장 · 도지사 · 특별자치도지사, 시장 · 군수 · 구청장 또는 보건소장에게 위임할 수 있다. 그리고 보건복지부장관은 의료기사등의 실태 등의 신고 수리, 의료기사등에 대한 교육 등 업무의 일부를 관계 전문기관 또는 단체 등에 위탁할 수 있다(제28조).

제 5 장

감 독

1. 보고와 검사 등

특별자치시장 · 특별자치도지사 · 시장 · 군수 · 구청장은 치과기공소 또는 안경업소의 개설자에게 그 지도 · 감독에 필요한 범위에서 보고를 명하거나 소속 공무원으로 하여금 업무 상황, 시설 등을 검사하게 할 수 있다. 이 경우에 소속 공무원은 그 권한을 나타내는 증표 및 조사기간, 조사범위, 조사담당자 및 관계 법령 등이 기재된 서류를 지니고 이를 관계인에게 보여주어야 한다. 소속 공무원이 업무 상황, 시설 등을 검사하는 경우 그 절차 · 방법 등에 관하여는 이 법에서 정하는 사항을 제외하고는 「행정조사기본법」에서 정하는 바에 따른다(제15조).

2. 행정처분

1) 서설

의료기사, 보건의료정보관리사, 안경사 등이 의료기사법을 위반한 경우 행정처분을 할 수 있다. 행정처분에는 의료법과 마찬가지로 대인적 처분(면허취소, 자격정지 등)과 대물적 처분(시정명령, 영업정지, 개설등록취소 등)으로 구분할 수 있다. 다만 안경사를 제외한 의료기사, 보건의료정보관리사의 경우 단독으로 기관을 개설할 수 없다는 점에서, 의료기사법에 의한 대물적 처분은 안경사에 한정된다. 의료기사법 위반으로 이러한 행정처분을 하는 경우 「의료법」과 동일하게 「의료관계 행정처분 규칙」에서 행정처분 사유 및 내용을 구체적으로 규정하고 있다(제25조). 한편 보건복지부장관 또는 특별자치도지사 · 시장 · 군수 · 구청장이 면허의 취소 또는 등록의 취소 처분을 하려면 청문을 하여야 한다(제26조). 기타 행정처분의 공통기준, 절차 등에 대하여 자세한 사항은 의료법을 참조하기 바란다.

2) 의료기사 등에 대한 행정처분

(1) 면허취소

보건복지부장관은 의료기사 등이 이 법에서 정한 일정한 의무를 위반한 경우 그 면허를 취소할 수 있다. 의료기사 등이 이에 의하여 면허가 취소된 후 그 처분의 원인이 된 사유가 소멸되는 등 그 사유가 있다고 인정될 때에는 보건복지부장관은 그 면허증을 재발급할 수 있다. 의료기사 등의 구체적인 면허취소사유 및 재교부사유는 다음과 같다(제21조 및 시행령 제12조).

① 결격사유에 해당하게 된 경우. 참고로 이 경우 반드시 면허를 취소하여야 한다. 한편 "결격사유 중 정신질환자, 마악류 중독자, 피성년후견인・피한정후견인"이라는 이유로 면허가 취소된 경우에는 취소의 원인이 된 사유가 소멸된 때, 이 법 등을 위반하여 금고 이상의 실형의 선고를 받고 그 집행이 끝나지 아니하거나 면제되지 아니하여 면허가 취소된 경우에는 해당 형의 집행이 끝나거나 면제된 후 1년이 지난 사람으로서 뉘우치는 빛이 뚜렷할 때 면허증을 재발급할 수 있다.

② 다른 사람에게 면허를 대여한 경우. 이를 이유로 면허가 취소된 후 1년이 지난 사람으로서 뉘우치는 빛이 뚜렷할 때에는 면허를 재발급할 수 있다.

③ 치과의사가 발행하는 치과기공물 제작의뢰서에 따르지 아니하고 치과기공물 제작등 업무를 한 때. 이를 이유로 면허가 취소된 후 6개월이 지난 사람으로서 뉘우치는 빛이 뚜렷할 때에는 면허를 재발급할 수 있다.

④ 면허자격정지 또는 면허효력정지 기간에 의료기사 등의 업무를 하거나 3회 이상 면허자격정지 또는 면허효력정지 처분을 받은 경우. 이를 이유로 면허가 취소된 후 1년이 지난 사람으로서 뉘우치는 빛이 뚜렷할 때에는 면허를 재발급할 수 있다.

(2) 자격정지

보건복지부장관은 의료기사 등이 다음에 해당하는 경우에는 6개월 이내의 기간을 정하여 그 면허자격을 정지시킬 수 있다. 한편 보건복지부장관은 의료기사등이 신고를 하지 아니한 때에는 신고할 때까지 면허의 효력을 정지할 수 있다. 한편 자격정지처분은 그 사유가 발생한 날부터 5년이 지나면 하지 못한다. 다만, 그 사유에 대하여 「형사소송법」 제246조에 따른 공소가 제기된 경우에는 공소가 제기된 날부터 해당 사건의 재판이 확정된 날까지의 기간은 시효기간에 산입하지 아니한다(제22조).

위반행위에 대한 처분내용은 다음과 같다.

위반사항	근거법령	행정처분기준
1) 의료기사등의 업무범위를 벗어나는 행위를 한 경우 가) 의사 또는 치과의사의 지시에 따라 업무범위를 벗어나는 행위를 한 경우 나) 의사 또는 치과의사의 지시에 따르지 아니하고 업무범위를 벗어나는 행위를 한 경우	법 제22조 제1항제1호 및 영 제13조제1호	 자격정지 15일 자격정지 3개월
2) 의료기사등의 업무를 하면서 학문적으로 인정되지 아니하거나 윤리적으로 허용되지 아니하는 방법으로 한 경우	법 제22조제1항 제1호 및 영 제13조제3호	자격정지 1개월
3) 의료기사등의 업무를 하면서 검사결과를 사실과 다르게 판시한 경우	법 제22조제1항 제1호 및 영 제13조제4호	자격정지 2개월
4) 의료기사가 의사 또는 치과의사의 지도를 받지 아니하고 업무를 한 경우	법 제22조제1항 제1호 및 영 제13조제2호	자격정지 2개월
5) 결격사유에 해당하게 된 경우	법 제21조 제1항제1호	면허취소
6) 타인에게 의료기사등의 면허증을 빌려준 경우	법 제21조 제1항제3호	면허취소
7) 의료기사등이 그 업무상 알게 된 비밀을 누설하여 선고유예의 판결을 받거나 벌금형의 선고를 받은 경우	법 제22조 제1항제3호	자격정지 2개월
8) 의료기사등이 그 실태와 취업상황을 신고하지 아니한 경우	법 제22조 제1항제3호	경 고
9) 치과기공소 또는 안경업소의 개설자가 안경업소 개설등록을 하지 아니하고 그 업무를 한 경우	법 제22조 제1항제3호	자격정지 3개월
10) 영리를 목적으로 특정 안경업소 또는 안경사에게 고객을 알선·소개 또는 유인하는 행위를 한 경우	법 제22조 제1항제3호	자격정지 2개월
11) 안경사가 보고명령을 이행하지 아니하거나 검사를 거부·기피 또는 방해한 경우	법 제22조 제1항제3호	자격정지 15일

위반사항	근거법령	행정처분기준
12) 보수교육을 받지 아니한 경우	법 제22조 제1항제3호	·1차 위반 : 경고 ·2차 위반(1차 처분일부터 2년 이내에 다시 위반한 경우에만 해당함) : 자격정지 7일
13) 면허자격정지기간 중에 의료기사등의 업무를 하거나 3회 이상 면허자격정지처분을 받은 경우	법 제21조 제1항제4호	면허취소
14) 치과기공소 또는 안경업소의 개설자가 될 수 없는 사람에게 고용되어 치과기공사 또는 안경사의 업무를 한 경우	법 제22조제1항 제2호	자격정지 3개월
15) 치과기공사가 치과진료를 행하는 의료기관이나 등록한 치과기공소가 아닌 곳에서 치과기공사의 업무를 하거나 개설등록을 하지 아니하고 치과기공소를 개설·운영한 경우	법 제22조제1항 제2호의2 및 제2호의3	자격정지 3개월
16) 치과의사가 발행하는 치과기공물제작의뢰서에 따르지 아니하고 치과기공물제작등 업무를 한 경우	법 제21조제1항 제3호의2	면허취소
17) 치과기공물제작의뢰서를 보존하지 아니한 경우	법 제22조제1항 제2호의4	자격정지 1개월
18) 치과기공물 제작의뢰를 한 치과의사의 확인에 응하지 아니한 때	법 제22조제1항 제2호의5	자격정지 15일

3) 치과기공소 또는 안경업소에 대한 행정처분

(1) 시정명령

특별자치시장·특별자치도지사·시장·군수·구청장은 치과기공소 또는 안경업소의 개설자가 다음 각 호의 어느 하나에 해당되는 때에는 위반된 사항의 시정을 명할 수 있다(제23조 제1항).

① 인력·시설 및 장비를 갖추지 아니한 경우

② 안경사가 콘택트렌즈의 사용방법과 유통기한 및 부작용에 관한 정보를 제공하지 아니한 경우

③ 치과 기공소 또는 안경업소의 개설자가 폐업을 하거나 등록사항을 변경한 후 신고하지 아니한 경우안경사가 콘택트렌즈의 사용방법과 유통기한 및 부작용에 관한 정보를 제공하지 아니한 경우

④ 보건복지부장관은 업무의 수탁기관이 보수교육의 시간・방법・내용 등에 관한 사항을 위반하여 보수교육을 실시하거나 실시하지 아니한 경우에는 시정을 명할 수 있다(제23조제2항).

(2) 개설등록의 취소와 영업정지

특별자치시장・특별자치도지사・시장・군수・구청장은 치과기공소 또는 안경업소의 개설자가 다음에 해당할 때에는 6개월 이내의 기간을 정하여 영업을 정지시키거나 등록을 취소할 수 있다.

① 2개 이상의 치과기공소 또는 안경업소를 개설한 경우
② 거짓광고 또는 과장광고를 한 경우
③ 안경사의 면허가 없는 사람으로 하여금 안경의 조제 및 판매와 콘택트렌즈의 판매를 하게 한 경우
④ 영업정지처분을 받은 치과기공소 또는 안경업소의 개설자가 영업정지기간에 영업을 한 경우
⑤ 치과기공사가 아닌 자로 하여금 치과기공사의 업무를 하게 한 때
⑥ 시정명령을 이행하지 아니한 경우

치과기공소 또는 안경업소의 개설자가 면허자격정지처분을 받은 경우에는 그 면허자격정지기간 동안 해당 치과기공소 또는 안경업소는 영업을 하지 못한다. 다만, 치과기공소의 개설자의 치과기공물제작의뢰서 보존 의무(제22조제1항제2호의4), 치과의사의 치과기공물 확인 불응(제2호의5)에 따른 면허자격정지처분을 받은 경우로서 해당 치과기공소에 그 개설자가 아닌 치과의사 또는 치과기공사가 종사하고 있는 경우에는 영업을 할 수 있다.

치과기공소 및 안경업소의 업무정지처분의 효과는 그 처분이 확정된 치과기공소 및 안경업소를 양수한 자에게 승계되고, 업무정지처분절차가 진행 중인 때에는 양수인에 대하여 그 절차를 계속 진행할 수 있다. 다만, 양수인이 그 처분 또는 위반사실을 알지 못하였음을 증명하는 때에는 그러하지 아니하다. 한편 이에 따른 업무정지처분을 받았거나 업무정지처분의 절차가 진행 중인 자는 행정처분을 받은 사실 또는 행정처분 절차가 진행 중인 사실을 우편에 의한 내용증명으로 양수인에게 지체 없이 통지하여야 한다(제24조).

제 6 장

벌 칙

1. 벌칙

벌 칙	위 반 내 용
3년 이하의 징역 또는 3천만원 이하의 벌금 (제30조)	• 의료기사등의 면허 없이 의료기사등의 업무를 한 사람(제9조제1항) • 다른 사람에게 면허를 대여한 사람(제9조제3항) • 면허를 대여받거나 면허 대여를 알선한 사람(제9조제4항) • 업무상 알게 된 비밀을 누설한 사람(제10조)〈친고죄〉 • 치과기공사의 면허 없이 치과기공소를 개설한 자(제11조의2제1항). 다만, 제11조의2제1항에 따라 개설등록을 한 치과의사는 제외한다. • 치과의사가 발행한 치과기공물제작의뢰서에 따르지 아니하고 치과기공물제작등 업무를 행한 자(제11조의3제1항) • 안경사의 면허 없이 안경업소를 개설한 사람(제12조제1항)
500만원 이하의 벌금 (제31조)	• 의료기사등의 면허 없이 의료기사등의 명칭 또는 이와 유사한 명칭을 사용한 자(제9조제2항) • 2개소 이상의 치과기공소를 개설한 자(제11조의2제2항) • 2개 이상의 안경업소를 개설한 자(제12조제2항) • 등록을 하지 아니하고 치과기공소를 개설한 자(제11조의2제3항) • 등록을 하지 아니하고 안경업소를 개설한 자(제12조제3항) • 안경 및 콘택트렌즈를 전자상거래 및 통신판매, 판매자의 사이버몰 등으로부터 구매 또는 배송을 대행하는 등의 방법으로 판매한 자(제12조제5항) • 안경 및 콘택트렌즈를 안경업소 외의 장소에서 판매한 안경사(제12조제6항) • 영리를 목적으로 특정 치과기공소·안경업소 또는 치과기공사·안경사에게 고객을 알선·소개 또는 유인한 자(제14조제2항)

2. 과태료

1) 의료기사법 위반에 따른 과태료 내용

「의료기사법」 위반으로 인한 과태료 부과사항은 다음과 같다(제33조). 기타 과태료 부과절차 등에 대하여 자세한 내용은 「의료법」을 참조하기 바란다.

과 태 료	위 반 내 용
500만원 이하의 과태료 (제33조제1항)	• 보수교육 실시 의무 위반으로 시정명령을 받은 자가 시정명령을 이행하지 않는 경우(제23조제2항)
100만원 이하의 과태료 (제33조제2항)	• 의료기사등의 실태와 취업상황에 관한 신고를 하지 아니한 경우(제11조) • 폐업신고를 하지 아니하거나 등록사항의 변경신고를 하지 아니한 경우(제13조) • 보건복지부장관, 시·도시사 또는 시장·군수·구청장이 명한 보고를 하지 아니하거나 검사를 거부·기피 또는 방해한 경우(제15조제1항)

제14부

암관리법

제1장 암관리법의 개요

제2장 암관리

제3장 국립암센터

제4장 보 칙

제5장 벌 칙

제 1 장

암관리법의 개요

1. 의의 및 목적

이 법은 국가가 암의 예방, 진료, 연구 및 암 치료 후 사후관리 등에 관한 정책을 종합적으로 수립·시행함으로써 암으로 인한 개인적 고통과 피해 및 사회적 부담을 줄이고 국민건강 증진에 이바지함을 목적으로 한다(제1조).

2. 암관리법의 변천과 구조

2003. 11. 30. 암 발생률과 암으로 인한 사망률이 해마다 증가하여 국민의 건강을 위협하는 추세에 있고, 암 진료에는 막대한 비용이 소요되는 등 암 질환(癌 疾患)이 사회적 문제로 대두됨에 따라 암의 예방, 진료 및 연구사업 등의 암 관련 정책을 국가에서 수립하여 암에 대한 종합적이고 체계적인 관리를 수행하기 위한 근거법을 마련하기 위하여 「암관리법(법률 제6908호)」이 제정되었다. 2010. 5. 31. 전부개정 등 수차례 개정을 거쳐 현재[1]에 이르고 있다.

3. 국가 등의 의무

국가 및 지방자치단체는 암의 예방, 진료, 연구 및 암 치료 후 사후관리 등(암관리)에 관한 사업을 시행하고 지원함으로써 암을 예방하고 암환자에게 적절한 의료서비스가 제공될 수 있

1) 2016. 2. 3. 「호스피스·완화의료 및 임종과정에 있는 환자의 연명의료결정에 관한 법률」 개정으로 이 법상 완화의료기관에 관한 내용이 삭제되었다(2017. 8. 4. 시행).

도록 적극 노력하여야 한다. 그리고 의료인 및 의료기관의 장은 국가 및 지방자치단체가 시행하는 암관리에 관한 사업(암관리사업)에 적극 협조하여야 한다(제3조).

4. 암 예방의 날 및 교육·홍보 사업

암에 대한 국민의 이해를 높이고 암의 예방·치료 및 관리 의욕을 고취시키기 위하여 매년 3월 21일을 암 예방의 날로 정하고, 이에 적합한 행사를 하여야 한다. 국가와 지방자치단체는 암의 발생을 예방하고, 암의 조기 발견 및 암에 대한 인식 개선 등 암관리에 대한 범국민적인 관심을 높이기 위한 교육·홍보 사업을 시행하여야 한다(제4조).

제 2 장

암관리

1. 암관리종합계획 수립 등

1) 암관리종합계획 수립

보건복지부장관은 국가암관리위원회의 심의를 거쳐 암관리종합계획을 5년마다 세워야 한다. 종합계획에는 "① 암관리사업의 기본목표와 추진방향, ② 암관리사업의 계획 및 추진 방법, ③ 암 관리에 필요한 전문 인력의 육성에 관한 사항, ④ 암 치료 후 사후관리에 관한 사항, ⑤ 그 밖에 암 관리에 필요한 사항"이 포함되어야 한다. 그리고 특별시장・광역시장・특별자치시장・도지사・특별자치도지사(시・도지사) 및 시장・군수・구청장(자치구의 구청장)은 그 지방자치단체의 실정을 고려하여 종합계획에 따른 세부집행계획을 각각 세워야 한다. 이때 세부집행계획은 「지역보건법」에 따른 지역보건의료계획에 포함하여 수립한다(제5조).

2) 국가암관리위원회

종합계획의 수립 등 암 관리에 관한 중요사항을 심의하기 위하여 보건복지부장관 소속으로 국가암관리위원회를 둔다(제6조). 위원회는 위원장 1인을 포함한 15인 이내의 위원으로 구성하며, 위원장은 보건복지부차관이 되고, 위원은 "① 암의 예방 및 관리 업무를 담당하는 공무원, ② 암에 관한 학식과 경험이 풍부한 사람" 중에서 보건복지부장관이 임명 또는 위촉한다. 위원회는 업무를 효율적으로 수행하기 위하여 위원회의 위원과 외부 전문가로 구성되는 분야별 전문위원회를 둘 수 있다(제7조). 국가암관리위원회 위원의 임기는 3년으로 하며, 한 차례만 연임할 수 있다. 위원의 사임 등으로 인하여 새로 위촉된 위원의 임기는 전임 위원 임기의 남은 기간으로 한다. 한편 보건복지부장관은 위원의 과반수를 암 관련 전문 단체의 추천을 받아 임명하거나 위촉하여야 한다(시행령 제2조).

한편 위원회는 "① 국가암관리체계 및 제도의 발전에 관한 사항, ② 종합계획의 수립 및 평가에 관한 사항, ③ 연도별 암관리사업 시행계획에 관한 사항, ④ 암관리사업의 예산에 관한 중요 사항, ⑤ 그 밖에 위원장이 심의에 부치는 사항"을 심의한다(제8조).

2. 암연구사업 등

1) 암연구사업

(1) 개요

보건복지부장관은 암의 예방과 진료기술의 발전을 위하여 암 연구·개발사업을 시행하며, 암연구사업을 추진할 때 학계·연구기관 및 산업체 간의 공동연구사업을 우선 지원하여야 한다(제9조제1항, 제2항). 보건복지부장관은 암연구사업에 대하여 지원하거나 자문하게 하기 위하여 보건복지부에 암정복추진기획단을 둘 수 있다. 추진기획단은 암 연구에 관한 학식과 경험이 풍부한 사람으로 30명 이내의 위원으로 구성하며, 보건복지부장관이 임명하거나 위촉한다. 위원의 임기는 2년으로 한다(시행규칙 제2조). 보건복지부장관은 암연구사업에 관한 국제협력의 증진을 위하여 노력하고 선진기술의 도입을 위한 전문 인력의 국외 파견 및 국내 유치 등의 방안을 마련하여야 한다(제9조제3항).

(2) 국립암센터의 업무

보건복지부장관은 암연구사업의 구체적이고 세부적인 사항에 대한 기획·관리 및 평가 등의 업무를 효율적으로 수행하기 위하여 국립암센터로 하여금 "① 암연구사업의 국내외 추세 및 암연구사업에 대한 수요 예측, ② 암연구사업 계획의 작성, ③ 연도별 암연구사업 과제의 공모·심의 및 선정, ④ 암연구사업 결과의 평가 및 활용, ⑤ 그 밖에 암연구사업에 필요한 사항"을 수행하게 할 수 있다(제9조제4항).

(3) 진료방법의 개발 및 보급 등

보건복지부장관은 효과적이고 적절한 암의 예방 및 진료방법 등을 개발하고 적극 보급하여야 하며 암의 예방 및 진료방법 등에 관한 신기술의 활용을 촉진하기 위하여 필요한 지원시책을 마련하여야 한다(제10조).

(4) 암데이터사업

보건복지부장관은 공익적 목적으로 ① 암관리를 위한 정책 수립 및 평가, ② 암관리를 위한 연구・개발 사업을 수행하기 위하여 필요한 데이터를 수집, 처리, 분석 및 제공하는 사업(암데이터사업)을 수행할 수 있다. 보건복지부장관은 암데이터사업을 수행하기 위하여 중앙행정기관, 지방자치단체, 국립암센터, 국민건강보험공단 및 건강보험심사평가원과 그 밖에 대통령령으로 정하는 공공기관(자료제공기관)에 필요한 자료의 제공을 요청할 수 있다. 이 경우 요청을 받은 자료제공기관은 특별한 사유가 없으면 그 요청에 따라야 한다. 보건복지부장관은 필요한 자료를 요청할 경우 개인정보가 포함된 자료의 제공을 요청할 수 있다. 이 경우 자료제공기관은 개인정보를 가명처리한 후 제공하여야 한다. 보건복지부장관은 제공받은 가명정보 중 두 개 이상의 정보를 결합하여 분석할 필요가 있는 경우 가명정보를 결합하여 처리할 수 있으며, 가명정보를 암데이터사업의 목적을 위하여 「개인정보 보호법」에 따라 제3자에게 제공할 수 있다. 이 경우 특정 개인을 알아보기 위하여 사용될 수 있는 정보를 포함하여서는 아니 된다. 개인정보 보호에 관하여는 이 법에서 정하는 사항을 제외하고는 「개인정보 보호법」에 따른다(제9조의2).

보건복지부장관은 암데이터사업의 효율적인 수행을 위하여 국립암센터 또는 보건복지부령으로 정하는 시설・인력・장비 등의 기준을 충족하는 기관 중 1개 기관을 국가암데이터센터로 지정하여 “① 암데이터사업을 위한 시설, 장비, 조직의 구축 및 운영, ② 암데이터사업을 위한 조사 및 기획, ③ 암데이터사업을 위한 자료의 수집, 결합, 분석 및 제공, ④ 암데이터사업의 수행을 위한 세부 지침과 절차의 마련, ⑤ 암데이터사업의 수행을 위하여 처리하는 정보의 안전성 확보 조치, ⑥ 그 밖에 암데이터사업과 관련하여 보건복지부장관이 필요하다고 인정하는 업무”를 수행하게 할 수 있다. 이 경우 국가암데이터센터는 통계작성, 과학적 연구, 공익적 기록보존 등을 위한 서로 다른 개인정보처리자 간의 가명정보의 결합을 할 수 있는 전문기관으로 지정받은 것으로 본다. 보건복지부장관은 국가암데이터센터가 “① 거짓이나 그 밖의 부정한 방법으로 지정을 받은 경우, ② 지정 기준에 미달한 경우, ③ 업무를 수행하지 아니한 경우”에는 그 지정을 취소할 수 있다. 다만, 부정한 방법으로 지정받은 경우에는 그 지정을 취소하여야 한다(제18조의2).

2) 암검진사업

(1) 개요

보건복지부장관은 암의 치료율을 높이고 암으로 인한 사망률을 줄이기 위하여 암을 조기에 발견하는 검진사업을 시행하여야 한다(제11조제1항). 구체적으로 "① 암검진의 기준 연구 및 질 관리, ② 암검진 대상자 중 해당 연도 내 암검진을 받을 사람(수검 예정자)의 선정 및 통보, ③ 수검 예정자에 대한 검사 및 진단, ④ 암 검진비 지원, ⑤ 암검진에 관한 교육 및 홍보, ⑥ 암검진에 관한 정보시스템의 개발 및 관리, ⑦ 그 밖에 암검진사업과 관련하여 보건복지부장관이 필요하다고 인정하는 사업" 등이 있다(시행령 제6조).

(2) 암 검진사업의 범위 및 대상자 등

암검진사업의 대상자는 ① 건강보험가입자 및 피부양자, ② 의료급여수급자이다(시행령 제7조제1항). 암검진사업의 대상이 되는 암의 종류는 "위암, 간암, 대장암, 유방암, 자궁경부암, 폐암"이며, 암의 종류별 검진주기와 연령 기준은 다음과 같다(시행령 제8조). 보건복지부장관은 암의 발생률, 생존율, 사망률 등 암 통계 및 치료에 관한 자료를 고려하여 암검진사업의 대상자, 암의 종류·검진주기 등을 정하여야 한다(제11조제2항).

암의 종류별 검진주기와 연령 기준

암의 종류	검진주기	연령 기준 등
위암	2년	40세 이상의 남·여
간암	6개월	40세 이상의 남·여 중 간암 발생 고위험군
대장암	1년	50세 이상의 남·여
유방암	2년	40세 이상의 여성
자궁경부암	2년	20세 이상의 여성
폐암	2년	54세 이상 74세 이하의 남·여 중 폐암 발생 고위험군

※ 비고

1. "간암 발생 고위험군"이란 간경변증, B형간염 항원 양성, C형간염 항체 양성, B형 또는 C형 간염 바이러스에 의한 만성 간질환 환자를 말한다.
2. "폐암 발생 고위험군"이란 30갑년[하루 평균 담배소비량(갑) × 흡연기간(년)] 이상의 흡연력(吸煙歷)을 가진 현재 흡연자와 폐암 검진의 필요성이 높아 보건복지부장관이 정하여 고시하는 사람을 말한다.

(3) 암 검진사업의 방법 및 절차

암의 검진은 암검진기관에서 시행하고 암 검진의 검사항목, 검사비용, 판정 기준 등 암 검진 실시에 필요한 구체적인 사항은 암검진 실시기준(보건복지부고시 제2023-9호, 2023. 1.13)에 따라 시행한다(제11조제3항, 시행규칙 제4조).

(4) 암 검진사업에 대한 비용지원

보건복지부장관은 암 검진을 받는 사람 중 의료급여수급자 및 국민건강 보험료 월 납부액이 보건복지부장관이 정하여 고시하는 금액 이하의 사람에 대하여는 예산 또는 국민건강증진기금에서 그 비용의 전부 또는 일부를 지원할 수 있다(제11조제4항).

3) 재가암환자 관리사업

보건복지부장관은 가정에서 치료 또는 요양 중인 암환자에 대하여 "① 재가암환자에 대한 통증관리, 완화의료, 간호 및 상담서비스 등을 위한 가정방문사업, ② 재가암환자와 그 가족을 위한 교육프로그램의 개발 및 보급, ③ 암생존자에 대한 자가(自家) 관리 교육 및 2차 암 검진 등 안내, ④ 영양관리, 운동 지도 등 건강 증진, ⑤ 불안·우울 상담 및 정서적 지지(支持)"를 시행하여야 한다(제12조 및 시행규칙 제5조).

4) 암환자의 의료비 지원사업 등

국가와 지방자치단체는 암환자의 암 종류별 경제적 부담능력 등을 고려하여 암 치료에 드는 비용을 예산 또는 국민건강증진기금에서 지원할 수 있다(제13조). 여기에는 "① 의료비 지원사업 대상자에 대한 재산 및 소득에 관한 자료조사, ② 의료비 지원사업 대상자의 선정 및 통보, ③ 의료비 지원사업 대상자에 대한 의료비 지급, ④ 의료비 지원사업에 관한 홍보, ⑤ 의료비 지원사업 정보시스템의 개발 및 관리" 사업이 포함되어야 한다(시행령 제9조).

의료비를 지원받을 수 있는 사람은 "① 아동 암환자(다만, 의료비를 지원받는 아동이 18세가 된 경우에는 의료비 지원을 연장할 수 있다. 이 경우에는 그 부양 의무자를 포함한다), ② 건강보험가입자 및 피부양자, ③ 의료급여수급자 중 암환자 중 소득과 재산 등이 '암환자에 대한 의료비 지원기준 등에 관한 고시' 중 의료비 지원대상 선정기준(별표1)에 따라 소득이 일정규모 이하인 사람으로 한다(시행령 제10조). 의료비를 지원받으려는 암환자 또는 그를 대리하는 사람(이하 "암환자등"이라 한다)은 금융 및 신용정보 등의 제공을 동의 서면을 첨부하여 관할 보건소장에게 지원 신청을 하여야 한다. 관할 보건소장은 소속 공무원으로 하여금 암환자등의 동의를 받아 의료비 지원 신청을 대리하게 할 수 있다. 의료비 지원 신청을 받은 보건소장은 관계 기관에 의료비 지원 대상자의 소득·재산 등에 관한 자료조사를 요청할 수 있다(시행령 제10조). 암환자 의료비 지원 신청 시 신청서 외에 의료비 내역 등 다양한 증빙서류가 필요하므로, 암환자의료비 지원 사업을 모르는 경우 또는 알더라도 보건소를 방문하여 신청서 및 구비서류를 제출하기 어려운 취약계층에게는 암환자의료비 지원사업에 대한 접근성이 떨어진다. 이에 보건소장이 지정한 법인·단체·시설·기관 등은 암환자 등의 요청에 따라 의료비 지원 신청을 지원할 수 있도록 했다(제13조 5항).

5) 암 등록 통계사업

(1) 개요

보건복지부장관은 암 발생 위험 요인과 암의 발생 및 치료에 관한 자료를 지속적이고 체계적으로 수집·분석하여 암 발생률, 생존율 등의 통계를 산출하기 위한 등록·관리·조사사업을 시행하여야 한다. 이 경우 통계자료의 수집 및 통계의 작성 등에 관하여는 「통계법」을 준용하며, 통계의 산출을 위하여 처리되는 개인정보는 「개인정보 보호법」의 규정을 적용하지 않는다(제14조제1항).

(2) 자료 제출 및 의견 진술 요구

보건복지부장관은 암환자를 진단·치료하는 의료인 또는 의료기관, 국민건강보험공단 및 건강보험심사평가원, 행정안전부, 통계청, 통계작성기관, 그 밖에 암에 관한 사업을 하는 법인·기관·단체에 대하여 암 등록통계사업에 필요한 자료의 제출이나 의견의 진술 등을 요구할 수 있다. 이 경우 자료의 제출을 요구받은 자는 특별한 사유가 없으면 요구에 따라야 한다(제14조제2항). 보건복지부장관이 암환자의 진료와 관련된 자료 및 의무기록(醫務記錄) 등의 제공을 요청할 때에는 사용목적·사용기한 및 사용방법 등을 적은 서면으로 요구하여야 한다(시행규칙 제6조).

(3) 개인정보 보호

보건복지부장관은 암 등록통계사업과 관련하여 고유 식별정보를 처리하는 경우에는 개인정보 보호를 위하여 암호화 등 안전성 확보에 필요한 조치를 하여야 한다(제14조제3항). 암 정보는 환자의 민감한 개인정보를 포함함에도 불구하고 현행법에서 암등록 통계의 산출을 위하여 처리되는 개인정보는「개인정보 보호법」을 적용하지 않는다. 이는 독일 등 일부 국가와 달리 암 등록·통계사업을 위하여 수집되는 정보의 대상, 정보처리의 과정 및 개인정보 보호를 위한 대책 등에 대해 구체적인 법적 근거가 없는 결과를 초래하여 환자의 암정보가 유출되는 등 문제가 발생하고 있다. 2015. 12. 29. 법개정을 통해 보건복지부장관은 암환자의 등록과 관련된 개인정보의 보호를 위하여 고유식별정보를 처리하는 경우에는 암호화 등 안전성 확보에 필요한 조치를 강구하도록 하였다.

6) 암 정보사업

(1) 개요

보건복지부장관은 암에 관한 정보를 지속적이고 체계적으로 구축하여 효율적으로 국민에게 제공하는 사업을 시행하여야 한다. 암 정보사업을 효율적으로 추진하기 위하여 국립암센터로 하여금 암 정보사업을 수행하게 할 수 있다(제15조제1항, 제2항).

(2) 암 정보사업의 내용

암 정보사업에는 "① 암에 관한 각종 정보의 생산, 수집 및 관리, ② 국민에 대한 암 정보 제공 및 상담, ③ 암에 관한 교육자료 개발 및 교육·홍보, ④ 그 밖에 암정보사업의 수행을 위하여 보건복지부장관이 필요하다고 인정하는 업무" 등이 있다(제15조제3항).

7) 기타 사업

(1) 암예방사업

보건복지부장관은 암 발생 위험을 낮추거나 암 발생을 감소시키기 위하여 "① 국민 암 예방 수칙 및 실천지침의 개발과 보급, ② 암 위험요인에 대한 인식과 암 예방 실천에 대한 모니터링, ③ 효과적인 암 예방을 위한 사업 개발, ④ 대국민 암 예방 교육·홍보사업, ⑤ 그 밖에 암 예방을 위하여 보건복지부장관이 필요하다고 인정하는 사업"을 시행하여야 한다(제10조의2).

(2) 발암요인관리사업

보건복지부장관은 발암요인을 관리하기 위하여 “① 발암요인의 목록 작성 및 보급, ② 발암요인 및 그 위해성에 대한 정보 제공, ③ 발암요인의 위해성 평가와 관리를 위한 국제협력사업, ④ 발암요인의 위해성 평가 및 평가지침 개발, 발암요인의 위해성 평가와 관리를 위한 부처 간 협력사업, 발암요인의 위해성에 관한 교육 및 홍보, 발암요인을 관리하기 위한 통합정보시스템의 개발 및 운영 사업을 시행할 수 있다(제10조의3).

(3) 암생존자통합지지사업

보건복지부장관은 암생존자(암환자 중 말기환자에 해당하지 아니하는 사람)의 건강증진과 사회복귀를 지원하기 위하여 “① 암생존자의 건강관리와 학교복귀 및 직업복귀에 대한 상담·교육, ② 암생존자 관리 프로그램 개발 및 보급, ③ 암생존자의 현황과 실태에 관한 자료 수집 및 분석, 암생존자통합지지사업에 관한 홍보, 그 밖에 보건복지부장관이 필요하다고 인정하는 사업(암생존자통합지지사업)을 시행하여야 한다. 보건복지부장관은 암생존자통합지지사업을 효율적으로 추진하기 위하여 국립암센터와 지역암센터를 중앙암생존자통합지지센터와 권역암생존자통합지지센터로 각각 지정할 수 있다. 보건복지부장관은 중앙암생존자통합지지센터 또는 권역암생존자통합지지센터가 “① 거짓이나 그 밖의 부정한 방법으로 지정을 받은 경우, ② 정당한 사유 없이 암생존자통합지지사업을 수행하지 아니한 경우”에 해당하는 경우에는 그 지정을 취소할 수 있다. ① 의 경우에는 그 지정을 취소하여야 한다(제12조의2).

8) 기타

(1) 진료방법의 개발 및 보급 등

보건복지부장관은 효과적이고 적절한 암의 예방 및 진료방법 등을 개발하고 적극 보급하여야 하며, 이에 따라 개발한 암의 예방 및 진료방법 등에 관한 신기술의 활용을 촉진하기 위하여 필요한 지원시책을 마련하여야 한다(제10조).

(2) 역학조사

질병관리청장 및 또는 시·도지사는 암 발생의 원인 규명 등을 위하여 필요하다고 인정하면 역학조사를 할 수 있다. 질병관리청장 또는 시·도지사는 역학조사를 수행하기 위하여 역학조사반을 각각 설치하여야 하며, 역학조사를 효율적으로 시행하기 위하여 관계 행정기관의 장, 국립암센터, 지역암센터, 국가암데이터센터, 건강보험공단, 건강보험심사평가원, 의료기관의 장에게 역학조사에 필요한 자료의 제출을 요청할 수 있다. 이 경우 자료의 제출을 요청받은 기관의 장은 특별한 사정이 없으면 이에 따라야 한다. 누구든지 질병관리청장 또는 시·도지사가 실시하는 역학조사에서 ① 정당한 사유 없이 역학조사를 거부·방해 또는 회피하는 행위, ② 거짓으로 진술하거나 거짓 자료를 제출하는 행위, ③ 고의적으로 사실을 누락·은폐하는 행위를 하여서는 아니 된다(제16조). 역학조사를 할 때에는 "① 암환사의 발생 일시·장소, 성별, 연령 및 증상, ② 특정 위험물질 등에의 노출 여부 및 노출 경로, ③ 연령별 암 발생 현황, ④ 그 밖에 조사 대상의 인구학적·경제학적·사회학적 특성에 관한 사항"을 조사하여야 한다(시행령 제12조제2항). 역학조사를 하기 위하여 질병관리청에 중앙역학조사반을 두고, 특별시·광역시·특별자치시·도·특별자치도에 지역역학조사반을 둔다. 중앙역학조사반은 30명 이내의 반원으로 구성하고, 지역역학조사반은 20명 이내의 반원으로 구성한다. 역학조사반의 임무는 "① 역학조사 계획의 수립, ② 역학조사 실시 기준 및 방법의 개발, ③ 역학조사의 시행 및 평가, ④ 역학조사 능력 개발을 위한 교육·훈련, ⑤ 암의 발병 사례 수집·분석 및 제공, ⑥ 암 발생 위험 요인의 위험도 평가" 등이다(시행령 제11조).

3. 중앙암등록본부, 지역암등록본부 및 지역암센터

1) 중앙암등록본부 및 지역암등록본부의 지정 등

(1) 중앙암등록본부 지정

보건복지부장관은 ① 암 발생률 및 생존율 등 암 통계 산출을 위한 자료의 수집·분석·관리, ② 암 등록통계사업과 관련한 조사·연구, ③ 암 등록통계사업과 관련한 교육훈련·국제협력, ④ 지역별 암 등록자료 수집·분석 및 지역암등록본부 지원, ⑤ 그 밖에 암 등록통계사업과 관련하여 보건복지부장관이 필요하다고 인정하는 사업"을 수행하기 위하여 국립암센터를 중앙암등록본부로 지정하거나 또는 암연구소가 설치된 대학, 종합병원 중에서 중앙암등록본부로 지정할 수 있다(제17조제1항).

(2) 지역암등록본부 지정

보건복지부장관은 "① 해당 지역의 암 발생률 및 생존율 등 암 통계 산출을 위한 자료의 수집・분석・관리, ② 해당 지역의 암 등록통계사업과 관련한 조사・연구, ③ 그 밖에 암 등록통계사업과 관련하여 보건복지부장관 또는 중앙암등록본부의 장이 필요하다고 인정하는 사업"을 수행하기 위하여 지역암센터 또는 암연구소가 설치된 대학, 종합병원 중에서 특별시・광역시・특별자치시・도・특별자치도(시・도)별 지역암등록본부로 지정할 수 있다(제17조제2항).

(3) 중앙암등록본부 및 지역암등록본부의 지정취소

보건복지부장관은 중앙암등록본부 및 지역암등록본부가 "① 각각의 업무를 수행하지 아니하거나 지도・감독을 따르지 아니한 경우, ② 각각의 지정 기준에 미달한 경우, ③ 암 등록통계 산출을 위한 조사를 하지 않거나 조사자료를 제출하지 않은 경우, ⑤ 암 등록통계자료를 목적에 부합되지 않는 용도로 활용한 경우, ⑥ 지정받은 지역이 아닌 다른 지역으로 기관을 이전하는 경우"에는 그 지정을 취소할 수 있다(제17조제3항 및 시행령 제13조).

(4) 중앙암등록본부 및 지역암등록본부의 지도・감독

중앙암등록본부의 장은 매년 암 등록통계사업계획을 수립하여 암 등록통계자료의 기재사항 및 기준 등을 지역암등록본부 및 암환자를 진단・치료하는 의료인 또는 의료기관의 장에게 통보하여야 하며, 전년도의 암 등록통계사업 결과를 종합・분석하여 그 다음 연도 2월 말일까지 보건복지부장관에게 보고한 후 매년 공표하여야 한다. 그리고 지역암등록본부의 장이 암 등록통계사업 결과를 공표하려는 경우에는 중앙암등록본부의 장과 미리 협의하여야 한다. 한편, 보건복지부장관은 암 등록통계사업과 관련하여 필요하면 중앙암등록본부의 장 및 지역암등록본부의 장에게 관련 업무의 처리상황을 보고하게 할 수 있다(제18조).

2) 지역암센터의 지정

보건복지부장관은 종합병원 중, 해당 병원의 암환자 진료 실적, 암 관리능력, 암 연구에 필요한 시설・장비 및 전문 인력이 우수하고, 지역암센터 사업계획서에 대한 평가결과가 우수한 등 기준을 충족하는 종합병원을 시・도별 지역암센터로 지정할 수 있다(제19조제1항).

지역암센터는 "① 암의 발생・예방・진단・치료 및 관리 등에 관한 조사・연구, ② 암검진,

암환자의 진료 및 재활 등의 의료서비스 제공, ③ 암의 예방과 관리에 관한 홍보 및 교육·훈련, ④ 종합계획 관련 사업 수행, ⑤ 세부집행계획의 수립 지원, ⑥ 암 진료의 질 향상, ⑦ 지역사회의 암 생존자 관리, ⑧ 지역사회의 암환자에 대한 진료자원 및 관리자원의 연계, ⑨ 그 밖에 보건복지부장관이 암 관리를 위하여 필요하다고 인정하는 사업"을 수행한다(제19조제2항 및 시행규칙 제11조). 지역암센터가 해당 사업을 하지 아니하거나 잘못 수행한 경우에는 보건복지부장관은 시정을 명할 수 있다(제19조제3항).

보건복지부장관은 지역암센터가 수행하는 사업을 정기적으로 평가하고 그 결과를 지원에 반영할 수 있다. 보건복지부장관은 지역암센터가 "① 거짓이나 그 밖의 부정한 방법으로 지정을 받은 경우, ② 지정 기준에 미달한 경우, ③ 해당 사업을 하지 아니하거나 잘못 수행한 경우, ④ 시정명령을 따르지 아니한 경우"에는 그 지정을 취소할 수 있다. ①의 경우에는 그 지정을 취소하여야 한다(제19조).

제3장

국립암센터

1. 설립 등

암에 관한 전문적인 연구와 암환자의 진료 등을 위하여 국립암센터(법인)를 설립・운영한다.[2)]

국립암센터에 연구소, 부속병원, 국가암관리사업본부 및 그 밖에 필요한 기구를 둔다. 국립암센터는 교육부장관의 인가를 받아 대학원대학을 설치할 수 있다. 대학원대학의 조직, 교원, 학위 과정 운영 등에 관하여 필요한 사항은 대학원대학규칙을 정하여 보건복지부장관에게 보고하여야 한다(제29조).

1) 사업

국립암센터는 다음의 사업을 한다(제30조).

① 암의 발생・예방・진단・치료・관리 및 암관리 정책 등에 관한 연구

② 암환자의 진료

③ 재가암환자 관리사업에 관련된 교육・훈련 및 지원 업무

④ 암의 예방 및 관리에 관한 교육 및 홍보

⑤ 암과 관련된 정보・통계의 수집・분석 및 제공

⑥ 암과 관련된 국내외 협력

⑦ 암의 예방・진단 및 치료 등에 관한 신기술의 개발 및 보급

⑧ 대학원대학을 통한 국내외 암전문인력 양성 및 훈련

⑨ 암 통합 데이터 구축

---

2) 국립암센터에 관하여 이 법과 「공공기관의 운영에 관한 법률」에서 정한 사항 외에는 「민법」 중 재단법인에 관한 규정을 준용한다(제45조).

⑩ 암에 관한 각종 사업을 위탁받은 경우 그 사업

⑪ ①부터 ⑩까지의 사업에 부대되는 사업

2) 원장

국립암센터 원장은 국립암센터를 대표하며, 국립암센터의 업무를 총괄하고 소속 직원을 지휘・감독한다. 원장은 이사회의 추천을 받아 보건복지부장관이 임명한다. 원장의 임기는 3년으로 하되, 1차에 한하여 연임할 수 있다. 원장이 부득이한 사유로 직무를 수행할 수 없을 때에는 정관으로 정하는 사람이 그 직무를 대행한다(제33조).

2. 관리・운영 등

1) 재원 등

국립암센터는 출연금, 사업의 수익금, 기부금 및 그 밖의 수입금으로 운영한다(제36조).

정부는 국립암센터의 사업 및 운영에 드는 경비를 예산 또는 국민건강증진기금에서 출연 또는 보조할 수 있다. 국립암센터는 매 사업연도의 4월 30일까지 다음 연도의 출연금예산요구서를 보건복지부장관에게 제출하여야 한다(제37조).

정부는 국립암센터의 설립・운영을 위하여 필요하다고 인정하는 때에는 국유재산을 국립암센터에 무상으로 사용허가 또는 대부할 수 있다(제38조).

국립암센터는 다른 의료기관이나 연구기관 등과 협력하여 암에 관한 의료 지식과 암 치료기술의 보급 등에 관한 업무를 추진할 수 있다. 국립암센터의 원장은 사업을 하기 위하여 필요하다고 인정하는 경우에는 대학, 연구기관 및 의료기관과 인력 및 기술의 지원에 관한 협약을 체결할 수 있다(제42조).

이 법에 따른 국립암센터가 아니면 국립암센터의 명칭을 사용할 수 없다(제43조).

국립암센터의 임직원 또는 그 직에 있었던 자는 직무상 알게 된 비밀을 누설하거나 도용(盜用)하여서는 아니 된다(제44조).

제4장

보 칙

1. 비용지원

국가나 지방자치단체는 아래 사업 비용 전부 또는 일부를 지원할 수 있다(제46조).

1) 지역암센터가 사업을 하기 위하여 필요한 시설·인력 및 장비 등을 확충하는 데 드는 비용
2) 중앙암등록본부 및 지역암등록본부의 암등록통계사업에 드는 비용과 의료기관의 암 등록통계자료 제출에 드는 비용
3) 암 검진사업의 시행 및 지원에 드는 비용
4) 암예방사업에 드는 비용
5) 재가암환자 관리사업에 드는 비용
6) 암데이터사업에 드는 비용
7) 암생존자통합지지사업에 드는 비용
8) 암 관리사업을 하는 법인·단체의 암에 관한 교육 및 홍보사업에 드는 비용
9) 「장기 등 이식에 관한 법률」에 따른 장기이식등록기관이 시행하는 골수기증희망자 등록사업에 드는 비용

2. 지도·감독

보건복지부장관은 국립암센터의 업무를 지도·감독하며, 업무·회계 등에 관하여 필요한 사항을 보고하게 하거나 필요한 서류의 제출을 명할 수 있다.

3. 청문

보건복지부장관은 암생존자통합지지사업, 국가암데이터센터의 지정, 중앙 및 지역 암 등록본부 또는 지역 암센터의 지정을 취소하려는 경우에는 청문을 하여야 한다.

4. 개인정보의 목적 외 사용금지

암관리사업에 종사하거나 종사하였던 사람은「개인정보 보호법」제18조제2항에 따른 경우를 제외하고는 업무상 알게 된 개인정보를 타인에게 제공 또는 누설하거나 목적 외의 용도로 사용하여서는 아니 된다.

※ 개인정보 보호법 제18조 제2항

개인정보처리자는 다음에 해당하는 경우에는 정보주체 또는 제3자의 이익을 부당하게 침해할 우려가 있을 때를 제외하고는 개인정보를 목적 외의 용도로 이용하거나 이를 제3자에게 제공할 수 있다. 다만, 제5호부터 제9호까지의 경우는 공공기관의 경우로 한정한다.

1. 정보주체로부터 별도의 동의를 받은 경우
2. 다른 법률에 특별한 규정이 있는 경우
3. 정보주체 또는 그 법정대리인이 의사표시를 할 수 없는 상태에 있거나 주소불명 등으로 사전 동의를 받을 수 없는 경우로서 명백히 정보주체 또는 제3자의 급박한 생명, 신체, 재산의 이익을 위하여 필요하다고 인정되는 경우
4. 삭제 〈2020.2.4.〉
5. 개인정보를 목적 외의 용도로 이용하거나 이를 제3자에게 제공하지 아니하면 다른 법률에서 정하는 소관 업무를 수행할 수 없는 경우로서 보호위원회의 심의·의결을 거친 경우
6. 조약, 그 밖의 국제협정의 이행을 위하여 외국정부 또는 국제기구에 제공하기 위하여 필요한 경우
7. 범죄의 수사와 공소의 제기 및 유지를 위하여 필요한 경우
8. 법원의 재판업무 수행을 위하여 필요한 경우
9. 형(刑) 및 감호, 보호처분의 집행을 위하여 필요한 경우

제5장

벌 칙

1. 벌칙

벌 칙	위 반 내 용
5년 이하의 징역 또는 5천만원 이하의 벌금 (제50조의2제1항)	• 금융정보등 또는 개인정보를 이 법에서 정한 목적 외의 다른 용도로 사용하거나 다른 사람 또는 기관에 제공 또는 유출한 자(제13조의2제5항 또는 제49조)
3년 이하의 징역 또는 3천만원 이하의 벌금 (제51조)	• 직무상 알게 된 비밀을 누설하거나 도용(盜用)한 자(제44조)
200만원 이하의 벌금 (제51조의2)	• 정당한 사유 없이 역학조사를 거부·방해 또는 회피하거나 거짓으로 진술 또는 거짓 자료의 제출을 하거나 고의적으로 사실을 누락·은폐한 사람(제16조제4항)

기타 국립암센터 명칭사용에 따른 과태료가 있다.

제15부

학교보건법

제1장 학교보건법의 개요

제2장 학교의 관리 운영

제3장 보건관리 및 안전관리

제4장 보 칙

제5장 벌 칙

제 1 장

학교보건법의 개요

1. 의의 및 목적

이 법은 학교의 보건관리에 필요한 사항을 규정하여 학생과 교직원의 건강을 보호・증진함을 목적으로 한다(제1조). 여기에서 '학교'란 「유아교육법」에 의한 유치원과 초・중등교육법에 의한 초등학교, 중학교, 고등학교, 고등공민학교, 고등기술학교, 특수학교, 각종학교와 「고등교육법」에 의한 대학, 산업대학, 교육대학, 전문대학, 원격대학(방송대학, 통신대학, 방송통신대학 및 사이버대학), 기술대학, 각종학교를 말한다(제2조제2호)[1]. '관할청'이란 "① 국립유치원 및 「초・중등교육법」에 따른 국립학교: 교육부장관, ② 「유아교육법」에 따른 공립유치원・사립유치원 및 「초・중등교육법」 에 따른 공립학교・사립학교: 교육감, ③ 「고등교육법」에 따른 학교: 교육부장관" 에 따른 지도・감독기관을 말한다(제2조제3호).

2. 학교보건법의 변천과 구조

1967. 6. 29. 학교의 보건관리에 필요한 사항을 규정하여 학생 및 교직원의 건강을 보호・증진하게 함으로써 학교교육의 능률화를 기여하기 위하여 「학교보건법(법률 제1928호)」이 제정되었다. 이후 수차례 개정을 거쳐 현재[2]에 이르고 있다.

---

1) 안전한 교육환경 조성에 필요한 교육환경보호구역의 설정 및 보호구역 내의 금지행위 등을 주요내용으로 하는 「교육환경 보호에 관한 법률」의 제정에 맞추어, 현행법에 규정된 학교환경위생 정화구역의 설정 등 학교의 환경위생 정화에 관한 사항을 삭제하였다(시행 2017.2.4.).

2) 2016. 12. 20. 일부개정(법률 제14402호)을 통해 초・중・고등학교 뿐만 아니라 유치원의 장도 유치원생 및 유치원 교직원 대상으로 응급처치교육을 실시하도록 의무화하고, 응급처치교육 프로그램의 운영을 전문기관 등에게 위탁할 수 있도록 법적근거를 마련하였다(시행 2017.3.21.).

3. 국가와 지방자치단체의 의무

국가와 지방자치단체는 학생과 교직원의 건강을 보호·증진하기 위한 기본계획을 수립·시행하고, 이에 필요한 시책을 마련하여야 한다(제2조의2). 기본계획 및 학교보건의 중요시책을 심의하기 위하여 교육감 소속으로 시·도학교보건위원회를 둔다. 시·도학교보건위원회는 학교의 보건에 경험이 있는 15명 이내의 위원으로 구성한다(제17조). 시·도학교보건위원회는 "① 학생과 교직원의 건강증진에 관한 시·도의 중·장기 기본계획, ② 학교보건과 관련되는 시·도의 조례 또는 교육규칙의 제정·개정안, ③ 교육감이 회의에 부치는 학교보건정책 등에 관한 사항"을 심의한다(시행령 제24조).

최근 고농도 미세먼지가 빈번하게 발생하는 등 대기오염이 심각해지고 있는 상황에서, 미세먼지 농도가 높은 날에 진행되는 학교의 야외활동에 대한 학부모의 우려가 높아지고 있다. 세계보건기구(WHO) 산하 국제암연구소(IARC)는 미세먼지를 발암물질로 분류하고 있는데, 미세먼지에 민감하게 반응하는 영유아, 어린이와 같은 건강 취약계층은 대기오염이 심한 경우에 체계적이고 신속하게 대응할 필요가 있다. 이에 대기오염 시 교육당국이 관계부처와 협의하여 보다 체계적이고 실효성 있게 대응할 수 있도록 하기 위하여 교육부장관이 환경부장관과 협의하여 대기오염도 예측 결과에 따른 대응 매뉴얼을 작성·배포하도록 하고, 학교의 장이 해당 매뉴얼에 따라 세부 행동요령을 수립하여 교육을 실시하도록 했다. 구체적으로 교육부장관은 대기오염에 효과적으로 대응하기 위하여 환경부장관과의 협의를 거쳐 대기오염도 예측결과에 따른 대응 매뉴얼(대기오염대응매뉴얼)을 작성·배포하여야 한다. 대기오염대응매뉴얼에는 대응 단계별 전파요령, 실외수업에 대한 점검 및 조치, 실내 공기 질 관리를 위한 조치사항 등 이 포함되어야 한다. 학교의 장은 대기오염대응매뉴얼에 따라 학생 및 교직원의 세부 행동요령을 수립하고 학생 및 교직원에게 세부 행동요령에 관한 교육을 실시하여야 한다(제5조).

4. 학생건강증진 기본계획의 수립·시행

교육부장관은 5년마다 학생의 신체 및 정신건강 증진을 위한 기본계획(기본계획)을 수립·시행하여야 한다. 기본계획에는 ① 학생의 건강증진을 위한 기본방향 및 목표, ② 학생의 건강증진을 위한 주요 추진과제 및 추진방법, ③ 그 밖에 학생의 건강증진을 위하여 필요한 사항이 포함되어야 한다. 교육부장관은 기본계획의 수립·시행에 필요한 자료의 제공 등을 관계 중앙행정기관의 장 및 그 밖의 기관·단체의 장에게 요청할 수 있다. 이 경우 자료의 제공 등을 요청받은 관계 중앙행정기관의 장 및 그 밖의 기관·단체의 장은 특별한 사유가 없으면 이에 따라야 한다(제2조의3).

제 2 장

학교의 관리 운영

1. 학생건강증진계획

교육감은 기본계획에 따라 매년 지역의 여건 및 특색을 고려하여 학생의 신체 및 정신건강 증진을 위한 학생건강증진 시행계획을 수립·시행하여야 한다. 그리고 학교의 장은 건강검사[3]결과를 평가하여 이를 바탕으로 학생건강증진계획을 수립·시행하여야 한다. 이를 위하여 학교의사 또는 학교약사에게 자문을 구할 수 있다(제7조의2).

2. 학교 보건에 관한 학교장의 책무

1) 학교의 환경위생 및 식품위생

학교의 장은 학교시설[교사대지(교사대지)·체육장, 교사·체육관·기숙사 및 급식시설, 교사대지 또는 체육장 안에 설치되는 강당 등을 말한다]에서의 환기·채광·조명·온도·습도의 조절과 유해중금속 등 유해물질의 예방 및 관리, 상하수도·화장실의 설치 및 관리, 오염공기·석면·폐기물·소음·휘발성유기화합물·세균·먼지 등의 예방 및 처리 등 환경위생과 식기·식품·먹는 물의 관리 등 식품위생을 적절히 유지·관리하여야 한다. 학교의 장은 학교시설에서의 환경위생 및 식품위생을 적절히 유지·관리하기 위하여 연 2회 이상 점검하고, 그 결과를 기록·보존 및 보고하여야 한다. 이 경우 환경위생 점검을 위한 공기 질 점검 시 학교운영위원회 위원 또는 학부모가 참관을 요청하는 경우에는 이를 허용하여야 한다.

---

3) 여기에서 "건강검사"란 신체의 발달상황 및 능력, 정신건강 상태, 생활습관, 질병의 유무 등에 대하여 조사하거나 검사하는 것을 말한다(제2조제1호).

이에 따른 점검에 관한 업무를 「환경 분야 시험 · 검사 등에 관한 법률」에 따른 측정 대행업자에게 위탁하거나 교육감에게 전문 인력 등의 지원을 요청하여 수행할 수 있다. 만약, 점검 결과가 교육부령(제3조)으로 정하는 기준에 맞지 아니한 경우에는 지체 없이 시설의 보완 등 필요한 조치를 하고 이를 교육부장관 및 교육감에게 보고하여야 한다. 한편, 교육부장관이나 교육감은 환경위생과 식품위생을 적절히 유지 · 관리하기 위하여 필요하다고 인정하면 관계 공무원에게 학교에 출입하여 점검을 하거나 점검 결과의 기록 등을 확인하게 할 수 있으며, 개선이 필요한 경우에는 행정적 · 재정적 지원을 할 수 있다. 학교의 장은 환경위생 및 식품위생 점검 결과 및 보완 조치를 학교의 인터넷 홈페이지 또는 교육부장관이 운영하는 공시 관련 홈페이지를 통하여 공개하여야 한다. 이 경우 측정된 수치는 최초측정과 재측정 이력을 포함하여야 한다. 그리고 학교의 장은 학교시설의 환경위생 점검을 실시하여 심각한 유해물질의 지속적 발생의 가능성이 확인된 경우 관할 교육감에게 특별점검을 요청하여야 하고, 교육감은 이에 특별점검을 실시하고 대책을 수립 · 실행하여야 한다(제4조).

2) 공기 질의 유지 · 관리 특례

학교의 장은 제4조제2항에 따른 공기 질의 위생점검을 상 · 하반기에 각각 1회 이상 실시하여야 하며, 교사 안에서의 공기 질을 측정하는 장비에 대하여 교육부령으로 정하는 바에 따라 매년 2회 이상 정기적으로 점검을 실시하여야 한다(제4조의2).

3) 공기정화설비 등 설치

학교(대학은 제외한다)의 장은 교사 안에서의 공기 질 관리를 위하여 교육부령으로 정하는 바에 따라 각 교실에 공기를 정화하는 설비 및 미세먼지를 측정하는 기기를 설치하여야 한다(제4조의3).

제 3 장

보건관리 및 안전관리

1. 보건관리

1) 학생의 보건관리

학교의 장은 학생의 신체발달 및 체력증진, 질병의 치료와 예방, 음주·흡연과 마약류를 포함한 약물 오용(誤用)·남용(濫用)의 예방, 성교육, 이동통신단말장치 등 전자기기의 과의존 예방, 도박 중독의 예방 및 정신건강 증진 등을 위하여 보건교육을 실시하고 필요한 조치를 하여야 한다(제9조).

2) 보건교육 등

교육부장관은 유치원 및 초등학교, 중고등학교 및 이와 유사한 학교에서 모든 학생들을 대상으로 심폐소생술 등 응급처치에 관한 교육을 포함한 보건교육을 체계적으로 실시하여야 한다.[4] 이 경우 보건교육의 실시 시간, 도서 등 그 운영에 필요한 사항은 교육부장관이 정한다. 그리고 유치원의 장 및 학교의 장은 매년 교직원을 대상으로 심폐소생술 등 응급처치에 관한 교육을 실시하여야 하며, 응급처치에 관한 교육과 연관된 프로그램의 운영 등을 관련 전문기관·단체 또는 전문가에게 위탁할 수 있다(제9조의2).

---

4) 교육부 조사에 따르면, 2012년 기준 초·중·고교의 90% 이상이 심폐소생술교육을 실시하고 있으며, 학교당 연평균 교육시간은 4.31시간이었다.

2. 안전관리

1) 학생의 안전관리

학교의 장은 학생의 안전사고를 예방하기 위하여 학교의 시설・장비의 점검 및 개선, 학생에 대한 안전교육, 그 밖에 필요한 조치를 하여야 한다(제12조).

2) 교직원의 보건관리

학교의 장은 건강검사 결과 필요하거나 건강검사를 갈음하는 건강검진의 결과 필요하면 교직원에 대하여 질병 치료와 근무여건 개선 등 필요한 조치를 하여야 한다(제13조).

3. 학교보건 관리 기구 등

1) 보건시설

학교의 설립자・경영자는 보건실을 설치하고 학교보건에 필요한 시설과 기구(器具) 및 용품을 갖추어야 한다(제3조). 구체적으로 20평 이상의 시설과 학생과 교직원의 건강관리와 응급처치 등에 필요한 시설과 기구 및 용품, 학교환경위생 및 식품위생검사에 필요한 기구를 갖춰야 한다(시행령 제2조). 특히 초・중등 여학생의 경우 성인이 되어가는 과정에서 반드시 필요한 기구인 생리대를 생활고를 이유로 사지 못해 수치심 때문에 등교조차 하지 못하거나 위생적 문제로 건강에 악영향을 받는 등 인간의 존엄성과 기본권을 침해받고 있다. 이에 생리대 등 학생의 신체발달 과정에 필수적인 용품을 학교의 장이 반드시 구비하여 비치하도록 함으로써 대한민국의 미래를 책임져야 할 청소년들이 성장해나가는 과정에서 존엄성과 인권에 상처 입는 일이 없도록 학교보건에 필요한 용품을 갖추도록 했다.

2) 학교에 두는 의료인・약사 및 보건교사

학교에는 학생과 교직원의 건강관리를 지원하는 의료인과 약사를 둘 수 있다. 그리고 학교(대학은 제외한다)에 보건교육과 학생들의 건강관리를 담당하는 보건교사를 두어야 한다. 다만, 일정 규모 이하의 학교에는 순회 보건교사를 둘 수 있다. 보건교사를 두는 경우 36학급 이상의 학교에는 2명 이상의 보건교사를 두어야 한다(제15조).

3) 응급처치 등

학교의 장은 사전에 학부모의 동의와 전문의약품을 처방한 의사의 자문을 받아 보건교사 또는 순회 보건교사(보건교사등)로 하여금 제1형 당뇨로 인한 저혈당쇼크 또는 아나필락시스 쇼크로 인하여 생명이 위급한 학생에게 투약행위 등 응급처치를 제공하게 할 수 있다. 이 경우 보건교사 등에 대하여는 무면허의료행위를 적용하지 아니한다. 보건교사 등이 생명이 위급한 학생에게 응급처치를 제공하여 발생한 재산상 손해와 사상(死傷)에 대하여 고의 또는 중대한 과실이 없는 경우 해당 보건교사 등은 민사책임과 상해(傷害)에 대한 형사책임을 지지 아니하며 사망에 대한 형사책임은 감경하거나 면제할 수 있다. 학교의 장은 질병이나 장애로 인하여 특별히 관리・보호가 필요한 학생을 위하여 간호사 면허를 가진자로 보조인력을 둘 수 있다(제15조의2).

4) 보건기구의 설치 등

교육감 및 교육장 소속으로 학교의 보건 관리에 필요한 기구(機構)와 공무원을 둘 수 있다(제16조).

5) 학생건강증진 전문기관의 설립 등

교육부장관은 교육감과 협의하여 학생의 신체 및 정신건강 증진을 지원하기 위하여 ① 기본계획 수립의 지원, ② 국내외 학생의 신체 및 정신건강에 관한 정보・자료의 수집・분석, 통계 작성 및 간행물 발간, ③ 학생의 신체 및 정신건강에 대한 교육자료 개발, ④ 학생의 신체 및 정신건강을 위한 교직원 및 관계자, 학부모 등에 대한 교육훈련 및 지원, ⑤ 학생의 건강증진과 관련한 정보시스템 구축・운영, ⑥ 그 밖에 학생의 건강증진을 위하여 교육부장관이 필요하다고 인정한 업무를 수행하기 위한 전문기관(학생건강증진 전문기관)을 설립하거나 지정할 수 있다. 그리고 교육감은 ① 학생의 신체발달 상황 및 생활습관, 정신건강 상태 등의 실태조사, ② 학생의 건강증진 개선을 위한 프로그램의 개발・운영, ③ 학생의 신체 및 정신건강 증진을 위한 상담, ④ 건강이 취약한 학생에 대한 지원, ⑤ 그 밖에 학생의 건강증진을 위하여 교육감이 필요하다고 정하는 사항을 수행하기 위하여 관할 지역에 학생건강증진센터를 설치・운영할 수 있다. 국가 또는 지방자치단체는 예산의 범위에서 학생건강증진 전문기관과 학생건강증진센터의 설립・운영 등에 필요한 경비를 출연할 수 있다(제16조의2).

4. 건강진단

1) 건강검사

학교의 장은 학생과 교직원에 대하여 건강검사를 하여야 한다. 다만, 교직원에 대한 건강검사는 국민건강보험법에 따른 건강검진으로 갈음할 수 있다. 학교의 장은 건강검사를 할 때에 질병의 유무 등을 조사하거나 검사하기 위하여 "① 초등학교와 이에 준하는 특수학교・각종학교의 1학년 및 4학년 학생(다만, 구강검진은 전 학년에 대하여 실시하되, 그 방법과 비용 등에 관한 사항은 지역실정에 따라 교육감이 정한다.), ② 중고등학교와 이에 준하는 특수학교・각종학교의 1학년 학생, ③ 유치원 원아에 대하여는「국민건강보험법」에 따른 건강검진 실시 기관에 의뢰하여 건강검사를 한다. 건강검사 외에 학생의 건강을 보호・증진하기 위하여 필요하다고 인정하면 학교의 장은 그 학생을 별도로 검사할 수 있다. 다만, 천재지변 등 부득이한 사유로 관할 교육감 또는 교육장의 승인을 받은 경우에는 건강검사를 연기하거나 건강검사의 전부 또는 일부를 생략할 수 있다. 학교의 장은 정신건강 상태 검사를 실시할 때 필요한 경우에는 학부모의 동의 없이 실시할 수 있으며, 이 경우 학교의 장은 지체 없이 해당 학부모에게 검사 사실을 통보하여야 한다. 한편, 건강검사를 한 검진기관은 그 검사결과를 해당 학생 또는 학부모와 해당 학교의 장에게 알려야 한다(제7조).

2) 등교 중지

학교의 장은 건강검사의 결과나 의사의 진단 결과 감염병에 감염되었거나 감염된 것으로 의심되거나 감염될 우려가 있는 학생 또는 교직원에 대하여 등교를 중지시킬 수 있다. 교육부장관은 감염병으로 인하여「재난 및 안전관리 기본법」에 따른 주의 이상의 위기경보가 발령되는 경우 "① 검역관리지역 또는 중점검역관리지역에 체류하거나 그 지역을 경유한 사람으로서 검역감염병의 감염이 우려되는 사람, ② 감염병 발생지역에 거주하는 사람 또는 그 지역에 출입하는 사람으로서 감염병에 감염되었을 것으로 의심되는 사람, ③ 자가(自家) 또는 시설에 격리된 사람의 가족 또는 그 동거인, ④ 그 밖에 학교 내 감염병의 차단과 확산 방지 등을 위하여 등교 중지가 필요하다고 인정되는 사람"에 대하여 질병관리청장과 협의하여 등교를 중지시킬 것을 학교의 장에게 명할 수 있다. 이 경우 해당 학교의 관할청을 경유하여야 한다. 위 명을 받은 학교의 장은 해당 학생 또는 교직원에 대하여 지체 없이 등교를 중지시켜야 한다(제8조). 교육부장관, 관계 중앙행정기관(그 소속기관을 포함한다)의 장, 교육감 및 학교의 장은 등교 중지를 위하여 필요한 경우 「개인정보 보호법」에 따른 고유식별정보를 처리할 수 있다. 이 경우 개인정보의 보호에 관한 사항은 「개인정보 보호법」에 따른다(제8조의2).

3) 건강검사기록

학교의 장은 건강검사(제7조)를 하였을 때에는 그 결과를 작성·관리하여야 하며, 이 경우 교육정보시스템을 이용하여 "① 인적사항, ② 신체의 발달상황 및 능력, ③ 그 밖에 교육목적을 이루기 위하여 필요한 범위에서 교육부령으로 정하는 사항"을 처리하여야 한다. 학교의 장은 소속 학교의 학생이 전출하거나 고등학교까지의 상급학교에 진학할 때에는 그 학교의 장에게 자료를 넘겨 주어야 한다(제7조의3).

5. 감염증 예방

1) 예방접종 완료 여부의 검사

초등학교와 중학교의 장은 학생이 새로 입학한 날부터 90일 이내에 시장·군수 또는 구청장(자치구의 구청장을 말한다)에게 예방접종증명서를 발급받아 예방접종을 모두 받았는지를 검사한 후 이를 교육정보시스템에 기록하여야 한다. 초등학교와 중학교의 장은 검사결과 예방접종을 모두 받지 못한 입학생에게는 필요한 예방접종을 받도록 지도하여야 하며, 필요하면 관할 보건소장에게 예방접종 지원 등의 협조를 요청할 수 있다(제10조).

2) 치료 및 예방조치 등

학교의 장은 건강검사(제7조)의 결과 질병에 감염되었거나 감염될 우려가 있는 학생에 대하여 질병의 치료 및 예방에 필요한 조치를 하여야 하며, 학생에 대하여 정신건강 상태를 검사한 결과 필요하면 학생 정신건강 증진을 위한 "① 학생·학부모·교직원에 대한 정신건강 증진 및 이해 교육, ② 해당 학생에 대한 상담 및 관리, ③ 해당 학생에 대한 전문상담기관 또는 의료기관 연계, ④ 그 밖에 학생 정신건강 증진을 위하여 필요한 조치"를 하여야 한다.

학교의 장은 이러한 조치를 위하여 필요하면 보건소장에게 협조를 요청할 수 있으며 보건소장은 정당한 이유 없이 이를 거부할 수 없다. 한편 교육감은 검사비, 치료비 등에 필요한 비용을 지원할 수 있다(제11조).

3) 질병의 예방

학교의 장은 감염병 예방과 학교의 보건에 필요하면 휴업을 할 수 있다. 관할청은 감염병 예방과 학교의 보건에 필요하면 해당 학교에 대하여 "① 학년 또는 학교 전체에 대한 휴업 또는 등교수업일 조정, ② 휴교(휴원을 포함한다)"에 해당하는 조치를 명할 수 있다. 다만, 교육부장관은 그 권한을 교육감에게 위임할 수 있다. 다만 감염병으로 인하여 「재난 및 안전관리 기본법」에 따른 주의 이상의 위기경보가 발령되어 조치를 하는 경우 학교의 장은 관할청의 동의를, 교육감은 교육부장관의 동의를 받아야 한다(제14조). 그리고 시장・군수 또는 구청장이 학교의 학생 또는 교직원에게 감염병의 필수 또는 임시 예방접종을 할 때에는 그 학교의 학교의사 또는 보건교사(간호사 면허를 가진 보건교사로 한정한다)를 접종요원으로 위촉하여 그들로 하여금 접종하게 할 수 있다(제14조의2).

3) 감염병예방대책의 마련 및 감염병대응매뉴얼의 작성

교육부장관은 감염병으로부터 학생과 교직원을 보호하기 위하여 "① 감염병의 예방・관리 및 후속조치에 관한 사항, ② 감염병 대응 관련 매뉴얼에 관한 사항, ③ 감염병과 관련한 학교의 보건・위생에 관한 사항, ④ 그 밖에 감염병과 관련하여 감염병 예방・관리에 필요한 교육, 감염병 대응 능력 강화를 위한 가상연습 등 실제 상황 대비 훈련, 감염병 방역에 필요한 물품의 비축 및 시설의 구비에 관한 사항 등이 포함된 대책(감염병예방대책)을 마련하여야 한다. 이 경우 행정안전부장관 및 질병관리청장과 협의하여야 한다. 교육부장관은 감염병예방대책을 마련한 때에는 특별시장・광역시장・특별자치시장・도지사・특별자치도지사, 교육감 및 학교에 알려야 한다. 그리고 교육감은 교육부장관의 감염병예방대책을 토대로 지역 실정에 맞는 감염병 예방 세부 대책을 마련하여야 한다.

교육부장관과 질병관리청장은 학교에서 감염병을 예방하기 위하여 긴밀한 협력 체계를 구축하고 감염병 발생 현황에 관한 정보(감염병정보)를 공유하여야 한다. 그리고 학교의 장은 해당 학교에 감염병에 걸렸거나 의심이 되는 학생 및 교직원이 있는 경우 즉시 교육감을 거쳐 교육부장관에게 보고하여야 한다. 교육부장관은 감염병 정보를 공유하였거나 감염병 의심이 되는 학생 및 교직원에 대한 보고를 받은 경우 감염병의 확산을 방지하기 위하여 감염병 정보를 신속히 공개하여야 한다(제14조의3).

한편, 교육부장관은 학교에서 감염병에 효과적으로 대응하기 위하여 질병관리청장과의 협의를 거쳐 감염병 유형에 따른 대응 매뉴얼(감염병대응매뉴얼)을 작성・배포하여야 한다(제14조의4).

제 4 장

보 칙

1. 비용 지원

국가나 지방자치단체는 시설과 기구 및 용품 구매, 공기를 정화하는 설비 및 미세먼지를 측정하는 기기 설치, 건강검사에 드는 경비의 전부 또는 일부를 보조한다(제18조).

2. 비밀누설금지 등

이 법에 따라 교직원 및 학생에 대한 건강검사와 관련된 업무를 수행하거나 수행하였던 사람은 그 직무상 알게 된 비밀을 다른 사람에게 누설하거나 직무상 목적 외의 용도로 이용하여서는 아니 된다(제18조의2).

제 5 장

벌 칙

1. 벌칙

벌 칙	위 반 내 용
3년 이하의 징역 또는 3천만원 이하의 벌금 (제19조제1항)	• 직무상 알게 된 비밀을 다른 사람에게 누설하거나 직무상 목적 외의 용도로 이용한 자(제18조의2)

찾아보기 Index

(ㄱ)

가정간호 90
간호・간병통합서비스 29
간호기록부 50
간호사 28
간호인력 취업교육센터 122
간호조무사 38
감시 195
감염병 192
감염병 관리기관 209
감염병 병원체 확인기관 201
감염병 위기관리대책 207
감염병 의사환자 195
감염병 의심자 195
감염병 표본감시기관 203
감염병 환자 194
감염병관리 통합정보시스템 215
감염병관리위원회 200
감염병병원체 확인기관 204
감염병의 예방 및 관리에 관한 기본계획 198
감염병의심자 격리시설 209
건강검진 428
건강권 485
건강도시 288
건강보험분쟁조정위원회 439
건강보험심사평가원 431
건강보험정책심의위원회 401
건강보험증 406
건강생활실천협의회 301
건강생활지원센터 320
건강증진사업 300
건강친화기업 인증 287
검역 장소 265
검역감염병 261
검역감염병 의사환자 262
검역감염병 접촉자 262
검역감염병 환자 262
검역관리 기본계획 263
검역관리지역 262
검역조사 264, 265
검역조치 268
결격사유 32
경고문구 표기 290
고위험병원체 195, 216
과징금 126
관리대상 해외 신종감염병 195
구강건강사업 299
구급차 등 144, 174
국가시험 31

국가암관리위원회 529
국립암센터 530, 540
국립연명의료관리기관 459
국민건강보험공단 407
국민건강보험의 적용대상 403
국민건강보험종합계획 400
국민건강증진기금 302
국민건강증진정책심의위원회 285
국민건강증진종합계획 285
국민영양조사 298
국제공인예방접종증명서 272
권역별호스피스센터 471
권역외상센터 157
권역응급의료센터 156
금연구역 지정 293
금주구역 290
급여의 제한 419
기록열람 및 사본교부 53
기생충감염병 194

(ㄴ)
내성균 관리대책 199
네트워크 의료기관 82

(ㄷ)
담배에 관한 광고금지 및 제한 291
당직의료인 98
대마 359
대마 재배자 368
대한민국의학한림원 105
등교 중지 555

(ㅁ)
마약 357
마약류 357
마약류 원료사용자 366
마약류 중독자 381
마약류관리자 367
마약류도매업자 366
마약류소매업자 366
마약류수출입업자 365
마약류제조업자 365
마약류취급의료업자 367
마약류취급자 365
마약류취급학술연구자 368
면허대여 82
면허시험 지원 요건 30
면허취소와 재교부 126
무면허의료행위 33
물리치료사 508

(ㅂ)
방사선사 507
병원급 의료기관 73
병원체보유자 195
보건교육 295
보건교육사 296
보건소 316

보건소장 317
보건실 553
보건의료 시범사업 498
보건의료 실태조사 500
보건의료발전계획 488
보건의료원 320
보건의료인 484
보건의료자원 관리 491
보건의료정보관리사 509
보건의료정책심의위원회 489
보건지소 320
보수교육 68
본인일부부담금 412
부가급여 418
부당이득의 징수 420
부당한 경제적 이익 등의 취득 금지 의무 59
부적격 혈액 343
비급여 423
비급여 진료비용 등 고지 102
비상대응매뉴얼 166
비상진료체계 160

(ㅅ)

사고마약류 378
사무장 병원 79
사전연명의료의향서 461
상급종합병원 75
상대가치점수 414
생물테러감염병 194
생물테러감염병병원체 218
선별급여 426
설명의무 60
성매개감염병 194
세계보건기구 감시대상 감염병 194
소독업 225
소독의무 225
수술실 내 CCTV 설치 97
시 · 도 응급의료위원회 164
시 · 도학교보건위원회 548
신의료기술평가 106
신체활동장려 299

(ㅇ)

안경사 510
안경업소 514
알 권리 485
암 등록 통계사업 534
암 정보사업 535
암검진사업 532
암관리종합계획 529
암데이터사업 531
암연구사업 530
암환자의 의료비 지원사업 533
업무개시 명령 121
역학조사 195
역학조사관 227
연명의료 465

연명의료 중단 465
연명의료계획서 460
영리목적 환자 유인행위 63
영양개선 298
예방접종 후 이상반응 195
예방접종증명서 220
예방조치 223
예비병상 160
예비시험 31
요양급여 411
요양급여비용계약 414
요양기관 429
요양병원 운영기준 92
요양비 417
원격의료 91
윤리위원회 69
응급구조사 148
응급구조사 업무지침 151
응급의료 143
응급의료기관 155
응급의료기금 170
응급의료기본계획 163
응급의료비 미수금 대지급제도 170
응급의료정보통신망 165
응급의료종사자의 면책규정 146
응급의료지원센터 157
응급증상 142
응급증상에 준하는 증상 143
응급처치 143
응급환자 142
응급환자 등의 중증도를 분류 159
의료관련감염병 194
의료광고 107
의료광고 심의 114
의료기관 72
의료기관 개설 75
의료기관 인증 118
의료기관 종류에 따른 시설기준 및 규격 91
의료기관 회계기준 123
의료기관과 약국의 담합금지 85
의료기관에 대한 행정처분 123
의료기관에서 나오는 세탁물 62
의료기관윤리위원회 463
의료기사 506
의료유사업자 39
의료인 25
의료인 면허가 없어도 의료행위를 할 수 있는 경우 37
의료인 명의대여 82
의료인의 품위를 심하게 손상시키는 행위 128
의료전달체계 427
의료행위 25
의사 25
의심처방 문의 응대의무 47
의원급 의료기관 72
이송업 178

이송처치료 172
익명검진 250
인수공통감염병 194
일반구급차 175
일반인의 면책규정 146
임상병리사 507
임시마약류 359
임시예방접종 220
임의비급여 425
임의적 검진 249
입원치료 210

(ㅈ)
자가치료 211
자기결정권 486
자동심장충격기 176
자동차·선박 및 항공기 등의 이송수단 174
작업치료사 508
장기체류 외국인의 검진 249
재가암환자 관리사업 533
재정운영위원회 409
전문간호사 70
전문과목 표시 100
전문병원 73
전문응급의료센터 156
전문의의 자격인정 69
전자의무기록 52
정신질환자응급의료센터 157
제1급감염병 192
제2급감염병 193
제3급감염병 193
제4급감염병 193
조산기록부 50
조산사 27
조산원 72
종합병원 74
주류광고의 제한·금지 특례 289
중앙암등록본부 537
중앙응급의료센터 155
중앙응급의료위원회 164
중앙호스피스센터 471
지역가입자 403
지역가입자의 월별 보험료액 435
지역보건의료계획 313
지역보건의료기관 312
지역보건의료서비스 322
지역사회 건강실태조사 312
지역암등록본부 538
지역암센터 538
지역외상센터 157
지역응급의료기관 157
지역응급의료센터 156
지역응급의료시행계획 163
직장가입자 403
직장가입자의 월별 보험료액 434
직접 진찰하지 않은 환자의 진단서 등 교부 금지 42

진단서 기재사항 44
진단용 방사선 발생장치 96
진료거부금지의무 40
진료과목 표시 100
진료기록부 50
진료보조 28

(ㅊ)
채혈금지대상자 336
처방전 작성·교부의무 46
치과기공사 509
치과기공소 514
치과위생사 509
치과의료행위 26
치과의사 26

(ㅌ)
태아성별 고지 금지의무 49
특수구급차 175
특수의료장비 96
특정수혈부작용 345

(ㅍ)
평생국민건강관리사업 493
표본감시 195
필수 검진 249
필수예방접종 219

(ㅎ)
학생건강증진 기본계획 548
학생건강증진계획 550
학생의 보건관리 552
한국건강증진개발원 286
한방보건지도 27
한방의료행위 26
한시적 비대면 진료 226
한의사 26
한지 의료인 37
향정신성의약품 358
헌혈자 335
헌혈추진협의회 334
헌혈환급예치금 351
혈액 및 혈액제제 검사 342
혈액·장기·조직 등의 검사 251
혈액관리에 관한 기본계획 333
혈액관리위원회 340
혈액사고 345
혈액원 341
혈액제제 제조관리자 341
호스피스 470
호스피스·완화의료 470
호스피스와 연명의료 및 연명의료 중단 등 결정에 관한 종합계획 458
호스피스전문기관 472
환자분류소 159
후천성면역결핍증 환자 245

(D)

DUR(Drug Utilization Review) 시스템 48

(1)

1급 응급구조사 148

(2)

2급 응급구조사 149

:: 편저자 약력

박윤형 parky@sch.ac.kr

현재 순천향대학교 의과대학 예방의학교수로 재직하고 있으면서, 의료법학, 의료법규 와 의료관리 등의 교육을 담당하고 있다. 순천향대 의대 학장을 역임하였다. 경희대학교 의과대학을 졸업한 후 보건복지부에 근무하면서 지역의료과장, 국립공주 병원장 등을 역임하였다. 세계보건기구(WHO) 서태평양지역사무소 자문관과 귀국 후 경기도립의료원 초대원장을 역임하였다. 대한의사협회 기획이사를 하면서 의료정책연구소 설립을 입안 주도하고 연구소장을 역임하였다. 정부위원회에도 참가하여 규제심사위원장, 중앙응급의료위원, 건강정책기본계획 심의위원 등을 역임하였다. 보건행정학회 학회지 편집위원장과 회장을 역임하였고 대한예방의학회 인문사회위원장을 역임하였다. '의료정책 현장에서 답을 찾다', '응급의료정책과 법', '의사의 직업윤리와 규범', '보건의료경제학'(역서) 등 많은 저술과 논문을 출판하였다.

이백휴 daniel610@hanmail.net

한양대학교 법과대학을 졸업하고 동 대학원에서 의료법을 연구하여 법학박사 학위를 받았다. 의료정책연구소에서 법 제도팀의 책임연구원을 역임하였고, 현재는 국회보좌관으로 활동하고 있다. 한국의료법학회 이사 등 학회활동과 '낙태에 관한 법적 고찰' 등 여러 논문을 출판하였다.

보건의료법규 값 28,000원

2014년 4월 25일 제1판 발행
2023년 2월 28일 제10판 발행

편 저 자 : 박 윤 형 · 이 백 휴
발 행 인 : 주 영 일
발 행 처 : 계 축 문 화 사

서울시 종로구 통일로12길 16-17
우편번호 : 03029
TEL : 735-2257 · 738-9746
FAX : 723-9025
E-mail : gyechuk@hanmail.net
홈페이지 : http://gyechuk.co.kr
1973. 10. 31 등록번호 제300-1973-8호
ISBN 978-89-5629-716-3 93510